科学出版社“十四五”普通高等教育研究生规划教材

中医妇科学

主　编　刘雁峰

科学出版社

北　京

内容简介

本教材为科学出版社“十四五”普通高等教育研究生规划教材之一，分为总论、各论、附论三个部分，总论介绍中医妇科理论渊源、中医经典与妇科专著选读、中医妇科临床思维，各论详述月经病、带下病、妊娠病、产后病及妇科常见疑难疾病，附论论述中医妇科临床研究思路与方法，力求在本科生教材的基础上有所深入及提高，满足高层次中医药人才临床学习和实践的需要。在数字资源中附各章文献选录、参考文献、习题、方剂汇总等课后拓展内容。

本教材适用于中医学及中西医结合临床专业学位和科学学位的研究生、规培生、进修人员等，并可作为业内教学参考书。

图书在版编目（CIP）数据

中医妇科学 / 刘雁峰主编. —北京：科学出版社，2024.4

科学出版社“十四五”普通高等教育研究生规划教材

ISBN 978-7-03-078385-1

Ⅰ. ①中…　Ⅱ. ①刘…　Ⅲ. ①中医妇科学-研究生-教材　Ⅳ. ①R271.1

中国国家版本馆 CIP 数据核字（2024）第 075379 号

责任编辑：刘　亚 / 责任校对：韩　杨

责任印制：徐晓晨 / 封面设计：陈　敬

科学出版社出版

北京东黄城根北街 16 号

邮政编码：100717

http://www sciencep com

固安县铭成印刷有限公司印刷

科学出版社发行　各地新华书店经销

*

2024 年 4 月第　一　版　开本：787×1092　1/16

2024 年 4 月第一次印刷　印张：19 1/4

字数：514 000

定价：108.00 元

（如有印装质量问题，我社负责调换）

《中医妇科学》编委会

主　　编　刘雁峰

副 主 编　（按姓氏笔画排序）

马惠荣　马小娜　孙振高　李　燕　陈林兴

武权生　周惠芳　章　勤　徐莲薇　梁雪芳

编　　委　（按姓氏笔画排序）

马小娜（北京中医药大学）

马红霞（广州医科大学附属第一医院）

马惠荣（河北中医药大学）

王　昕（辽宁中医药大学）

王小红（福建中医药大学）

王铁枫（北京中医药大学）

王瑞霞（山西省中医院）

孔桂茹（青海省中医院）

刘雁峰（北京中医药大学）

孙振高（山东中医药大学）

杜小利（宁夏医科大学）

李　颖（河南省第二人民医院）

李　翡（陕西中医药大学）

李　燕（贵州中医药大学）

李云君（湖北中医药大学附属医院）

陈林兴（云南中医药大学）

武权生（甘肃中医药大学）

林　洁（湖南中医药大学）

林寒梅（广西中医药大学）

周惠芳（南京中医药大学）

赵宏利（杭州市中医院）

郜　洁（广州中医药大学）

洪艳丽（南京中医药大学）

徐莲薇（上海中医药大学）

凌　霞（长春中医药大学）

章　勤（杭州市中医院）

梁雪芳（广州中医药大学）

韩　璐（新疆医科大学）

学术秘书　王铁枫（北京中医药大学）

郑凌琦（北京市鼓楼中医医院）

王轶蓉（辽宁中医药大学）

前　　言

为了更好地贯彻落实国务院办公厅《关于加快中医药特色发展的若干政策措施》及教育部、国家发展改革委、财政部《关于加快新时代研究生教育改革发展的意见》等文件精神，科学出版社组织编写“十四五”普通高等教育研究生规划教材《中医妇科学》。党的二十大报告强调“我们要坚持教育优先发展、科技自立自强、人才引领驱动，加快建设教育强国、科技强国、人才强国”，充分说明了科教兴国、人才支撑在国家发展中的重要作用以及人才培养在中医药发展中的重要性。根据国家中医药局、教育部、人力资源和社会保障部、国家卫生健康委《关于加强新时代中医药人才工作的意见》指示，高层次中医药人才是中医药发展的第一资源，需要进一步采取有力措施，培养造就大批德才兼备的中医药人才，以求更好地实践“传承精华、守正创新”这一中医药发展核心要义。

研究生的培养重在提高其探究能力、解决临床问题能力、用现代科学阐释中医药理论的能力。目标明确、临床实用、科学严谨的研究生教材是研究生专业课学习的重要工具。本教材认真落实教育部中医学教材编写的相关要求，结合课堂和临床实习、见习需求及教师、学生们的反馈意见，经过教材编写团队的反复讨论，突出以下特色：①在中医妇科学基本理论、基本知识、基本技能的基础上，深化教学内容，使其更加系统、规范、科学、深刻而精练；②与中医住院医师规范化培训等工作衔接，尤其是理法方药部分，与相关住院医师规培用书尽量一致；③为加强古医籍精华的梳理和学习，在总论设“中医经典与妇科专著选读”一章，各论增加“名家学术思想”及“医案选录”，力求继承发扬名老中医学术思想、临证经验；④针对研究生、住院医师关注的临床实际问题，各论设“思考与启发”；⑤附论设“中医妇科临床研究思路与方法”一章，以满足研究生熟悉并掌握基本科研思路与方法、设计并完成科研项目的教学需求。

本教材分为总论、各论、附论三部分，总论介绍中医妇科理论渊源、中医经典与妇科专著选读、中医妇科临床思维，各论详述月经病、带下病、妊娠病、产后病及妇科常见疑难疾病，附论论述中医妇科临床研究思路与方法，力求在本科生教材的基础上有所深入及提高，满足高层次中医药人才临床学习和实践创新的需要。在数字资源中附各章文献选录、参考文献、习题及方剂汇总等课后拓展内容。本教材适用于中医学及中西医结合临床专业学位和科学学位的研究生、规培生、进修人员等，并可作为业内教学参考用书。

本教材由来自全国22所高等中医药院校的30位教学、医疗、科研经验俱丰的妇科专家组成编写团队，几易其稿，通力合作，最终完成。本教材凝聚了编委团队的集体智慧，饱含了他们深耕临床教学数十年的心血及对中医药人才培养事业的诚挚热爱。在此感谢各位编委的辛勤付出以及所在中医院校的支持。感谢科学出版社从教材立项到出版期间的重视、支持与指导！本教材将接受教学实践的检验，尽管团队竭尽心力，但仍难免有待完善之处，恳请广大师生提出宝贵意见和建议，以便今后进一步提升。希望本教材能够对中医妇科高等教育教学的发展产生积极作用，为中医妇科的高层次人才培养贡献绵薄之力。

刘雁峰

2023年5月

目　　录

总　　论

各　　论

附　论

习题请扫码

方剂汇总请扫码

参考文献请扫码

文献选录请扫码

总　论

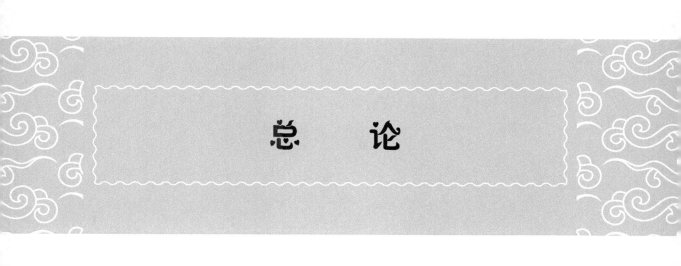

第一章　中医妇科理论渊源

中医学是中华文明的瑰宝，凝聚着中华民族的博大智慧。回眸历史，中医妇科学为中华民族繁衍昌盛、文化传承作出了卓越贡献。

一、格物致知，即物穷理

1. 对生命本源的探索

在古代文献中就有关于人类生殖的论述。《易经·系辞》曰："男女媾精，万物化生。"《灵枢·本神》曰："生之来谓之精，两精相搏谓之神。"认为男女双方之"精"相搏是生命的起源，这是古人对生命之本的探索。《灵枢·决气》曰："两神相搏，合而成形，常先身生，是谓精。"《灵枢·经脉》曰："人始生，先成精。精成而脑髓生……"进一步指出男女孕育新生命之神机，在于双方生殖之"精"相结合，并强调了"精"是生命之源。

然而，何以知有孕？《素问·腹中论》曰："何以知怀子之且生也？岐伯曰：身有病而无邪脉也。"《素问·阴阳别论》曰："阴搏阳别，谓之有子。"《素问·平人气象论》亦曰："妇人手少阴脉动甚者，妊子也。"即妇人有经闭、妊娠反应等而脉象平和有力，为怀孕之候。

2. 对女性生殖解剖的认识

除了对生命本源的探索，古人对女性生殖系统的解剖生理也有了初步认识。《灵枢·五脏别论》曰："脑、髓、骨、脉、胆、女子胞，此六者地气之所生也，皆藏于阴而象于地，故藏而不泻，名曰奇恒之腑。"女子胞为女性重要之生殖脏器。

"子宫"一词首见于《神农本草经》中"紫石英"条目下"女子风寒在子宫，绝孕十年无子"。其名称与现代解剖学一致。隋代巢元方《诸病源候论》有"产后阴道痛肿候"及"产后阴道开候"，数次提及"阴道"相关病证，是"阴道"一词的首次出现，从描述可知其与现代医学的解剖、功能皆相近。

《诸病源候论·八瘕候》首载"四边"之名；明代薛己在《校注妇人良方·妊娠门》中首次提到"阴户"，即阴道口外。

清末张寿颐在《沈氏女科辑要笺正》中对女性的内生殖器有着更加生动的描述："子宫之底，左右各出子管一支，与小孔通，长二寸半，垂于子核之侧，不即不离。子核者，在子宫左右离一寸，向内有蒂，与子宫相连；向外有筋带，与子管相系。形如雀卵，内有精珠十五粒至十八粒不等，内贮清液，是为阴精。女子入月之年，精珠始生，至月信绝，其珠化为乌有。"这也是中医妇科专著中对卵巢解剖及卵泡发育的最早、较为详细的描述，其中"子管"、"子核"与"精珠"的描述可分别对应现代医学的输卵管、卵巢与卵泡。

除正常的生理解剖外，古人还描述了一些难以生育的生殖器畸形，如万全在《广嗣纪要》提出"五不女"之螺、纹、鼓、角、脉，乃指有生殖器与生殖功能缺陷之女子。

3. 对女性生理功能的认识

古医籍中不仅对女性生殖器官解剖学进行了描述，还从"整体观"、"天人合一"的哲学角度出发，将生殖器官与脏腑、经络、自然界等统一结合起来认识女性的生殖生理。《素问·上古天真论》曰："女子七岁，肾气盛，齿更发长。二七而天癸至，任脉通，太冲脉盛，月事以时下，故有子……七七，任脉虚，太冲脉衰少，天癸竭，地道不通，故形坏而无子也。"论述了女子生殖功能由初发、旺盛以至衰竭的过程，是中医妇科生殖理论的基石。

晋代王叔和在《脉经》中首次提到"月经"一词，明代李时珍的《本草纲目》对妇女的月经生理论述更为详尽："女子，阴类也，以血为主，其血上应太阴，下应海潮，月有盈亏，潮有朝夕，月事一月一行，与之相符，故谓之月水、月信、月经。经者，常也，有常轨也。"可见古人对女性的生殖生理已有了较为客观的认识。

二、慎始终远，优生优育观

中医学孕期保健和胎教观历史悠久，在古代已经形成了"优生优育"观念的雏形。《左传·昭公元年》曰："内官不及同姓，其生不殖。"《左传·僖公二十三年》曰："男女同姓，其生不蕃。"《国语·晋语四》曰："同姓不婚，恶不殖也。"明确反对近亲的结合和血缘婚配。南齐褚澄在《褚氏遗书·问子》提出："合男女必当其年，男虽十六而精通，必三十而娶，女虽十四而天癸至，必二十而嫁，皆欲阴阳气完实而后交合，则交而孕，孕而育，育而为子，坚壮强寿。"倡导晚婚节欲，优生优育，认为须身体发育成熟后再成婚，方可孕育健康的下一代。褚氏还指出："合男子多则沥枯虚人，产乳众则血枯杀人。"提倡节欲，指出了早婚、多产对男女双方及子代的危害。

胎教，最早起源于我国春秋战国时期，最初是为了培养天子而创设，古又称"养胎"、"胎养"、"养孕"等。"胎教"一词最早见于《青史子》一书。汉代戴德在《大戴礼记》中载有："青史氏之记曰'古者胎教，王后腹之七月，而就宴室……王后所求声音非礼乐，则太师缊瑟而称不习。所求滋味者非正味，则太宰倚斗而言曰：不敢以侍王太子'。"记述了古代宫廷对妇女妊娠后的所居环境、饮食、生活等严格的规范，以及对胎教的谨慎和重视态度。同一时期刘向在《列女传》中专设章节记载了周后妃怀周文王时严格践行胎教的事例："周后妃任成王于身，立而不跂，坐而不差，独处而不倨，虽怒而不詈，胎教之谓也。"主张妇人妊娠后当慎其言行、起居，以教化胎儿。这些都是中国自然哲学"慎始"观的体现。

西汉初年，著名政治家、文学家贾谊在《新书·保傅》中指出："太子之善在于蚤谕教与选左右，心未滥而先谕教则化易成也。"明确强调了早期教育的重要性，认为对一个人进行教育的时间应该越早越好，"多听美言，讲论诗书，陈说礼乐"。此后，胎教开始由宫廷走向寻常百姓家。《新书·胎教》曰："胎教之道，书之玉版，藏之金柜，置之宗庙，以为后世戒。"

我国古代的优生优育思想及胎教观，汲取了传统诗礼文化及医学的精华，重视母亲的品德修养，提倡"外象内感"，对孕期各阶段进行饮食、生活起居、情志精神等方面翔实的指导，在今日仍葆有蓬勃的生命力，对围产期的孕产妇保健有着良好的指导作用，兼具实用价值和文化价值。

三、设立专科，世界领先

我国是世界上较早建立医事制度、继而设立专科的国家。早在夏、商、周时代就有了中医妇科的萌芽，到了春秋战国时代，已有专门为妇女治疗疾病的医生，《史记·扁鹊仓公列传》曰："扁鹊，过邯郸，闻贵妇人，即为带下医。""带下医"是指医治妇产科疾病的医生，这是关于妇产科医生最早的记载。

秦代出现了妇产科病案的记载，汉代设有"女医"、"乳医"，隶属于太医令，并有女性从事宫廷侍医。汉代张仲景在《金匮要略》中专列妇人之篇，是最早把妇产科疾病设专病论述的专著，也可见妇产科在当时医学的发展中已经占据了较为重要的地位。

同时出现了妇产科的专著与专论，如张仲景在《金匮要略》中专列妇人三篇，可见妇科在当时医学的发展中已经占据了较为重要的地位。

唐代我国已经建立了比较完备的医事制度，设太医署，重视医学教育；有管理医务行政的医官，有医师、医工、医生等，并设医博士、助教以教授医学。孙思邈《备急千金要方》卷首先列“妇人方”三卷，王焘《外台秘要》载有“妇人方”两卷，昝殷《经效产宝》是现存第一部理法方药较完整的产科专著，都体现了当时妇产科已经发展到了较高的水平。其中孙思邈在《备急千金要方·妇人方》中述：“妇人之别有方者，以其胎妊、生产、崩伤之异故也。”为中医妇科成为独立的专科提供了理论依据。

宋代设太医局，分为九科，其中产科 10 人，设有产科教授，这是世界医事制度上妇产科最早的独立分科。专科的设立促进了妇产科的蓬勃发展，这一时期出现了较多著名的妇产科专著，如《十产论》、《卫生家宝产科备要》、《妇人大全良方》等，为妇产科理论及产科疾病的治疗积累了较为丰富的经验及文献。

明代在医事制度上设有妇人科，此时中医妇科在理论和实践上都取得了较大进展，妇科代表专著有《妇人规》、《邯郸遗稿》等，妇产科代表作有《万氏妇人科》、《广嗣纪要》、《证治准绳·女科》等。清代中医妇产科学发展也较为蓬勃，傅山著《傅青主女科》、吴谦等编纂《医宗金鉴·妇科心法要诀》、沈尧封著《女科辑要》、陈修园著《女科要旨》、阎纯玺著《胎产心法》及亟斋居士著《达生编》等，为这一时期妇产科著名的代表作。

我国古代的医事分科制度领先于世界，为中医妇科学的独立发展奠定了良好的基础。

四、重视脏腑经络，关注身心同治

《素问·上古天真论》中阐明了在女性生长发育、生殖过程中起主导作用的是肾气，肾气盛则天癸至，任通冲盛，月经按时来潮并有生育能力。《素问·六节藏象论》曰：“肾者，主蛰，封藏之本，精之处也。”《素问·上古天真论》曰：“肾者主水，受五脏六腑之精而藏之，故五脏盛乃能泻。”“精”为构成人体的基本物质，肾藏精主生殖，上通于脑，下泌天癸，为先天之本，寓元阴元阳，为元气之根。《傅青主女科》云：“经水出诸肾。”肾的功能正常与否，在女性生殖过程中至关重要。女性的经、孕、产、乳均以血为用，《灵枢·本神》曰：“肝藏血，血舍魂，肝气虚则恐，实则怒。”指出肝有贮藏血液的功能。《素问·阴阳应象大论》：“肾生骨髓，髓生肝。”阐释了精血之间可以相互滋生，相互转化，因此称为“精血同源”、“肝肾同源”。《格致余论》曰：“主闭藏者，肾也；司疏泄者，肝也……”肝主疏泄，有疏导气机、调节血液的作用。清代叶天士在《临证指南医案》中云：“女科病，多倍于男子，而胎产调经为主要……女子以肝为先天也。”揭示了肝的生理功能正常对于女性意义非凡。脾主运化，为气血生化之源，后天之本；脾主升，有统摄之功；脾统血，“冲脉隶于阳明”，使血液循脉道而行。张介宾《妇人规·经不调》载：“调经之要，贵在补脾胃以资血之源，养肾气以安血之室。”金元时期刘完素在《素问病机气宜保命集》中云：“妇人童幼天癸未行之间，皆属少阴；天癸既行，皆从厥阴论之；天癸已绝，乃属太阴经也。”阐释了妇科疾病的主要病因病机与肾、肝、脾三脏功能失调、伤及经脉相关。

中医学认为冲任二脉属于奇经八脉，与女子生长、发育、生殖等功能密切相关。《灵枢·五音五味》曰：“岐伯曰：冲脉、任脉，皆起于胞中，上循背里，为经络之海。”王冰注：“冲任流通，经血渐盈，应时而下……冲为血海，任主胞胎，二者相资，故能有子。”从经脉循行及生理作用上论述了冲任二脉与女子胞胎的关系。明代李时珍《奇经八脉考》谓：“盖正经犹夫沟渠，奇经犹夫湖泽，正经之脉隆盛，则溢于奇经。”即脏腑之气血充盛，则十二经脉气血隆盛，盛则满溢于冲、任、督等奇经，冲、任、督脉通盛则妇人之经带胎产如常，脏腑气血失调伤及冲、任、督、带可致妇人病，即如《妇人大全良方》中述：“妇人病有三十六种，皆由冲任劳损所致。”女性特殊生理病理是由冲任、气血、脏腑、经络功能相互作用的结果。

此外，中医学在认识妇科疾病时非常关注女性的情志因素。《素问·痿论》曰：“悲哀太甚，则胞络绝，胞络绝则阳气内动，发则心下崩。”指出七情内伤可导致闭经和血崩。《素问·奇病论》曰：“病名为胎病，此得之在母腹中时，其母有所大惊，气上而不下，精气并居，故令子发为颠疾也。”这是情绪可能会引起“胎源性疾病”的最早记载。《金匮要略·妇人杂病脉证并治》曰：“妇人之病，因虚、积冷、结气。”把“结气”列为妇科疾病的重要病因。南齐《褚氏遗书》提要中记载：“其论寡妇僧尼必有异乎妻妾之疗，发前人所未发……”体现了对特殊女性群体的人文关怀，书中还提出了不孕不完全是女性的问题，也应考虑丈夫的原因，这在当时的封建社会也是难能可贵的。唐代孙思邈《备急千金要方》曰：“然而女子嗜欲多于丈夫，感病倍于男子，加以慈爱、爱憎、嫉妒、忧恚，染着坚牢，情不自抑，所以为病根深，疗之难瘥。”《傅青主女科》有“郁结血崩”、“多怒堕胎”、“大怒小产”、“气逆难产”、“郁结乳汁不通”、“嫉妒不孕”等记载，将心理因素与妇科疾病的发生进行了理论阐述。可见，古医籍中除了不断完善妇产科疾病病因病机与肾、肝、脾等脏腑以及冲任气血的功能密切相关的理论外，还重视女性身心同病、身心同治之特点。

五、经典方剂流芳百世，内外治法相得益彰

《素问·腹中论》曰“……病名血枯，此得之年少时有所大脱血。若醉入房中气竭肝伤，故月事衰少不来也。帝曰：治之奈何？复以何术？岐伯曰：以四乌鲗骨一藘茹二物并合之……饮以鲍鱼汁，利肠中及伤肝也。”记载了药物及饮食调补治疗血枯经闭。四乌鲗骨一藘茹丸也是现存古医籍中首个妇科方剂。汉代张仲景在《金匮要略》中列妇人病三篇，提纲挈领地论述了妇科疾病的病因病机、治法与方药，为后世立下规矩准绳，也为分科独立发展奠定了基础，创制经方桂枝茯苓丸、当归芍药散、温经汤等一系列经典名方，至今仍然应用于临床一线。唐代昝殷《经效产宝》是我国现存最早内容较为完善的产科专著，今存本载收374方，围绕产前、产后病展开讨论，详述妊娠期安胎养胎、妊娠诸病证治、产难救治以及产后杂病救急、调理之证治方药，保留了唐以前产科概貌，属承前启后之重要著作。以当归、川芎二药和酒，进行诊断性治疗，既可下死胎又可安活胎。宋代陈自明在《妇人大全良方·〈产宝方〉序论》中指出：“气血，人之神也，不可不谨调护。然妇人以血为基本，气血宣行，其神自清。”明确提出“妇人以血为基本”这一重要学术观点，注重精、气、血在女性生理病理过程中的辨证关系，临证气血并治，以冲任为先，为后世医家对妇科疾病的认识、诊断以及治疗启迪了思路，产生了较大影响。金元时期，妇产科逐渐脱离中医大方脉独成一家。金元四大家刘完素、李杲、张从正、朱丹溪对妇科疾病的诊疗亦独树一帜。刘完素以火热、阳郁为论，倡清热凉血，临床擅用四物汤配以清热泻火之药。李杲以内伤热中为论，倡补脾益气、泻火除湿为大法，论月经病主张补益气血、升阳泻火；论带下以脾虚辨带，治以温中祛寒为主。张从正以“三邪”入侵，气血壅滞为论，临床主以吐、下二法调理气机。朱丹溪以气血失和、痰阻、气郁、相火妄动为论，以四物汤、二陈汤、越鞠丸加减运用，注重补脾胃化阴精。明代万全主张调经当先辨体质，“盖妇女之身，内而肠胃开通，无所阻塞，外而经隧流利，无所碍滞，则血气和畅，经水应期。惟彼肥硕者，膏脂充满，元室之户不开……及为浊为带为经闭、为无子之病”，认为“脂痰凝塞”是导致月经不调的原因之一，立法行气导痰，创制苍莎导痰丸。明代张景岳重视补肾，用药精专，注重阴阳的平衡与气血调和，《景岳全书·本草正》曰：“人参有健运之功，熟地禀静顺之德。一阴一阳，相为表里；一形一气，互主生成。性味中和，无逾于此。”创制的经典名方，如滋养肾阴的左归饮、左归丸；温补肾阳的右归饮、右归丸；滋阴清热的保阴煎、一阴煎和加减一阴煎；滋肾固冲的固阴煎；补肾养血的大营煎；补肾益气血的毓麟珠；益气养血、固冲安胎的胎元饮等，至今仍在临床中运用。清代傅山认为妇产科病主要在于肾、肝、脾三脏功能失调并重视带脉之失司，论治以扶正祛瘀、培补气血为基石，所著《傅青主女科》论述精简，理法方药精妙独到，在

中医妇科史上有着重要的学术地位。其创制的完带汤、易黄汤、固本止崩汤、定经汤、安奠二天汤、养精种玉汤等实用方剂，流传甚广。

由于妇女解剖和生理上的特点，外治法在妇科具有独特的治疗效果，亦是中医妇科不可忽视的特色疗法。《金匮要略》妇人病三篇首次记载了阴中纳药、外洗阴户、肛门导入、针刺等多种妇科外治法，对妇科栓剂、洗剂的应用有详细描述，开辟了妇科治疗用药的新途径，为后世中医妇科外治法的发展奠定了基础。《金匮要略·妇人杂病脉证并治》云："少阴脉滑而数者，阴中即生疮，阴中蚀疮烂者，狼牙汤洗之。"狼牙汤是首张中医妇科外治方，开创了中医妇科外治法之先河。《金匮要略·妇人杂病脉证并治》曰："蛇床子散，温阴中坐药。"介绍了前阴疾病可阴中坐药的方法；"胃气下泄，阴吹而正喧，此谷气之实也，膏发煎导之"，即采用灌肠的方法治疗阴吹。东晋陈延之《小品方》中载"附子二枚捣为屑，以醇酒和涂右足，去之大良"，采用穴位敷贴的方法下胎。唐代孙思邈《备急千金要方》曰："治阴中痛，生疮方……"、"治阴中痒，如虫行状方……"，可见阴道纳药在当时已成为妇科疾病的治疗手段之一。宋代陈自明《妇人大全良方》曰："取釜底墨细研，入鼻中……取乱发灰细研，以竹管吹入鼻中，立止……取龙骨末吹入鼻中，立止。"是使用吹药入鼻之法来治疗倒经，以"下病上取"治疗妇科疾病。金元时期的朱丹溪对于妇科外治亦有独到见解，其首创"皮工"之法，以五倍子汤洗下垂子宫，使子宫皮肤柔韧而收缩复原。明代张时彻《急救良方》记载："治产妇胞衣不下，用蓖麻子十四粒，去壳捣烂，以白面和成膏，贴脚心，胞衣下，速拭洗去。如肠出，即以此药涂顶心，回肠神效。"用穴位敷贴的方法急治胞衣不下。

六、传承精华，守正创新

时至今日，社会文明不断发展，科技进步日新月异。当今女性社会角色与地位已发生了翻天覆地的变化，生活节奏及压力也随之不断增加。伴随着饮食西化、作息失衡、劳倦过度、夜寐不多等不良生活习惯，疾病谱也悄然发生着改变，女性内分泌疾病越来越常见，越来越复杂。然而，中医药通过整体观、辨证论治，在异常子宫出血、多囊卵巢综合征、卵巢早衰等现代常见妇科疑难疾病的诊治中显示出了一定的优势。随着时代的更迭，越来越多的女性更愿意寻求中医的帮助。此外，中医在治疗妇科良性肿瘤，如子宫肌瘤、子宫内膜异位症、子宫腺肌病、卵巢囊肿等疾病方面也显示出一定的疗效，对暂无手术指征、有生育要求的患者消癥兼顾助孕，体现出标本兼治、扶正祛邪等治疗特色。随着不孕症发病率的增高、生育政策的改变和高龄女性妊娠需求的增加，体外受精-胚胎移植（in vitro fertilization-embryo transfer，IVF-ET）技术得到了广泛运用，但存在着卵巢低反应取消促排卵周期、子宫内膜容受性差引起着床障碍、卵巢过度刺激综合征、自然流产率高等问题。中医在调整脏腑功能、诱导排卵、提高优质卵泡数量、改善子宫内膜容受性、降低西药的不良反应等方面也显示出一定优势。临床寻求中医药辅助治疗 IVF-ET 的患者也越来越多。现代科技与传统中医的不断融会，不仅拓展了中医治疗的范围，也使得中医妇科学学术不断呈现出新的气息和广阔的前景。

七、笃行不怠，再谱新篇

中医妇科学是中医学专业的骨干课程。我国从 1978 年开始培养中医学专业研究生，在设立第一批硕士和博士学位授权点时，已列入中医妇科专业。如今，全国各省、区、市的中医院校基本都已具备培养中医妇科研究生的条件，每年为社会输送大批的硕士、博士生，并有中医妇科学博士进入博士后流动站从事研究工作。近半个世纪以来的中医妇科研究生教育为中医学发展作出了很大贡献，莘莘学子走向临床、科研、教学等岗位，已逐渐成为本领域的翘楚。

中医妇科学学术研究也取得令人瞩目的进展。如对"肾主生殖"理论的深入探讨，"肾-天癸-

冲任-胞宫”生殖轴、“心（脑）-肾-子宫轴”等学说、中医周期疗法等。对异常子宫出血、卵巢早衰、多囊卵巢综合征、绝经综合征、盆腔炎性疾病及盆腔炎性疾病后遗症、复发性流产、异位妊娠、妊娠期抑郁症、晚期产后出血、不孕症、子宫肌瘤、子宫内膜异位症等的中医药诊疗方法与治疗机制研究不断深入，并取得了丰硕的成果。

中医妇科学几千年来为中华民族的繁衍和妇女的生殖健康作出了卓越贡献，当代中医妇科学领域的医者笃行不怠，不断谱写新篇章。在文化自觉、文化自信深植人心的今天，越来越多的女性患者选择中医药治疗，不仅体现了中医妇科学拥有丰富的临床经验、独具特色的治疗方法，也体现了与当今医学思维模式高度契合的方法体系具有时代价值。中医妇科学历经千年沉淀，底蕴深厚，并保有鲜活的生命力，将与其他中医学科及现代医学一道，为女性的生殖健康谋福祉！

（刘雁峰）

第二章　中医经典与妇科专著选读

第一节　中医经典之妇科代表性条文

一、《内经》

（一）经典简介

《黄帝内经》（简称《内经》）是我国现存医学文献中最早的一部典籍，由《素问》《灵枢》两部分组成，各81篇，总计162篇，比较全面地论述了中医学的基本理论、治疗原则和学术思想，构建了中医学理论体系的框架，为中医学的发展奠定了基础。《内经》对妇科的贡献，主要表现在对女性解剖、生理、病理、胎孕妊娠、鉴别诊断以及对妇科常见疾病的认识等方面。其中论及女性解剖、生理以及妇产科病症的条文有数十条，对月经、胎孕、产育、哺乳等女性生理现象均有论述，涉及的疾病有不月、血枯、带下、不孕、子喑、产后发热、瘕聚等。由此可见，《内经》对妇科的生理和病理，从理论到临床已经有所认识，为妇产科学的发展奠定了基础。

（二）精选重要条文

原文1

脑、髓、骨、脉、胆、女子胞，此六者地气之所生也，皆藏于阴而象于地，故藏而不泻，名曰奇恒之腑。《素问·五脏别论》

［释义］　脑、髓、骨、脉、胆、女子胞，此六者秉承地气而生，都能贮藏阴质，如同大地包藏万物一样，所以它们的作用是藏而不泻，为奇恒之腑。女性特有生殖脏器的名称有女子胞、子门、阴器、廷孔以及胞脉、胞络等。脏腑之中，脏乃藏精气而不泻；腑则传化物而不藏。女子胞形似腑，而功能似脏，具有定期藏泻的作用，故称为奇恒之腑。

［重要注家观点］　《素问记闻》·丹波元简：胞有三义，膀胱也，子宫也，胞衣也。

《重广补注黄帝内经素问》·王冰：脑髓骨脉虽名为府，不正与神藏为表里。胆与肝合，而不同六腑之传泻。胞虽出纳，纳则受纳清气，出则化出形容，形容之出，谓化极而生。然出纳之用有殊于六腑，故言藏而不泻，名曰奇恒之腑也。

原文2

女子七岁，肾气盛，齿更发长；二七而天癸至，任脉通，太冲脉盛，月事以时下，故有子；三七，肾气平均，故真牙生而长极；四七，筋骨坚，发长极，身体盛壮；五七，阳明脉衰，面始焦，发始堕；六七，三阳脉衰于上，面皆焦，发始白；七七，任脉虚，太冲脉衰少，天癸竭，地道不通，故形坏而无子也。《素问·上古天真论》

［释义］　女子到了7岁，肾气盛旺起来，乳齿更换，头发开始茂盛；14岁时，天癸产生，任脉通畅，太冲脉旺盛，月经来潮，具备了生育能力；21岁时，肾气充满，牙齿生长齐全；28岁时，

筋骨强健有力，头发的生长达到最茂盛的阶段，此时身体最为强壮；35岁时，阳明经脉气血渐衰弱，面容开始憔悴，头发也开始脱落；42岁时，三阳经脉气血衰弱，面部憔悴无华，头发开始变白；49岁时，任脉气血虚弱，太冲脉气血衰少，天癸枯竭，月经断绝，形体衰老，失去了生育能力。

［重要注家观点］《重广补注黄帝内经素问》·王冰：癸谓壬癸，北方水干名也。任脉、冲脉，皆奇经脉也。肾气全盛，冲任流通，经血渐盈，应时而下，天真之气降，与之从事，故云天癸也。然冲为血海，任主胞胎，二者相资，故能有子。所以谓之月事者，平和之气常以三旬而一见也。故愆期者谓之有病。

《黄帝内经素问吴注》·吴崑："癸"，肾水也。是为男精女血，天真所降也，故曰天癸。经水止绝，是为地道不通，冲、任血衰，故云形坏无子。

原文3

阴搏阳别，谓之有子。《素问·阴阳别论》

［释义］阴指尺脉，阳指寸脉。阴脉搏动有力，与阳脉有明显的区别，这是受孕的现象。

［重要注家观点］《类经》·张介宾：王氏《脉经》曰："尺中之脉，按之不绝，法妊娠也。"

《黄帝内经素问吴注》·吴崑：此下论脉也。"阴"，指尺脉而言。"搏"，伏而鼓也。鼓为阳，是阴中别有阳，有子之证也。

原文4

妇人手少阴脉动甚者，妊子也。《素问·平人气象论》

［释义］此处手少阴脉动即神门穴之脉动。妇人怀妊后经停匝月，神门穴处即现妊娠独有之滑利脉象，指下分明，清晰可辨，直至分娩后，始渐消失。

［重要注家观点］《重广补注黄帝内经素问》·王冰：手少阴脉，谓掌后陷者中，当小指动而应手者也。

《黄帝内经太素》·杨上善：手少阴脉，心经脉也。心脉主血，女子怀子，则月血外闭不通，故手少阴脉内盛，所以动也。

原文5

何以知怀子之且生也？岐伯曰：身有病而无邪脉也。《素问·腹中论》

［释义］妊子是新生命的开始，又称"怀子"、"有子"、"重身"。何以知有妊？以脉候孕，以脉候产。妇人有经闭、腹部膨隆、腰腹下坠等似有病痛的症状，但脉象平和，不见其有病态脉象，则为受孕之候。

［重要注家观点］《黄帝内经素问注证发微》·马莳：此言怀子之将生者，身虽经闭而脉则无病也。"身有病"者，经闭也。"无邪脉"者，尺中之脉和匀也。大凡妇人怀妊，一月则阴阳之精，尚未变化；二月则精气正变，其气熏蒸冲卫，而为恶阻；至三四月则恶阻少止，脉甚滑疾，盖男女正成形质，其气未定也；至五六月以后，则形质已定，男女既分；至八九十月，其脉平和，如无娠然。非医工深明脉理，病家肯明言者，难以诊而知也。

原文6

二阳之病发心脾，有不得隐曲，女子不月；其传为风消，其传为息贲者，死不治。《素问·阴阳别论》

［释义］二阳之病发于心脾，意为心脾之病及于胃肠，注释以心脾之疾为先，心脾发病，传变至胃肠，经血日以干涸，渐而至于闭经；一说将"发"作延及、波及、影响之意，阳明胃肠为病，及于心脾，因心主血，脾主运化，若心脾无资，心不生血，脾不化源，则气血化生不足，无以运化而生精血，血脉枯竭无余可下，即可发为女子不月经闭之证。再是对"隐曲"的注解，历代医家注释亦颇多分歧。一是指隐蔽之处，主要指前阴；二是指二便不通利，杨上善谓之"隐曲，大小便"并称"隐曲不利，调大小便不得通利"；三是作病因解，指曲折难言之隐，引起情志郁结，不得宣泄，女子有隐曲难诉之事，气郁血耗，心脾俱损，生化转运无力，则月事不下。若病久传变，或者

形体逐渐消瘦，成为“风消”，或者呼吸短促，气息上逆，成为“息贲”，则难以治疗。

［重要注家观点］　《黄帝内经素问吴注》·吴崑：二阳，谓足阳明胃，手阳明大肠也。二阳之病发于他者多矣，此则自其发于心脾者言之。俯首谓之隐，鞠躬谓之曲。言心病则上焦不利，故不得隐；脾病则中焦胀满，故不得曲。然心为生血之源，脾为运化之脏，若在女子，必不月矣。“不月”，谓经事不下也。

《重广补注黄帝内经素问》·王冰：夫肠胃发病，心脾受之。心受之，则血不流；脾受之，则味不化。血不流，故女子不月；味不化，则男子少精。是以隐蔽委曲之事不能为也。胞脉者，属于心而络于胞中。今气上迫肺，心气不得下通，故月事不来也。

原文 7

月事不来者，胞脉闭也。胞脉者，属心而络于胞中，今气上迫肺，心气不得下通，故月事不来也。《素问·评热病论》

［释义］　妇女月经不来，是水气阻滞，胞脉闭塞不通的缘故。胞脉属于心而下络于胞中，现水气上迫于肺，使心气不得下通，所以胞脉闭而月经不来。心主血脉，津液奉心化赤，而经水又为血所化，心血与经水的产生密切相关。同时，心气有推动血液在经脉内运行的作用，心气循胞脉下通于胞，胞宫借心血而化月经，若水气上迫心肺，心气不通，胞脉无法下通心气于胞宫，血液运行受阻，则月事不来。

［重要注家观点］　《素问直解》·高士宗：胞脉主冲任之血，月事不来者，乃胞脉闭也。中焦取汁，奉心化赤，血归胞中，故胞脉者，属心而络于胞中，今水气上迫肺，心气不得下通，故月事不来也。此申明月事不来之义也。

原文 8

帝曰：有病胸胁支满者，妨于食，病至则先闻腥臊臭，出清液，先唾血，四支清，目眩，时时前后血，病名为何？何以得之？岐伯曰：病名血枯。此得之年少时，有所大脱血，若醉入房中，气竭肝伤，故月事衰少不来也。帝曰：治之奈何？复以何术？岐伯曰：以四乌鲗骨一藘茹，二物并合之，丸以雀卵，大如小豆，以五丸为后饭，饮以鲍鱼汁，利肠中及伤肝也。《素问·腹中论》

［四乌鲗骨一藘茹丸］

乌鲗鱼骨四分　藘茹一分

上以雀卵为丸，如绿豆，以五丸为后饭，饮以鲍鱼汁。

［释义］　血枯病形有八：一胸胁支满；二妨于食；三病将发，先闻腥臊臭气；四流出清液；五病先唾血；六四肢冷；七目眩；八大小便时复出血。有此八状，名曰血枯之病。此得由于少年之时有大脱血，若醉入房中，气竭绝伤肝，遂使月经衰少，或不复来，以致此血枯之病也。

本条记载了首个妇科处方“四乌鲗骨一藘茹丸”，为“血枯经闭”而设。方中乌鲗骨又名海螵蛸，气味咸温而涩，主女子赤白漏下及血枯经闭，又能制酸止胃痛；藘茹，目前临床上皆称作茜草，气味甘寒，止血止崩，和血通经；又服以血肉有情之品麻雀卵、鲍鱼，补益精血，能治血枯精亏诸证。

［重要注家观点］　《神农本草经》对乌鲗骨记载：主女子赤白漏下，经汁血闭，阴蚀肿痛，寒热癥瘕，无子。《本草纲目》对茜草记载：通经脉，治骨节风痛、活血行血。《本草纲目》对麻雀卵的记载：主治下气，男子阴痿不起，强之令热，多精有子。鲍鱼在《中国药学大辞典》中记载：辛臭温无毒。主治：痨瘵、坠堕、骽蹶、踠折、瘀血、血痹，在四肢不散者，女子崩中血不止。

原文 9

阴虚阳搏，谓之崩。《素问·阴阳别论》

［释义］　此条论述血崩的一种病机。阴虚阳搏，即阴虚而导致阳气偏亢，血热妄行。阴虚是本，阳亢是标。阴不维阳，血得热而妄行，可致崩中下血。

［重要注家观点］　《黄帝内经素问吴注》·吴崑：尺脉浮虚谓之阴虚，寸脉弦急谓之阳搏，是

为阴血不足，阳邪有余，谓之失血内崩之症。

《素问经注节解》· 姚止庵：阴脉不足，阳脉盛搏，则内崩而血流下。

原文 10

思想无穷，所愿不得，意淫于外，入房太甚，宗筋弛纵，发为筋痿，及为白淫。《素问 · 痿论》

［释义］ 因情志不畅，房事不节而导致痿证以及男子滑精、女子白带异常等病证。

［重要注家观点］《黄帝内经素问吴注》· 吴崑：思想无穷，所愿不得，意淫于外则伤脾；入房太甚，宗筋弛纵则伤肝。肝伤则无血以养筋，故发为筋痿；脾伤则土不足以胜湿，故发为白淫。

原文 11

弗治，脾传之肾，病名曰疝瘕，少腹冤热而痛，出白，一名曰蛊，当此之时，可按可药。《素问 · 玉机真脏论》

［释义］ 风寒传变，由脾传行于肾，名疝瘕，少腹烦热疼痛，小便色白而混浊，又名蛊病，可按摩，或用药物治疗。

［重要注家观点］ 《素问直解》· 高士宗：病脾弗治，脾即传所胜而行之肾。水湿下凝，故病名曰疝瘕，疝瘕在少腹之处，故少腹冤热而痛。冤热，热极无伸也。少腹热痛，内则虚寒，故溺出白，此疝瘕之病，外实内虚，故一名曰蛊。当脾病传肾之时，亦可按而可药。

《类经》· 张介宾：在脾弗治，则土邪乘肾，病名疝瘕。邪聚下焦，故小腹冤热而痛，溲出白浊也。热结不散，亏蚀真阴，如虫之吸血，故亦名曰蛊。

原文 12

人有重身，九月而喑，此为何也？岐伯对曰：胞之络脉绝也。帝曰：何以言之？岐伯曰：胞络者，系于肾，少阴之脉，贯肾，系舌本，故不能言。帝曰：治之奈何？岐伯曰：无治也，当十月复。《素问 · 奇病论》

［释义］ 由于晚期妊娠之胞胎阻隔胞络，使肾阴不能荣养舌本，故声哑不能言，产后即可自然康复。

［重要注家观点］ 《重广补注黄帝内经素问》· 王冰：重身，谓身中有身，则怀妊者也。喑，谓不得言语也。妊娠九月，足少阴脉养，胎约气断，则喑不能言也。绝，谓脉断绝而不流通，而不能言，非天真之气断绝也。

《黄帝内经素问集注》· 张隐庵：声音之道，在心主言，在肺主声，然由肾间之动气，上出于舌，而后能发其音声，故曰，舌者，音声之机也。胞之络脉系于肾，足少阴之脉贯肾系舌本；胞之络脉阻绝，则少阴之脉亦不通，是以舌不能发机而为喑矣。

原文 13

妇人重身，毒之何如？岐伯曰：有故无殒，亦无殒也。帝曰：愿闻其故何谓也？岐伯曰：大积大聚，其可犯也，衰其太半而止，过者死。《素问 · 六元正纪大论》

［释义］ 此条指出妊娠病的治疗与用药原则。妊娠期用药原则应是凡峻下、滑利、祛瘀、破血、耗气、散气及一切有毒药品，都应慎用或禁用。但若孕妇确有严重的癥瘕积聚之病，瘀阻胎元，影响胎儿正常生长发育，则可酌情使用攻伐之品。但亦应中病即止，见效即可，不能过量，否则就有可能影响母胎的安全。

［重要注家观点］《类经》· 张介宾：重身，孕妇也。毒之，谓峻利药也。身虽孕而有大积大聚，非用毒药不能攻，攻亦无害，故可犯也。然但宜衰其太半，便当止药。若或过用，则病未必尽而胎已受伤，多致死矣。

《黄帝内经素问吴注》· 吴崑："重"，平声。"重身"，怀孕也。"毒"，谓厉药也。"故"，下文所谓积聚急痛欲死之故，必毒之始可生也。上无殒，不伤其胎；下无殒，不伤其母。衰其太半而止，则正气虽伤，未至大坏，过则正气无存矣，故死。

原文 14

人生而有病颠疾者，病名曰何？安所得之？岐伯曰：病名为胎病。此得之在母腹中时，其母有所大惊，气上而不下，精气并居，故令子发为颠疾也。《素问·奇病论》

［释义］　颠疾，即癫痫。人生而有癫疾，即先天性癫痫，其病起源于胎儿时期。原因是孕妇在妊娠期曾受到过度的精神刺激，大惊卒恐，以致影响胎儿，使孩子在出生后发生癫痫。这是对于“胎源性疾病”的最早记载。

［重要注家观点］　《黄帝内经素问注证发微》· 马莳：此言人之初生，而有发顶癫之疾者，乃胎中之有病也。顶癫之病，凡病在顶癫者皆是也，非只头痛而已。帝问初生之子，未犯邪气，遽有此疾，必有其由。伯言此病乃得之于胎中者耳，方其在腹之时，其母曾有大惊，气上而不下，精气并居于上，故令子发为癫疾者如此。

原文 15

何谓五夺？岐伯曰：形肉已夺，是一夺也；大夺血之后，是二夺也；大汗出之后，是三夺也；大泄之后，是四夺也；新产及大血之后，是五夺也。此皆不可泻。《灵枢·五禁》

［释义］　上述五种证候，均属于气血大伤，津液耗损，乃大虚之候，可因亡血而致脱证危候。必须大补元气，养血生津，以救垂危，切忌用泻法，以免犯虚虚之戒。

［重要注家观点］　《类经》· 张介宾：此五夺者，皆元气之大虚者也，若再泻之，必置于殆，不惟用针，用药亦然。

原文 16

任脉为病，男子内结七疝，女子带下瘕聚。冲脉为病，逆气里急。督脉为病，脊强反折……其女子，不孕、癃痔、遗溺、嗌干。《素问·骨空论》

［释义］　这是关于“带下”的最早记载。女子带脉以下的疾病，泛指妇科疾病。属于广义之带下，包括妇人前阴病，亦包括任脉不固、带脉失约之狭义带下病。瘕聚，指妇女下腹部之肿块。冲气上逆，少腹内拘急或痛。督脉贯脊属肾，主一身之阳，督脉为病，导致腰脊强直，并可能影响女子孕育。

［重要注家观点］　《黄帝内经素问吴注》· 吴崑：“七疝”，寒、水、筋、血、气、狐、㿗也。“带下”，白赤带下也。“瘕聚”，气痛不常之名。“督脉”，亦奇经也，其脉贯于脊里，故令脊强反折。冲、督、任三脉一原而三歧，冲脉起于胞中，病故不孕；系廷孔，循阴器，故为癃；合篡间，绕篡后，故为痔；其脉并于少阴，故遗尿；少阴之脉循喉咙，故嗌干。

原文 17

肠覃何如？岐伯曰：寒气客于肠外，与卫气相搏，气不得荣，因有所系，癖而内著，恶气乃起，瘜肉乃生。其始生也，大如鸡卵，稍以益大，至其成如怀子之状，久者离岁，按之则坚，推之则移，月事以时下，此其候也。石瘕何如？岐伯曰：石瘕生于胞中，寒气客于子门，子门闭塞，气不得通，恶血当泻不泻，衃以留止，日以益大，状如怀子，月事不以时下。皆生于女子，可导而下。《灵枢·水胀》

［释义］　此段论述肠覃和石瘕的病机及其异同之处。两者都具有腹部膨隆如怀子的特征，均为寒气凝聚所致。肠覃是因寒邪客于肠外，妨碍气机的运行，病邪附着于内，肿物如息肉逐渐生长，由鸡蛋大小渐增至如怀胎样，质硬，推之可移，月经如常，病程可迁延若干年。石瘕之病位在胞中，由于寒气客于子门，使应当排出的恶血不能排出，瘀血内留，月经不能按期来潮。由于经血潴留，故腹部膨大如怀子之状。若能将蓄积之血导下，则证候可除。后世亦有医家认为“石瘕”是“石女”（处女膜闭锁）的症状。

［重要注家观点］　《黄帝内经太素》· 杨上善：肠覃，水停聚也。肠覃凡有六别：一者，得之所由，谓寒客于肠外，与卫气合，瘕而为内；二者，所生形之大小；三者，成病久近。离，历也。久者或可历于年岁；四者，按之坚硬；五者，推之可移；六者，月经时下。肠覃所由与状，有斯六种也。石瘕凡有四别，一者瘕生所在；二者得之所由，谓寒气客子门之中，恶血凝聚不泻所致；三

者石瘕大小形；四者月经不以时下。石瘕所由与状，有斯四种。

《黄帝内经灵枢注证发微》· 马莳：此言石瘕之证也。石瘕必生于胞中，正以寒气客于子门，子门闭塞，气不得通于外，恶血之在内者当泻不泻，恶血者，名为衃血，留止于胞中，日以益大，其状亦如怀子。惟石瘕生于胞中，而不在肠外，故月事不以时下，此其所以为候也。然肠覃、石瘕，皆生于女子，治之者，可导而下之。

原文 18

厥阴所谓癞疝，妇人少腹肿者，厥阴者辰也，三月阳中之阴，邪在中，故曰癞疝、少腹肿也；所谓腰脊痛不可以俯仰者，三月一振，荣华万物，一俯而不仰也；所谓癞癃疝肤胀者，曰阴亦盛而脉胀不通，故曰癞癃疝也；所谓甚则嗌干热中者，阴阳相搏而热，故嗌干也。《素问 · 脉解》

［释义］ 厥阴经脉为病有所谓癞疝，以及妇女少腹肿胀，是因为厥阴应于三月，月建在辰，三月阳气方长，阴气尚存，阴邪积聚于中，循厥阴肝经发病，故发生阴囊肿大疼痛及妇女少腹肿大的症状；所谓腰脊痛不能俯仰，是因三月阳气振发，万物荣华繁茂，然尚有余寒，人体应之，故出现腰脊疼痛而不能俯仰的症状。所谓癞癃疝、肤皮肿胀，因阴邪旺盛，以致厥有病脉胀闭不通，故发生前阴肿痛、小便不利以及肤胀等病；所谓病甚则咽干热中，是因三月阴阳相争而阳气胜，阳胜产生内热，热邪循厥阴肝经上逆入喉，故出现咽喉干燥的症状。

［重要注家观点］ 《黄帝内经素问注证发微》· 马莳：此言肝经诸症，其义亦应时也。足厥阴肝经之脉，循股阴，入毛中，环阴器，抵小腹，今肝经有"所谓癞疝、妇人少腹肿者"，正以厥阴者属木，木为春三月，三月属辰，为五阳，然肝为厥阴，则是阳中之阴也，阴伏阳中，则邪亦在中，故肝属下部，邪为有积，名曰癞疝，其小腹当为肿也。有"所谓腰痛不可以俯仰者"，正以三月一振，荣华万物，则万物自然生成，凡俯者不可以仰，仰者不可以俯，故肝应其时，腰痛之病俯仰似难也。有"所谓癞癃疝肤胀者"，正以厥阴亦盛，脉胀不通，故曰癞、曰癃、曰疝等病，皆阴病也，从此成矣。有"所谓甚则嗌干热中者"，正以三月为五阳，厥阴为一阴，阴阳相搏，而在内为热中，在上为嗌干也。

原文 19

发于胁，名曰败疵。败疵者，女子之病也，灸之，其病大痈脓，治之，其中乃有生肉，大如赤小豆，剉陵、翘草根各一升，以水一斗六升，煮之竭，为取三升，则强饮，厚衣坐于釜上，令汗出至足已。《灵枢 · 痈疽》

［释义］ "发于胁"，有认为是乳痈之类，张玉珍教授则认为是阴疮，因"生肉大如赤小豆"，与前庭大腺炎或前庭大腺脓肿类似。"陵翘草根"亦有两种解释：一是把"陵翘"作连翘；二是菱角、连翘两味。

［重要注家观点］ 《黄帝内经灵枢注证发微》· 马莳：此言女子有败疵之证，而有治之之法也。陵翘，今之连翘也。同连翘及草根各一升，共二升，煮汁以强饮之。

《内经知要》· 李中梓：胁者，肝之部也。妇人多郁怒，故患此疮。陵，菱也。翘，连翘也。二草之根，俱能解毒。强饮者，乘其热而强饮之。复厚衣坐于热汤之釜，熏蒸取汗，汗出至足乃透。已者，愈也。

原文 20

女子在于面王，为膀胱、子处之病，散为痛，抟为聚，方员左右，各如其色形。其随而下至胝，为淫，有润如膏状，为暴食不洁。《灵枢 · 五色》

［释义］ 面王即鼻准。面王以下应包括人中、鼻唇沟和环唇，该部位主膀胱和子处。病色散，为痛症；病色聚集，为积聚病。积聚在内，或方或圆，或左或右，各与病色的形状相似。如果病色一直下行到唇部，就是白淫病。如果病色光润如脂，就是暴食或吃了不洁食物导致饮食停滞，瘀积痰涎的表现。

［重要注家观点］ 《黄帝内经灵枢注证发微》· 马莳：女子之色在于面王，当为膀胱经及妊子

处之有病，即胞络胞宫也。其气色散者，为痛而不至成聚，若气色抟聚不散，则成聚而不止于痛。然其聚之在内者，或方或圆，或左或右，各如其外色之形耳。若其色随而下行，至于尾骶，则其病之在下者，当有淫浸之物（《素问·痿论》谓之白淫），润泽如膏之状者在也。不然则为暴食间即出不洁之物耳。何也？其下行之势，内外一致也。

原文 21

天地温和，则经水安静；天寒地冻，则经水凝泣；天暑地热，则经水沸溢；卒风暴起，则经水波涌而陇起。《素问·离合真邪论》

［释义］　自然界气候改变对人体的影响，用寒暑变化解释月经病的病因。寒为阴邪，主收引、主凝滞，寒则经水凝泣；热为阳邪，其性升腾、发散，热则经水沸溢。如月经先期、崩漏多为血热，而功能性痛经以虚寒多见，这对后世医家治疗月经病具有重要的指导意义。

［重要注家观点］　《类经》·张介宾：人气与天地相通，故温和寒冷暑热卒风暴至，而经脉之应，必随时为变，邪之中人亦然也。泣，涩同。陇，隆同。

《黄帝内经素问集注》·张隐庵：此言人之经脉应地之经水，经水之动静随天气之寒温，所谓地之九州，人之九脏，皆通天气。陇，隆同，涌起貌。

原文 22

阳明者，五脏六腑之海，主润宗筋……冲脉者，经脉之海也，主渗灌溪谷……会于气街，而阳明为之长，皆属于带脉，而络于督脉。《素问·痿论》

［释义］　气街为阳明经气之所发，冲脉出于气街，受阳明经脉之气血，唐容川《血证论·吐血》又有“治阳明即治冲也”之说。冲脉之血气由水谷所化，水谷盛则血气盛，水谷衰则血气衰，而水谷之海又在于阳明，因而阳明胃气为冲脉之本。

［重要注家观点］　《黄帝内经素问集注》·张隐庵：少阴、太阴、阳明、冲任督脉，总会于宗筋，循腹上行，而复会于气街。气街者，腹气之街，在冲脉于脐，左右之动脉间，乃阳明之所主，故阳明为之主。长，主也。

（马小娜）

二、《金匮要略》

（一）经典简介

《金匮要略》是我国东汉著名医家张仲景所著《伤寒杂病论》的杂病部分，也是我国现存最早的一部论述杂病诊治专书。其中第 20～22 篇专论妇产科病证治，被认为是现存中医文献中最早的妇科专篇论述。妇人病三篇分别是“妇人妊娠病脉证并治”、“妇人产后病脉证治”、“妇人杂病脉证并治”三篇，内容涉及月经病、带下病、妊娠病、产后病及妇科杂病，是后世妇科经、带、胎、产等疾病划分类别的基础，是中医妇科学形成与发展的基石。书中的妇人病三篇收载治妇人病方 30 余首，大部分因其具有较好的疗效而一直被后世所沿用，如治疗癥瘕病之桂枝茯苓丸、治疗妊娠腹痛之当归芍药散等。此外，书中论述的治法不仅有内治法，还有外治法，如以狼牙汤沥阴中，以蛇床子裹成锭剂纳阴中等，可谓开创了妇科外治法的先河。《金匮要略》中妇人病三篇的出现，表明了中医妇科学已初见雏形，对后世妇科疾病的治疗具有重要的指导意义与参考价值。

（二）精选重要条文

原文 1

师曰：妇人得平脉，阴脉小弱，其人渴，不能食，无寒热，名妊娠，桂枝汤主之（方见利中）。于法六十日当有此证，设有医治逆者，却一月，加吐下者，则绝之。《妇人妊娠病脉证并治第二十（1）》

[桂枝汤]

桂枝三两（去皮） 芍药三两 甘草二两（炙） 生姜三两 大枣十二枚

上五味，㕮咀，以水七升，微火煮取三升，去滓，适寒温服一升，服已须臾，啜热稀粥一升，以助药力，温覆令一时许，遍身漐漐微似有汗者益佳，不可令如水流漓。若一服汗出病瘥，停后服。

[释义] 已婚育龄期妇女停经以后，诊得平和无病之脉，唯尺部略显弱象，并见口渴、不能食等症，而无外感寒热的表现，是早期妊娠反应，即后世所谓恶阻。由于妊娠两个月左右胎元初结，精血归胞养胎，阴血相对不足，所以阴脉弱小。孕后冲脉之气较盛，可引起孕妇体内的阴阳气血一时失调，冲气上逆犯胃则不能食。如胃气上逆，尚可见呕逆。而阴血不足，血失濡养，故觉口渴。故此条文为阴阳失调之恶阻轻症，所以用桂枝汤调阴阳，和脾胃，平冲逆。

因妊娠反应多在停经两个月左右比较严重，故原文言“于法六十日当有此证”。在此期间给予恰当的治疗和调护，妊娠反应便可逐渐消失。若治疗失误，在妊娠1个月时，误用吐、下之法应暂停服药，以饮食调养为主，或随证治之，以绝其病根。若误治损伤胎元，则可能导致流产，故曰“则绝之”。

条文中此“则绝之”三字的注释，历代注家见仁见智，主要有三种观点。有作绝其药饵、饮食调养解者，主张采取饮食消息止之，以魏荔彤为代表；有作绝其病根、辨证论治解者，提出勿泥于安胎之说，如徐忠可；有作绝其胎系、终止妊娠解者，认为次指误吐误下致胎动而堕的后果，如唐容川。

[重要注家观点]《金匮要略心典》·尤在泾：平脉，脉无病也，即《内经》“身有病而无邪脉”之意。阴脉小弱者，初时胎气未盛，而阴方受蚀，故阴脉比阳脉小弱。至三四月经血久蓄，阴脉始强。《内经》所谓“手少阴脉动者妊子”、《千金》所谓“三月尺脉数”是也。其人渴，妊子者内多热也，一作呕亦通。今妊妇二三月，往往恶阻不能食是已。无寒热者，无邪气也，夫脉无故而身有病，而又非寒热邪气，则无可施治，惟宜桂枝汤和调阴阳而已。

《金匮要略论注》·徐忠可：于法六十日当有此证者，谓胎已成而气干上，治之当以胎气为主也。设有因医治逆，逆者误也，却一月其期未满，六十日则胎未成，又加吐利而因医误治，则脾胃实有受伤处，是但当以断绝病根为主，不得泥安胎之说而狐疑致误也，故曰“绝之”。

《金匮要略方论本义》·魏荔彤：师言法于六旬见者为正。一月而经应至不至，妊娠之胎始含气血，如水于胞中；再一月经又不至，妊娠之胎方合气血而有形质，与母同气息，所以觉血不足，阴弱而渴，上不足，胃虚而不能食也。此必两月前后有此证也。设不知此理，以为渴与不食乃虚实疾病之类也，医家逆治之，却于一月之外，经不至之时，疑为经闭不行，或将两月之际，以渴不能食为实邪在胸胃，误吐、误下，将妊娠中之气血初聚者易散矣。必绝其医药，或如疟症中饮食消息止之之法，忌其油腻、生冷、肥甘，胃气自复，而吐下俱可已矣。

《金匮要略浅注补正》·唐容川：绝之二字，究是何意，尚待详解，同年秦仪鸿曰：此言医治之逆，再一月，反吐下之，则胎动而必堕，是断绝其妊娠也。其说颇通。

原文2

妇人宿有癥病，经断未及三月，而得漏下不止，胎动在脐上者，为癥痼害。妊娠六月动者，前三月经水利时，胎也。下血者，后断三月衃也。所以血不止者，其癥不去故也。当下其癥，桂枝茯苓丸主之。《金匮要略·妇人妊娠病脉证并治第二十（2）》

[桂枝茯苓丸]

桂枝 茯苓 牡丹（去心） 芍药 桃仁（去皮尖，熬）各等分

上五味，末之，炼蜜和丸，如兔屎大，每日食前服一丸。不知，加至三丸。

[释义] 本条论述妊娠与癥病的鉴别及癥病漏下的治疗。妇女素有癥病史，停经不到3个月，又漏下不止，并觉脐上似有胎动，其实这不是真正的胎动，而是癥积作祟，故曰“为癥痼害也”。因为一般胎动均在受孕5个月左右出现，且此时其部位应在脐下，不会在脐上。如果受孕6个月感

觉有胎动，且停经前3个月月经正常，受孕后胞宫按月增大，这才属于胎孕。若前3个月经水失常，后3个月又经停不行，胞宫也未按月增大，复见漏下不止，这是癥痼造成的。素有癥积，血瘀气滞，所以经水异常，渐至经停。瘀血内阻，血不归经，则漏下不止。癥积不去，漏下难止，故当消癥化瘀，使瘀血去则血止，用桂枝茯苓丸治疗。方中桂枝、芍药通调血脉，牡丹皮、桃仁活血化瘀，茯苓渗湿利水。

对于本条，历代注家多从癥胎互见释之，即宿有癥病，又兼受孕，并因癥病致孕后下血不止，故均以“有故无殒”作为使用本方的理论依据，如程林等所注。又如现代《中医妇科学》六版教材中癥瘕伤胎型胎动不安仍选用桂枝茯苓丸为主方加味。孕妇宿有癥痼之疾，瘀阻胞脉，孕后冲任气血失调，血不归经，胎失摄养，而致胎动不安，以桂枝茯苓丸加续断、杜仲为用。

［重要注家观点］　《医宗金鉴·订正仲景全书金匮要略注》·吴谦：经断有孕，名曰妊娠。妊娠下血，则为漏下，妇人宿有癥痼之疾而育胎者，未及三月而得漏下，下血不止，胎动不安者，此为癥痼害之也；已及六月而得漏下，下血胎动不安者，此亦癥痼害之也。然有血癥成块者，以前三月经虽断，血未盛，胎尚弱，未可下其癥痼也。后三月血成癥，胎已强，故主之桂枝茯苓丸，当下其癥痼也。此示人妊娠有病当攻病之义也。此条文义不纯，其中必有阙文，姑存其理可也。《集注》娄全善曰：凡胎动，多当脐，今动在脐上者，故知是癥也。程林曰：此有癥病而怀胎者，虽有漏血不止，皆癥痼之为害，非胎动胎漏之证，下其痼，妊娠自安。此《内经》所谓“有故无殒，亦无殒也”。

原文3

师曰：妇人有漏下者，有半产后因续下血都不绝者，有妊娠下血者，假令妊娠腹中痛，为胞阻，胶艾汤主之。《金匮要略·妇人妊娠病脉证并治第二十（4）》

［芎归胶艾汤］

（一方加干姜一两，胡氏治妇人胞动，无干姜）

芎䓖二两　阿胶二两　甘草二两　艾叶三两　当归三两　芍药四两　干地黄四两

上七味，以水五升，清酒三升，合煮取三升，去滓，内胶，令消尽，温服一升，日三服。不瘥，更作。

［释义］　本条论述妇人冲任虚损三种下血的证治。妇人下血之证，常见以下3种病情，一为经水淋漓不断的漏下；二为半产后的下血不止；三为妊娠胞阻下血。“假令”二字是承“有妊娠下血者”而言，意指若妊娠下血而又腹痛者，即属胞阻。因妊娠时阴血下漏，以致不能入胞养胎，“而阻其化育”，故称胞阻。以上3种下血虽出现于不同的病症，但病机皆属冲任脉虚，阴血不能内守。冲为血海，任主胞胎，冲任虚损，不能制约经血，故淋漓漏下或半产后下血不止；冲任虚而不固，胎失所系，则妊娠下血，腹中疼痛。故皆可用胶艾汤调补冲任，固经安胎，异病同治。方中阿胶补血止血，艾叶温经止血，二药均能安胎；干地黄、芍药、当归、川芎养血和血；甘草调和诸药；清酒助行药力。诸药合用，具有养血止血、固经安胎、调补冲任之功。《太平惠民和剂局方》中的补血调经妇科要方四物汤就是由胶艾汤减阿胶、艾草、甘草而成，故芎归胶艾汤可视为补血剂之祖方。

［重要注家观点］　《金匮要略心典》·尤在泾：妇人经水淋沥，及胎产前后下血不止者，皆冲任脉虚，而阴气不能守也，是惟胶艾汤为能补而固之。中有芎、归，能于血中行气。艾叶利阴气，止痛安胎，故亦治妊娠胞阻，胞阻者，胞脉阻滞，血少而气不行也。

原文4

妇人怀娠，腹中㽲痛，当归芍药散主之。《金匮要略·妇人妊娠病脉证并治第二十（5）》

［当归芍药散］

当归三两　芍药一斤　芎䓖半斤（一作三两）　茯苓四两　白术四两　泽泻半斤

上六味，杵为散，取方寸匕，酒和，日三服。

［释义］　本条论述妊娠肝脾失调腹痛的证治。原文仅指出主症腹中㽲痛。据方测证，可知此妊娠腹痛是由肝脾失调、气血郁滞湿阻所致。肝藏血，主疏泄，脾主运化水湿，妊娠时血聚胞宫养胎，

肝血相对不足，则肝失调畅而气郁血滞，木不疏土，脾虚失运则生湿。故用当归芍药散养血调肝，渗湿健脾。方中重用芍药补养肝血，缓急止痛，川芎行血中之滞气，当归为血中气药，既助芍药补养肝血，又助川芎疏肝理气，三药共用以调肝；泽泻用量亦较重，意在渗利湿浊，白术、茯苓健脾除湿，三者合以治脾。肝血足则气条达，脾运健则湿邪除。

[重要注家观点]　《金匮要略心典》·尤在泾：《说文》㽲音绞，腹中急也，乃血不足，而水反侵之也。血不足而水侵，则胎失其所养，而反得其所害矣，腹中能无㽲痛乎？芎、归、芍药，益血之虚；苓、术、泽泻，除水之气。赵氏曰："此因脾土为木邪所客，谷气不举，湿气下流，搏于阴血而痛，故用芍药多他药数倍，以泻肝木。"亦通。

《金匮要略编注》·沈明宗：此木取土气为病也。凡属胎前之病，皆因胎处其中，而荫胎之脏受邪为病也。盖镇摄胞胎，统运气血，咸赖于脾，因其脾胃荫胎不暇，气血不能分济诸脏，故木气自强，反来讨气于上，土弱气滞，以致胞宫气血不舒，所以腹中痛，痛者，乃绵绵痛而不止也。故以芍药、芎、归宣和胞宫气血，兼疏土中之木。白术健脾，生化营卫，以济诸脏之虚。苓、泽导渗土虚不输之湿，俾木土相和，胞宫气血流利，则痛止而胎自安矣。

原文 5

问曰：新产妇人有三病，一者病痉，二者病郁冒，三者大便难，何谓也？师曰：新产血虚、多出汗、喜中风，故令病痉；亡血复汗、寒多，故令郁冒；亡津液，胃燥，故大便难。《金匮要略·妇人产后病脉证治第二十一（1）》

[释义]　本条论述产后三病的形成机制。痉病、郁冒、大便难是妇人产后最容易发生的三种病症，均乃产后亡血伤津、气血不足所致。产后痉病，由于新产失血过多，筋脉失濡，复加汗出，腠理不固，感受风邪，化燥伤津，以致筋脉失濡，拘急成痉。表现为筋脉挛急抽搐，甚至角弓反张、口噤不开等症。产后郁冒多由产后失血多汗而致，产后亡血伤津，元气虚弱，复加汗出，腠理不固，寒邪乘虚侵袭，表邪不解，阳气郁闭于里，不能伸展外达，犯逆而上冲，以头晕目眩、郁闷不舒为主症。郁冒与产后血晕不同，产后血晕以突然发作的头晕眼花、不能坐起、甚则昏厥不省人事为特点，若抢救不及时可致死亡。产后大便难亦由产后失血多汗，损耗津液，肠胃失润，传导失司而成。

[重要注家观点]　《金匮要略心典》·尤在泾：痉，筋病也，血虚汗出，筋脉失养，风入而益其劲也。郁冒，神病也，亡阴血虚，阳气遂厥，而阴复郁之，则头眩而目瞀。大便难者，液病也，胃藏津液，渗灌诸阳，亡津液胃燥，则大肠失其润而便难也。三者不同，其为亡血伤津则一也。

原文 6

产后腹中㽲痛，当归生姜羊肉汤主之；并治腹中寒疝虚劳不足。《金匮要略·妇人产后病脉证治第二十一（4）》

[当归生姜羊肉汤]

当归三两　生姜五两　羊肉一斤

上三味，以水八升，煮取三升，温服七合，日三服。若寒多者，加生姜成一斤；痛多而呕者，加橘皮二两，白术一两。加生姜者，亦加水五升，煮取三升二合，服之。

[释义]　本条论述产后血虚里寒的腹痛证治。血虚夹寒之腹痛，当具有腹部绵绵作痛、喜温喜按的特点，故以当归生姜羊肉汤养血补虚，温中散寒。当归生姜羊肉汤妙用羊肉，取其血肉有情，大补气血，散寒止痛，更用当归养血补虚，生姜温中散寒。全方共奏补虚养血、散寒止痛之功，体现《内经》"形不足者，温之以气；精不足者，补之以味"之旨。

本证与妇人妊娠病当归芍药散证的主症同为"腹中痛"，但病机不同，彼为肝郁血虚，脾虚湿滞，当用当归芍药散养血疏肝，健脾除湿；本证为血虚内寒，当用当归生姜羊肉汤养血补虚，温中散寒。

[重要注家观点]　《金匮要略心典》·尤在泾：产后腹中痛，当归生姜羊肉汤主之，兼主腹中寒疝、虚劳不足。产后腹中痛，与妊娠腹中痛不同，彼为血虚而湿扰于内，此为血虚而寒动于中也。

当归、生姜温血散寒，孙思邈云，羊肉止痛利产妇。

《金匮要略浅注》· 陈修园：痛者，缓缓痛也，概属客寒相阻。故以当归通血分之滞，生姜行气分之寒。然胎前责实，故当归芍药散内加茯苓、泽泻，泻其水湿。此属产后，大概责虚，故以当归养血而行血滞，生姜散寒而行气滞，又主以羊肉味浓气温，补气而生血，俾气血得温，则邪自散而痛止矣。此方攻补兼施，故并治寒疝虚损。

原文 7

师曰：产妇腹痛，法当以枳实芍药散，假令不愈者，此为腹中有干血着脐下，宜下瘀血汤主之；亦主经水不利。《金匮要略·妇人产后病脉证治第二十一（6）》

［下瘀血汤］

大黄二两　桃仁二十枚　䗪虫二十枚（熬，去足）

上三味，末之，炼蜜和为四丸，以酒一升，煎一丸，取八合，顿服之，新血下如豚肝。

［释义］　本条论述产后瘀血内结腹痛的证治。产后腹痛，属气血瘀滞者，当予枳实芍药散行气活血。假如药后病不愈，可知病情较重，非枳实芍药散所宜。究其原因，当为产后恶露不尽，瘀血凝着胞宫。症见少腹刺痛拒按，痛处固定不移，按之有块，舌紫暗或有瘀斑瘀点，脉沉涩，当用下瘀血汤破血除瘀。方中大黄荡涤瘀血，桃仁润燥活血化瘀，䗪虫破结逐瘀。三药相合，破血之力峻，故以蜜丸，缓和药性；以酒煎药，引入血分，助行药势。服药后，所下之血色如豚肝，是药已中病，瘀血下行的表现。

［重要注家观点］　《金匮要略方论本义》· 魏荔彤：以枳实芍药，下积血止腹痛矣。设痛不止，何谓也？师示之曰：产妇腹痛，法当以枳实芍药散，假令不愈者，此为腹中有干血着脐下。又非止新产血流不快之故，平日之癥血为患也，即前篇所言可以为害于妊娠者也。宜下瘀血汤主之，类于抵当汤、丸之用。亦主经水不利，无非通幽开积之治也。和酒为丸者，缓从下治也。服之新血下者，产后之血也；内有如猪肝者，非新血也，干血之邪证也。此必先服前方不效，而后可用也。

原文 8

产后七八日，无太阳证，少腹坚痛，此恶露不尽。不大便，烦躁发热，切脉微实，再倍发热，日晡时烦躁者，不食，食则谵语，至夜即愈，宜大承气汤主之。热在里，结在膀胱也。《金匮要略·妇人产后病脉证治第二十一（7）》

［大承气汤］

大黄四两（酒洗）　厚朴半斤（炙，去皮）　枳实五枚（炙）　芒硝三合

上四味，以水一斗，先煮枳、朴二物，取五升，去滓，内大黄，煮取二升，去滓，内芒硝，更上微火一两沸，分溢（温）再服，得下，余勿服。

［释义］　本条指出产后瘀血内阻兼见阳明里实的证治。产后七八日，无太阳表证，症见少腹坚硬疼痛，当考虑恶露未尽，内阻胞宫，可用破血逐瘀之下瘀血汤治疗。若兼见不大便、烦躁发热、日晡加剧，不食、食则谵语、脉数实等症，乃实热结于阳明之证。阳明胃实，故见发热烦躁、日晡为甚；阳明胃实，腑气不通，故不欲食；若勉强进食则更增邪热，热扰神明则谵语；至夜阳明气衰，热轻症减。治当通腑泄热，主以大承气汤。

［重要注家观点］　《金匮要略论注》· 徐忠可：此条言产后恶露不尽，有血瘀而病实不在血，因腹内有热，致血结膀胱，其辨尤在“至夜即愈”四字。谓产七八日，则本虚稍可矣。无太阳证，则非头痛发热恶寒之表证矣。乃少腹坚痛，非恶露不尽而何？然而不大便，则为肠胃中燥热。烦躁发热，则为实热上攻。脉微实，则又非虚比。更倍发热，日晡烦躁，则为脾胃郁热证。更食则谵语，胃热尤确，诸皆热结肠胃之证而非恶露不尽本证也。况至夜即愈，病果在阴，则宜夜重而夜反愈，岂非实热内结乎？故以大承气主之，意在通其热结，以承接其元气，则恶露自行，不必如前之单下瘀血，恐单去血而热不除，则并血亦未必能去也。故复总言之曰“热在里”，即《伤寒论》表里之“里”，谓当攻里也。曰“结在膀胱”，是言血偶因热而结，非血自结之病，故不当攻血也。

原文 9

产后，中风发热，面正赤，喘而头痛，竹叶汤主之。《金匮要略·妇人产后病脉证治第二十一（9）》

[竹叶汤]

竹叶一把 葛根三两 防风 桔梗 桂枝 人参 甘草各一两 附子一枚（炮） 大枣十五枚 生姜五两

上十味，以水一斗，煮取二升半，分温三服，温覆使汗出。颈项强，用大附子一枚，破之如豆大，煎药汤去沫。呕者，加半夏半升洗。

[释义] 本条指出产后中风兼阳虚的证治。产后气血大虚，卫外不固，复感外邪，以致正虚邪实。发热头痛为病邪在表之征，面赤气喘乃虚阳上越之象，如此虚实错杂证，若单纯解表祛邪，易致虚阳外脱，但若扶正补虚，又易助邪碍表，故以竹叶汤扶正祛邪、标本兼顾。方中竹叶甘淡轻清为君，辅以葛根、桂枝、防风、桔梗疏风解表，人参、附子温阳益气，甘草、生姜、大枣调和营卫。诸药合用，共奏扶正祛邪、表里兼顾之功。方后注“温覆使汗出”，服用本方当注意加衣被温覆，使风邪随汗而出方能奏效。而后颈项强者加附子以扶阳祛风，呕者加半夏以降逆止呕，当随病情变化而治。

[重要注家观点] 《金匮要略论注》·徐忠可：中风，发热，头痛，表邪也。然面正赤，此非小可，淡红所谓面若妆朱，乃真阳上浮也。加之以喘，气高不下也。明是产后大虚，元阳不能自固，而又杂以表邪，自宜攻补兼施。故以桂、甘、防、葛、桔梗、姜、枣清其在上之邪，竹叶清其胆府之热，而以参、附培元气，返其欲脱之阳。然以竹叶名汤，要知本寒标热，胆居中道，清其交接之缘，则标本俱安，竹叶实为功之首耳。头项强，则下虚尤甚，故加大附；呕则逆而有水，故加半夏。

原文 10

妇人乳中虚，烦乱呕逆，安中益气，竹皮大丸主之。《金匮要略·妇人产后病脉证治第二十一（10）》

[竹皮大丸]

生竹茹二分 石膏二分 桂枝一分 甘草七分 白薇一分

上五味，末之，枣肉和丸弹子大，以饮服一丸，日三夜二服。有热者，倍白薇，烦喘者加柏实一分。

[释义] 妇人产后耗气伤血，复因哺乳，使阴血更亏。阴血不足，虚热内扰心神，则心烦意乱；热犯于胃则呕逆。故以竹皮大丸清热降逆，安中益气。方中生竹茹味甘微寒，清虚热，止呕逆；石膏辛甘寒，清热除烦；白薇苦咸寒，善清阴分虚热；桂枝虽辛温，但用量极少，少佐之以防清热药伤阳，与甘药合用，辛甘化阳，更能助生竹茹降逆止呕；甘草用量重达七分，复以枣肉合，意在使脾气复，胃气和，则益气安中，使脾气旺则津血生。若虚热甚，则可重用白薇以清虚热；虚热烦呕，可加柏实宁心润肺。

[重要注家观点] 《金匮要略论注》·徐忠可：乳者，乳子之妇也，肝气原不足。中虚者，中气大虚也。脾土复困弱，于是火上壅则烦，气上越则呕。烦而乱，则烦之甚也。呕而逆，则呕之甚也。病本全由中虚，然而药止用竹茹、桂、甘、石膏、白微者，盖中虚而至，为呕为烦，则胆府受邪，烦呕为主病，故以竹茹之除烦止呕者为君。胸中阳气不用，散以桂、甘扶阳而化其逆气者为臣。以石膏凉上焦气分之虚热为佐。以白微去表间之浮热为使。要知烦乱呕逆而无腹痛下利等证，虽虚无寒可疑也，妙在加桂于凉剂中，尤妙在生甘草独多，意谓散蕴蓄之邪，复清阳之气，中即自安，气即自益，故无一补剂，而反注其立汤之本意，曰“安中益气”。竹皮大丸，神哉！

原文 11

妇人咽中如有炙脔，半夏厚朴汤主之。《金匮要略·妇人杂病脉证并治第二十二（5）》

[半夏厚朴汤]

（《千金》作胸满，心下坚，咽中帖帖，如有炙肉，吐之不出，吞之不下）

半夏一升 厚朴三两 茯苓四两 生姜五两 干苏叶二两

上五味，以水七升，煮取四升，分温四服，日三夜一服。

［释义］　本条论述气郁痰凝梅核气证治。咽中如有炙脔，即咽中阻塞如有异物感，但饮食吞咽无碍，也无疼痛，即后世所称“梅核气”。本病多因情志不遂、气机不畅、痰气交阻上逆于咽喉所致。半夏厚朴汤方中半夏、厚朴、生姜辛以散结，苦以降逆，辅以茯苓下气化痰降逆；佐以苏叶芳香宣气解郁。诸药合用使气顺痰消，使咽中炙脔感得以消散。

［重要注家观点］　《医宗金鉴》· 吴谦：此病得于七情郁气，凝涎而生。

《金匮要略方论本义》· 魏荔彤：咽中炙脔感是食腥之气上冲，必胃虚寒而饮食停，饮食停而内热生，内热生而腥臭作。

《金匮要略心典》· 尤在泾：此凝痰结气，阻塞咽嗌之门，病机各异，治法殊途同归。

原文 12

妇人脏躁，喜悲伤欲哭，象如神灵所作，数欠伸，甘麦大枣汤主之。《金匮要略 · 妇人杂病脉证并治第二十二（6）》

［甘麦大枣汤］

甘草三两　小麦一斤　大枣十枚

上三味，以水六升，煮取三升，温分三服。亦补脾气。

［释义］　本条论述脏躁的证治。脏躁主要表现为情绪失控，以精神失常，喜怒无常，语言不能自主，频作伸欠，神疲乏力等为主症，由于发作无常，故曰“象如神灵所作”。本病初起多由情志不舒或思虑过度，肝气不舒，郁而化火，上扰心神；病久则火灼阴液，心血亏虚，加之肝木乘脾，而致心脾两虚。甘麦大枣汤方中小麦养心安神，甘草、大枣甘润补中而缓急，三药合用能养心安神，甘缓和中，功兼两脏。

［重要注家观点］　《金匮要略今释》· 陆渊雷：认为脏躁可以认为是两医所言癔症，但原文未指明为何“脏”，对此各家注解不一，陈修园认为五脏属阴，不必拘于何脏；《医宗金鉴》认为脏是心脏；曹颖甫认为是肺脏；沈明宗、尤在泾、唐容川等认为是子脏，各家见解不同，可参一二。

原文 13

妇人之病，因虚、积冷、结气，为诸经水断绝。至有历年，血寒积结，胞门寒伤，经络凝坚。

在上呕吐涎唾，久成肺痈，形体损分；在中盘结，绕脐寒疝，或两胁疼痛，与脏相连；或结热中，痛在关元，脉数无疮，肌若鱼鳞，时著男子，非止女身；在下未多，经候不匀，令阴掣痛，少腹恶寒；或引腰脊，下根气街，气冲急痛，膝胫疼烦，奄忽眩冒，状如厥癫；或有忧惨，悲伤多嗔，此皆带下，非有鬼神。

久则羸瘦，脉虚多寒，三十六病，千变万端，审脉阴阳，虚实紧弦，行其针药，治危得安，其虽同病，脉各异源，子当辨记，勿谓不然。《金匮要略 · 妇人杂病脉证并治第二十二（8）》

［释义］　本条是妇人杂病的总纲，对妇人杂病的病因病机、临床表现及其变化、治则都作了纲领性的论述。引起妇女杂病的原因虽多，但概括起来不外乎虚、积冷、结气三个方面。虚指气虚血少，抗病力弱；积冷指寒冷久积，凝结不散；结气指由情志刺激导致的气机郁结。这三者之中任一方面失常，日久均会导致妇女杂病，如月经不调等。

虚、积冷、结气在三焦可出现不同的病变，且相互影响。在上焦，寒饮伤肺则见咳吐涎沫，日久寒郁化热，损伤肺络，可形成肺痈，致形体消瘦。在中焦影响肝脾，由于患者的体质不同，有寒化和热化两种情况：平素中焦虚寒者，邪从寒化，可形成绕脐痛的寒疝，或出现与肝脾直接相关的腹痛和两胁疼痛；若病从热化，可见脐下关元穴处作痛，脉数，此为热灼血瘀，由不通则痛所致。瘀血不去，新血不生，血不外荣，则肌肤失养，状如鳞甲，而非疮痈之疾。以上病变男女均可出现。在下焦，妇人以月经病变为主，如月经来潮时阴部牵引疼痛，少腹部怕冷，甚至牵及腰背，或下连气街，出现冲气急痛，膝胫疼烦。此外，妇人情志不遂，气机失于条达，可导致“奄忽眩冒，状如厥癫”之疾，或易忧伤、恼怒等。此皆妇人杂病范畴，并非鬼神作怪。

妇人病若延久失治，必身体羸瘦、脉虚而多寒。妇人杂病，常见有 36 种，其变化多端，错综复杂。辨证时应详审脉之阴阳，证之虚实寒热，然后予以针对性治疗，或用针灸，或用汤药，使之转危为安。对于同病而异脉之证，尤当详加审察，辨明病源，以免误治。原文最后强调“子当辨记，勿谓不然”，提示治疗妇人杂病必须掌握辨证论治的基本原则。

[重要注家观点] 各版本注解对本条的分段方式及释义读法出入较大，各家见解不一。如原文“在下未多”句，有的注本为“在下来多”，揆度各家意见，就释义而言，《医宗金鉴》对此文义审辨详尽，认为此为传讹之过；魏念庭批二者可同一视之，总属月经不调之病；陆渊雷则存疑待考处置。又，原文“带下”之义，徐忠可等认为指广义的带脉以下；吴谦等则以狭义的“带病”释之。可推敲之处颇多，力有余可细考之。

原文 14

问曰：妇人年五十，所病下利数十日不止，暮即发热，少腹里急，腹满，手掌烦热，唇口干燥，何也？师曰：此病属带下。何以故？曾经半产，瘀血在少腹不去，何以知之？其证唇口干燥，故知之。当以温经汤主之。《金匮要略·妇人杂病脉证并治第二十二（9）》

[温经汤]

吴茱萸三两　当归二两　芎䓖二两　芍药二两　人参二两　桂枝二两　阿胶二两　生姜二两　牡丹皮二两（去心）　甘草二两　半夏半斤　麦门冬一升（去心）

上十二味，以水一斗，煮取三升，分温三服，亦主妇人少腹寒，久不受胎，兼取崩中去血，或月水来过多，及至期不来。

[释义] 本条论述妇人冲任虚寒夹有瘀血而致崩漏的证治。妇人 50 岁左右气血已衰，冲任不充，经水当止。今下血数十日不止，此属崩漏。从唇口干燥来判断，系体内有瘀血，乃重申《金匮要略·惊悸吐衄下血胸满瘀血病脉证并治》对瘀血的诊断。究其病因，可由冲任虚寒、曾经半产、瘀血停留于少腹所致。瘀血不去，故见少腹里急、腹满，或伴有刺痛、有块拒按等症。

冲任本虚，加之漏血数十日，阴气一伤再伤，以致阴虚生内热，故见暮则发热，手掌烦热。瘀血不去则新血不生，津液无以上润，故见唇口干燥。用温经汤温养气血，活血祛瘀，兼以滋阴清热。方中吴茱萸、桂枝、生姜温经散寒，通利血脉；阿胶、当归、川芎、芍药、牡丹皮活血祛瘀，养血调经；麦门冬养阴润燥而清虚热；人参、甘草、半夏补中益气，降逆和胃。诸药共奏温补冲任、养血祛瘀、扶正祛邪之功，使瘀血去而新血生，虚热消则诸症除。

[重要注家观点] 本条所载“下利”，吴谦、李彣等认为是“下血”，即崩淋下血之病；亦有注家如尤在泾说“此为瘀血作利，不必治利”，认为是大便下利。

原文 15

妇人腹中诸疾痛，当归芍药散主之。《金匮要略·妇人杂病脉证并治第二十二（17）》

当归芍药散（见本节第 4 条原文）

[释义] 本条论述妇人肝脾不调腹痛的治疗。条文叙症简略，结合当归芍药散证病机，表明妇人腹痛的原因虽与寒热虚实、气滞血瘀有关，但肝脾失调、气滞血瘀较为多见，此亦原文“妇人腹中诸疾痛”意义所在。

[重要注家观点] “腹中诸疾痛”，是对诸种疾病所致腹痛的泛指。诸医家以吴氏、尤氏为代表，认为此为传抄之误，不可以此方概腹中诸痛，尤氏亦强调妇人以血为用，中州土气的重要性。

原文 16

妇人腹中痛，小建中汤主之。《金匮要略·妇人杂病脉证并治第二十二（18）》

[小建中汤]

桂枝三两，去皮　甘草三两，炙　大枣十二枚　芍药六两　生姜三两　胶饴一升

上六味，以水七升，煮取三升，去滓，内胶饴，更上微火消解，温服一升，日三服。

[释义] 本条论述妇人虚寒腹痛的治法。小建中汤于《金匮要略·血痹虚劳病脉证并治》治虚劳里急腹中痛。本条由于中焦虚寒，气血来源不足不能温煦经脉，所以腹中绵绵作痛，临床常伴面

色无华、虚烦心悸、神疲食少、大便溏薄、舌质淡红、脉细涩等症，故用小建中汤温补脾胃，益气血生化之源。

［重要注家观点］　本条妇人腹痛，既以小建中汤主之，则其为中虚腹痛，各注家所释，大体同一，惟着眼点不一。徐忠可认为妇人腹痛多血虚，建中则脾胃和调，血得以自生；谭日强、陈修园则认为《伤寒论》"阳脉涩，阴脉弦"之虚寒里急腹痛可为此条所参，补虚缓中可矣；李彣则强调了中州健运，气血通行的重要地位。

原文 17

问曰：妇人病，饮食如故，烦热不得卧，而反倚息者，何也？师曰：此名转胞不得溺也。以胞系了戾，故致此病，但利小便则愈，宜肾气丸主之。《金匮要略·妇人杂病脉证并治第二十二（19）》

［肾气丸］

干地黄八两　薯蓣四两　山茱萸四两　泽泻三两　茯苓三两　牡丹皮三两　桂枝一两　附子（炮）一两

上八味末之，炼蜜和丸，梧子大，酒下十五丸，加至二十五丸，日再服。

［释义］　本条论述妇人转胞的证治。妇人转胞以小便不通，脐下急迫为主症，病因病机较为复杂。本条证属肾气虚、膀胱气化不行，病在下焦，中焦无碍，故饮食如故；小便不利，浊气上逆，肺失宣降，故烦热不得卧而反倚息，治以化气利小便的肾气丸振奋肾阳，蒸化水气。

［重要注家观点］　转胞为小便不通的通称，病因不一，治法不同，李彣、徐忠可等认为，肾气丸所主小便不通，若一味用八正散、五苓散等渗利反损害中焦，使元气衰败，当益命门之火以化散膀胱之气，使小便通利。陆渊雷等认为转胞而见烦热倚息，是"肾气丸之证"，临床当详参。朱丹溪用补中益气汤，程钟龄用茯苓升麻汤治疗转胞，均可参考。

（章　勤）

三、《伤寒论》

（一）经典简介

《伤寒论》为东汉张仲景所著，全书 12 卷，现存 10 卷 22 篇，是一部阐述外感疾病治疗规律的专著。该书源于张仲景原著《伤寒杂病论》，在流传过程中，经后人整理将其中外感病部分编纂为《伤寒论》，内伤杂病部分编纂为《金匮要略》。《伤寒论》总结了前人的医学成就和丰富的实践经验，集汉代以前医学之大成，并结合临床经验，确立了六经辨证体系，系统地阐述了多种外感疾病的辨证论治。该书理法方药俱全，共记载了 397 法，113 方，提出了完整的组方原则，精于配伍，主治明确，效验卓著，被后世尊为"经方"。该书在中医发展史上具有划时代的意义和承前启后的作用，不仅为诊治外感疾病提出了辨证纲领和治疗方法，也为中医临床各科提供了辨证论治的规范，奠定了辨证论治的基础，被后世医家奉为经典。

（二）精选重要条文

原文 1

脉弦而大，弦则为减，大则为芤。减则为寒，芤则为虚。寒虚相搏，此名为革。妇人则半产、漏下，男子则亡血、失精。《伤寒论·辨脉法》

［释义］　本条论革脉的形态及主病。脉弦而大者，正气自虚，故弦则为气减，大则为脉芤，气减则为寒，脉芤则为虚，寒虚相搏，此名为革。革者，外劲内空，如按鼓革，妇人脉革则半产、漏下，男子脉革则亡血、失精。妇人阳虚阴盛，寒虚交织，致精血两虚，冲任不充，不能滋养于胎，胎气不固则致半产，气血亏虚，气不摄血则致月经失调、漏下，此类患者临床常见脉弦而芤者，即革脉。此条仲景强调辨脉必须重视观察脉象形态与特征，从而判断病机与临证表现。中医妇科疾病

诊疗中，亦务必重视观察脉象特征，以辨疾病寒热虚实，尤其是女子气血盛衰的情况往往在脉象上有所体现。

[重要注家观点] 《伤寒论集注》· 张隐庵：弦则为减，即弦而中取无力，为阳虚，阳虚则生内寒；大则为芤，即大而中取无力为芤，为血虚；革脉，为弦芤并见，浮大且劲急有力，即举之有力，按之不足，状若鼓革，外急中空。

《伤寒论条辨》· 方有执：寒，言阳气减损而不足。芤，言阴血衰竭而空。革，言革易常度也。妇人阴血充足而能化，则得坤顺之常。半产漏下，则不足以言坤之资生矣。男子阳精充盛而能施，则得乾健之常，亡血失精，则不足以言乾之资始矣，天地之大德曰生，男不足以言资始，女不足以言资生，则人道大坏，故曰革也。

《伤寒论纲目》· 沈金鳌：若弦脉，似有力而大，却非硬直，亦非单弦，盖单弦则浮而见紧，兼大则中取不紧，有渐微之象，是减也，如十分之物，减损一二分也。然见于浮，其损轻；见于沉弦且大，是形大力薄，则不止于减损，其中且必亏伤，而呈中空外实，芤之形象。见减知寒，以弦、紧皆阴脉，阴乘阳而寒盛也；见芤知虚，以浮大之弦，渐成形大力薄，则阳不足而气中虚也。弦为减，减阳气则不能和柔；大为芤，虚中气则脉不能充实。虚寒相搏者，中阳既虚，必聚阴寒，故名革也。革如鼓革，外硬中空，是为病脉，不必说为改革生命之革也。观下半产、漏下，亡血、失精，皆革脉之见症，不外于中空外实之义也。

原文 2

伤寒脉浮，自汗出，小便数，心烦，微恶寒，脚挛急，反与桂枝汤，欲攻其表，此误也。得之便厥，咽中干，烦躁，吐逆者，作甘草干姜汤与之，以复其阳。若厥愈、足温者，更作芍药甘草汤与之，其脚即伸。若胃气不和，谵语者，少与调胃承气汤。若重发汗，复加烧针者，四逆汤主之。《伤寒论 · 辨太阳病脉证并治上》

[甘草干姜汤方]

甘草四两（炙，甘平） 干姜二两（炮，辛热）

上二味，以水三升，煮取一升五合，去滓，分温再服。

[芍药甘草汤方]

白芍药四两（酸，微寒） 甘草四两（炙，甘平）

上二味，以水三升，煮取一升半，去滓，分温再服之。

[调胃承气汤方]

大黄四两（去皮，清酒浸） 甘草二两（炙，甘平） 芒硝半斤（咸苦，大寒）

上三味，以水三升，煮取一升，去滓，内芒硝更上火微煮，令沸，少少温服。

[四逆汤方]

甘草二两（炙，甘平） 干姜一两半（辛热） 附子一枚（生用，去皮，破八片，辛，大热）

上三味，以水三升，煮取一升二合，去滓，分温再服，强人可大附子一枚，干姜三两。

[释义] 本条论伤寒夹虚误汗的变证及随证救治方法。患伤寒病，而呈现脉浮、自汗出、小便次数多、心烦、微微怕冷、脚抽筋等症，反用桂枝汤去解表邪，这是误治，导致亡阳，便会四肢厥冷。若伤及阴液，便会咽干、烦躁不安，甚至呕吐，可给甘草干姜汤以恢复病人阳气，如果服后四肢已不发凉，病人的脚已经温暖，可接着服用芍药甘草汤，下肢就能伸展自如了；如果服用后胃气不和而发生谵语者，可服少量调胃承气汤；若再误用了汗法，又加用烧针治疗者，则亡阳已甚，厥逆更加严重，这时应该以四逆汤为主要回阳方剂治疗。吴遵程《方注》云："甘草干姜汤，即四逆汤去附子也。辛甘合用，专复胸中之阳气。"该方用于中焦虚寒证。若夫脉沉畏冷，呕吐自利，虽无厥逆，仍属四逆汤。芍药甘草汤，即桂枝汤去桂枝、姜、枣也，所用芍药与甘草剂量相同，均为四两，二药相合，酸甘合化为阴，可以养血、平肝，缓解筋脉拘挛，善治血脉拘急疼痛。芍药甘草汤亦为临床妇科常用方剂，主治阴血亏虚、筋脉失濡所致诸症，《傅青主女科》中常用其化裁以治

疗经行腹痛、产后乳汁不通等，现代药理研究进一步证实了该方中所含有效成分对于缓解女性痛经的作用机制。目前芍药甘草汤在临床妇科疾病中的应用范围进一步扩大，常用于子宫腺肌病、多囊卵巢综合征、高催乳素血症及炎症性腹痛等治疗。

[重要注家观点]　《伤寒来苏集》· 柯韵伯：仲景回阳，每用附子。此用甘草干姜者，正以见阳明之治法。夫太阳少阴，所谓亡阳者，先天之元阳也，故必用附子之下行者回之，从阴引阳也。阳明所谓亡阳者，后天胃脘之阳也，取甘草干姜以回之，从乎中也。盖桂枝之性辛散，走而不守，即佐以芍药，尚能亡阳；干姜之味苦辛，守而不走，故君以甘草，便能回阳。然先天太少之阳不易回，回则诸证悉解。后天阳明之阳虽易回，既回而前证仍在，变证又起，故更作芍药甘草汤继之。盖脾主四肢，胃主津液，阳盛阴虚，脾不能为胃行津液以灌四旁，故足挛急。用甘草以生阳明之津，芍药和太阴之液，其脚即伸，此亦用阴和阳法也。甘草干姜汤，得理中之半，取其守中，不须其补中。

《伤寒贯珠集》· 尤在泾：脉浮，自汗出，微恶寒者，虽伤于寒而表不实，乃桂枝汤证也。然小便数，心烦，脚挛急，则阴虚而里热矣。是当以甘辛攻表，而以甘寒顾里，乃反与桂枝汤，治表而遗里，宜其得之而便厥也。咽中干，烦躁吐逆，皆阴虚阳逆之象。设非以温药徒攻其表，何至此哉？夫既阴虚于下，而又阳逆于上，则必先复阳气而后复阴气。故作甘草干姜汤甘辛复阳之剂，阳复则厥愈而足温矣；更作芍药甘草汤甘酸复阴之剂，阴生则两脚自伸矣。阴阳既复，而或胃气有未和，因而谵语者，则少与调胃承气汤以和其胃，胃和则谵语止矣。盖甘草、干姜固足以救虚阳之逆，而亦能伤胃气之和。此咸寒调胃之法，不得不斡旋于阴阳既复之后也。若重发汗，复加烧针，是逆而再逆，其厥逆之象，必有加于前，而补救之法，必非甘草、干姜所能胜任者矣。四逆汤甘辛大热，乃克复阳气之大药也。此条前后用药，温凉补泻，绝不相谋，而适以相济，非深造自得，卓有成见者，乌能及此。

《伤寒论直解》· 张锡驹：此言病太阳之表而得少阴里虚之症，不可发汗也。伤寒脉浮者，浮为在表也；自汗出者，太阳之表气虚也；肾主二便，小便数者，频出而不禁，谓少阴之水虚于下也；心烦者，谓少阴之火虚于上也；微恶寒者，病太阳之本，少阴之标也；少阴之脉斜走足心，上股内后廉，肾气微，少精血，无以荣筋，故脚挛急也。此病得太阳，而见少阴之里证，反与桂枝汤，欲攻其太阳之表，此误也。得之则太少表里阴阳之气不相顺接，便为厥；咽中干者，少阴之水不能上滋也；烦躁者，感少阴水火之气也；吐逆者，少阴之阴寒甚也。太少为水火之主，而中土为之交通，故用温中土之干姜、甘草，以复其阳。若厥愈足温者，更与芍药、甘草，以复其阴，故其脚即伸。少阴上火而下水，又胃络上通于心，若君火亢极，以致胃气不和，神气昏乱而谵语者，少与调胃承气汤上承热气于下。若以桂枝汤重发其汗，复加烧针者，阳虚已极，四逆汤主之。

原文 3

发汗后，水药不得入口为逆，若更发汗，必吐下不止。发汗吐下后，虚烦不得眠；若剧者，必反复颠倒，心中懊侬，栀子豉汤主之。《伤寒论 · 辨太阳病脉证并治中》

[栀子豉汤方]

栀子十四个（擘，苦寒）　香豉四合（绵裹，苦寒）

上二味，以水四升，先煮栀子，得二升半，内豉，煮取一升半，去滓，分为二服，温进一服，得吐者，止后服。

[释义]　本条论因误发汗以致吐下不止的变证及热扰胸膈证治。发汗以后，水药进口便吐，此为五苓散之水逆证，如再发汗，有时可引起泻下，或者吐得越发厉害。经过发汗、呕吐、泻下以后，便会出现疲乏、烦躁不安难以入睡的现象，若症状严重，反复出现阴虚烦躁难以入睡，伴有心火上炎心烦易怒者，可用栀子豉汤以清热除烦。栀子色赤象心，味苦属火而性寒，导火热之下行；豆为水之谷，色黑性沉，罨熟而复轻浮，引水液之上升。阴阳和而水火济，则烦自解。此方亦可应用于妇科疾病中心肾不交型绝经前后诸证，妇女七七前后，天癸渐衰，肾阴亏虚，阴虚水亏不能上抑心

火则烦躁易怒；阴不敛阳，虚阳上越则潮热汗出；心藏神，心主神明，阴血亏虚，心神失养则寐难易醒，治宜交通心肾、清热安神，可予栀子豉汤化裁治之。

［重要注家观点］ 《伤寒论浅注》· 陈修园：发大汗之后，水药不得入口，以汗本于阳明水谷之气而成。今以大汗伤之，则胃气大虚，不能司纳如此，此为治之之逆。若不知而更发其汗，则胃虚阳败，中气不守，上下俱脱，必令吐下不止。此言发汗的胃虚水药不入之证，与五苓散证之水逆大不相涉。少阴君火居上，少阴肾水居下，而中土为之交通。若发汗、吐、下后，上中下三焦俱为之伤。以致少阴之水火不交也。火独居上，阳不遇阴，故心虚而烦，胃络不和，故不得眠，若剧者，不得眠之盛。必反复颠倒，烦之极，自见其心中不爽快而懊侬，以栀子豉汤主之。以栀子入心而下交于肾，豆豉入肾而上交于心，水火交而诸证自愈。张令韶云：论栀子豉汤之证，有热，有寒，有虚，有实之不同。

《伤寒发微》· 曹颖甫：发汗后，阳气外浮，不能消水，水入则吐，要惟大、小半夏汤足以降逆而和胃，若胃中虚寒，则干姜甘草汤、吴茱萸汤皆可用之。此证忌更发汗，要无庸议。发汗则水气随阳热而张发于上，吸胃中水液俱上，倾吐而不可止，此理之可通者也。若淋巴管中水液既伤于汗，又伤于吐，阳气独张于上，而水液内亡，岂有反病下利不止之理。盖下利一证，必水湿有余之证也。然则此下字必传写之误，当订正之，勿以必不可通之说，贻仲师累。发汗吐下后，津液消耗，在表之浮阳不收，在里之余热不去，则郁结而生虚烦，甚则眠不得安，心中懊丧，不能自言其所苦。然究为病后余邪，故开表发汗，不用麻黄、桂枝，但用香豉已足，清里不用葛根、芩连，但用栀子已足，则表里余邪并去而虚烦愈矣。

原文 4

太阳病不解，热结膀胱，其人如狂，血自下，下者愈。其外不解者，尚未可攻，当先解外。外解已，但少腹急结者，乃可攻之，宜桃核承气汤。《伤寒论 · 辨太阳病脉证并治中》

［桃核承气汤方］

桃仁五十个（去皮尖，甘平）　桂枝二两（去皮，辛热）　大黄四两（苦寒）　芒硝二两（咸寒）　甘草二两（炙）（甘平）

上五味，以水七升，煮取二升半，去滓，内芒硝，更上火微沸。下火，先食温服五合，日三服，当微利。

［释义］ 本条论太阳蓄血证治。太阳病表证尚未痊愈，患者此时出现热结膀胱的证候，见小腹硬满拘急，烦躁不安如同发狂的表现，若大便下血，则血出热减，诸症好转。如此时施治，当考虑表证是否存在，如表证未解，还不能直接使用攻下的药物，应先行解表；若表证已解，但仍有小腹硬满拘急者，才可攻下用药，宜用桃核承气汤。临床诊治时，热结于腑而致妇人腹痛伴高热者亦常用桃核承气汤方，此方擅破血下瘀，在瘀血内阻而致妇科病症中广泛使用，尤适用于瘀热互结于少腹之证。

［重要注家观点］ 《注解伤寒论》· 成无己：太阳，膀胱经也。太阳经邪热不解，随经入腑，为热结膀胱。其人如狂者，为未至于狂，但不宁尔。《经》曰：其人如狂者，以热在下焦。太阳多热，热在膀胱，必与血相搏。若血不为蓄，为热迫之则血自下，血下则热随血出而愈。若血不下者，则血为热搏，蓄积于下，而少腹急结，乃可攻之，宜桃核承气汤，下热散血。

原文 5

妇人中风，七八日，续得寒热，发作有时，经水适断者，此为热入血室，其血必结，故使如疟状，发作有时，小柴胡汤主之。《伤寒论 · 辨太阳病脉证并治下》

［释义］ 本条论妇人热入血室，寒热如疟而经水适断证治。妇人外感风邪，经过七八天，出现发热怕冷定时发作，月经恰逢此时中止，这是热入血室的表现。因邪热内入血室与血相结，所以发热怕冷定时交替发作，如同疟疾的临床表现一般，应予小柴胡汤主治。此条论及女子经水来时血室空虚，此时外感风邪乘虚而入，与血相搏，月经停止来潮，出现发热与怕冷交替发作，以小柴胡汤和解少阳祛邪外出。可见妇女经期由于血海空虚更容易出现感受外邪的情况，若此时出现邪侵少阳

所致的小柴胡汤证亦可临证用方。

［重要注家观点］　《注解伤寒论》·成无己：中风七八日，邪气传里之时，本无寒热，而续得寒热，经水适断者，此为表邪乘血室虚，入于血室，与血相搏而血结不行，经水所以断也。血气与邪分争，致寒热如疟而发作有时，与小柴胡汤，以解传经之邪。

《伤寒发微》·曹颖甫：此节“经水适断”四字，张隐庵谓当在“七八日”下，此说良是。中风七八日，以向愈之期，经水适然中断。设中风本证未罢，病之无关于经水，更何待言。若本证已解，续得发作有时之寒热，愈而复病曰续，新而非故曰得。中风之热，无间昏旦，此独休作有时，可见经水适断之即为病因矣。经水既来，即血室空虚，太阳余热乘虚而入，阻其下行之路，以致血结胞中。但寒热发作之时，仲师未有明文，吾以为当在暮夜。营气夜行于阳，热之郁伏血室者乃随之而俱发，此证得自经后，血虽结而不实，究以气分为多，故但需小柴胡汤以解外，寒热去而血结自解。

《伤寒来苏集》·柯韵伯：中风至七八日，寒热已过，复得寒热，发作有期，与前之往来寒热无定期者不侔，此不在气分而在血分矣。凡诊妇人必问月事，经水适断于寒热时，是不当止而止也。必其月事下而血室虚，热气乘虚而入，其余血之未下者，干结于内，故适断耳。用小柴胡和之，使结血散则寒热自除矣。

原文 6

妇人中风，发热恶寒，经水适来，得之七八日，热除而脉迟身凉，胸胁下满，如结胸状，谵语者，此为热入血室也，当刺期门，随其实而泻之。《伤寒论·辨太阳病脉证并治下》

［释义］　本条论妇人中风而经水适来，热入血室如结胸状证治。妇女外感风邪，症见发热恶寒，适逢月经来潮，经过七八天，发热退而身体凉，脉象变迟，胸胁下满闷疼痛，如结胸状，有谵语的表现，这是热入血室之证，应当针刺期门穴，以泄其实邪。外邪入侵，而妇女恰逢经期，血室正开，表邪之热内陷血室，瘀热互结于胸胁之下，故胸胁满闷不适，甚则谵语，故仲景提出可用针刺期门穴泻热。期门为肝之募穴，肝又藏血，针刺期门能够疏肝泻热，理气活血。由此可见妇女经期可根据病情需要选择针刺等多种方法综合治疗，并不仅仅拘泥于汤药之品。如临床痛经患者亦多有用针刺、艾灸、刮痧等治疗有效者。

［重要注家观点］　《伤寒来苏集》·柯韵伯：人之十二经脉，应地之十二水，故称血为经水。女子属阴而多血，脉者血之府也，脉以应月，故女子一月经水溢出，应时而下，故人称之为月事也。此言妇人适于经水来时，中于风邪，发热恶寒。此时未虑及月事矣，病从外来，先解其外可知。至七八日热除身凉脉迟为愈，乃反见胸胁苦满而非结胸，反发谵语而非胃实，何也？脉迟故也。迟为在脏，必其经水适来时，风寒外来，内热乘肝，月事未尽之余，其血必结。当刺其募以泻其结热，满自消而谵语自止，此通因塞用法也。

《注解伤寒论》·成无己：中风，发热恶寒，表病也。若经水不来，表邪传里，则入腑而不入血室也；因经水适来，血室空虚，至七八日邪气传里之时，更不入腑，乘虚而入于血室。热除脉迟身凉者，邪气内陷而表证罢也。胸胁下满，如结胸状，谵语者，热入血室而里实。期门者，肝之募，肝主血，刺期门者，泻血室之热。审看何经气实，更随其实而泻之。

《医宗金鉴·伤寒心法要诀》·吴谦：妇人中风，发热恶寒，表病也。若经水不来，热必无由传于血室，今经水适来，得之七、八日后，脉迟热除，身凉似乎表欲解矣。若复见胸下满，如结胸状，谵语之证，则知非表解入里，乃表邪之热因经水适来，乘虚而入于血室也，法当刺期门。期门为肝之穴，肝为藏血之所，今邪入血室，故刺期门，随其血分实热而泻之也。

原文 7

少阴病，得之二三日以上，心中烦，不得卧，黄连阿胶汤主之。《伤寒论·辨少阴病脉证并治》

［黄连阿胶汤方］

黄连四两（苦寒）　黄芩一两（苦寒）　芍药二两（酸平）　鸡子黄二枚（甘温）　阿胶三两（甘温）

上五味，以水五升，先煮三物，取二升，去滓，内胶烊尽，小冷，纳鸡子黄，搅令相得，温服七合，日三服。

[释义] 本条论少阴阴虚火旺证治。少阴受病则得之于寒，二三日以上，寒极变热之时，热烦于内，心中烦，不得卧也。是热伤心液，心火不降也，予黄连阿胶汤扶阴散热，则心烦自除，而卧寐自宁。临床常有妇女经水早断辨为心肾不交证者，见闭经、心烦、卧寐不宁、口干咽燥、五心烦热、腰膝酸软、头晕耳鸣，舌尖红，脉细数等症，多为肾水不足，心火偏亢，消烁阴液，阴虚内热，而致精血津液不足，予黄连阿胶汤方加味以滋阴降火往往能获良效。

[重要注家观点] 《伤寒论浅注》·陈修园：少阴病，得之二三日以上，自二日以及三日，各随二阳主气之期，以助上焦君火之热化也。下焦水阴之气不能上交于君火，故心中烦；上焦君火之气不能下入于水阴，故不得卧。法宜壮水之主以制阳光，以黄连阿胶汤主之。

《伤寒来苏集》·柯韵伯：此病发于阴，热为在里，与二三日无里证而热在表者不同。少阴受病当五六日发，然发于二三日居多。二三日背恶寒者，肾火衰败也，必温补以益阳；反发热者，肾水不藏也，宜微汗以固阳。口燥咽干者，肾火上走空窍，急下之以存津液。此心中烦不得卧者，肾火上攻于心也，当滋阴以凉心肾。

《伤寒论直解》·张锡驹：此论少阴病上焦君火之热化者也。少阴病得之二三日以上，一二日之间也，水阴之气不能上交于君火，故心中烦；君火之气不能下入于水阴，故不得卧。君火亢盛、水阴衰微，故用黄连、黄芩以清烦热，芍药、阿胶以滋阴血，鸡乃金禽，而卵黄象地，二枚者，合地二之数，以资中土也。金土相生而水阴自济，所谓壮水之主以制阳光也。

原文8

少阴病，二三日不已，至四五日，腹痛，小便不利，四肢沉重疼痛，自下利者，此为有水气，其人或咳，或小便利，或下利，或呕者，真武汤主之。《伤寒论·辨少阴病脉证并治》

[真武汤方]

茯苓三两（甘平） 芍药三两（酸平） 生姜三两（切，辛温） 白术二两（甘温） 附子一枚（炮，去皮，破八片，辛热）

上五味，以水八升，煮取三升，去滓，温服七合，日三服（后加减法：若咳者，加五味半升，细辛、干姜各一两。若小便利者，去茯苓。若下利者，去芍药，加干姜二两。若呕者，去附子，加生姜，足前成半斤）。

[释义] 本条论少阴病阳虚水泛证治。少阴病，持续两三日未见好转，到第四五天时，出现腹痛、小便不通畅、四肢沉重疼痛、腹泻的症状，为肾阳不足，阳虚不能推动寒湿之邪外出，而阻滞经络，出现水气泛滥。根据水泛部位不同，患者亦可表现为咳嗽，或小便通畅，或腹泻，或呕吐等，治宜真武汤。真武汤旨在温阳补肾，以治水湿泛溢，临床使用中对于肾阳不足、命门火衰，引起冲任不固、胞宫虚冷，而出现的不孕、月经不调、痛经、经行浮肿等妇科诸疾多有疗效。

[重要注家观点] 《伤寒论直解》·张锡驹：少阴病二三日，三阳主气，得阳热之化病当已。若不已，至四五日又值太阴主气，太阴主腹，故腹痛；脾不转输，故小便不利；脾主四肢，故四肢沉重而疼痛；病少阴而中土虚，故下利。肾者水也，火土衰微不能制水，水寒之气胜也，宜真武汤主之。真武者，镇水之神也。或咳者，肺金虚寒而气上逆也，加五味、细辛以温肺气而助少阴之生阳，干姜温脾土以资母气；或小便利者，不必淡渗之茯苓；或下利者，去芍药之苦泄，加干姜以温中；或呕者，胃气不得宣通也，去附子，加生姜以散逆气。

《伤寒贯珠集》·尤在泾：少阴中寒，二三日不已，至四五日，邪气递深而脏受其病矣。脏寒故腹痛，寒胜而阳不行，故小便不利。于是水寒相传，浸淫内外，为四肢沉重疼痛，为自下利，皆水气乘寒气而动之故也。其人或咳，或小便利，或下利，或呕者，水寒之气，或聚，或散，或上。

《伤寒临证指要》·刘渡舟：上述诸证，若究其病源，皆属肾阳虚，不能制水，水邪泛滥为患。因水邪为致病的重点，故曰“此为有水气”。治以真武汤温阳祛寒，化气行水。真武汤用附子之辛热，温经回阳以散寒水；辅以白术温运脾气，补土以制水；术、附合用，还可温煦经脉以除寒湿；茯苓淡渗，协白术以利水；生姜辛温，配附子扶阳消阴以散水邪；芍药活血脉、利小便，且能制约姜、附之辛燥，使之温经散寒而不伤阴。方中诸药相辅相成，相互为用，可谓有制之师。

原文9

少阴病，四逆，其人或咳，或悸，或小便不利，或腹中痛，或泄利下重者，四逆散主之。《伤寒论·辨少阴病脉证并治》

［四逆散方］

甘草（炙，甘平）　枳实（破，水渍炙干，苦寒）　柴胡（苦寒）　芍药（酸微寒）

上四味，各十分，捣筛，白饮和，服方寸匕，日三服。咳者，加五味子、干姜各五分，并主下痢。悸者，加桂枝五分。小便不利者，加茯苓五分。腹中痛者，加附子一枚，炮令拆。泄利下重者，先以水五升，煮薤白三升，煮取三升，去滓，以散三方寸匕，纳汤中，煮取一升半，分温再服。

［释义］　本条论阳气郁遏致厥证治。凡少阴病者，患病常见四肢厥冷的情况，同时可伴见其他症状，或出现咳嗽，或出现心悸，或出现小便不通畅，或有腹中疼痛，或腹泻坠胀，都可用四逆散以调和肝脾，透邪解郁。少阴病中多见阳虚所致肢厥，但本条与下文所论血虚阳绝所致寒厥不同，四逆散所治的肢厥为阳气内郁不能外达，而见四肢厥冷的症状，其治疗目的重在疏通畅达而非助阳，因而方中未用辛热之品，反以苦寒之药为主，所谓阳气郁而化热，以苦寒行气之品和解畅达以利阳气宣发舒畅则肢厥之症可解。陆渊雷云："其人不虚者，后世平肝诸方，以此为祖，《局方》逍遥散，其嫡裔也。"女子有余于气、不足于血，又易情绪激动或抑郁，每致肝失条达、疏泄无度、冲任不调致经带胎产诸病，而四逆散为调和肝脾的基础方，因此四逆散随证加减用方对于治疗肝气郁滞导致的妇科疾病疗效显著。

［重要注家观点］　《伤寒论直解》·张锡驹：凡少阴病四逆，俱属阳气虚寒，然亦有阳气内郁不得外达而四逆者，又宜四逆散主之。枳实形圆臭香，胃家之宣品也，所以宣通胃络；芍药疏泄经络之血脉；甘草调中；柴胡启达阳气于外行。阳气通而四肢温矣。若咳者，肺寒气逆也，用五味、干姜温敛肺气，并主下利者，温以散之，酸以收之也；悸者，心气虚也，加桂枝以保心气；小便不利者，水道不行也，加茯苓以行水；腹中痛者，里寒也，加附子以温寒；泄利下重者，阳气郁于下也，用薤白以通阳气。

《伤寒论浅注》·陈修园：四肢为诸阳之本，四逆俱属阳气虚寒，然亦有阳气内郁者。少阴病，枢机不利，不能转阳气以达于手足，以致四肢厥逆，医者宜认定四逆谓主证，而枢机无主，随见或然之证，亦以互参。其人于四逆见证中，或病涉于肺而咳，或涉于心而悸，或涉于腑而小便不利，或标寒病于内而腹中痛，或本无郁于下而泄利下重者，统以四逆散主之。

《伤寒发微》·曹颖甫：少阴病，手足厥逆，原属水寒血败之证，故有恶寒蜷卧，腹痛下利诸兼证。若四逆而不见恶寒蜷卧，腹痛下利，其不为水寒血败，要无可疑，故不宜四逆汤之辛温，而宜四逆散之疏泄。所以然者，阳气不达于四肢同，所以不达于四肢者异也。胃为生血之源，而主四肢，水寒血腐，故血中温度不达于四肢，而手足厥逆。湿痰与食滞交阻中脘，故血中温度不达于四肢，而手足亦见厥逆。但观四逆散方治，惟用甘草则与四逆汤同，余则用枳实以去湿痰宿食之互阻，用柴胡以解外，用芍药以通瘀，但使内无停阻之中气，外无不达之血热，而手足自和矣，此四逆散所以为导滞和营之正方也。惟兼咳者，加五味、干姜，与治痰饮用苓、甘、五味、姜、辛同；小便不利加茯苓，与用五苓散同。惟下利而悸，则加桂枝，所以通心阳也；腹中痛加熟附子一枚，所以温里阳也。肺与大肠为表里，肺气阻塞于上，则大肠壅滞于下而见泄利下重，譬犹置中通之管于水盂，以一指捺其上，则滴水不出，去其指则水自泄矣。泄利下重，于四逆散中重用薤白，与胸痹用瓜蒌薤白汤同意，皆所以通阳而达肺气，肺气开于上，则大肠通于下。若误认为寒湿下利而用四逆汤，误认湿热下利而用白头翁汤，误认为宿食而用承气汤，则下重益不可治矣。

原文 10

手足厥寒，脉细欲绝者，当归四逆汤主之。《伤寒论·辨厥阴病脉证并治》

[当归四逆汤方]

当归三两（辛温） 桂枝三两（辛热） 芍药三两（酸寒） 细辛三两（辛热） 大枣二十五个（甘温） 通草二两（甘平） 甘草二两（炙，甘平）

上七味，以水八升，煮取三升，去滓，温服一升，日三服。

[释义] 本条论血虚寒厥脉证治法。患者手足厥冷，脉象细微欲绝，为血虚阳绝之证，应用当归四逆汤主治。四肢为诸阳之本，邪入阴经，致手足厥而寒冷，则真阳衰弱，其脉微细欲绝，《素问·脉要精微论》云："脉者血之府也，盖气非血不附，血非气不行。"患者阳气既已虚衰，阴血自不能充实，当以四逆汤温复其真阳，而加当归以营养其阴血，故以当归四逆汤补血回阳。《伤寒论》中四逆汤类方包括四逆汤、四逆散、当归四逆汤、通脉四逆汤等，均为回阳之剂，可用于治疗阴寒内盛导致的妇科疾病，但附子有毒为妊娠禁忌药，用时需谨慎。与其他四逆汤类方相比较，当归四逆汤以其温阳与散寒并用、养血与通脉兼施、温而不燥、补而不滞的特点，更适用于阳虚血寒的闭经、痛经、产后身痛、不孕症等疾病的治疗。

[重要注家观点] 《注解伤寒论》·成无已：手足厥寒者，阳气外虚，不温四末；脉细欲绝者，阴血内弱，脉行不利。与当归四逆汤助阳生阴也。

《伤寒贯珠集》·尤在泾：手足厥寒，脉微欲绝者，阳之虚也，宜四逆辈。脉细欲绝者，血虚不能温于四末，并不能荣于脉中也。夫脉为血之府，而阳为阴之先，故欲续其脉必益其血，欲益其血必温其经。方用当归、芍药之润以滋之，甘草、大枣之甘以养之，桂枝、细辛之温以行之，而尤藉通草之入经通脉，以续其绝而止其厥。

《伤寒临证指要》·刘渡舟："手足厥寒"，即手足厥冷，若与脉微欲绝同见，则属阳衰阴盛之证，其治当用四逆汤回阳救逆；若与脉细欲绝同见，则细主血虚，故属血虚感寒，以致阴阳气不相顺接而成血虚寒厥，其治当用当归四逆汤养血通脉，温经散寒。当归四逆汤用当归配芍药补肝养血以调荣；用桂枝、细辛通阳疏肝以散寒；桂枝配归、芍又可调和营卫气血；大枣、甘草补脾胃、生津液，兼制细辛之过散；而通草通利阴阳以利血脉。少阴阳虚寒厥与厥阴血虚寒厥，同属里虚寒证。但由于病机不同，其治疗也不相同。少阴重在真阳，以阳虚为主，故治用四逆汤大辛大热之品，药少力专，回阳宜急；而厥阴主藏血，体阴用阳，故重在养血以滋肝，而忌辛燥之品以劫其阴，所以用当归四逆汤以归芍养血柔肝，并取其药多义广，善能温通血脉的作用。经验证明，当归四逆汤可用于治疗多种疾病，如雷诺病见肢端麻木厥冷疼痛，其脉细者；亦治较严重的冻疮疼痛、疝气痛、妇女痛经、血栓闭塞性脉管炎、痹证关节痛及头目牵引作痛等，凡属血虚有寒或厥或痛皆可选用，并每能获得满意疗效。

原文 11

伤寒，阴阳易之为病，其人身体重，少气，少腹里急，或引阴中拘挛，热上冲胸，头重不欲举，眼中生花，膝胫拘急者，烧裈散主之。《伤寒论·辨阴阳易瘥后劳复病脉证并治》

[释义] 本条论阴阳易的证治。伤寒热病初愈，余邪未尽，若犯房事之禁，可将邪毒传于对方而致病，此种因房事染易邪毒而致的病证，称为阴阳易，其中有病男传无病之女者，称为阳易；有病女传无病之男者，称为阴易，行房最易伤动精气，"其人身体重，少气"为精气不足；"少腹里急，或引阴中拘挛"、"膝胫拘急"为阴精被伤，毒热内扰，筋脉失养。"热上冲胸，头重不欲举，眼中生花"，为阴虚化热，热气由下向上攻冲，治当导邪外出，方用烧裈散。男女裤裆，烧灰取其通散以导邪外出。服后小便利则愈，并有阴头微肿，乃毒邪从阴窍排出之故。

[重要注家观点] 《伤寒论语译》·任应秋：阴阳易主要症状是病人周身有沉重的感觉，呼吸障碍，小腹部感到急迫难过，甚至牵掣着外阴部和两膝胫亦发生痉挛，同时还觉得有热气上冲胸部，头重眼花的，可以服用"烧裈散"。王好古云："若阴阳易果得阴脉，当随证用之，若脉在厥阴，当

归四逆汤送下烧裈散。若脉在少阴，通脉四逆汤送下烧裈散，若脉在太阴，四顺理中丸送下烧裈散。”王宇泰云：“尝治伤寒病未平复，犯房室，命在须臾，用独参汤调烧裈散，凡服参一二斤余，得愈者三四人，信哉，用药不可执一也。”可见他们都不相信独味烧裈散的作用，主要还是在随证处方，烧裈散在临床上究无治验报告。

《伤寒论直解》·张锡驹：此论伤寒余热未尽，男女交媾，毒从前阴而入，伤奇经冲任督三脉，而为阴阳易之病也。成氏云：男子病新瘥未平复，而妇人于之交得病，名曰阳易；妇人病新瘥未平复，而男子与之交得病，名曰阴易。言男女互相换易而为病也。其形相交，其气相感。形交则形伤而身体重，气感则气伤而少气也。夫奇经冲任督三脉皆行少腹前阴之间：冲脉起于气街并少阴之经，挟脐上行；任脉起于中极之下，以上毛际，循腹里，上关元；督脉起于少腹以下骨中央，女子入系廷孔，男子循茎下至篡。今邪毒入于阴中，三脉受伤，故少腹里急，或引阴中拘挛也。热上冲胸，热邪循三经而上冲于胸也。脑为髓之海，精之窠为眼。膝胫者，筋之会也。《经》云：髓海不足则脑转胫酸眩昏，目无所见。又曰：入房太甚，宗筋弛纵，发为筋痿。今房劳失精，髓海不足，故头重不欲举也；精不灌目，故眼中生花也；精不荣筋，故膝胫拘急也。烧裈散主之。裈裆乃前阴气出之处，精气之所注也，取其所出之余气，引伤寒之余毒还从故道而出，是从阴而入者，即从阴而出也，故曰小便利，阴头微肿即愈。

《伤寒论浅注》·陈修园：伤寒，男子病新瘥，而妇人与之交得病，名曰阳易；妇人病新瘥，而男子与之交得病同，名曰阴易。言男女互相换易也。阴阳易之病，其形相交，其气相感。形交则形伤，其人身体重；气交则气伤，其人少气。夫奇经冲、任、督三脉，皆行少腹、前阴之间。前阴受伤，故少腹里急，或引阴中拘挛，或热邪循三经而上冲于胸，髓海不足，而为头重不欲举，精不灌目，而为眼中生花，精不荣筋，而为膝胫拘急者，以烧裈散主之。此言伤寒余热未尽，男女交媾，毒从前阴而入，传奇经冲、任、督三脉，而为阴阳易之病也。

（李　燕）

四、《温病条辨》

（一）经典简介

《温病条辨》是中医温病学的一部重要专著，由清代著名温病学家吴瑭所著。吴瑭，字配珩、号鞠通，其在继承《内经》、《伤寒论》及叶天士等学术思想的基础上，广泛涉猎、潜心研究诸多名家著作，汲取前人王履、吴又可、喻嘉言等医家的学术经验，结合自己的临床实践，最终编撰成这部集温病学之大成的专著。

《温病条辨》从“三焦”论治思路出发，以三焦辨证为经，卫气营血辨证、六经辨证为纬，分温热病和湿热病两大类，阐释了温病自上而下、由浅入深的病变发展过程，总结了多种温病辨证论治的纲领，归纳了温病与伤寒辨证施治的不同之处。该书内容全面、系统，既有创新性，又有实用性，得到近代医家的重视和肯定。对于临床防治温热病，具有重要参考价值，是临床研究和学习温病学的必读书籍之一。

《温病条辨》涉及妇产科的主要是卷五“解产难篇”，该篇收录了吴鞠通论述产后调治与产后惊风的短文 17 篇。在前人经验的基础上，阐述自己对妇人产后疾病的临证体会，强调既要重视产后的生理特点，又要注重辨证论治，以纠偏正误，为后学者提供学习思路。说明吴鞠通不仅擅长治疗温热疾病，在妇产科疾病治疗方面也有丰富的经验，值得进一步探究。同时，谆谆告诫习医者，要钻研、深悟古人著作中的理法方药，勤学苦练，临证时不可执有偏见，要做到药证相符，方能收到佳效。

（二）精选重要条文

原文1

产后惊风之说，由来已久，方中行先生驳之最详，兹不复议。《金匮》谓新产妇人有三病：一者病痉；二者病郁冒；三者大便难。新产血虚，多汗出，喜中风，故令人病痉；亡血复汗，故令郁冒；亡津液胃燥，故大便难。产妇郁冒，其脉微弱，呕不能食，大便反坚，但头汗出。所以然者，血虚而厥，厥而必冒。冒家欲解，必大汗出。以血虚下厥，孤阳上出，故头汗出。所以产妇喜汗出者，亡阴血虚，阳气独盛，故当汗出，阴阳乃复，大便坚，呕不能食，小柴胡汤主之。病解能食，七八日复发热者，此为胃实，大承气汤主之。按此论，乃产后大势之全体也，而方则为汗出中风一偏之症而设。故沈目南谓仲景本意，发明产后气血虽虚，然有实症，即当治实，不可顾虑其虚，反致病剧也。

［释义］ 产后惊风古已有之，就此方中行先生曾辩驳得很详细，故这里不再重复讨论。《金匮要略》说：刚刚生产的妇人常患三种疾病，第一种是痉病，第二种是郁冒，第三种是大便难。由于妇人新产之后失血多，导致阴血亏虚，筋脉失于濡养，又因汗出较多而表虚，风邪容易侵袭，因而筋脉拘急发为痉病。新产失血，再加出汗，阴液已虚，又受寒邪外束，因而发生了头眩目昏的郁冒。津液耗亡，胃燥失润，所以大便就难解了。若产妇头眩目昏，脉象微弱，呕吐而不能进食，大便坚硬，身上没有汗而只有头部出汗，都是由于新产阴血虚弱，导致阳气偏胜于上，阳气上冲故易发生头眩目昏。而郁冒头眩目昏的患者，必要全身汗出，症状才能解除。因为这种患者血虚阴竭于下，孤阳上浮，阳热蒸腾于上，所以仅仅见头部汗出，若偏胜之阳没有减弱，头眩目昏就不会解除。因此产妇汗出多是阴血虚阳独盛的表现。只有全身汗出后，过盛的阳气损减了一部分，阴阳才能得到调和，头眩目昏才能减退。如果大便硬结、呕而不能食，可用小柴胡汤治疗。如果病症得到解除，且能够进食，说明小柴胡汤发挥了疏散外邪和调和阴阳的功效。七八天后，又复发热的，这是由于进食没有节制，而成“食复”，属于胃家实，用大承气汤治疗。按《金匮要略》这段话是概括地讨论了产后三大病症，而所提出的两个方剂，只是治疗由于汗出中风所引起的疾病。故沈目南对《金匮要略》本条的看法，认为张仲景本意是阐明产后虽然气血亏虚，但是也有实证。若见到实证，还是应该按实证来治疗，不要顾虑产后气血已虚不敢用攻下，反而会使疾病得不到适当的治疗而加重。

原文2

按产后亦有不因中风，而本脏自病郁冒、痉厥、大便难三大症者。盖血虚则厥，阳孤则冒，液短则大便难。冒者汗者，脉多洪大而芤；痉者厥者，脉则弦数，叶氏谓之肝风内动。余每用三甲复脉、大小定风珠及专翕大生膏而愈（方法注论，悉载下焦篇）。浅深次第，临时斟酌。

［释义］ 按产后也有不因为感受外邪，而由于脏腑自身功能失常而导致郁冒、痉厥、大便难三大症的。因为血虚，筋脉失于濡养，也可以导致四肢抽搐、神昏不语；阴竭于下，孤阳上乘，也会造成头眩目昏；津血耗损，胃肠干燥失润，也有大便难解。郁冒或汗出的病人，阴亏阳盛，故脉搏多洪大而中空；痉证和厥证的病人，血虚肝旺，故脉多弦数，叶天士辨证为肝风内动。我常常使用三甲复脉、大小定风珠及专翕大生膏等育阴潜阳的方剂，得到满意的疗效（方法注论，都载在下焦篇）。对于使用上列方剂，可根据病情轻重、亏损程度，仔细斟酌，灵活运用。

原文3

《心典》云：血虚汗出，筋脉失养，风入而益其劲，此筋病也。亡阴血虚，阳气遂厥，而寒复郁之，则头眩而目瞀，此神病也。胃藏津液，而灌溉诸阳。亡津液胃燥，则大肠失其润而大便难，此液病也。三者不同，其为亡血伤津则一，故皆为产后所有之病。即此推之，凡产后血虚诸症，可心领而神会矣。按以上三大症，皆可用三甲复脉、大小定风珠、专翕膏主之。盖此六方，皆能润筋，皆能守神，皆能增液故也；但有浅深次第之不同耳。产后无他病，但大便难者，可与增液汤（方注并见中焦篇温热门）。以上七方，产后血虚液短，虽微有外感，或外感已去大半，邪少虚多者，便可选用，不必俟外感尽净而后用之也。再产后误用风药，误用辛温刚燥，致令津液受伤者，并可以前七方斟酌救之。余制此七方，实从《金匮》原文体会而来，用之无不应手而效，故敢以告来者。

［释义］　尤在泾在《金匮心典》中说：既血虚又汗出，筋脉失其濡养，外风乘虚侵袭，就更加重筋脉的拘挛，这是痉病，属于筋脉病变。阴竭血虚，阳气厥而上乘，复加寒邪闭郁，致使头眩目昏，这属于心神失常的疾病。胃能贮藏津液，而灌溉太阳、阳明、少阳三经，如果津液耗亡，胃中干燥，肠道失于滋养濡润，则大便困难，这属于津液的病变。三者在症状上虽不相同，但究其病因都是亡血伤津，所以都是产后常见疾病。据此类推，对于产后血虚引起的各种病证，就都可以心领神会治法的原则精神了。上述的产后三大症，都可以用一甲复脉汤、二甲复脉汤、三甲复脉汤、大小定风珠、专翕膏来治疗。因为这六个方剂的功效，都可以濡润筋脉、安定神志、滋阴增液。但是也应该按照病情的浅深，使用中有次第先后的不同。若产后没有其他症状，只表现为大便困难者，可给予增液汤以生津液，胃肠得到津液濡润，则大便就易解了。以上七个方剂，凡是产后血虚津液不足者，即使兼有轻微外感，或虽外感但已愈大半，邪少虚多者，便可酌情选用，不必等外感证候全部解除后再用，这就是扶正祛邪的方法，阴复液足，少许外邪也就不足为患了。另外产后误用祛风药物或辛温刚燥的药物，致使津液受伤者，皆可以按病情轻重，斟酌选用上列七方。制订这七个方剂，实际上都是学习《金匮要略》原文后体会出来的，应用起来常常得到满意的疗效，所以提出来供后学者参考。

上述三条产后三大症论治的阐述，体现了吴鞠通对于产后三证痉、郁冒、大便难的辨治，认为除了外感邪气外，脏腑功能失调、血虚阴亏也会引起产后三证。由于血虚，筋脉失养，肝风内动而致痉病，所以产后痉病也有内风、外风之别。阴血亏耗，无力制阳，阳气上亢，血随气冲，故导致郁冒。因此在前人治疗经验之上灵活变通，吴鞠通提出了养血息风、在滋阴基础上加以潜阳的治疗法则。同时，针对《金匮要略》中郁冒和大便难所立方药小柴胡汤和大承气汤，只是攻邪泻实为主，吴鞠通认为津血俱虚，阳气偏亢是产后病的基本病机，因此提出用三甲复脉、大小定风珠、专翕膏治疗产后三大症。

［重要注家观点］　《问心堂温病条辨》·朱武曹评注：方出《心典》，悟从《金匮》，故能奏效如神，非若张氏之以羌活代麻黄也。

原文 4

张石顽云：产后元气亏损，恶露乘虚上攻，眼花头眩，或心下满闷，神昏口噤，或痰涎壅盛者，急用热童便主之。或血下多而晕，或神昏烦乱，芎归汤加人参、泽兰、童便，兼补而散之（此条极须斟酌，血下多而晕，血虚可知，岂有再用芎归泽兰，辛窜走血中气分之品，以益其虚哉！其方全赖人参固之。然人参在今日，值重难办，方既不善，人参又不易得，莫若用三甲复脉、大小定风珠之为愈也。明者悟之）。又败血上冲有三：或歌舞谈笑，或怒骂坐卧，甚则逾墙上屋，此败血冲心多死，用花芷石散，或琥珀黑龙丹；如虽闷乱，不至颠狂者，失笑散加郁金。若饱闷呕恶，腹满胀痛者，此败血冲胃，五积散或平胃加姜桂，不应，送来复丹；呕逆腹胀，血化为水者，《金匮》下瘀血汤。若面赤呕逆欲死，或喘急者，此败血冲肺，人参苏木，甚则加芒硝荡涤之。大抵冲心者，十难救一；冲胃者五死五生；冲肺者十全一二。又产后口鼻起黑色，而鼻衄者，是胃气虚败而血滞也，急用人参苏木，稍迟不救。愚按：产后原有瘀血上冲等证，张氏论之详矣，产后瘀血实证，必有腹痛拒按情形。如果痛处拒按，轻者用生化汤，重者用回生丹最妙。盖回生丹以醋煮大黄，约入病所而不伤他脏，内多飞走有情食血之虫，又有人参护正，何瘀不破，何正能伤。近见产妇腹痛，医者并不问拒按喜按，一概以生化汤从事；甚至病家亦不延医，每至产后必服生化汤十数帖，成阴虚劳病，可胜悼哉！余见古本《达生篇》中，生化汤方下注云：专治产后瘀血腹痛，儿枕痛，能化瘀生新也。方与病对，确有所据。近日刻本，直云治产后诸病，甚至有注产下即服者，不通已极，可恶可恨！再《达生篇》一书，大要教人静镇，待造化之自然，妙不可言。而用方药，则未可尽信。

如达生汤下，怀孕九月后服，多服尤妙。所谓天下本无事，庸人自扰之矣。岂有不问孕妇之身体脉象，一概投药之理乎？假如沉涩之脉，服达生汤则可；若流利洪滑之脉，血中之气本旺，血分温暖，何可再用辛走气乎？必致产后下血过多而成痉厥矣。如此等不通之语，辨之不胜其辨，可为长太息也。

[释义] 张石顽说：由于产后元气亏损，瘀血恶露乘虚向上攻冲，症见头眩目眩；或心下部位胀满痞闷，神志不清，牙关紧闭；或痰涎壅盛，喉间痰声如锯者，可急用热童便冲服。或由于出血太多，血虚而头晕、神昏、心烦闷乱，可用芎归汤加人参、泽兰、童便，采用补益气血兼化瘀血的方法来治疗（这条必须慎重考虑，如因下血过多而致头晕者，无疑是血虚的缘故，岂可再用川芎、当归、泽兰等辛窜走血中气分的药物，以加重虚损呢？方中全靠人参培补元气，发挥补正固守功效，我认为此方立法不妥，且人参又不易买到，不如用三甲复脉、大小定风珠来得好。明白的人，一定能懂得这个道理的）。张氏认为，败血上冲有三种类型：第一，有不自知地歌舞谈笑，或怒骂坐卧不宁，甚至翻墙上房等狂乱状态，这是属于败血冲心发证，预后多死，可以用花蕊石散，或琥珀黑龙丹治疗；如果有闷乱而尚未到癫狂程度，那么可以用失笑散加郁金来治疗。第二，有饱闷呕吐恶心，腹满胀痛的，这是败血冲胃所致，可以采用五积散或平胃散加干姜、肉桂治疗；如不见效，可以再送服来复丹；若呕吐气逆，腹部胀满，血化为水者，可用《金匮要略》下瘀血汤治疗。第三，面色红赤，呕恶非常严重，或喘促急迫的乃是败血冲肺，可用人参、苏木；病情严重者，加芒硝以荡涤通下。一般来说，败血冲心的病人，治愈率很低，救活概率 10 例中难得有 1 例；败血冲胃者，10 例约有 5 例可救活；败血冲肺者，10 例中能救活 1～2 例。又有产后口鼻出现黑色而鼻衄者，是由胃气虚败且瘀血阻滞所致，可以急用人参、苏木救治，稍延迟，则失去救治机会。我认为产后本就有瘀血上冲等症的，张氏已作了详细的论述。至于产后，属瘀血实证者，必然有腹痛拒按表现。如果见痛处拒按，轻者可用生化汤行血消瘀，重者用回生丹最为妥善。因为回生丹中用的是醋大黄，可直入病所而不伤及其他脏腑；并且方中有许多飞行走窜的虫类，能入络活血通瘀；又有人参可以护卫正气；攻补兼施，所以既可以破瘀又不会损伤正气。近来常见产妇有腹痛症状，医者不辨拒按还是喜按，一概使用生化汤，草率从事，是极不负责任的态度。甚至有些病家，生产之后，也不请医生诊视，就自服生化汤十多帖。药不对症，便易演变成阴虚的虚劳病，这种因盲目服药而带来的严重后果，实在令人痛心。我看古本《达生篇》中，生化汤方下注解说：专治产后瘀血所致腹痛、儿枕痛，具有化瘀生新的作用，方药与病症相适应，确实是有根据的。但是近代的版本，直接说生化汤能治各种产后病，甚至有注解为产后即可服用本方，这是非常不对的，贻误后人，实在是可恶可恨！再以《达生篇》来说，它主要的宗旨是教人临产时应该精神镇静，如没有其他严重情况，可以听其自然，则生产顺利，这种说法是很准确的。但它里面所载的方剂，却不完全是妥善的。例如达生汤下面注解说："怀孕九月后服，多服尤妙。"这岂不是天下本无事，庸人自扰之吗？哪有不问孕妇身体脉象，有病无病，一概投以此方的道理呢？假如脉象沉涩，有瘀血者，可以考虑使用达生汤；若脉象流利洪滑，没有什么病象，血中之气旺盛，血气温通流畅，如果再用辛香走窜行气的药，必然会导致产后下血过多，血虚阴耗，筋脉失养，而成痉厥。像这样道理不通的地方，书中辨不胜辨，实在令人叹息。

本条中吴鞠通阐述了产后瘀血造成的诸多疾病。首先概述了瘀血恶露上冲导致的"产后三冲"的症状、治疗及预后，其次论述了产后瘀血内阻而致腹痛的证治，最后提出了孕期产后需随证治之，毋须过度干预、滥用药品。吴鞠通在本条中还提出，产后腹痛，不能盲攻。不能因为产后容易瘀血内阻而出现腹痛，就概用生化汤。他认为产后腹痛不尽为瘀血所致，必须仔细辨别腹痛拒按喜按以及脉象虚实。若腹痛拒按，脉沉涩者，方可以生化汤治疗；若腹痛喜按者，乃气血不足所致，应以补虚法进行治疗。否则，会犯"虚虚"之戒。吴鞠通关于产后腹痛虚实辨证的思路，对后世产后腹痛辨证治疗具有重要影响。

[重要注家观点] 《问心堂温病条辨》· 征保（以园）评注：近时有保产无忧饮一方，不知起

自何人，盛行都下，无论产前何病，一概用之，甚至有孕妇人，无病亦服之，名曰安胎，而药肆即以此方，并生化汤，撮合现场，谓之官方药，治胎前产后一切病证，更觉可笑。

原文 5

朱丹溪云：产后当大补气血，即有杂病，从末治之，一切病多是血虚，皆不可发表。张景岳云：产后既有表邪，不得不解；既有火邪，不得不清；既有内伤停滞，不得不开通消导；不可偏执。如产后外感风寒，头痛身热，便实中满，脉紧数洪大有力，此表邪实病也。又火盛者，必热渴躁烦，或便结腹胀，口鼻舌焦黑，酷喜冷饮，眼眵尿痛，溺赤脉洪滑，此内热实病也。又或因产过食，致停蓄不散，此内伤实病也。又或郁怒动肝，胸胁胀痛，大便不利，脉弦滑，此气逆实病也。又或恶露未尽，瘀血上冲，心腹胀满，疼痛拒按，大便难，小便利，此血逆实症也。遇此等实症，若用大补，是养虎为患，误矣。愚按二子之说，各有见地，不可偏废，亦不可偏听。如丹溪谓产后不可发表，仲景先师原有亡血禁汗之条，盖汗之则痉也。产后气血诚虚，不可不补；然杂症一概置之不问，则亦不可，张氏驳之诚是。但治产后之实症，自有妙法，妙法为何，手挥目送是也，手下所治系实症，目中、心中、意中注定是产后。识证真，对病确，一击而罢。治上不犯中，治中不犯下，目中清楚，指下清楚，笔下再清楚，治产后之能事毕矣。如外感自上焦而来，固云治上不犯中，然药反不可过轻，须用多备少服法，中病即已，外感已，即复其虚，所谓“无粮之兵，贵在速战”，若畏产后虚怯，用药过轻，延至三、四日后，反不能胜药矣。余治产后温暑，没用此法，如腹痛拒按则化瘀，喜按即补络，快如转丸。总要医者平日用功，参悟古书，临证不可有丝毫成见而已。

［释义］ 朱丹溪说：产后应该大补气血，即使有内伤杂病，也应放在后面治疗。因为产后失血较多，一切疾病皆是血虚所致，所以都不可以用发表药。张景岳说：产后既然合并有表邪，就不可以不用解表法；既然合并有热证，就不得不用清热法；既然合并有内伤停滞，就不得不用开通消导法，因此必须辨证用药，不可有所偏见和固执。例如产后外感风寒，头痛身热，大便闭结，或便硬腹中胀满，脉紧数洪大有力，这是属于外感表邪的实证。又有内热火盛的，必然大热大渴，烦躁，或大便闭结，腹胀满，口鼻舌焦黑，喜冷饮，眼眵多，小便刺痛黄赤，脉洪滑，这属内热的实证。又或由于产后进食太多，以致食积不化，这属于内伤饮食的实证。又有因郁怒伤肝，胸胁胀痛，大便不爽，脉象弦滑，这属于肝气上逆的实证。又有产后恶露未净，瘀血上冲，心腹胀满，疼痛拒按，大便难出，小便反利，这属于瘀血上逆的实证。临床遇到上述实证，若用大补方法，犹如养虎为患一样，这是十分错误的。我认为两位医家的说法都有可取之处，不可以片面地偏废哪一家，也不可以只偏信哪一家。例如丹溪认为产后不可发表，张仲景《伤寒论》《金匮要略》中都有亡血之人不可发汗的条文，因为亡血者阴血已虚，且汗为津液所化，误发其汗，阴液受伤，筋失濡养，就容易造成痉病。产后确实气血虚，肯定不得不用补法。然而患了杂症一概不管，也是不妥当的。张氏所驳，也有他正确的一方面。总的来说，治疗产后实证，最好的方法就是辨证施治。只有一方面认识到所治的是实证；另一方面也随时关注这是产后，辨证准确，使用祛邪方法时，中病即止，见到邪势已衰就马上停止，不可过剂，以免伤正。治疗上焦病，用药要轻，不要侵犯中焦无病之所；治中焦病，不要用重镇，以免侵犯下焦无病之所。如果能辨证清楚切脉精细，再用药慎重，那就算真正掌握了治疗产后疾病的方法。假如外感疾病尚在上焦阶段，虽然说治上勿犯中，然而用药不可太轻，须用多备少服的方法，就是说用药是不轻的，但是在服药量上，可以灵活一些。若服药后外感已解，可以停止后服。外感解除后，还应该补其虚，譬如粮草不足的军队，贵在速战速决。如果惧怕产后体虚，用药太轻，迁延到三四天以后，则正气更虚弱，病情反而得不到控制，再用重药是不可行的了。我治疗产后的温病或暑病，经常采用这种方法。若腹痛拒按的为内有瘀血，就用化瘀的方法；腹痛喜按的是气血虚，即用温补络脉的方法，很快都能得到痊愈。关键在于医生的平日勤学苦练，钻研古人著作中的理法方药，临证时认真不可抱有丝毫成见，才能药证相符，提高疗效。

原文 6

产后六气为病，除伤寒遵仲景师外（孕妇伤寒，后人有六合汤法），当于前三焦篇中求之，斟酌轻重，或速去其邪，所谓“无粮之兵，贵在速战”者是也。或兼护其虚，一面扶正，一面驱邪，大抵初起以速清为要，重症亦必用攻。余治黄氏温热，妊娠七月，胎已欲动，大实大热，目突舌烂，乃前医过于瞻顾所致。用大承气一服，热退胎安，今所生子二十一岁矣。如果六气与痉瘛之因，瞰然心目，俗传产后惊风之说可息矣。

[释义] 产后感受六气所患的疾病，除了伤寒遵守仲景的治疗大法外，其他可根据疾病的深浅，结合本书三焦篇内容寻求方法，针对病情轻重斟酌选方用药，或者采用速去其邪的方法，即所谓“粮草不足的军队，重要的在于速战速决”的道理。或者兼顾患者体虚，一面扶助正气，一面驱除外邪。一般初起时以速清邪气为主，但凡是实热重证，必须用攻邪的方法，邪去则正安。我曾经治疗 1 例患温热病黄姓妇人，怀孕已七个月，大实大热，目突舌烂，并且已出现胎动不安的现象，因前面治疗的医生过于瞻前顾后，不敢投攻下的方剂，反使病情加重。我予大承气汤一服，便热退而胎安，现在所生的儿子已经 21 岁了。如果医生能清楚掌握六气和痉病、抽搐的原因，那么世俗所传的产后惊风的说法也就可以停息了。

以上两条，是吴氏针对产后实证或虚中夹实之证所提出的治疗法则。吴鞠通认为，产后固然多虚，但是也有表邪不得不解、火邪不得不清、内伤停滞不得不开导消滞等实证或虚实夹杂之证的情况，应当根据实际病情，补泻有方。强调治疗产后实证时，要充分考虑。因产后气血大伤，正气不足，不耐攻伐，故治疗用药必须及时准确，一击而罢，中病即止，否则太过则重伤气血，不及则邪气逗留，正气愈衰。吴鞠通继承、发展了《内经》“有故无殒”的理念，是既“勿拘于产后”，但“勿忘于产后”的辨证论治精神的具体体现。

原文 7

朱丹溪谓产后不可用白芍，恐伐生生之气，则大谬不然，但视其为虚寒虚热耳。若系虚寒，虽系虚寒，虽非产后，亦不可用，如仲景有桂枝汤去芍药法，小青龙去芍药法。若系虚热，必宜用之收阴。后世不善读书者，古人良法不知守，此等偏谬处，偏牢记在心，误尽大事，可发一叹。按白芍花开春末夏初，禀厥阴风木之全体，得少阴君火之气化，炎上作苦，故气味苦平（本经芍药并无酸字，但云苦平无毒，酸字后世妄加者也），主治邪气腹痛，除血痹，破坚积，寒热癥瘕，止痛，利小便益气，岂伐生生之气者乎？使伐生气，仲景小建中汤补诸虚不足而以之为君乎？张隐庵《本草崇原》中论之最详。

[释义] 朱丹溪认为产后不可以用白芍，担心白芍克伐产妇生生不息之气，这种认识是极不正确的。产后疾病主要辨别其是虚寒还是虚热，若属于虚寒证，虽然不是产后，也不宜采用，例如仲景有桂枝汤去芍药法和小青龙汤去芍药法等。若属于虚热证，则必用芍药来收敛阴气。后世有不善于读书的人，对古人好的方法不知掌握运用，反把这样的偏谬观点牢牢记住，误事的地方一定很多，实可叹息。我认为，白芍在春末夏初开花，春季厥阴风木主令，故禀受厥阴风木之气；夏初为少阴君火司令，所以又得到少阴君火的气化。火性炎上，其味属苦，因此白芍气味苦平（《神农本草经》论芍药药性并没有酸字，但说苦平无毒，酸字是后世人妄自加上去的），能止痛，利小便，益气，主治邪气内阻导致的腹痛，还能破除血痹坚积，治疗寒热疝气及腹中有块时聚时散的癥瘕。白芍有这样的功效，怎么会是克伐生生之气的药呢？假使会克伐生生之气，那么仲景小建中汤是补诸虚不足的，为什么要用芍药作为君药呢？关于芍药的效用，张隐庵《本草崇原》中谈论得最为详细，可以参考。

[重要注家观点摘选] 《问心堂温病条辨》· 征保（以园）评注：产后之不用白芍，犹之乎产后之不用人参也。世俗医者云，不怕胎前一两，只怕产后一分，甚言产后之不用参也。余荆室素禀阳微，产后恶露亦少，忽尔郁冒不知人。仆妇儿女环侍逾时，皆以为死，且唤且哭。余审视之，知其为阳气不复也，急以独参汤灌之，乃苏，而其母家犹以为孟浪甚矣！邪说之害，良可叹也。

原文 8

当归、川芎，为产后要药，然惟血寒而滞者为宜；若血虚而热者，断不可用，盖当归秋分始开花，得燥金辛烈之气，香窜异常，甚于麻辛，不过麻辛无汁而味薄，当归多汁而味厚耳。用之得当，功力最速，用之不当，为害亦不浅。如亡血液亏，孤阳上冒等症，而欲望其补血，不亦愚哉？盖当归只能运血，衰多益寡，急走善窜，不能静守。误服致瘛，瘛甚则脱。川芎有车轮纹，其性更急于当归。盖物性之偏长于通者，必不长于守也。世人不敢用白芍，而恣用当归、川芎，何其颠倒哉！

［释义］　当归和川芎，都是治疗产后疾病常用药物，然而只适合用于血寒而有瘀滞的情况，断不可用于血虚而热的情况。因为当归秋分时节才开花，秋分为阳明燥金行令，因此禀受燥金辛烈之气，其芳香走窜之性胜过麻黄、细辛，只不过麻黄、细辛没有汁而味较薄，当归多汁而味较厚。因此当归运用适当，见效很快，反之用得不适当，害处也不少。如亡血阴亏、阴不敛阳、孤阳上亢等证候，如果想用当归来补血，岂不是很愚昧？要知当归只能活血行血，耗损阴血作用大过补益之功，性味辛香走窜，其性急而不能静守。阴血亏虚的患者，误用了反而可致筋脉挛急，手足抽搐，如果抽搐过剧，因肝风内烁而阴液衰竭，可发展为脱证。川芎切片的形态有车轮样纹路，辛温行血走窜，药性比当归更急。凡是物性偏于宣通的，必定不善静守。人们在产后不敢用白芍，但不加考虑地使用当归、川芎，对这几味药的认识，为什么这样颠倒呢？

以上两条，是吴氏在产后用药方面对当归、川芎、白芍等后世存在错误认识的药物进行的辨证用药分析。此 3 种药物皆为妇科常用之要药，要在清楚掌握药性、功效及主治基础上，根据病证的虚实、寒热而灵活选用。

原文 9

产后虚在八脉，孙真人创论于前，叶天士畅明于后，妇科当首识者也。盖八脉丽于肝肾，如树木之有本也。阴阳交构，胎前产后，生生化化，全赖乎此。古语云：医道通乎仙道者，此其大门也。

［释义］　认为产后会导致奇经八脉虚损的观点（任脉、督脉、冲脉、带脉、阴跷脉、阳跷脉、阴维脉、阳维脉），首先由孙思邈提出，后来叶天士又加以补充发挥，学妇科的应该首先明白，八脉都是隶属于肝肾，好像树木之根本一样。阴阳交构，胎前产后，生发成长，都与肝肾密切相关。所以古人认为：精通医理的人，就能知晓延年益寿的方法，懂得护养肝肾、调理奇经八脉，就是入门之路。

吴鞠通认为产后气血大虚，根源是虚在八脉，此说虽创于孙思邈，发展于叶天士，但把奇经八脉与脏腑联系起来创制方药者，却是吴鞠通。八脉中冲任二脉与女性经、孕、产的生理病理关系最为密切，而冲任又根于肝肾，肝肾同居下焦，乙癸同源，精血互化，故奇经之填养，赖肝肾精血之充盈。吴鞠通从实践中总结临床经验，在产后病证中重视调护肝肾，并以甘咸微辛为法，自制通补奇经丸、专翕膏以及天根月窟膏。

原文 10

死胎不下，不可拘执成方，而悉用通法，当求其不下之故，参之临时所现之症若何，补偏救弊，而胎自下也。余治一妇，死胎不下二日矣，诊其脉，则洪大而芤；问其症，则大汗不止，精神恍惚欲脱。余曰：此心气太虚，不能固胎，不问胎死与否，先固心气，用救逆汤加人参，煮三杯。服一杯而汗敛，服二杯而神气清宁，三杯未服，而死胎下矣。下后补肝肾之阴，以配心阳之用而愈。若执成方，而用平胃朴硝，有生理乎？

［释义］　胎死腹中不下，不可拘泥于固有的成方和治法，全部用通下的方法，应该先分析死胎不下的原因，如气血虚弱、血瘀等均可导致死胎不下，结合临床所表现的症状，精确地辨析，然后进行处理，则死胎自下。我曾治疗一产妇，胎死腹中不下已 2 天，诊其脉洪大而中空，症状表现为大汗不止，精神恍惚，正气有将虚脱的征象。我认为这是心气大虚，不能固胎之故，所以不管胎儿是否已死，都要先固护心气，方用救逆汤加人参。煎煮取汁三杯，服一杯后，大汗已敛，第二杯服下则神志清，气息平，症状有了显著好转，还没有服第三杯，死胎就已经下来了。死胎下后再补肝

肾之阴，使阴阳平衡，心的功能正常，因而得到治愈。假如当时固执地套用平胃散加厚朴、芒硝等通下成方，令心气衰竭，还有生还的可能吗？

原文 11

催生亦不可拘执一辙，阳虚者补阳，阴损者翕阴，血滞者通血。余治一妇，素日脉迟，而有癥瘕，寒积厥痛，余用通补八脉大剂丸料，服半载而成胎。产时五日不下，是夕方延余诊视。余视其面青，诊其脉再至，用安边桂五钱，加入温经补气之品，作三杯，服二杯而生矣，亦未曾服第三杯也。次日诊其脉涩，腹痛甚拒按，仍令其服第三杯，又减其制，用一帖，下癥块长七、八寸，宽二、三寸，其人腹中癥块本有二枚，兹下其一，不敢再通矣。仍用温通八脉，由渐而愈。其他治验甚多略举一、二，以见门径耳。

[释义] 催生也不可以拘泥地只固守着一个狭隘的方法，临床上也应该先辨证、后论治，应见阳虚者补阳，阴虚者滋阴，血滞者活血。我曾治疗一妇人，患者平素脉迟，又患腹中癥块，寒气积聚，腹中疼痛时手足发冷，予补通八脉丸大剂常服，连服半年而受孕。临产的时候，经过五天还没有生产下来，傍晚才请我去诊视。我看孕妇面色带青，脉搏一息只有二至，显然是阴寒凝结，阳气虚弱，就用安边桂五钱，温中散寒以通血脉，并加入温经补气之品，煎成三杯，当产妇服到第二杯就产下了胎儿，也没有服第三杯。第二天复诊，见其脉涩，腹痛严重，拒按，这是阴寒未散血脉不通，癥块没有攻下来的缘故，嘱产妇继服剩下的第三杯药。同时，又将原方减轻剂量，再服一帖，服药后产妇排出长七八寸、宽二三寸的癥块。患者原来腹中有癥块 2 枚，现在已下 1 枚，考虑产后体虚，不能再用通滞的方法。因为用猛剂治疗积聚一类的疾病，病去大半，应即停止，过度攻下，正气耗尽，会造成不良后果，所以仍用温通八脉的方法，渐渐痊愈。其他治验的例子甚多，这里只列举一两个典型病例，介绍给学者作为入门的路径。

以上两条，不论下死胎还是催生，吴鞠通依然秉承既遵从古训，也结合临床实际病情，脉症合参，辨证施治的思路。

原文 12

产后心虚一症，最为吃紧。盖小儿禀父之肾气，母之心气而成，胞宫之脉，上系心包，产后心气，十有九虚，故产后补心气亦大扼要。再水火各自为用，互相为体。产后肾液虚，则心体亦虚，补肾阴以配心阳，取坎填离法也。余每于产后惊悸脉芤者，用加味大定风珠，获效多矣（方见温热下焦篇，即大定风珠内加人参、龙骨、秋小麦、茯神者）。产后一切外感，当于本论三焦篇中求之，再细参叶案则备矣。

[释义] 产后心气虚的病证，最为严重，这是因为胎儿是禀受父亲的肾气，母亲的心气而成的。且因胞脉者，属心而络于胞中，所以妇人产后十人中有九人都有心气亏虚。因此治疗产后病，补益心气显得尤为重要。另外水（肾）火（心）是各自为“用”，互相为“体”的，如心为离火“用”阳而“体”阴，肾为坎水“用”阴而“体”阳。产后肾液亏虚，则肾水不能上济于心，心气随之亦虚。滋补肾阴也就是养心体（阴）而与心阳配合，使阴阳平衡，即所谓“取坎填离”的方法。每遇产后惊悸、脉浮大中空属于心气虚的病人，治以大定风珠加味，多能取得很好疗效，即为滋肾阴补心体而健心用的方法。若是产后外感疾病，可以参考前面三焦篇中所论述的治法和叶天士医案治法，则可领会得更加全面。

由此可见，除了重视肝肾外，吴鞠通对产后危急病症还重视补心气，实则是对心肾相交、水火体用互济的强调。

原文 13

产后虚热，前则有三甲复脉三方、大小定风珠二方、专翕膏一方、增液方。三甲、增液，原为温病善后而设；定风珠、专翕膏，则为产后虚损、无力服人参而设者也。古人谓产后不怕虚寒，单怕虚热，盖温经之药，多能补虚，而补虚之品，难以清热也。故本论详立补阴七法，所以补丹溪之未备。又立通补奇经丸，为下焦虚寒而设。又立天根月窟膏，为产后及劳伤下焦、阴阳两伤而设也。

乃从阳补阴、从阴补阳互法，所谓“天根月窟间来往，三十六宫都是春”也。

［释义］　治疗产后虚热的方剂，前面已经介绍过三甲复脉汤三方、大小定风珠两方、专翕膏一方、增液汤一方。三甲复脉汤和增液汤，本是为温病善后而拟订的；大小定风珠和专翕膏则是为产后虚损，无力服用人参而制定的方剂。古人有产后不怕虚寒、单怕虚热的说法，这是因为温经药物多数能补虚，而温经补虚之品很少有清热作用，所以我在书中详细论述并设立了7种补阴的方法，以补充朱丹溪滋阴法不完备的地方，还制订了治疗产后下焦虚寒的通补奇经丸，以及治疗产后虚损和下焦劳伤、阴阳两伤的天根月窟膏，因为阳虚则阴无所恋，阴虚则阳无所附，所以必须从阳补阴，从阴补阳，这是阴阳互根的道理。阴阳充足，生殖功能便能健全，所谓“天根月窟间来往，三十六宫都是春”之意。

产后虚损，历代医家以温补为主，吴鞠通认为还应当辨清病证的虚寒、虚热再行治疗。虚热者，治以滋阴清热，方用三甲复脉三方、大小定风珠两方、专翕膏、增液汤7种补阴方；虚寒者，予温补之通补奇经丸；阴阳两虚者，予天根月窟膏。

［重要注家观点］　《温病条辨》（问心堂版）·汪廷珍（瑟庵）评注：产后别有类白虎一证，大热、大汗、大渴，全似白虎，惟脉大而无力，东垣用补血汤治之，余用有验。盖此证本于劳役伤阳，不徒阴虚，此汤即从羊肉汤化出也。

《增补评注温病条辨》·曹炳章：类白虎证，炳亦曾经验，产后周身大热，无汗，脉大而软弱，神倦语无力，口渴不多饮，亦用当归补血汤一剂，热退其半，二剂热全退，而精神亦旺矣。

原文14

每殒胎五六月者，责之中焦不能荫胎，宜平日常服小建中汤。下焦不足者，天根月窟膏，蒸动命门真火，上蒸脾阳，下固八脉，真精充足，自能固胎矣。

［释义］　有些孕妇经常在五六个月时发生流产，大都是中焦脾胃虚弱，不能运化水谷精微而生血，冲任虚损，胎失所养的缘故，最好平日常服小建中汤以温中补虚，脾运健、血液足则胎元自固。若下焦肝肾不足，阴阳两虚，可以采用天根月窟膏来温补命门真火，使之上能升发脾阳，下能固摄八脉，孕妇真精充足，则胎得所养，自然胎元稳固。

［重要注家观点］　《温病条辨》（问心堂版）·汪廷珍（瑟庵）评注：五六月堕胎者，用杜仲续断丸，脾虚甚者，加白术。三月堕胎者，用逍遥散加生地，热甚者加黄芩，亦能保胎。论中所立膏方，乃为虚损之甚，精血衰亏者设耳。

《温病条辨》（问心堂版）·朱武曹评注：此书原补前人之未备，非谓全璧，学者参考可也。

原文15

每殒胎必三月者，肝虚而热，古人主以桑寄生汤。夫寄生临时保胎，多有鞭长莫及之患，且方中重用人参合天冬，岂尽人而能用者哉？莫若平时长服二十四味专翕膏（方见下焦篇秋燥门），轻者一料，即能大生，重者两料（滑过三、四次者），永不堕胎。每一料得干丸药二十斤，每日早中晚服三次，每次三钱，约服一年，必须戒房事，毋令速速成胎方妙。盖肝热者，成胎甚易，虚者又不能保，速成速堕，速堕速成，尝见一年内二、三次堕者，不死不休，仍未曾育一子也。专翕纯静，翕摄阳动之大过（肝虚热易动易堕，岂非动之太过乎？）。药用有情者半，以补下焦精血之损。以洋参数斤代人参，九制以去其苦寒之性，炼九日以合其纯一之体。约费不过三、四钱人参之价可办矣。愚制二十一味专翕膏，原为产后亡血过多，虚不肯复，痉厥心悸等症而设，后加鹿茸、桑寄生、天冬三味，保三月殒胎三、四次者，获效多矣，故敢以告来者。

［释义］　有些孕妇，常在受孕三个月的时候流产，是由肝虚而热所致。古人常以桑寄生汤来治疗，然而临时用桑寄生汤来保胎，多有药力不足、力所不及的缺点，并且方中重用人参和天冬，人参价值昂贵，也不是每个人都能负担得起，还不如平时常服二十四味专翕膏。病情较轻者（只堕胎一二次者），服一料就能见效。病情严重者（已堕胎三四次者）服二料后可以永远不流产了。每一料专翕膏，可以制作成干丸药二十斤，每天早晨、中午、傍晚共服三次，每次三钱，约可以连服一

年。在服药期间，必须戒绝房事，不可短期内再次受孕，疗效才显著。因为肝热的妇人容易受孕，又由于肝虚不能护养胎气，受孕也容易，流产也容易。曾见有一年内流产达二三次者，由于肝虚有热，阳动太过，故反复不停受孕，再不断流产，始终不能养育一子。专翕膏药性纯静，能敛摄太过之阳气。方内药物，一半都是血肉有情之品，可以补下焦精血的亏损；用洋参数斤代替人参，经过九次制炼，可以去其苦寒之性，再熬炼九日，使药体归于纯一，一共只需三四钱人参的费用。我制二十一味专翕膏，原本是为产后亡血过多，虚弱难以恢复，或痉挛昏厥，心悸等症而订立的。若经常在三个月时流产而达三次以上者，可以加鹿茸、桑寄生、天冬三味，疗效可靠，故提出来以供学者参考。

在本条中，吴鞠通认为，易滑胎的患者，备孕保胎，不能操之过急，除了坚持服药之外，还"必须戒房事"。应当根据滑胎月份不同而明确病因，进而辨证施治，总体遵循滋养精血、补益脾肾的原则。

（陈林兴）

第二节　历代妇科专著选读

一、《经效产宝》

1. 成书年代

《经效产宝》三卷为唐代昝殷撰集，成书于唐代大中六年至十一年间（公元 852—857 年）。大中六年（公元 852 年），白敏中时任剑南西川节度使驻守成都，因产难诸病患者众多，遂遍访名医，昝殷应荐赴治。白敏中询问其乳病道理，昝殷撰方 3 卷，论述了妊娠病、产难、产后病等。昝殷以自备的 378 首临证验方进行辨证施治，使病者应手而起。白敏中遂将昝殷的 378 首验方命名为《产宝》。《经效产宝》现有清光绪三年丁丑（1877 年）影宋刻本，为江西婺源张金城从日本购回本书的抄本并予以刊刻出版；清光绪十四年戊子（1888 年）重校影宋本；《中国医学大成》本以及 1955 年人民卫生出版社据光绪十四年复宋本影印。后人又为《经效产宝》作续编，续编作者有周颋、李师圣、郭稽中、时贤。

2. 作者简介

昝殷，唐代蜀（今四川省）人，约生活于唐代中后期，官至成都医学博士，并获"随军节度"官名。精于医，擅妇科，除撰有《产宝》外，另还撰有《食医心鉴》一书，惜已亡佚。

3. 内容概要

《经效产宝》又名《产宝》，分上、中、下三卷，上卷论妊娠和产难诸病，中下卷述产后诸证与方剂，全书共 41 论，266 方，全书详细论述了妊娠养胎、保胎、安胎、食忌、恶阻、胎动不安、胎漏、难产、产后等 20 余种妊娠期、产科常见病病因病机，临床表现及治法方药。续编一卷，收录介绍唐宋医家周颋、李师圣及郭稽中有关产科诸多疑难杂病之救急、治则与通治方药以补充《产宝》之不足。

4. 学术思想特点

（1）归纳产科常见证候及证治方药，强调辨证论治　昝殷在《经效产宝》中，以前人的临床经验为基础，将自己的诊疗心得与其结合，把产科医论与方药证治融会贯通，形成我国现存内容较完备的第一部产科专著。《经效产宝》归纳了妊娠期和产后的疾病证候及其病因病机、治法方药，对前人的经验论著起到了承前启后的作用。对胎动不安，提出"因母病以动胎，但疗母疾，其胎自安；又缘胎有不坚，故致动以病母，但疗胎则母瘥"，并首次提出安胎应根据母病、胎病采取不同的治疗方法，强调辨证论治，指出母病动胎，但疗母疾，其胎自安；胎有不坚而损母者，但疗胎疾则母瘥；对于妊娠伤寒，提出与“非即之气，伤折妊妇，热毒之气，侵损胞胎”；对于妊娠下痢，提出“妊娠下痢，皆因误食生冷、肥腻”等，并在诊后均附入较多简易实用的方药，以备医者辨证择选。

（2）重视产科疾病的诊断及预防　在产难病的诊断上，重视问诊、望诊，提出通过观察母体的颜面、唇舌色泽的变化、胎动与否，以判断胎儿的存亡及母体的安危。书中以当归、川芎二药和酒，检验胎儿死活之法（“死即下，活即安”），是产科第一首既可下死胎又可安活胎的诊断性治疗方。在产难病的治疗上，认为难产诸病内宜用药，外宜用法。同时重视产科中血晕病的诊断及预防，血晕为产科急症，如果不及时诊断处理，常会危及生命。昝殷强调血晕有产前、产后之分，造成血晕的原因有出血过多或出血过少，多见出血过多导致的阴血暴亡、心神失养，其临床表现为临产或产后突然头晕眼花、神志不清、恶心呕吐甚至神昏口噤、不省人事。对于产后血晕，昝殷认为“烧秤锤、江石令赤，置器中，向产母床前帐里，投醋淬之，得醋气可除血晕”。除此之外，《经效产宝》中提供了许多救急方药来治疗不同的血晕症状，可见其重视程度。对于产科疾病的诊治，昝殷认为养胎保胎是治疗之要。在治疗上，他不仅提出了许多安胎方，还阐述了妊娠期饮食宜忌，如生冷肥腻之物慎用；其次他还阐述了对于妊娠期杂病，应补益脾肾、调理气血。

（3）扩展了产科通治方的应用范围　乌金散，又称黑神散，组成为“干地黄熟水浸，肉桂去皮，蒲黄，纸铫炒，各二两，黑豆炒尽烟为炭，秤二两，当归洗，芍药，甘草炙，白姜炮，各一两。右为末，空心，日午夜中，日酒下两钱匕。忌生冷一切毒物”。《经效产宝》续编卷中介绍了李师圣、郭稽中的“产后十八论”（亦即十八问答），在该“问答”中，对于难产、血晕、乍见鬼神、产后血崩、胞衣不下等病证，均用“乌金散”一方来治疗，这对于后世通治方的临床应用有很大的促进作用。

5. 对妇科学发展的贡献和意义

（1）归纳、发展、完善了前代的妇产科理论　该书首次综合归纳了唐以前对妇产科常见病证尤其是产科病证病因病机的认识和治疗，后世医家引用甚多，对后世逐一问世的宋代杨子建《十产论》和李师圣、郭稽中《产育保庆集》以及南宋陈自明之《妇人大全良方》的成书，影响甚大。可谓对唐代以后中医妇产科学的发展与完善起到了承前启后的作用，弥补了唐以前妇产医学文献之不足，也概括了唐以前中医妇产医学之成就，对产科医学的发展具有很高的文献学价值和临床价值。

（2）提出新的妇产科疾病的辨证论治方法　提出对胎动不安、产后出血等疾病的辨证论治方法。《经效产宝》中有述“安胎有二法，因母病以动胎，但疗母疾，其胎自安。又缘胎有不坚，故致动以病母，但疗胎则母瘥。其理甚效，不可违也”。这说明治疗胎动不安需要根据母病、子病的辨证来确定，母病治母，胎病疗胎，才能起到祛病安胎的效果。

对于产后出血的治疗，《经效产宝》提出“擀心下”的治法，认为药物治疗配合子宫按摩以治疗和预防产后出血；“若下血多晕者，但烦而已，下血少而气逆者，则血随气上撩，心下满急。此二者，难并为晕，而证候各异，常问其产妇，血下多少即知”，对产后血晕的治疗也需要先分辨是出血过多导致的还是出血过少导致的，并提出用生益母草汁、地黄汁、小便、鸡蛋煎服来治疗，对后世中医学治疗妇产科出血性疾病具有重要的指导意义。

（3）提出新的产科诊断性治疗方法　《经效产宝》中提到“胎不动，不知子死生者，但看母唇口青者，儿死母活。口中青沫出者，子母俱死”，创新性地提出推断胎儿存亡及母体安危的方法，昝殷认为胎儿的存活与否应根据胎动来判断，胎儿及母体的安危应根据母体的脸色、唇舌色泽来判断。这种判断方法广为历代妇产科书籍转载引用。昝殷提出的“死即下，活即安”是产科发展至当时出现的第一种既可下死胎又可安活胎的诊断性治疗方法，即用当归、川芎二药检验胎儿死活。

（4）提出新的妇产科疾病治疗方法　《经效产宝》中有记载　“妊娠伤寒，苦寒热不止，身上斑出，忽赤忽黑，小便如赤血，气欲绝，胎欲落”，首次提出用清热泻火、凉血和营法治疗妇产科传染性出血性疾病，药用栀子仁、升麻、青黛、石膏、葱白、生地黄、黄芩。在传染病方面重视对胎儿防患于未然，更具有特殊的临床意义。

此外还有妊娠腰痛的治疗方法——益肾，昝殷在《经效产宝》妊娠心腹腰痛方论中提出用续断、杜仲、川芎、独活、狗脊、五加皮、萆薢、芍药、薯蓣、诃子来治妊娠三两月，腰痛不可忍的患者，确立了用益肾法治疗妊娠腰痛的法则。

（李云君）

二、《妇人大全良方》

1. 成书年代

《妇人大全良方》又名《妇人良方》或《妇人良方大全》，成书于嘉熙元年（1237 年）。

2. 作者简介

《妇人大全良方》由宋代著名医家陈自明所著。陈自明，字良甫，亦称良父，晚年自号药隐老人，临川（今江西抚州）人，约生活于南宋光宗绍熙元年（1190 年）至度宗咸淳六年（1270 年）间。陈自明在《妇人大全良方》自序中谈到了自己的家学渊源，“仆三世学医，家藏医书若干卷”，其世医出身，祖父、父亲均是外科医生，自幼喜爱医学，1237 年曾任建康府明道书院的医学教谕。年轻时“遍行东南，所至必尽索方书以观”，一边访求医学文献，搜集历代名家方书，一边将家传之学加以实践，广识博记，读万卷书，行万里路，博采众长，加上亲身实践，在妇产科方面积累了丰富的临床经验。陈自明“采摭诸家之善，附以家传经验方，萃而成编”，整理历代有关妇产科的著述，结合自己临证经验和家传验方，于嘉熙元年（1237 年）编成了《妇人大全良方》一书。

3. 内容概要

《妇人大全良方》全书共 24 卷，分为调经、众疾、求嗣、胎教、妊娠、坐月、产难、产后八门。编排体系是门下设论，论后附方。全书共立 266 论，按妇女自然之生理、病理特点，分门列病，论述妇产科病症 200 余种，按证缕析，先论后方，共列 1118 方，并附医案 48 例。该书汇集了《伤寒论》、《诸病源候论》、《太平圣惠方》、《三因极一病证方论》、《备急千金要方》等 40 余种有关医籍中的妇产科医学理论与临证经验，并结合陈氏家传秘方及其临证经验，使本书成为一部全面、系统论述中医妇产科学的专著。该书集南宋以前我国妇产科学术之大成，是我国有史以来第一部内容齐备的妇产科专著。正如陈自明自评此书“纲领节目，灿然可观，庶几病者，随索随见，随试随愈”。陈氏于女科诸病首论月经不调病证，指出“凡医妇人，必先调经”，概括了其病因系劳伤致虚，风冷客于胞内，损伤冲任所致，病机上确立了调理气血的治疗原则，并强调妇女生理、禀赋与男子不同，在立法上多兼顾妇女情志致病之因素。月经病后又列出众疾门，将妇人中风、血风、头痛、腰痛、痨瘵、虚劳、咳嗽、霍乱、小便淋沥等各类病症八十三论（包括女科常见多发病及常见杂病）学验结合予以阐论。“众疾即无，须知求嗣；求嗣已明，须知胎教；胎教已明，须知妊娠疾病；妊娠疾病已明，须知坐月；坐月已明，须知产难；产难已明，须知产后疾病”。逐一论述了妇女各个阶段不同的生理现象、病理现象、常见疾病、保健措施、注意事项等。

4. 学术思想特点

（1）以血为本，气血并治　妇人经、孕、产、乳无不以血为本，以气为用。月经为气血所化生，妊娠需气血养胎，分娩靠血濡气推，产后则气血上化乳汁，以养婴儿。陈氏首创以调经门开篇的体例，“凡医妇人，先须调经，故以为初”，显然受“女子以血为主”观点的影响，改变了此前方书论妇人多先列求子、杂病的传统格局；且陈氏在调经门中收录了大量对气血病机的论述，比如《经效产宝·序论》曰：“大率治病，先论其主。男子调其气，女子调其血。气血，人之神也，不可不谨调护。然妇人以血为基本，气血宣行，其神自清。”该条文表明陈氏论治妇人之病，注重治血为主，认为气血为一身之根本，而气血之中，妇人又以血为基本，因生理方面女子月经由血构成，经带胎产乳，无不与血相关；病理方面，风热致血瘀，风寒、脾虚致血虚不孕，劳损致带下、崩漏、癥瘕、月经先后期等，无不与血虚、血寒、血热、血瘀有关。所以论治女子之病，皆考虑从治血入手。陈氏还结合临床经验加以阐发，认为月经正常乃女子一切生理功能正常发挥的前提与基础，调经是贯穿治疗妇人病始终的基本思路和根本大法。临证通用四物汤化裁治疗妇产科疾病，设加减四物汤专篇，调经药方强调补益，特别重视补血养血，临证善用当归、白芍、熟地黄、阿胶等药物补血，此外还重视益气养血，强调行气活血，用甘草、人参、茯苓等补气，用当归、川芎、桃仁、丹参等药物行气活血。

（2）调护肝脾，以资化源　在“调经门”中，陈氏多次提及肝脾两脏受损，影响月经的来潮及运行。如《妇人大全良方·月水不通方论》中提出“醉以入房，则内气竭绝伤于肝，使月水衰少不来。所以尔者，肝藏于血，劳伤过度，血气枯竭于内也”、“妇人月水不通，或因醉饱入房，或因劳役过度，或因吐血失血，伤损肝脾，但滋其化源，其经自通”。说明肝、脾两脏是月经来潮的化源。素来有“女子以肝为先天”之说，肝主疏泄，性喜条达，藏血而司血海，肝藏血充足，冲脉血液充盛，是女子月经来潮的重要保证；女子按时排卵以及行经通畅都是肝气疏泄功能正常的表现。女子以血为本，脾胃为气血生化之源，为后天之本，气血充盛，则月经正常来潮；脾主统血，脾气具有统摄、控制血液在脉中正常运行而不溢出脉外的功能则保证了月经正常运行。若肝失条达，疏泄无度；或脾胃虚弱，气血化源不足；或脾气不足，血失统摄，均可影响冲任、血脉而发病。陈氏治妇人病非常重视肝脾的作用，他认为肝脾两脏是月经的化源，若肝脾受伤，脾不生，肝无藏，化源断绝，月经自然不通，陈氏在脏腑方面抓住女子先后天，以肝脾为纲，在治疗上亦以调治肝脾为重点，常用逍遥散、四君子汤、补中益气汤、归脾汤、小柴胡汤等随证加减，以滋化源，扶正固本。

（3）重奇经，提出调摄冲任大法　冲、任、督三脉下起于胞宫，上与带脉交会，同时又上联十二经脉，因此胞宫的生理功能主要与冲、任、督、带有关，尤其是冲任二脉，“冲为血海，为十二经脉之海”，“任脉为阴脉之海，任主胞胎”，冲任气血失调，妇女经、孕、胎、产均可受到影响。陈氏指出：“肾气全盛，二脉疏通，经血渐盈，应时而下。”此指冲任两脉生理功能的重要性。冲脉为总领诸经气血之要冲，能调节十二经之气血；而任主胞胎，任脉具有妊养胎儿的作用，冲任二脉之功能与妇女的月经、胎孕、产育、哺乳等生理特点息息相关。冲任二脉气血不足，就易出现月经不调，经闭或胎漏、不孕等症。如陈氏在《妇人大全良方·月水不通方论》中提出“夫妇人月水不通，由劳伤血气致令体虚，受风冷邪气客于胞内，损伤冲任之脉，并太阳，少阴之经，致胞络内血绝不通故也”，《妇人大全良方·月水不断方论》曰“夫妇人月水不断者，由损伤精血，冲任脉虚损故也”，《妇人大全良方·崩暴下血不止方论》曰“夫妇人崩中者，由脏腑伤损冲脉、任脉，血气俱虚故也”。陈氏在《妇人大全良方·胎动不安方论》总结了《经效产宝》和巢氏对胎漏、胎动不安病因病机的相关论述，认为“冲任经虚”、“胞门不固”为“妇人妊娠胎动不安者”病因之一；又在《妇人大全良方·妊娠胎漏下血方论》中提出“冲任气虚则胞内泄”，即冲任气虚则无以制约经血，经血下注，则发为胎漏。由此可知，冲任两脉在妇科的重要作用。因此在治疗上，陈氏提出了调摄冲任之大法，并制订了相应的方剂。如治月水不利的温经汤、牛膝散、地黄通经丸、万病丸等；治血枯的熟地黄汤等。

（4）具有初步的适龄婚育、少生优生学术思想　《妇人大全良方》没有“优生”的提法，但其学术内容却已散见于许多篇章，在年龄、婚配、婚前检查、房事节制、胎养胎教等方面都有所涉及。

1）提倡适龄婚育：《妇人大全良方》引录并赞同褚澄的观点：“合男女必当其年，男虽十六而精通，必三十而娶；女虽十四而天癸至，必二十而嫁，皆欲阴阳充实，然后交而孕，孕而育，育而子坚壮强寿，今未笄之女，天癸始至，已近男色，阴气早泄，未完而伤，未实而动，是以交而不孕，孕而不育，而子脆不寿。”

2）主张婚前检查：《妇人大全良方》指出：“凡欲求子，当先察夫妇有无劳伤痼疾。而依方调治，使内外和平，则有子矣。”

3）强调房事有节：《妇人大全良方》注意到纵欲无度，醉酒入房可致妇女罹患多种疾病；房事不节还可造成不孕。原文指出“妇人月水不通，或因醉饱入房”，“经行而合阴阳，以致外邪客于胞内，滞于血海故也”，“妇人无子者，有嗜欲无度，阴精衰惫者，当求其源而治之”。

4）注重胎养胎教：《妇人大全良方》专立胎教一门，可见对这一问题之重视。书中指出：“妊娠三月，形象始化，未有定仪，因感而变，欲子端正庄严，常口谈正事，欲子贤能，宜看诗书。”孕期宜“寐必安静，毋令恐畏”、“当静形体，和心志”。合理的膳食是保证孕妇及胎儿营养全面、身体健康的重要一环。陈氏指出，孕期宜“饮食精熟，酸美受御，宜食大麦，毋食腥辛”。《妇人大全良方》告诫孕妇生活要有规律，做到起居有节，劳逸适度。该书建议“晏起沐浴，浣衣居处，必厚其衣裳，朝吸天光，以避寒殃”，“身欲微劳，无得静处，出游于野数观走犬走马”，“劳身摇肢，无使定止，动作屈伸，以运血气”，“凡妊娠至临月，当安神定虑，时常步履，不可多睡饱食”，须“缓带自持而待之”。《妇人大全良方》认识到胎儿不能应期长大，多因母亲患有某些疾病，或调理失宜，以致脏腑虚损，气血不足，不能供养胎元，当审因论治，治其宿疾，指出：“妊娠不长者，因有宿疾，或因失调，以致脏腑衰损，气血虚弱，而胎不长也。当治其疾，益其气血，则胎自长矣。”对于调治不效，导致胎儿发育障碍者，则主张“宜下之，以免其祸”。在当时条件下，已提出堕劣胎的优生措施。

5. 对妇科学发展的贡献和意义

《妇人大全良方》是一部综合性妇科专著，全面总结南宋以前妇产科学术经验，对妇产科不同阶段的各类疾病作了一次全面、明了的分类，反复强调了“妇人调其血”的治疗宗旨，确立了妇产科疾病的证治纲领——以血为本，重视肝脾冲任，为后世的妇产科学发展奠定了基础。

该书文献价值高，书中保留了大量现已佚失的古医籍（以专科著作为主）中的妇产科论述和方药。如唐代昝殷的《经效产宝》，李世圣、郭稽中的《产育保庆集》，陆子正的《胎产经验方》、《小品方》、《梅师方》、《养生必用方》，杨子健的《十产论》等。为继承和辑佚宋以前妇产科文献提供了依据。

陈自明提出的“治风先治血”与“女子以血为本”观点对后世诊疗疾病产生重要影响。除此之外，书中对妇科疾病生理病理关系以及妇女胎产等方面的阐述：重视优生优育，提倡适龄婚育，优生少生；专列“胎教门”提出了亲美好，避丑恶，顺应自然，逐月养胎，调和饮食，房事有节，适当运动，调畅情志等胎养胎教思想，是对古代南宋以前胎教思想的高度总结，至今对优生优育仍具有一定的指导意义。

（李　翡）

三、《万氏妇人科》

1. 成书年代

《万氏妇人科》又名《万氏女科》，大致定在嘉靖二十八年至隆庆初年（1549—1567 年）。明清年代为妇科建科后期，这个时期，妇科古籍主要的成就是继承、整理和提高前代的基础，将妇产科的生理、病理、病因病机、辨证论治规范化。《万氏妇人科》是一部集合了万氏家传经验、前贤妇产科治疗理论以及临床心得的中医古籍，对于中医妇产科学的影响极其深远。

2. 作者简介

万全（1499—1582 年），湖北罗田人，明代著名医家，鄂东名医代表人物之一，在清初被追封为“医圣”。世医出身，祖、父均为儿科医生。万全自幼习儒，曾师从同邑大儒胡柳溪、张玉泉，颇得其传。万全博采众家之说，既通晓《内经》、《难经》经典，又精研《脉经》、《神农本草经》，且兼通内、妇、外、儿科及养生之学。万氏行医足迹遍及整个黄冈，远至武昌、郧阳等地，医活之人众多。

3. 内容概要

《万氏妇人科》共 3 卷，卷一包括立科大概、济阴通玄赋以及调经章、崩漏章、种子章；卷二胎前章论妊娠诸病，八月章论难产及治法，详述了优生优育、胎养胎教内容，总结了难产的七个原因，即安佚、奉养、淫欲、忧疑、软弱、仓皇和虚乏；卷三产后章论产后诸疾，另有附录记载多个妇科方论。

4. 学术思想特点

（1）月经诸病重在调理脾胃与冲任　万氏认为调补脾胃是妇科疾病治疗的根本，人身脾胃是根基。《万氏妇人科》里有述："调经专以理气补心脾为主，胎前专以清热补脾为主。"脾胃为后天之本、气血生化之源，脾胃虚弱，饮食减少，气血生化不足，则气虚血少，导致月经过少、月经后期、闭经。应调理脾胃，固守津液，使脾胃运作正常，则气血充足，月经按期而至。

万氏还认为"妇人经候不调有三：一曰脾虚，二曰冲任损伤，三曰脂痰凝塞"。冲为血海、十二经脉之海，任为阴海，冲任起于胞宫，如若冲任功能失调，则影响妇人的月经和带下。冲任与脾胃也联系紧密，脾胃受损、脾气虚弱，虚则致冲任不固，经血无以制约，导致月经过多、崩漏、经间期出血等疾病。

（2）妊娠病重在安胎与祛邪并举　对于妊娠病来说，万氏认为安胎和祛邪同样重要。从安胎方面来说，首先应根据当地的气候和风土人情来养胎，使孕妇和胎儿顺应其中；其次要节制房事、调畅饮食起居和情志、行医用药也需谨慎。其中孕妇尤其应注意饮食忌口，少食生冷肥甘之物，避免伤及脾胃，影响胎儿，如《万氏妇人科》所云"脾胃受伤，胎则易堕；寒热交杂，子亦多疾"、"脾胃素弱，不能管束其胎，气血素衰，不能滋养其胎"。此外万氏还总结了安佚、奉养、淫欲、忧疑、软弱、仓皇、虚乏 7 个难产的原因。

从祛邪方面来说，胎前治法以健脾、清热、养血为主，健脾善用白术，清热独取黄芩，两者合为安胎之圣药；养血推用当归。万氏在治疗妊娠病的时候多用平和之品，达到祛邪不伤胎气的效果。

（3）产后病重在补虚与化瘀共行　产后的特点为多虚多瘀，《万氏妇人科》产后病篇以本虚标实为核心病机，以气血为重点。生产时失血过多，气血亏损，此为本虚；而产后气虚致败血未排净或产程过长使瘀血滞于体内，此为标实。首选益气补血活血之品，同时注重补益后天之源。万氏提出产后败血存内，侵犯脏腑经脉，败血致病，变化多端，发病部位广泛，创新性运用卷荷散、小蓟汤等；同时深谙治未病思想，注重疾病的预防及传变，巧妙运用辛散之品治之。在产后病的药物配伍方面，万氏根据产后体质偏颇，重视药物性味搭配平衡，重视甘味之品运用；同时在治法上，不拘泥于内治法，巧妙结合外治法，以增疗效，为现代产后疾病的预防、体质辨识、治疗等提供了思路。

5. 对妇科学发展的贡献和意义

（1）重视优生优育　万氏对妇产科从种子到胎养胎教、产后整个生育过程有着系统的见解，对现代妇产科这些方面的治疗有着十分重要的指导意义。"男子三十而后娶，女子二十而后嫁"，万氏认为受孕需要在男女双方的身体和生殖能力健康的状态下完成，同时男子要清心寡欲，女子要忍性戒怒，保持精血充足。

胎养胎教在妇女妊娠期间很重要，对于胎儿的保护及分娩的正常进行有着重要的作用。《万氏妇人科 · 胎前章》中有"妇人受胎之后，所当戒者，曰房事，曰饮食，曰七情，曰起居，曰禁忌，曰医药。须预先调养，不可少犯，以致伤胎难产，且子多疾，悔之无及"。万氏认为妇女在怀孕后多方面都需要注意，才能心情平和，气血充足，胎元稳固。

产后的调理也必不可少，产后妇女气血虚弱，补虚是主要调理方法，再根据瘀、滞或其他兼证加以治疗，所谓"其有他疾，以末治之"。

（2）辨证施治有独特见解　《万氏女科》一书详细记述了月经、胎前和产后、哺乳等方面妇产科疾病的辨证施治，万氏在这些妇科疾病的用药上有独特的见解，他在总结前人的基础上，吸收各家之长，又不拘于古人，而有所创新，强调辨因辨证论治。其家传的妇科经验方至今仍广泛用于临床，对中医妇科学的发展有着重要影响，值得后人效法，为现代妇产科的用药提供了思路指导。

对于月经病提出"调经专以补心脾为主"，崩漏病的治疗也有"初止血、次清热、后补其虚"的治法，与后世常用的"塞流、澄源、复旧"有异曲同工之妙。对于妊娠病提出"胎前专以清热补脾为主"，且用药小心谨慎，多用性味平和的药物，以防伤及胎元。产后病提出"大补气血兼以行滞为主"的治疗原则。

万氏还创造了一些妇科经典方剂，如卷荷散，用于产后败血未尽，乍寒乍热，小腹刺痛；补阴丸，用于一月而经再行；安胎和气饮，用于跌仆触动，胎动不安；调经种玉汤，用于治疗妇人无子等。

（李云君）

四、《女科证治准绳》

1. 成书年代

《女科证治准绳》为《六科证治准绳》之一，简称《女科准绳》，成书于明代万历三十年（1602 年）。

2. 作者简介

著者王肯堂（1549—1613 年），字宇泰，号损庵、念西居士，江苏金坛人，出生于官宦之家。自幼好学不倦，博览群书。万历十七年（1589 年）考中进士，授翰林院检讨，后为备员史官。万历二十年（1592 年）引疾归里。年少时涉猎医术，罢官后精研医理，深造有得。博集医书，结合长期临证心得，历时 11 年编成《证治准绳》44 卷，博涉古今，内容丰富。王肯堂治学严谨，著书立说，医术精湛，闻名于世，且医德高尚，对病家不分贵贱贫富，一心救治，对一些束手无策的重病患者，凡来求诊者无不立应，毫无厌烦之心。在他的医书中还专门写了"医家五戒"、"医家十要"，为从医者制订了行医守则。强调习医的目的是济世救人，而非为了一己私利，认为"欲济世而习医则是，欲谋利而习医则非。我若有疾，望医之救我者何如？我之父母孙小有疾，望医之相救者何如？易地而观，则利心自淡矣。利心淡，仁心现。仁心现，斯畏心生，倡导仁爱，行医济世"。

3. 内容概要

《女科证治准绳》凡 5 卷，分调经、杂病、胎前、产后 4 个门类。其中卷一为治法通论与调经门，包括经候总论、经闭、血崩、赤白带下、白浊白淫；卷二、卷三为杂症门，载有虚劳、客热、寒热等 54 种病证；卷四为胎前门，分述求子、候胎、胎产大法、逐月养胎法、临产坐草法、催生法、下死胎法，并载有恶阻、胎动不安等 44 种病证；卷五为产后门，包括产后将调法、产后通用方 13 首以及胞衣不下、血晕等 55 种病证。

4. 学术思想特点

（1）博采众长，门类清晰 该书博采众家之所长，不拘门户之偏。以《妇人大全良方》为蓝本，广集《内经》、《金匮要略》、《针灸甲乙经》、《备急千金要方》、《经效产宝》、《丹溪心法》等数十种书目，泛收张从正、李杲、陈自明、朱震亨、王海藏、戴思恭、薛己、万全等医家有关妇产科理论和论治方药，突出陈自明、薛己的学术思想。"存陈氏之旧而删其偏驳"，"至薛氏之说则尽收之，取其以养正为主，且简而易守"。虽集历代医家之成而作，但并非单纯收录前人文书，而是结合自身实践，尽删前人迷信、偏颇之处，归纳提炼病证核心。将女科经、带、胎、产、杂病分门别类进行论述，每个病证有论有方，且注明出处，采录资料丰富，论述翔实，治法完备，用药遣方实用，切合临床实际，后人读之一目了然。

（2）女科证治，重在气血 《灵枢·五音五味》云："妇人之生，有余于气，不足于血，以其数脱血也。"《女科证治准绳》亦立于气血，多处载有"妇人以血旺气衰为本"、"妇人平居，血欲常多，气欲常少”等论述，十分重视气血在女子生理病理中的作用，“以血为本，以气为用”，书中载：“妇人和平……和则血气均，平则阴阳不争”，“气血盛，阴阳和，则形体通”，“盖女人以气血为主，殊不知因气先不调，然后血脉不顺，即生诸证……血气和合，身体康健，血气不和，百病得生”。在《女科证治准绳》卷一治法通论中详细列举养血、抑气、理气、和血等基本处方在女子经、带、胎、产、杂病治疗的加减应用，对女子气血调养的重视可见一斑。

（3）详察形候，辨识本质　女子肾气盛，天癸至，任通冲盛，月事以时下，常以三旬一见，以像月盈则亏，不失其期，周而复始。书中强调月经正常与否与冲任气血、五脏功能有关，尤其突出心脾的作用。“东垣先生谓脾为生化之源，心统诸经之血，诚哉是言也。窃谓心脾平和，则经候如常，苟或七情内伤，六淫外侵，饮食失节，起居失宜，脾胃虚损，心火妄动，则月经不调矣”，指出月经不调者有月经前期、后期、来无定期；不通者有血滞、血枯，有兼痛者，有兼发热者；疼痛者有常时作痛，有经前经后作痛；发热者有常时发热、有经行发热等。辨月经病时宜详察形候，辨经色、经质，观经量之多少，察期之或前或后及伴随症状，以此分清寒热虚实。月经先期者为血热，经色紫者为热甚，紫黑有块为热更甚；月经后期者为血虚，色淡者为血虚更甚；或先或后而色淡；稠黏者为痰；或止或来无定期者为气血不调；或一月两至或数日一至者为气虚血热；或经后数日而不止者为血海滑脱，火邪内动；或既止而隔三四日复见微血者，是旧血未尽为新血所催而复出也。在治疗上，“当和血气，平阴阳，斯为福也”。全书在妇科疾病诊治中均抓住女子的生理病理特点和本质，辨病辨证论治。

（4）施治精当，用药严谨　王氏强调治病必求于本，处方用药寒温攻补无所偏倚。广纳方药、针、灸等不同治法，并详细标注女子经产之治疗禁忌。认为“药性寒热，病证虚实，不可不察也”、“不分四时之寒热，不分血气之虚实……是误也”。所载处方常根据时令气候、地域环境、体质年龄等灵活变通。如临证使用四物汤，可“春倍川芎，夏倍芍药，秋倍地黄，冬倍当归”。甚至记载有一日两方之法，如“一妇人因劳衄血……因脾气下陷而血从之……朝用补中益气，夕用加味归脾而愈”，认为朝为阳长阴消，此时顺应阳气升散服用补中益气汤升阳举陷，夕则阴气渐长，此时应无扰乎阳，予归脾汤养血健脾，应时而治。如此施治要领，均体现了中医的整体观。

（5）重视调护，详列宜忌　王氏注重女子生理，应调护得当，顾护气血。求子成胎，重在人和。男子以养精为要，不妄用精；女子经调，恬适生活，不寒不热，房事有度，交媾于真机的候，天时人和皆备，则天下之男无不父，女无不母矣。书中还详细标注女子经产之治疗禁忌。于卷一经候总论提出“凡经行之际，禁用苦寒、辛散之药，饮食亦然”；于卷四胎产大法指出胎产病施治“无犯胃气及上三焦，谓之三禁，不可汗，不可下，不可利小便”，并提出“食忌、药忌、起居忌”，列举女子孕后所忌之食品、药物及起居事宜和调护。在卷四胎前门中单列逐月养胎法，以妊娠十月脉养理论为基础，记载女子妊娠生理、调养及证治，并补充完善针灸禁忌。这些内容对妇人经期、求子、妊娠及产后期间的调养都具有重要意义。

5. 对妇科学发展的贡献和意义

（1）资料丰富，广罗诸家　《女科证治准绳》是一部资料丰富的妇科著作。该书广罗诸家，赅博精粹，编纂严谨，视角全面，论述客观，内容丰富。集明代以前妇产科医学之大成，对中医妇科学的发展起到承前启后的作用，是宝贵的医学遗产，具有中医妇科古籍文献研究价值。

（2）病种广泛，详而有要　该书集明代以前女子经、带、胎、产、杂病临床证治。收集病种广泛，分门别类，详而有要。每一病证均先综述历代医家经典，后述己见。重视辨证论治，强调参验脉证，辨别异同。主张依证立法，依法立方，寒热攻补，无所偏主。每一病证收载大量验方、针灸之法，入微分析，切于临证灵活应用。对于当代中医妇科的诊疗思路、临床实践具有一定指导意义，是中医妇科临床工作的重要参考书。

（林　洁）

五、《景岳全书·妇人规》

1. 成书年代

《景岳全书·妇人规》初刊于明代天启四年（1624 年）。

2. 作者简介

张介宾（1563—1640 年）为明代著名医家，字会卿（又作惠卿），号景岳，别号通一子，山阴会稽县（今浙江绍兴）人。幼禀明慧，读书不屑章句，于经史百家无不博览，通易理、天文、兵法之学，尤精于医学。晚年编撰成《景岳全书》64 卷，100 余万字，包括内科、外科、妇科、儿科、药物、方剂、脉学诊断等各方面，内容十分丰富。其中有《妇人规》二卷，《妇人规古方》一卷。张介宾治学严谨，能师古而不泥古，辨疑而不苟，既善于继承，又勇于创新，并重视理论联系实践，对医学发展作出了很大贡献。

3. 内容概要

《妇人规》为《景岳全书》中之妇科专篇，分为总论以及经脉、胎孕、产育、产后、带浊梦遗、乳病、子嗣、癥瘕、前阴九类，每类再分列因、证、脉、治、方药等，先阐述理论，后辨证立方。内容较为完备，既有理论，又按病证分门别类，并附方药。广引各家之说，亦不乏作者的独到见解。该书是一部既有继承又有发展，且较为系统的妇科专著。

4. 学术思想特点

（1）妇科重在调经，调经重在脾肾　《妇人规·经脉诸脏病因》云："女子以血为主，血旺则经调而子嗣，身体之盛衰，无不肇端于此。故治妇人之病当以经血为先。"认为女子属阴，以血为根本，女子月经由血构成，而月经正常乃女子胎孕、哺乳等生理功能正常发挥的前提与基础。故治疗妇人诸病应以治血为先，以调经为重点。"调经之要，贵在补脾胃以资血之源，养肾气以安血之室"（《妇人规·经不调》）。脾胃为气血生化之源，肾藏精，化生天癸。两者共同为月经来潮提供物质基础，故调经治法上多用补肾健脾之法。

（2）诊病须察经带，辨证先分虚实　张介宾诊治妇科病证，尤其是月经病，除脉证以外，强调辨经色以分辨寒、热、虚、实，并特别指出紫红与紫黑之辨。《妇人规·经脉类·辨经色》云："盖紫与黑相近，今人但见紫色之血，不分虚实，便谓内热之甚，不知紫赤鲜红浓而成片成条者，是皆新血妄行，多由内热。紫而兼黑，或散或薄，沉黑色败者，多以真气内损，必属虚寒。由此而甚，则或如屋漏水，或如腐败之宿血，是皆紫黑之变象也。此肝脾大损，阳气大陷之证。"对月经病的辨证具有较大的参考价值。对于带下病的诊治，指出带下与淫浊的辨别要点："盖带下出于胞宫，精之余也；淫浊出于膀胱，水之浊也。"在当时封建礼教的束缚下，对妇女患者进行四诊尚有许多障碍，了解病情亦非易事，但张介宾仍注意到妇女经、带的变化，辨析如此详细，实属不易。

（3）论治须重辨证，治法不可拘泥　张介宾对妇产科疾病的诊疗强调随证、随人论治，不能一概而论、一成不变。他在《妇人规·安胎》中指出："盖胎气不安，必有所因，或虚或实，或寒或热，皆能为胎气之病，去其所病，便是安胎之法。故安胎之方不可执，亦不可泥其月数，但当随证随经，因其病而药之，乃为至善。"治法用药则"宜凉则凉，宜补则补，惟以安之、固之为主"，又说："若谓白术、黄芩乃安胎之圣药，执而用之，鲜有不误矣"，指出"凡产后气血俱去，诚多虚证。然有虚者，有不虚者，有全实者。凡此三者，但当随证随人，辨其虚实，以常法治疗，不得执有成心，概行大补，以致助邪"（《妇人规·产后类·论产后大补气血》），可见即使是产后病，亦非舍弃辨证概行温补，应遵循辨证论治的原则。

（4）药力精专简便，古方通权灵变　张介宾注重阴阳的平衡和气血的和调，善用调补阴阳之剂。处方用药，讲求"精专"，认为："施治之要，必须精一不杂，斯为至善。"《妇人规》共 2 卷，收载方剂 263 首，其中有 82 首新方是其创制，如滋养肾阴的左归饮、左归丸，温补肾阳的右归饮、右归丸，补益元阳的大补元煎，升举阳气的举元煎，滋阴清热的保阴煎、一阴煎和加减一阴煎，滋肾固冲的固阴煎，补肾养血的大营煎，补肾益气血的毓麟珠，益气养血、固冲安胎的胎元饮等，均记载于《景岳全书·新方八阵》中。药力精专，简便兼验，沿用至今。其组方中善用人参、熟地黄。他在《景岳全书·本草正》中说："人参有健运之功，熟地禀静顺之德。一阴一阳，相为表里；一形一气，互主生成。性味中和，无逾于此。"在其创制的许多方剂中，均以人参、熟地黄相配，如大补元煎、毓麟珠、胎元饮等。

（5）倡导孕产保健，反对封建迷信　张介宾反对早婚，注重房室、药食、产育等方面的养生保健。他在《妇人规·胎孕类》提出"妊娠寡欲"，认为"多动欲火，盗泄阴精，则藩篱由不固而伤，血气由不聚而乱，子女由元亏而夭，而阴分之病，亦无不由此而百生矣"，"凡胎元之强弱，产育之难易及产后崩淋经脉之病，无不悉由乎此"。指出"产妇临盆，必须听其自然，弗宜催逼，安其神志，勿使惊慌"，"临产房中不宜多人喧嚷惊慌，宜闭户，静以待生"，"产妇初觉欲生，便须惜力调养，不可用力妄施"。这些观点，从心理、生理的角度提出产妇在分娩过程中应遵循的原则和养生保健的方法，具有临床指导意义。在《妇人规·产育类》中亦指出："妊娠将产不可占卜问神。"认为神棍妄言凶险，使产妇产生疑惧、忧虑，反而导致难产，这是难能可贵的科学精神。

5. 对妇科学发展的贡献和意义

在明代医家中，张介宾中医理论造诣深厚，著述丰富。在临证方面重视调补脾肾、平衡阴阳，善用温补之剂。其妇科专著《景岳全书·妇人规》内容全面而系统，立论允当，切合实际，有临床实用价值。

（林　洁）

六、《傅青主女科》

1. 成书年代

《傅青主女科》是一部颇具临床价值的妇产科专著，成书于清康熙十二年（1673 年），又名《女科》、《傅氏女科》、《女科摘要》、《女科仙方》，是中医临床、教学、科研工作者必读的中医古籍之一，是中医妇产科学中极具影响、不可或缺的重要参考文献。

2. 作者简介

《傅青主女科》作者傅山（1607—1684 年），明末清初著名文人兼医家，山西太原府阳曲县（今太原）人，字青竹，后改字青主，别号颇多，公它、公之它、啬庐、石道人、朱衣道人、侨黄、侨松等。世出官宦书香之家，家学渊源，博涉经史百家，德才兼蓄，医儒皆精，于诗、文、书、画诸方面，皆善学妙用，造诣精深，于医学研究上，成就巨大，尤精于妇科。其一生著述颇丰，传世医著有《傅青主女科》、《傅青主男科》、《傅青主先生秘传小儿科方论》等。

3. 内容概要

《傅青主女科》全书二卷，上卷分带下、血崩、鬼胎、调经、种子 5 门，每门分若干证候，计 38 条、39 病证、41 方；下卷分妊娠、小产、难产、正产、产后 5 门，共 39 条、41 病证、42 方。附《产后编》二卷，上卷载产后总论、产前后方症宜忌、产后诸症治疗等；下卷载误破尿胞、淋、便数、泻、痢、呕逆、咳嗽、水肿、小腹痛、腰痛、阴痛、恶露等证；另附补集。该书总结了其在妇科方面的成就，为中医妇科学的发展作出了巨大贡献。

4. 学术思想特点

（1）注重补肾调肝　傅氏对妇科疾病的治疗尤重肝肾的作用。傅氏认为肝肾系母子关系、子母关切，二脏气机之间、肾精肝血之间常互相影响。这种思想贯穿在月经及胎产等诸多妇科疾病的治疗中。如《种子·身瘦不孕》曰："妇人有瘦怯身躯，久不孕育……谁知血虚之故乎。或谓血藏于肝，精涵于肾，交感乃泄肾之精，与血虚何与？殊不知肝气不开，则精不能泄，精既泄，则肝气亦不能舒。”明确指出肝肾同源，精血互生，若肝气郁结，郁而化火，加之瘦人本多火，耗伤肾精，肾水肝木不能相互滋养，可形成精血不足证。治当大补肾水而平肝，创立养精种玉汤；又如《调经·经水先后无定期》曰：“妇女有经来断续，或前或后无定期，人以为气血之虚也，谁知是肝气之郁结乎。夫经水出诸于肾，而肝为肾之子，肝郁则肾亦郁矣。”傅山认为女子经行愆期为肝气郁结所致，然肝肾同源，肝气郁结亦可导致肾气郁结。治宜疏肝之郁、开肾之郁，创制定经汤。又如《产后·产后四肢浮肿》曰：“产后四肢浮肿，寒热往来，气喘咳嗽，胸膈不利，口吐酸水，两胁疼痛。人皆曰败血流于经络，渗于四肢，以致气逆也。谁知是肝肾两虚，阴不得出之阳乎。”认为妇人产后气血虚弱，肾精亏虚，不能滋养肝脉，肝火上冲犯肺，致咳嗽气喘；肝火下克脾土，土不制水，致四肢浮肿。以“宜补血以养肝，补精以生血”之法，创制转气汤。

（2）双补脾肾，阴阳调和 肾为先天之本，脾为后天之本，先后天相互资生、相互促进。傅氏注重脾肾在女性正常生理活动中起到的重要作用，倡导脾肾同治。如《调经·经水数月一行》曰：“妇人有数月一行者，每以为常，亦无或先或后之异，亦无或多或少之殊。人莫不以为异，而不知非异也。盖无病之人，气血两不亏耳。夫气血既不亏损，何以数月而一行经也？”傅山认为此与脾肾亏虚有关。脾为气血生化之源，肾藏精而化生气血，精气血不足，则胞脉失养，经水不通。治以健脾益肾，创制助仙丹，健脾补肾，兼以疏导，使经水不失其常。又如《种子·妇人胸满不思食不孕》载：“妇女有饮食少思，胸膈满闷，终日倦怠思睡，一经房事，呻吟不已。人以为脾胃之气虚也，谁知是肾气不足乎。”傅山指出妇人胸满少食不孕，倦怠思睡，乃脾肾亏损所致。脾为后天之本，肾为先天之本。后天之本非先天之气不能化生，先天之本非后天之气不能滋养。治以补肾气为主，兼补脾胃，创立并提汤，双补脾肾，使阴阳调和。

（3）水火既济，注重心肾调理 “胞脉属心而络于胞中”，傅山提出胞宫是心肾相交的场所，肾为女性生殖胞宫轴的枢纽，在补肾的基础上，注重心肾的调理。如《不孕·下部冰冷不孕》曰：“妇人有下身冰冷，非火不暖，交感之际，阴中绝无温热之气，人以为天分之薄也，谁知是胞胎寒之极乎！”心为君火，肾为相火，胞宫主月经和孕育胎儿，居于心肾之间，心肾相交、水火既济以调节脏腑功能、促进血脉运行，心肾虚衰，胞宫失于温煦而致宫寒不孕。“故治胞胎者，必须补心肾二火而后可”，创制温胞饮，使心肾之火煦蒸胞宫，则胞胎之寒自散，胞脉通，胎孕有期；又如《调经·经前大便下血》曰：“妇人有行经之前一日大便先出血者，人以为血崩之症，谁知是经流于大肠乎……胞胎之系，上通心而下通肾，心肾不交，则胞胎之血无所归，而心肾二经之气不来照摄，听其自便，所以血不走小肠而走大肠也。”故必大补其心与肾，使心肾之气交，胞胎之气自不散，大肠之血自不妄行，则经自顺。创制顺经两安汤，使大肠血止而经从前行，和血调经，交通心肾。

（4）注重带脉 《傅青主女科》“带脉致病”的理论贯穿于多个篇章中，傅氏认为带脉有病可继而引发诸多妇科疾病，并提出其对带脉失调所致妇科病的独到认识。如《妊娠·妊娠少腹疼》曰：“妊娠小腹作疼，胎动不安，如有下堕之状。人只知带脉无力也，谁知是脾肾之亏乎。夫胞胎虽系于带脉，而带脉实关于脾肾。脾肾亏损，则带脉无力，胞胎即无以胜任矣。”傅山认为带脉与脾肾相关。脾肾亏虚而带脉无力所致胎动不安，应治以脾肾双补，方用安奠二天汤。“补先后二天之脾与肾，正所以固胞胎之气与血”，脾肾健固，则能充养带脉，带脉有力，则能维系胞胎。又如《产后·产后肉线出》曰：“妇人有产后水道中出肉线一条，长二三尺，动之则疼痛欲绝。人以为胞胎之下坠也，谁知是带脉之虚脱乎。”傅山指出产后失血过多，任督失养，带脉亦随之崩坠，不能升举脏器，导致产后脏器脱垂。治以补益任督而升举带脉，创制两收汤。“任督得腰脐之助，带脉亦得任、督之力而收矣”。又如《带下·白带下》曰：“夫带下俱是湿症。而以带名者，因带脉不能约束，而有此病，故以名之。”傅山认为带下病的关键病机为“带脉失约”，并指出脾失健运，内生湿邪，湿气下注，侵及带脉，则令带脉失其约束。而脾失健运又多由肝气郁结，肝木克伐脾土所致。治以“大补脾胃之气，稍佐以舒肝之品”，创制完带汤，补益脾气，则湿气不生，带脉自固。

5. 对妇科学发展的贡献和意义

（1）注重脏腑、气血、经络理论，发前人之未逮　傅氏在理论上，注重对经典学说的继承和发扬，尝以脏腑、气血、经络理论指导辨证治疗。如其重视五行学说在脏腑之间的应用，强调脏腑之间的相互协调是以五行的模式，通过生克制化而完成的。可以通过这种制化关系，调理某脏的有余或不足，如"用芍药以平肝，则肝气得舒，肝气舒自不克脾土，脾不受克则脾土自旺，是平肝正所以扶脾耳。"又强调五脏安和，气血条达，冲任通畅，督带强健，是妇女经、孕、产、乳的生理基础，任何一方失调，都会导致妇产科疾病的发生。

傅氏师古而不泥古，尝发前人所未发。书中对每证的论述，先陈前人之说，后抒自己之见，且多举一反三，加经论析。如对带下的论述"夫带下俱是湿症"，为后世治疗带下提供了重要指导；对经水过多一症，提出"血虚而不归经"的观点，指出"血归于经，虽旺而经亦不多；血不归经，虽衰而经亦不少"，不落前人窠臼。

（2）重视肝脾肾，善调补气血，寓祛邪于扶正之中　傅氏重视脏腑、气血辨证，对每个病证均有精辟之见，证候剖析详尽。辨证以肝、脾、肾立论，治疗重精气血同补。傅氏认为"气乃血之卫，血赖气以固，气虚则血无凭依"。妇女以经血为本，"女科调经尤难，盖经调则无病，不调则百病丛生"。五脏之中，最重肝、脾、肾三脏，"夫经本于肾，而其流五脏六腑之血皆归之"，肾之盛衰对妇科疾病的调治具有决定性作用；肝属木而藏血，主疏泄，精血互化，保证了妇女以血为根本的物质基础；脾为后天，与先天之肾相互为用，"脾非先天之气不能化，肾非后天之气不能生"。傅氏把肝失疏泄不能藏血调血、脾失健运不能生血摄血、肾虚精亏不能化气司生殖等作为三脏的主要病机，故辨证治疗上每多围绕肝、脾、肾，从虚立论，倡用补法，即或祛邪，亦每寓扶正之中。

（3）倡方证对应，创制效方，用药纯和而精当　《傅青主女科》重视古方，但又不拘泥于古文，根据病证灵活选用或创制新方，制方严谨，用药纯和，切实可用；用药多以扶正，或扶正祛邪为主，对伤精损血之药谨慎用之。

傅氏讲求方证对应，所创新方契合病机，用药精妙。如补气以养血、以无形固有形、补中寓收敛之功的固本止崩汤治疗血崩；大补脾胃之气、稍佐疏肝之品、俟脾气健则湿自消而无白带之患的完带汤治疗带下；产后忌大寒大热、妄补妄泻，而以温化立方，旨在使瘀祛新生、寒散痛止的生化汤加减治疗产后诸证等。书中清经散、调肝汤、两地汤、健固汤、开郁种玉汤、养精种玉汤、安奠二天汤等方至今为临床广泛使用。重制方之法度，药量配合精巧，药物炮制得当，全书方剂几乎均有药物炮制要求，这对方剂配伍、中药炮制和制剂研究不无启示作用。

《傅青主女科》以其独树一帜的学术思想，辨识精当的辨证思路，独见新义且疗效卓著的制方用药，对中医临床特别是中医妇产科临床具有重要的指导意义。

（杜小利）

七、《医宗金鉴·妇科心法要诀》

1. 成书年代

《医宗金鉴》成书于乾隆七年（1742年），由乾隆皇帝钦定书名，由宫廷的书籍出版机构武英殿监造出版，在全国推广，影响巨大。乾隆四年（1739年），御医吴谦得到皇帝的谕旨，要求"该修医书，以正医学"。总修官是太医院院判吴谦和刘裕铎，又遴选了精通医学、兼通文理的纂修官及副纂修官26人，并配备了校阅、收掌、誊录等官员数十名，组成强大的编写班子，使全书的质量有了人力和财力方面的保证。1749年《医宗金鉴》被定为太医院医学教育的教科书，该书是近200多年来影响最大的国家医学教材，是学习中医重要的案头之作。

2. 作者简介

吴谦，字六吉，清代著名医家，安徽歙县人氏，清朝乾隆年间，吴谦为宫廷御医，1736年以后任太医院院判。其博学多才，临床经验丰富，德艺双馨，与张璐、喻昌并称为清初三大名医。

3. 内容概要

《医宗金鉴》全书共90卷，15种子书，内容各不相同，包含“一论二要旨，两注十要诀”，一论即《删补名医方论》，二要旨包括《幼科种痘心法要旨》、《正骨心法要旨》，两注包括《伤寒论注》《金匮要略注》，十要诀涉及临床内科、外科、妇科、儿科、针灸科。

《医宗金鉴·妇科心法要诀》为全书44～49卷，共5卷，分别记载了调经门、崩漏门、带下门、嗣育门、胎前诸证门、生育门、产后门、乳证门、杂证门九部分，以此数证详加探讨，集数十种女科专著之精华，以经、带、胎、产为序，各类妇科疾病均得以纲举目张。

4. 学术思想特点

（1）强调三因致病 《妇科心法要诀》病因强调三因所伤，三因是指外因、内因、不内外因。三因病邪致病特点是指邪伏冲任二脉，影响冲任二脉正常生理活动，因而产生经、带、胎、产诸方面的疾病。如外因六淫之邪，在经行或产后乘其虚，或乘气血流注之势而犯之，血海受邪则不宁，对经血之行止多寡皆有影响；内因七情所伤是指在经行或产后若逢情志不遂，则气机逆乱，血气失和，致生月经或产后及其他杂病；不内外因是指产多、乳众则成血枯，合之非道或多淫则液竭，饮食劳倦损伤脾胃，无以生血，虚则诸病生焉。故冲任二脉，因邪犯之而失调，因不足而功能失常，是妇科疾病发生、传变之特殊渠道。

（2）重视辨证施治 《妇科心法要诀》对妇科每类病证皆予以具体病机分析，辨证而后施治，出示方药，皆为临床确有效验者，后世医者多遵循。

如在调经门中月经先期证治，根据不同症情，详分热而实、热而虚、血多无热、血多因热、血多有块、血少浅淡、血赤涩少7个类型，方用芩连四物、地骨皮饮、胶艾四物汤、芩术四物汤、桃红四物汤、当归补血汤、圣愈汤对应之。

在经闭门中，分为血滞经闭、血亏经闭和血枯经闭。如血枯血亏经闭，“二阳之病发心脾，不月有不得隐曲”，二阳者，阳明胃也，女子有隐曲不得之情，则心脾气郁不舒，以致二阳胃病，饮食日少，血无以生；气郁而生热，胃热甚则灼其血，血海干枯，则月事不行。治则不补血而先清泄胃热以治其血枯之因，故以玉烛散泻其胃热，则经血自行。而若兼有其他病因，房劳伤肾宜用六味地黄丸，乳众血枯宜用十全大补汤等。

在崩漏门中，其治不离乎养血止血。如属热多者，宜用知柏四物汤清之，热少者，宜用荆芩四物汤和之；怒伤肝者，宜用逍遥散加炒香附、青皮平之；若漏血涩少，属血滞者，宜用四物汤加香附、桃仁、红花破之；若崩血初起胀痛，属瘀凝，宜用琥珀散攻之；若因思虑伤脾，宜用归脾汤补之；崩漏日久，气血已亏，冲任损伤者，宜用八珍汤、十全大补汤、人参养荣汤，补其损伤；崩血、漏血致失血过多者，宜用胶艾四物汤补之；若崩血补之仍然不止者，当防滑脱，用地榆一两，醋煎，露一宿，次早温服立止，止后随证治之，名地榆苦酒煎。

在带下门中，五色带下，皆湿热所化，宜用清白散。带下因六淫之邪入于胞中者，宜吴茱萸汤。若色赤、色黄而浊黏者，热也。若色白、色黑而清稀者，虚寒也。色白者，宜补中益气汤；色黑者，用六味地黄汤；色黄而淡者，宜四君子汤，或加味归脾汤，分证调治可也。

（3）调经尤重调气血 《妇科心法要诀》强调血之流动顺畅与否，皆依靠气的运行功能，主张以调理气血为调经的主线，并贯穿于月经病诊治的始终。如经行腹痛的证治，经前腹胀痛，为血气凝滞，若胀过于痛，是气滞其血，若痛过于胀，是血凝碍气。经前腹痛，属气滞血瘀；经后疼痛，属气血虚弱。治疗当以调气血为先，然后“虚者补之，瘀者通之”。在对“经闭”的论治中，无论是气血凝滞，还是脾胃损伤致气血生化无源而血亏，抑或产多乳众等气血损耗过多而血枯，在治疗上均以调补气血为重点。

在调经证治中列出“补养元气通用之方”的四君子汤，“妇人经产一切血病通用之方”的四物汤，以及以此二方为基础加减衍化而来的四君子系列方、四物系列方，气血双补的八珍汤、十全大补汤等，均以调补气血为基础，随证加减变化。

（4）杂证重视内病外治　吴氏杂证有热入血室、梦交、梅核气、癥积等。其辨证不离肝、脾、肾，且治法多结合外治。如阴肿坠痛，证属肝胆湿热下注，方用龙胆泻肝汤，若因中气素虚，下陷重坠者，方用补中益气汤，外治用蕲艾、防风、大戟煎汤熏洗，更以枳实、陈皮二味为末，炒热腾之，其肿自消而痛自定。又如阴中痛，痛极手足不能舒，由郁热损伤肝脾，湿热下注所致，宜服逍遥散加牡丹皮、栀子，外以四物汤料合乳香捣饼，纳阴中，其痛即定。阴痔之治，内服逍遥散、补中益气汤、归脾汤，外治用乌头烧灰存性，酽醋熬熏。阴冷之治，内服桂附地黄丸，外以远志、干姜、蛇床子、吴茱萸研细，绵裹纳阴中。

5. 对妇科学发展的贡献和意义

（1）遵循经典，博采诸家之长　《妇科心法要诀》在遵循经典理论的前提下，以“理求精当，不尚奇邪”为原则，旁参诸家，博采诸家之长，反复斟酌、去粗取精，不拘泥于一家之言，但求实用效显。如在论述血滞经闭的病因病机时，《妇科心法要诀》进一步阐发了《内经》“石瘕生于胞中，寒气克于子门”之论，认为寒气客于下，故病血瘕，状如怀子，致经闭不行。再则，热气攻于上焦，胁迫于肺，心气不得下通，故月事不来，此《内经》所谓“胞脉闭也”。

对妇人经断复来的认识，总结诸家之论，经断复来不外乎常态与病态两端。“妇人七七天癸竭，不断无疾血有余”，若妇人处于七七天癸竭绝之年，经水当断而不断，则属许叔微“血有余”之论，属常态，此种情况不可用药止之，但强调作“血有余”之定论，必以“不见他证”为前提，较之前者更为严谨。

（2）汇诸家要旨，详辨病名　《妇科心法要诀》对妇科疾病的病名论治十分详尽。在前人论述之基础上，汇历代诸家之要旨，继承中更有发挥，对病名进行反复斟酌与辨析，作了中肯之订正。

如崩漏，即崩中与漏下，崩中之名首见于《素问·阴阳别论》，“阴虚阳搏谓之崩”，并以脉法论血崩。漏下之名首载于《金匮要略》，“妇人宿有癥病，经断未及三月，而漏下不止”。吴谦基于前人论述之基础，专设崩漏一门，在《妇科心法要诀·崩漏门》总括中详分崩与漏，“淋漓不止名为经漏，经血忽然大下不止名为经崩”，从出血量区分崩与漏，可谓简单明了，后人论著常引用其文。

妊娠肿胀，《金匮要略》称妇人有“水气”，《妇人大全良方》称“胎水肿满”，《广嗣纪要》称“子肿”，《经效产宝》称“子气”，《济阴纲目》称“子满”，陈无择等又称之为“皱脚”、“脆脚”。《妇科心法要诀》汇述之：“头面遍身浮肿，小水短少者，属水气为病，故名曰子肿；自膝至足肿，小水长者，属湿气为病，故名曰子气；遍身俱肿，腹胀而喘，在六七个月时者，名曰子满；但两脚肿而肤浓者属湿，名曰皱脚；皮薄者属水，名曰脆脚。”

辨小产、堕胎诸病，“五、七月已成形象者名为小产，三月未成形象者谓之堕胎，数数堕胎则谓之滑胎”。于前人论述之基础上，反复斟酌而辨析之，切合实用。

（3）新创良方，实用效显　《妇科心法要诀》创制了许多著名的有效方剂，尤为突出的是，善创四物汤加减方以治妇科疾病，认为“四物汤，乃妇人经产一切血病通用之方”，著名的有桃红四物汤、芩术四物汤、芩连四物汤、胶艾四物汤、姜芩四物汤、桂枝四物汤、麻黄四物汤、柴胡四物汤等。如桃红四物汤功能养血调经，主治血瘀兼血虚的月经不调、痛经、崩漏等病证，《中医学基础》将其列入主治血瘀兼血虚证之代表方。王清任深受《妇科心法要诀》之影响，在该方基础上加减衍化，又创立了补阳还五汤、血府逐瘀汤、膈下逐瘀汤、身痛逐瘀汤等活血化瘀名方，至今仍广泛运用于临床。

（4）倡导晚婚晚育及优生胎教　《妇科心法要诀·嗣育门·男女完实》中载：“男子十六而精通，必待三十而娶，女子十四而天癸至，必待二十而嫁，皆欲阴阳完实。”完实者，阳精阴血发育完善而充盈之谓。又道："所育之子必坚壮多寿。"早婚早育则不然，吴氏谓："今未笄之女，天癸始至，已近男色，则阴气早泻，未完而伤，未实而动，所以虽交而不孕，孕而不育，育而其子必脆弱不寿也。"直言早婚早育弊端，倡导晚婚育，因而有积极的现实意义。

《妇科心法要诀·嗣育门·种子时候》对受精怀孕最佳环境和时机的选择，明确指出："交接女子，必乘其时，不可失之早迟。盖妇人一月经行一度之后，必有一日絪蕴之时，气蒸而热，如醉如痴，有欲交接不可忍之状，乃天然节候，是成胎生化之真机也。"丰富了性教育、生育学的内涵。

《妇科心法要诀·嗣育门·受孕分房静养》在孕后保健方面提出："分房静养，否则恐动相火，致生胎毒，谨戒饮食五味，使其脾胃调和，母之气血易生，子之形成必育；内调七情，外避风寒，起居安顺，不持重用力，不安逸多睡，不登高涉险，则母无病，子亦安矣。"至今不失为胎教之典范。

（杜小利）

八、《沈氏女科辑要》

1. 成书年代

《女科辑要》一名《沈氏女科辑要》，清代沈尧封辑，约成书于乾隆二十九年（1764 年），初刊于道光三十年（1850 年）。

2. 作者简介

沈尧封，一名尧峰，字又彭，浙江嘉善人，约生活在清代雍乾年间。少年习举子业，兼善占星、聚水之术。年过三十，以 3 次赴省闱功名不中，遂潜心医术。10 年后医术日精，医德日纯，在乡邑颇负医德医术盛名，于乾隆五年（1740 年）获两江总督德沛赠予"曾饮上池"旌匾。沈尧封一生除本书外，还著有《医经读》4 卷、《伤寒论读》1 卷及《治哮证读》、《治杂病读》、《诊视心编》，后 3 书未见刊刻问世。

3. 内容概要

本书原为稿本，共两卷，清代沈尧封辑，约成书于乾隆二十九年（1764 年），《女科辑要》初成书时只有寥寥 10 页，名《女科读》，后经沈尧封之婿王士雄按语，后学徐正杰补注，于道光三十年（1850 年）刊刻，始传于世，当时其书名为《女科辑要》，未冠沈氏二字。咸丰四年（1854 年），王士雄将此书编入《潜斋医学丛书八种》之中，始更名为《沈氏女科辑要》，并注名"半痴山人（即王孟英）参订"，自冠以沈氏二字后即有别于周代的《女科辑要》。民国时期张山雷笺疏之《沈氏女科辑要笺正》，乃在原刻本基础上适当改换编例，加入张氏读书笔记与临证心得，重新予以刊印。《沈氏女科辑要》是一部中医妇产科临床实用性专著。全书分上、下两卷，共 81 篇。书中主要介绍女科经、带、胎、产以及妊娠、产后杂病的证治与方药运用，每节收录历代医家的精湛论述，使理论出之有据，源流明晰，继之加按予以阐发。在按语中，除沈尧封外，尚有徐政杰、王孟英之高论。理论之后，附录医案和方药。所录医案皆为作者多年临证实践的记录，脉证俱详，说理精当，注重临床实践，较切于临床应用，可谓当前从事中医妇产医学工作者之必读书。

4. 学术思想特点

（1）注重历代医家于女科证治之论述 沈尧封所辑可谓妇产科常见之证，针对某些病证，他将《内经》所言与历代医家之论率先辑出，然后附于己意。如卷上"带下"中云："带下有主风冷入于脬络者，巢元方、孙思邈诸人是也；有主湿热者，刘河间、张洁古诸人是也；有主脾虚气虚者，赵养葵、薛立斋诸人是也；有主湿痰者，丹溪是也；有主脾肾虚者，张景岳是也；又有主木郁地中者，方约之、缪仲淳是也。"然后得出结论并谓之"白带即同白浊，赤带即同赤浊，此皆滑腻如精者。至若状如米泔或臭水不黏者，此乃脾家之物，气虚下陷使然。高年亦有患此，非精气之病，不可混治"，足见沈尧封对医术研究之审慎。

（2）立论述要，发前人之所未发 沈尧封集前贤妇科有关论说，与自己临证治验相印证，不拘成法，立足实践，所论皆"精当处勘透隐微，切中肯綮，多发前人所未发，实验彰彰，始觉轩爽豁目"（张山雷语）。沈氏对待前人的论述，采取师古而不泥古的态度。

1）在"辨男女胎"之各种脉象中说："内经妊娠脉数条，惟阴搏阳别尤为妙缔。素问诊法，上以候上，下以候下，气血聚于上则寸脉盛。气血聚于下则尺脉盛……胎系于肾，在身半以下，故见于尺脉。但人脉体不同有本大者，有本小者，即怀妊时，有见动脉，有不见动脉者，然尺中或疾或数，总与寸脉迥然有别。"

2）书中有些类似的疾病，沈尧封作了鉴别诊断。如"妊娠经来与漏胎不同，经来是按期而至，来亦必少，其人血盛气衰，体必肥壮，漏胎或因邪风所迫，或因房室不节，血来未必按期，体亦不必肥壮，且漏胎之因，不尽风邪、房室，更有血热、肝火诸证，不可不察脉辨证"。

3）古人治产后痉证，诸家皆用祛风药、续命汤、华佗愈风散等。沈氏在治疗此等重证时提出新的观点与治法，认为此证是由痰滞经络所致，用消痰通络之法。以胆南星、半夏、石菖蒲、橘皮、天虫、地龙、紫草水煎，入竹沥姜汁，治一昏迷三昼夜的病人，一剂神知，四剂手足能举，十二剂能出外房。王世雄称赞"此等卓识，皆从阅历而来"之后，王氏用大剂涤痰药治此证，疗效奇好。这种入理深谈，发前人之所未发的典型例子不胜枚举。

（3）附录西学，洋为中用 在上卷之末，附录泰西诸说，为发展中医妇科学开阔了新的思路，这是我国最早的一本附录西医内容的中医妇科专著。首先引用了第一本西医妇科书（《全体新论》），学习西方先进的科学知识为我所用，可见沈氏的思想相当开放，接受外界事物极为敏锐。

书中对子宫的位置、大小、形状的描写与今书无异。沈氏称输卵管为子管，称卵巢为子核。"子核者，在子宫左右离一寸，向内有蒂，与子宫相连，向外有筋带，与子管相系，形如雀卵，内有精珠十五粒至十八粒不等，内贮精液是为阴精……子核之内，裂一珠，成一孕，裂双珠，即孪生。若子宫受病，子管闭塞，子核有恙，核无精珠者，皆不受孕"。这段文字虽然不多，但对内生殖器官的生理解剖，以及双胎、不孕的道理，说得非常清楚。懂得了这个道理，对不孕症以及因卵巢排卵障碍引起的各种月经病的治疗，是非常有价值的。同时，为辨证与辨病相结合、中医的脏腑与西医的器官相结合奠定了初步的基础。

5. 对妇科学发展的贡献和意义

《沈氏女科辑要》辑录了历代有关妇产科的经典之论，突出了中医妇产科证治的学术观点和思想方法。《沈氏女科辑要》历经一系列修订，反映近代中医女科的发展与演变，对于当今妇科临床，仍然大有裨益。

融会新知，发前人之所未发，体现了近代妇产科发展与演变，对于女科经、带、胎、产诸疾之治疗具有一定的临床疗效与参考应用价值，而在后世妇科临床诊疗中广为流传。

（李 翡）

第三章 中医妇科临床思维

第一节 女性生殖轴调节特点

一、女性生殖生理的产生与调节机制概述

女性生殖生理是以月经、带下、妊娠、产育和哺乳为特征的，深入掌握这些生理现象的产生与调节机制，可为诊治妇科经、带、胎、产、杂病奠定理论基础。

女性的生殖生理以脏腑为基础，肾、肝、脾、心、肺五脏及其所蕴含的精、气、血充盛和调，功能正常，使得肾气充盛、天癸泌至，方能使冲、任、督、带诸脉功能协调，共同作用于胞宫；血溢子宫，而成月经；阴液下布、津津常润，则为带下；两精相搏、形神乃成，即为妊娠；日满即产，而主产育；胞宫乳房、上下贯通，化生乳汁。如此五脏协调、气血充盛、天癸充盈、奇经通畅、胞宫开阖有度，而生经、带、胎、产、乳等女性所特有的诸多生理现象（图 3-1）。

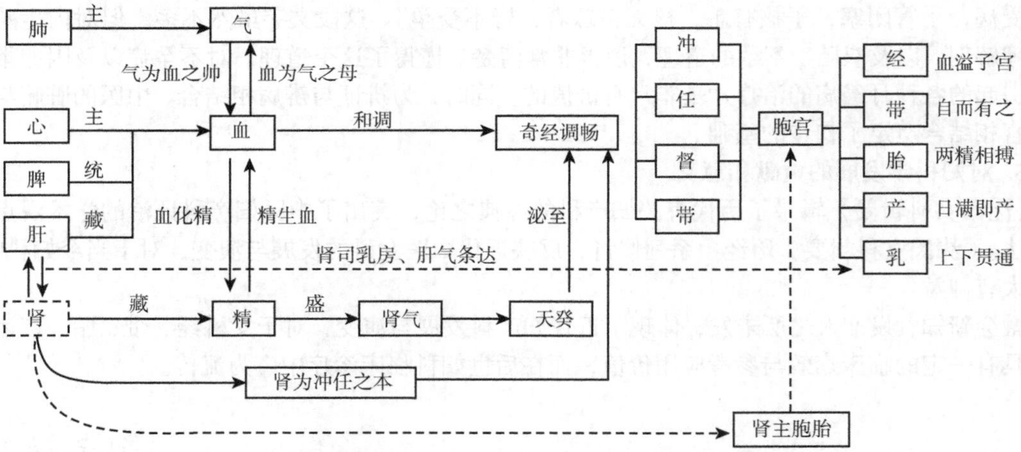

图 3-1 女性生殖生理产生与调节机制

二、女性生殖轴调节

（一）肾-天癸-冲任-胞宫生殖轴

《素问·上古天真论》曰："女子七岁，肾气盛，齿更发长；二七而天癸至，任脉通，太冲脉盛，月事以时下，故有子。"肾主精气藏泻，肾气盛而天癸至，冲任通盛，作用于胞宫方能排出经血、孕育生命，肾、冲任、胞宫相互关联，而天癸为其中关键物质。因此类比"下丘脑-垂体-卵巢轴"

提出“肾-天癸-冲任-胞宫”生殖轴的概念。肾-天癸-冲任-胞宫贯穿于整个女性生殖周期，与女性经、带、胎、产、杂等诸多疾病密切相关。

（1）肾 “经水出诸肾”、“女子以肾为先天”，肾是月经产生的先导。肾藏精，主生殖；精化气，肾精足则精气充，肾精亏则肾气衰，具体指肾精、肾气促进机体生长发育与生殖功能成熟的作用。肾为天癸之源，肾中精气的充盈状态决定了天癸的至与竭。出生之后，肾精肾气不断充盈，天癸随之产生；天癸至，则月事以时下；至七七之年，肾气衰，天癸渐竭，则月经断绝。肾为气血之根、冲任之本，冲任的通盛以肾气盛为前提，并且直接关系到月经的潮止。此外，肾主骨生髓，主调节经、带、胎、产等诸多生理功能。总之，肾气可通过肾中阴阳调节机体代谢和生理活动，肾在生殖生理方面发挥着不可替代的作用。

（2）天癸 是肾气充盛到一定程度而产生的具有促进生长、发育和生殖的一种精微物质。其化源于先天，藏于肾，于肾气旺盛、肾阴充实之时，在后天水谷之气的滋助下化生、成熟、泌至，从而使任脉所司的精血精液旺盛、充沛、通达；并使冲脉在其作用下，广聚脏腑之血。冲任二脉相互滋养，血海满溢，月经来潮。

（3）冲任 同起于胞中，下出会阴。冲脉容纳和调节五脏六腑之气血，故有“十二经脉之海”、“血海”之称，与月经来潮及孕育密切相关。任脉为“阴脉之海”，调节阴经气血而能“主胞胎”，与月经来潮及妊养、生殖功能相关。在天癸作用下，冲任通盛，才能有序调节月经来潮和维持机体正常的生理状态。

（4）胞宫 又称女子胞，属于奇恒之腑，藏泻有时，是化生月经和受孕胎儿的内生殖器官。胞宫有胞脉、胞络之属。《素问·评热病论》指出“胞脉者，属心而络于胞中”，上接脏腑、下汇冲任，维持生理功能；《素问·奇病论》指出“胞络系于肾”，既维系胞宫位置和功能，又与足少阴肾经相联系，从而维持胞宫排泄月经、孕育胎儿的生理功能。

附：心

主血脉、藏神，为五脏六腑之大主，主宰人体整个生命活动。心气推动和调控全身血液的运行。心通过胞脉通达胞宫，所谓“胞脉者，属心而络于胞中”。心主藏神，影响肾藏精主生殖功能；君相安位，心肾交济；心、肾、胞宫各司其职，生殖有道。

（二）下丘脑-垂体-卵巢轴

下丘脑、垂体与卵巢之间相互调节、相互影响，形成一个完整而协调的神经内分泌系统，称为下丘脑-垂体-卵巢轴（hypothalamic-pituitary-ovarian axis，HPO）。月经周期是下丘脑-垂体-卵巢轴调节的过程和结果。下丘脑可通过分泌促性腺激素释放激素（gonadotropin releasing hormone，GnRH），调节垂体促性腺激素卵泡刺激素（follicle stimulating hormone，FSH）和黄体生成素（luteinizing hormone，LH）的分泌，从而调控卵巢功能。卵巢分泌的性激素对下丘脑-垂体有反馈调节作用。除下丘脑、垂体和卵巢激素之间的相互调节外，抑制素-激活素-卵泡抑制素系统也参与月经周期的调节。下丘脑-垂体-卵巢轴的神经内分泌活动受到大脑高级中枢的影响，其他分泌腺与月经亦密切相关。

1. 下丘脑对卵巢周期的调控

下丘脑内侧基底区的弓状核及下丘脑前部内侧视前区分布着 GnRH 神经元的主体部分，GnRH 神经元在核内先合成 GnRH 的前身物质 pre-pro-GnRH，经转录、加工后，在胞内酶的作用下裂解为 GnRH，储存于囊泡内，由轴突纤维运送至正中隆起处，当受到刺激后释放，其主体部分经垂体门脉系统血流输送至腺垂体。

GnRH 对垂体卵巢的功能具有双向调节的作用。下丘脑弓状核内部存在“GnRH 脉冲发生器”，可使 GnRH 分泌具有脉冲样节律，并使 LH 的脉冲波动频率与之一致；反之，如果 GnRH 持续刺激则可引起垂体促性腺激素分泌细胞 GnRH 受体的降调节，垂体对 GnRH 失去敏感性。

2. 垂体对卵巢周期的调控

垂体位于蝶鞍内，经垂体柄穿过鞍膈与下丘脑相连，分为神经垂体和腺垂体两部分。腺垂体内含参与生殖调节的细胞，可分泌糖蛋白激素如 LH 和 FSH 等。垂体中促性腺激素的分泌主要受下丘脑 GnRH 及卵巢雌、孕激素和抑制素的综合调控，垂体内激素激活系统也有局部调节作用。

FSH 是刺激卵泡发育最首要的激素：①促使窦前卵泡颗粒细胞及窦状卵泡颗粒细胞增殖与分化，缝隙连接形成，分泌卵泡液，使卵泡生长发育；②前一周期晚黄体期及早卵泡期 FSH 的上升，促使卵巢内窦状卵泡群的募集；③激活颗粒细胞芳香化酶，促使雌二醇（estradiol，E_2）的合成与分泌；④促使颗粒细胞合成分泌胰岛素样生长因子（insulin-like growth factor，IGF）及其受体，抑制素 A、激活素等自分泌、旁分泌物质，这些物质协同作用，调节优势卵泡的选择与非优势卵泡的闭锁退化；⑤晚卵泡期与 E_2 协同，诱导颗粒细胞生成 LH 受体，为排卵及黄素化作准备。

卵泡期 LH 的作用是为 E_2 的合成提供底物——雄烯二酮。排卵前 LH 峰可促使卵母细胞最终成熟及排卵，LH 峰值及持续时间皆同样重要。黄体期低水平 LH 可增加低密度脂蛋白（low-density lipoprotein，LDL）受体及黄体细胞对 LDL 的摄取，促使孕酮（progesterone，P）、抑制素 A（inhibin-A，INHA）及 E_2 的合成分泌，支持黄体功能。

3. 卵巢的功能调节

卵巢功能受中枢神经系统-下丘脑-垂体自上而下的神经与体液的调控，卵巢分泌的性激素与肽类物质可反馈影响中枢神经系统-下丘脑-垂体的功能，最终形成中枢神经系统-下丘脑-垂体-卵巢轴的闭式反馈系统，以确保女性生殖功能的正常运行。任何一个环节的功能失调或交流异常都将引起各种妇科疾病的发生。

4. 月经周期

正常月经具有规律性。周期时限平均为 28 天，范围 21～35 天。卵泡期时限变异较大，黄体期则较恒定。经期时限平均为 5 天，范围为 3～7 天。经期总失血量，平均约 35ml，范围为 5～80ml。一般在经期第 2～3 天失血量最多，经血色鲜红或稍暗，黏稠而不凝固，常伴子宫内膜碎片及宫颈黏液等。月经是妇女的一种生理现象，一般不影响正常的生活与工作。由于经期盆腔器官充血，部分女性出现下腹坠胀、腰骶部酸胀等症状。

前一个周期晚黄体期（即经前 2 天），血 E_2、INHA 水平的下降，引起血 FSH 浓度的升高；同时 GnRH-LH 脉冲分泌频率增快，使卵巢中一组窦状卵泡群在本周期早卵泡期被募集。抑制素 B（inhibin-B，INHB）水平随之升高。至中卵泡期，FSH、LH 各调节卵泡颗粒细胞、泡膜细胞的酶系统合成 E_2；与局部生成的生长因子协同，从而实现优势卵泡的选择。优势卵泡合成分泌的 E_2 迅速增长，反馈抑制 FSH 的分泌，但 LH 水平仍略有缓慢升高。晚卵泡期，血 E_2、INH 先快速增高达到峰值；经过 2～3 天后对垂体产生正反馈调节，加上 GnRH 对垂体的自启效应，使垂体大量释放 LH、FSH；又由于高 LH 下调了垂体 GnRH 受体，以及 FSH 诱导卵巢产生促性腺激素峰减弱因子的影响，血 LH 迅速下降，形成血 LH/FSH 高峰，促发排卵。在 LH 峰出现后血液中 P 浓度也略上升，而 E_2、INHB 水平迅速降低；排卵后，E_2、INHA 再次升高，P 也迅速达到高峰，直到黄体退化时再次下降。GnRH 脉冲分泌频率因 P 的影响而变慢，直到黄体退化后又再次增快。

三、月经周期中气血阴阳变化规律

月经具有周期性、节律性，《类证治裁·调经》云："女子属阴，其血如潮，应月之盈亏，有常期者也，故谓之经。"女性月经周期中的气血阴阳变化可参照自然界的海潮和日月的阴晴圆缺等周而复始的运动规律，属于人体生物钟样周期节律的变化，符合特定的阴阳消长转化的规律，形成定期藏泻的节律。

女子月经有着特殊的规律性，阴阳消长转化的运动贯穿于月经周期节律的始终：经后阴长，阴中有阳；氤氲之时，重阴转阳，阴盛阳动，促使卵子排出，重阴是转化为阳的必要条件；经前阳长，阳中有阴；经期重阳转阴，阴阳转化剧烈，推动经血排出，开始新的月经周期，重阳亦是转化为阴的条件。月经出现周期性的藏泻，是肾阴、肾阳消长转化，气血盈亏变化的结果，阴阳气血的消长转化是月经周期性变化的根本动力。

天地的变化是阴阳消长的变化，月有盈亏，女子的月经亦随之而有潮有止。阴阳消长是基础，转化是关键，阴阳互相依存，对立制约，推动阴阳消长的更替。了解月经周期的阴阳调节节律，对于中医调周疗法的理解与运用，具有重要的指导意义。针对月经周期不同阶段阴阳消长转化的生理变化规律，采用相应的治则、治法、方药，因势利导，协调阴阳，推动月经周期的正常循环。

（1）行经期　一般为周期的第 1～7 日，又称“月经期”，本期的生理特点是“重阳转阴”。胞宫在阳气的促进作用下，血海由满盈而泻溢，即“阳泄而引流”。经血下行，气随血泄，气血均以下行为顺。本期承上启下，除旧生新，既预示着本次月经周期的结束，同时也标志着下一个周期的开始，使月经周期循环往复。此期治疗用药应因势利导，采用活血行气调经之法，以利经行通畅，推陈出新，使胞宫排血通畅。

（2）经后期　一般为周期的第 8～13 日，本期胞宫空虚，生理特点以阴精不足为主，为月经周期阴阳消长节律中阴长渐至高峰“重阴”的阶段。此期“血海空虚”，血室需要通过肾气的封藏作用使阴精逐渐充盈，使精血渐复，冲任、血海渐充，逐步达到“重阴”的状态。用药应遵从“精不足者，补之以味”的原则，投以味厚之补阴药为主，既能滋补阴血，又蕴含生生之气，填精补髓，补益肾气。又根据“孤阴不生”理论，常在滋阴方剂中适当加入补肾阳药，使“阴得阳升而泉源不竭”，以阴长源充。

（3）经间期　一般为周期的第 14～15 日，本期也称“的候”、“真机”，生理特点是“重阴转阳”。在经后期蓄养的基础上，阴精充沛，重阴必阳，在阳气的温煦推动作用下，呈现氤氲之状，此为乐育之时，又有“的候”之称。氤氲之时精血充盛，阴长至重，两阴交尽，而后精化为气，阴转为阳，“真机”至，即为种子时候。本期宜适当加入温肾阳药物，在补肾气、益精血的基础上，温阳通络，行气活血，以促排卵。

（4）经前期　一般为周期的第 16～28 日，本期的生理特点以“阳长”为主。在经间期卵泡排出以后，阳气逐渐增长，胞宫气血充盛，达到阳生渐至高峰“重阳”的状态。阴精已充，阳气旺盛，“阴盛阳动”，为子宫排出经血创造条件。治疗上以补肾阳为主，用药应遵循“形不足者，温之以气”的原则，又根据“独阳不长”理论，常在补阳方剂中加入滋阴、补气养血之品，使“阳得阴助而生化无穷”，阴阳双补，平衡阴阳，调和气血（图 3-2）。

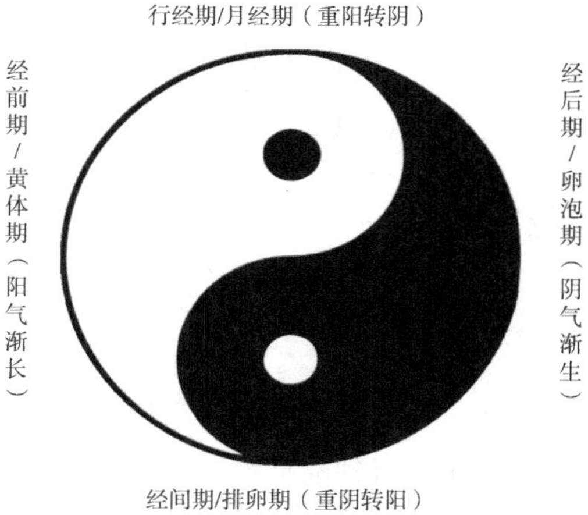

图 3-2　月经周期阴阳气血变化

四、中西医月经理论的对应关系

西医学认为，月经是女性性周期的标志。月经是伴随卵巢周期性变化而出现的子宫内膜周期性脱落及出血。月经周期主要受下丘脑-垂体-卵巢-子宫轴调节，此轴的神经内分泌活动受大脑高级中枢神经系统的调控，同时也受卵巢分泌的性激素的反馈调节。

中医学认为，肾-天癸-冲任-胞宫在女性成长发育过程中，特别是在月经调节机制中，肾是起主导作用的。肾藏精，是人体生长、发育和生殖的根本。心主神明，为五脏六腑之大主，故《灵枢·海论》载“脑为髓之海”。心主神明之功相当于脑的功能，心气下通，调控肾之藏泻，肾气上济，亦可调节心之神明，肾与心之间调节活动在月经产生的机制中至关重要。

肾中产生的天癸，有促进人体生长、发育和生殖的作用，是导致月经来潮的重要物质，在月经产生的生理活动中，始终对冲任、胞宫起关键作用。天癸在月经产生过程中，有相当于垂体前叶产生促性腺激素的作用（垂体前叶同时还分泌生长激素、催乳素等促进人体生长发育的激素）。因此，可以认为天癸具有垂体一级的调节功能。

“任脉通，太冲脉盛，月事以时下”，可见冲任是直接作用于胞宫使月经来潮。西医学认为，卵巢分泌的性激素，直接作用于子宫内膜发生周期性变化，并使内膜剥脱出血，月经来潮。因此，冲任与卵巢、胞宫与子宫，在月经产生机制中两者有相对应的关系。可以认为，冲任的调节具有类似环路相对应（图 3-3）。

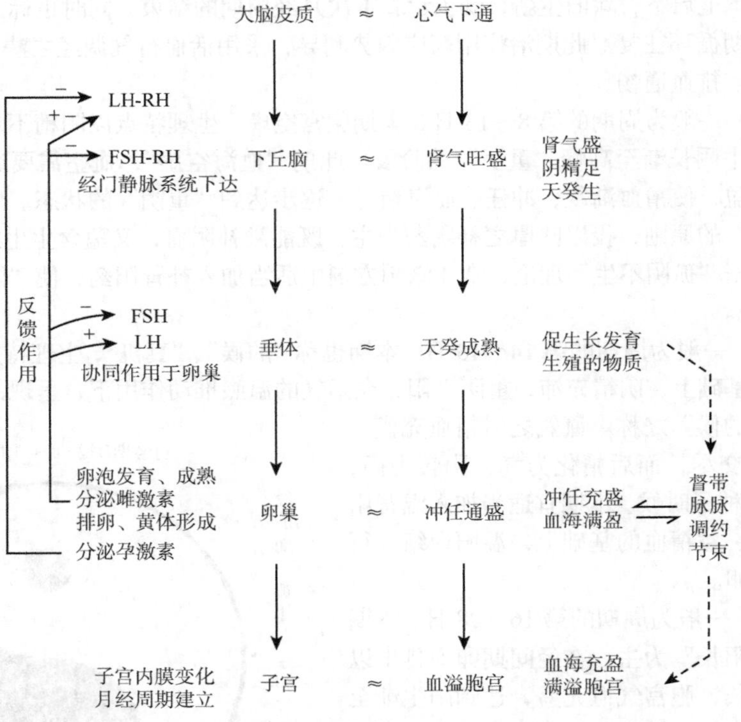

图 3-3　中西医月经理论对应关系

FSH-RH，卵泡刺激素释放激素；LH-RH，黄体生成素释放激素

中西医月经理论的对应，为中西医结合治疗月经病提供了理论根据。

（武权生）

第二节　病因病机特点

妇科疾病发生的特点，在于经、孕、产、乳数伤于血，内在“血不足、气有余”，以及经期、产后，血室正开，各种致病因素乘虚而入以致病。其病机是脏腑、气血、经络失调，最终影响冲任、胞宫、胞脉、胞络而产生妇科疾病。

一、妇科病常见的病因

引起妇科疾病的常见病因主要有淫邪因素、情志因素、生活因素、环境因素、体质因素等，而痰饮、瘀血等病理产物亦可作为致病因素影响冲任，导致妇科疾病。此外，随着致病因素的复杂化以及疾病谱的改变，生物、化学、免疫、营养、遗传等因素对妇科疾病的影响也尤为重要。

（一）淫邪因素

风、寒、暑、湿、燥、火（热），在自然界气象正常的情况下称为六气。若非其时有其气，则为致病因素，合称“六淫邪气”。此六种邪气可单独侵袭人体使人患病，也可相兼成为复合致病邪气。此外，由于体内阴阳之偏盛、偏衰，脏腑、气血调节失常，亦可产生风、寒、湿、燥、热等内生之邪。各种淫邪因素皆可导致妇科疾病的发生，因妇女的经、孕、产、乳均以血为用，寒、热、湿邪易与血相搏而导致妇科诸证，故妇科疾病中以寒、热、湿邪较为多见。

1. 寒邪

寒为阴邪，易伤阳气；寒性收引，主凝滞，易使气血阻滞不通。寒邪致病，有外寒、内寒之分。

（1）外寒　寒邪由外及里，伤于肌表、经络、血脉；或经期、产后血室正开，寒邪由阴户而入，直中胞宫，影响冲任。寒主收敛凝滞，使脉道收引，血液运行不畅，以致胞脉阻滞，可以导致月经后期、月经过少、痛经、闭经、带下增多、胎动不安、产后发热、产后身痛等。现代研究表明，寒邪刺激会引起血管收缩、血液黏稠度增高等，符合其病理机制和临床表现。此外，血管、筋脉、肌肉等过度收缩，则发生痉挛而产生疼痛等。《素问·举痛论》曰：“寒气入经而稽迟……泣而不行；客于脉中则气不通。”外寒引起的不通而痛是妇科诸痛证的重要病因之一。

（2）内寒　妇女素禀阳虚，或过食寒凉生冷之品，抑遏阳气，使阴寒内盛，致脏腑、气血、经络凝滞，常导致闭经、月经后期、痛经、带下病、经行浮肿、不孕症等。寒从内生，与脾肾阳虚关系密切。现代研究表明，脾肾阳虚证与免疫功能密切相关，可表现为从细胞免疫到体液免疫及补体整体水平的下降，从而导致女性健康功能的紊乱。

2. 热邪

热为阳邪，其性炎上；易耗气伤津、生风动血，可迫血妄行。现代研究表明，疾病处于交感兴奋状态（阳热）下，可引起广泛的血管收缩，损伤血管内皮，细胞因子增多，炎症反应增强。热邪致病，亦有外热、内热之异。

（1）外热　多为外感火热之邪，尤其经期、孕期、产褥期，正气偏虚，热邪易乘虚而入，损伤冲任，发为月经先期、月经过多、崩漏、经行发热、经行头痛、妊娠小便淋痛、产后发热等。若热邪结聚冲任、胞中，气血壅滞，“热盛则肿”、“热盛肉腐”，则可致产褥热、盆腔炎或盆腔脓肿、阴疮等。

（2）内热　又称“火热内生”，多因脏腑阴血津液不足，阴不维阳；或素体阳盛，或过食辛热温补之品；或七情过激，五志化火，以致火热炽盛，热伤冲任，迫血妄行，导致月经先期、月经过多、经行吐衄、经行头痛、经行情志异常、恶阻、胎漏、子痫、产后发热、阴疮等。

从热邪致病的证候而言，还有虚热、实热、热毒之分。临床上阴虚所致的内热称为虚热，症见月经淋漓不尽、产后发热等；情志化火、饮食不当及外感之热等称为实热，可见月经过多、带下色黄、盆腔炎等；热毒乃邪热炽盛，蕴积成毒，如感染邪毒之产后发热、癥瘕恶证并发热毒之带下病等。

3. 湿邪

湿为阴邪，重着黏滞，病情缠绵；湿性趋下，易袭阴位。现代医学研究认为，湿病的发生是机体能量代谢障碍在局部病变组织的表现，是由局部组织微循环代谢紊乱和炎症反应的始动阶段所致，其核心病理机制是机体水盐代谢激素的异常分泌和局部组织微循环代谢紊乱，而炎症反应则是促发和加重代谢紊乱的重要因素。湿邪致病，也有外湿、内湿之分。

（1）外湿 多是感受外在的湿邪，常与气候环境有关，如气候潮湿，阴雨连绵，或久居湿地，或经期、产后冒雨涉水，湿邪内渗致病。《素问·太阴阳明论》曰："伤于湿者，下先受之。"湿与寒并，则成寒湿，易致月经后期、月经过少、闭经、痛经、妊娠腹痛、产后身痛、恶露不下、癥瘕、阴疮等；湿郁日久，转化为热，则为湿热，罹患月经过多、带下病、阴痒、阴疮、产后发热、产后小便淋痛等；湿聚成痰，则成痰湿，发为闭经、不孕症、癥瘕等；湿热蕴积日久，或感受湿毒之邪，浸淫机体，以致溃腐成脓，则成湿毒，便可发生阴疮等；湿邪易下客阴户，直中胞宫，下注冲任，导致带下病、阴痒或盆腔炎等。

（2）内湿 《素问·至真要大论》指出"诸湿肿满，皆属于脾"，内湿多归咎于脾。素体脾虚，或饮食不节，脾阳不足，不能运化水湿；或肾阳虚衰，不能温煦脾土，化气行水，遂致湿从内生，久而酿成痰饮，痰湿停滞，流注冲任，伤及带脉，发为带下过多。湿为有形之邪，随着湿邪留滞的部位、时间不同，可导致经行浮肿、经行泄泻、闭经、多囊卵巢综合征、带下病、子肿、子满、产后身痛、不孕症、阴痒等。

内湿与外湿，病理不同，又互相影响，如湿邪外袭，每易伤脾；而脾肾阳虚之人，又易被湿邪入侵。

（二）七情内伤

七情，是脏腑精气对外界环境因素的应答而产生的喜、怒、忧、思、悲、恐、惊 7 种情志变化。脏腑精气是情志活动的内在生理基础，五脏精气的盛衰及其藏泻运动的协调，气血运行通畅，在情志的产生和变化中发挥着基础作用。若五脏精气阴阳出现虚实变化及功能紊乱，气血运行失调，则可出现异常的情志变化。此外，突然、强烈或长期的精神刺激，或生活环境改变影响精神心理因素，都可引起机体的阴阳失调，气血不和，脏腑功能失常，进而影响冲任损伤而发生妇产科疾病。七情内伤的病机复杂，关键为"气机逆乱"，严重者还可以影响心脑，导致脑或心脏功能的异常而发病。《傅青主女科》更全面地论述了因七情内伤，导致经、孕、产、乳、杂病，列有"郁结血崩"、"多怒堕胎"、"大怒小产"、"气逆难产"、"郁结乳汁不通"、"嫉妒不孕"等证治。而在诸多情志因素之中，怒、思、恐对妇产科疾病发病的影响较明显。

（1）怒 抑郁忿怒，肝气郁结，疏泄失常，可致月经不调、闭经、崩漏、痛经、经行吐衄、胎动不安、堕胎、缺乳、癥瘕等。肝气横逆，则伤脾气，使胃失和降，导致妊娠恶阻。现代研究发现，"怒"的产生及其诱发疾病的能力与中枢神经递质及神经类固醇活动的异常有关，从而在微观层面影响个体的生理功能。

（2）思 脾主思，忧思不解，则气结。现代研究指出，抑郁状态导致的躯体症状与"思伤脾"基本吻合，情绪与行为表现基本一致。《妇科玉尺·崩漏》云："思虑伤脾，不能摄血，致令妄行。"忧思过度则伤脾，脾虚血失统摄，则可引起月经过多、月经先期、崩漏、胎漏、胎动不安、产后恶露不绝等。脾失运化，气血生化乏源，可致月经过少、闭经、缺乳等。脾虚不能运化水湿，则水湿内停，流注冲任，可致经行泄泻、经行浮肿、子肿、胎水肿满、带下病等。

（3）恐 肾主恐，惊恐过度，则气下，肾封藏失职，冲任不固，可导致崩漏、闭经、经行泄泻、经行浮肿、带下病、胎动不安、滑胎、子肿、不孕症等。

七情内伤可导致妇产科疾病，而妇产科疾病也可引起情志变化。如闭经、崩漏、滑胎、不孕症等，患者常有情绪低落、抑郁、悲伤等反应，使病情倍加难治。故《景岳全书·妇人规》说："妇人之病不易治也……此其情之使然也。"女子七情内伤的另一个特点反映在女性一生各个不同的生理阶段中，因青春期、月经期、妊娠期、产褥期、围绝经期以及老年期特殊内环境的差异，在病因作用下更易发生情志异常，如经行情志异常、子烦、产后抑郁、脏躁等。

（三）生活因素

女性由于经带产乳的特殊生理，生活失于调摄时，如房劳多产、饮食不节、劳逸失常、跌仆损伤在一定条件下也可使脏腑、气血、冲任的功能失调而引发妇产科疾病。

1. 房劳多产

适时、适度的性生活是健康成年人的需要，房劳过度则耗损肾精，损伤冲任。经期、产后血室正开之时行房事，使邪毒流注于冲任胞中，轻则血沥不止，重则瘀血积聚，少腹作痛。孕期不节房事，易伤动胎气。生育过多或堕胎、小产过频，均可影响脏腑冲任气血，导致月经不调、不孕、阴挺等。

性生活过早、过频、不洁引起生殖系统炎症反应，如阴道炎、宫颈炎、输卵管炎等；宫颈炎是宫颈肿瘤发生、进展、侵袭和转移的高危因素；输卵管炎可致不孕；盆腔炎性疾病可引起慢性盆腔痛、不孕等。

2. 饮食不节

饮食不节，指饮食不能节制，明显低于或超过本人适度的饮食量。如过饥或过饱，或饥饱无常，均可影响健康，导致疾病发生。

（1）饥饱失常　饮食均衡是人生命活动的基本保证。若饮食不足，或偏食、厌食，气血生化之源匮乏，天癸冲任失养，导致精血不足。如卵巢内储存的可募集卵泡数量减少、卵母细胞质量下降导致卵巢储备功能下降。若饮食过度，膏脂厚味损伤脾胃，中焦积滞乃生，余赘之膏脂沉积于皮肉和脏腑间，郁滞于胞宫阻碍局部气血正常运行，如多囊卵巢综合征引起月经紊乱、不孕不育、高雄激素症状等。

（2）饮食偏嗜　《素问·宣明五气》曰："五味益五脏，过则伤焉。"过食五味损伤脏腑气机而胞宫功能受到影响，气血逆乱。《景岳全书·妇人规》谓："凡经行之际，大忌辛凉等药，饮食亦然。"妊娠期饮食偏嗜或烟酒过量可影响胎元，甚或引起堕胎、小产。

3. 劳逸失常

正常的休息可以舒缓疲劳，调节身体，但过劳过逸，皆可致病。如长期体力过劳导致气血虚损，冲任不固，系胞无力；用脑过度暗耗心血，导致心气不足，心肾不交。生活过于安逸使气血运行不畅，脾胃功能减弱，痰瘀湿浊内生。即使在妊娠期间，也不必长期卧床缺乏活动，以避免影响气血流通。产后过早、过度劳累，亦可导致恶露不绝、子宫脱垂等病。

4. 跌仆损伤

跌仆及手术创伤可直接损伤冲任。妊娠期跌仆闪挫可致堕胎、小产；意外撞伤损伤下焦可引起痛经、闭经或崩漏；伤及会阴可致外阴血肿；手术、金刃所伤，如人流术中伤及子宫内膜，则会导致月经过少，甚至闭经，以及慢性盆腔炎、宫腔粘连、继发性不孕等。

（四）环境因素

环境因素主要包括长期的环境影响和短期的环境应激。与体质因素、生活因素、情志因素等相互影响，综合预防尤为重要。

（1）环境影响　环境污染已成为现代致病因素之一。环境中的某些化学物质干扰内分泌系统功能，对生殖功能产生影响，被称为"环境内分泌干扰物"。环境毒物暴露会影响卵泡的发育，导致原始卵泡数目减少和加速消耗原始卵泡池而引起卵巢功能早衰的发生。重金属污染可能对胎儿与儿童的神经系统发育产生不良影响，噪声、放射线及辐射等物理因素对生殖的影响亦不容忽视。此外，还可能引起一些"胎源性疾病"。

（2）环境应激　生活环境骤然改变、居住地变迁、生活习惯、心理状态等一时不能适应而发生月经不调、闭经、崩漏等疾病。部分临床案例和研究表明，社会环境变化也会对女性的生殖健康产生一定的影响。如突然巨大精神情志刺激下，或短时间的生活压力、焦虑、紧张的心理应激反应等负性情绪会导致卵巢功能的下降和衰退。

（五）病理产物

痰饮、瘀血是妇科疾病过程中形成的常见病理产物。这些病理产物形成之后，又能作用于人体，干扰机体正常功能，直接或间接影响冲任，阻滞胞宫、胞脉、胞络，进一步加重病理变化，或引起新的病变发生。

（1）瘀血 血液的正常运行，主要与心、肝、肺、脾等脏的功能、气的推动与固摄作用、脉道的通利，以及寒热等内外环境因素密切相关。凡是影响血液的正常运行，引起血行不畅，或致血离经脉而成瘀积的内外因素，均可导致瘀血。瘀血可因出血、血行不畅而形成。一是各种跌仆创伤，血液离经；或者其他因素，如脾不统血、肝不藏血、热灼脉络等导致的出血，以及女性自身经行不畅、流产等，如果所出之血未能及时消散或者排出体外，留于体内则成瘀血。二是情志郁结、气机不畅，或痰饮等停聚体内，阻遏脉络，所引起的气滞致瘀；气虚推动无力，阳虚脉道失于温通而涩滞，阴虚脉道失于柔顺而僵化，津血不能互生而血脉不利等为主的因虚致瘀；外感寒邪或者阴寒内生，血液凝涩而运行不畅为主的因寒致瘀；外感热邪、体内阳盛化火，煎灼津液，血液黏稠运行不畅而出现的血热致瘀。瘀血阻滞冲任，留滞于子宫、胞脉、胞络或蓄积于胞中，使气血运行不畅，甚或阻塞不通，则可产生痛经、闭经、异位妊娠、胎死不下、产后腹痛、产后发热、不孕症等。若瘀阻冲任，恶血不去，新血不得归经，则可产生崩漏、月经过多、经期延长、胎动不安、产后腹痛、恶露不绝；若瘀积日久，可结成癥瘕。

（2）痰饮 是水液代谢障碍所形成的病理产物，多与肺、脾、肾、肝及三焦的气化功能失常密切相关。津液输布失常，致水湿停聚成痰。痰饮重浊，易于流注经隧，影响气血运行和水液代谢。痰饮又可随脏腑、经络流动，变化多端。若痰饮下注，影响任带，使任脉不固，带脉失约，则发生带下病；痰饮壅阻冲任，使胞宫藏泻失常，则致月经后期、闭经、不孕症等；痰饮积聚日久，或与瘀血互结，则成癥瘕。

（六）体质因素

体质是禀受于父母，并受到后天环境、生活条件等因素的影响而逐渐形成的与自然、社会环境相适应的相对稳定的人体形态结构。在疾病的发生、发展、转归及辨证论治过程中，体质均为重要影响因素。不同体质的差异，往往影响对某种致病因素的易感性，亦可影响发病后的证候表现及疾病的传变。

女性体质的特点决定机体对某种致病因素的易感性和病变型的倾向性。若先天禀赋不足，则可发生月经不调、闭经、崩漏、胎动不安、滑胎、不孕症等。由于阴阳偏盛偏衰而导致的体质偏寒或偏热，亦可影响发病后的寒化或热化。

然而，体质并不等于中医证候。某些体质到绝经前后期时，因体内气血阴阳发生变化而引发，如绝经前后诸证、绝经前后骨质疏松症。某些体质类型易发痛经、月经前后诸证，但在非行经期可如常人，只是在月经期或月经前后阴阳气血变化较剧烈之时，又受到情志因素、生活因素等影响而发病。因此，体质学说有助于掌握女性体质的特点，把握女性体质个体差异的规律，经过改善女性体质预防妇科疾病的发生、发展及变化。

（七）西医学致病因素

随着妇产科现代疾病谱的发展变化，对其致病因素也有了深入的认识与研究，掌握西医学致病因素，有利于从中、西医结合的角度对妇科疾病进行预防与治疗。

（1）生物因素 为最常见的致病因素。引起妇产科疾病的常见病原体有需氧菌、兼性厌氧菌（如金黄色葡萄球菌、溶血性链球菌、变形杆菌、大肠埃希菌等）、厌氧菌（如脆弱类杆菌、消化球菌、消化链球菌等）、结核分枝杆菌、淋病奈瑟球菌、真菌（如假丝酵母菌）、原虫（如阴道毛滴虫、阿米巴原虫）及各种病毒、衣原体、支原体、螺旋体等。病原体感染人体后引起的妇产科疾病主要是内、外生殖器官炎症。

猫、犬等家畜是弓形虫的宿主，通过人畜接触，弓形虫可传播给人类。如在孕早期急性感染，弓形虫可通过胎盘传染给胎儿，引起流产；也可使孕期增加妊娠并发症的发生率，如早产、死胎、妊娠高血压、胎膜早破和新生儿窒息等。

（2）理化因素 妇产科手术不当所致机械性创伤，如人工流产、诊断性刮宫损伤子宫内膜基底层，可引起月经量减少、继发性闭经；化学药物对卵巢功能、生殖内分泌调节系统造成影响，可形成继发性闭经；放射线对子宫、卵巢等器官造成破坏，可引起闭经，亦可导致胎儿畸形、流产、不孕不育；噪声污染使孕妇情绪紊乱、焦虑、惊恐，易引起各种并发症，有碍胎儿的发育。

（3）免疫因素 免疫功能主要表现在生理防御、自身稳定和免疫监视 3 个方面，具有抵御外邪入侵、促进疾病自愈和促使机体恢复健康的作用。免疫功能异常可引起妇产科疾病，如习惯性流产、妊娠高血压、不孕症等。

目前，妇科疾病免疫相关因素的研究随着免疫学的发展而不断深入，其研究热点主要集中在以下 10 个方面：①免疫识别的结构基础与相关活化及调控机制研究。②免疫系统发生和免疫细胞发育与妇科疾病相关性的研究。③新型免疫细胞亚群功能与调控机制的研究，如 Th17 等为妇科相关疾病的干预和治疗带来了新的视角和思路。④免疫调节的细胞和分子机制研究，主要集中在复发性流产、不孕症、产后身痛等免疫相关疾病。⑤免疫记忆。⑥表观遗传学与免疫细胞分化发育及免疫应答调控，如组蛋白修饰、DNA 甲基化、非编码 RNA 等在妇产科疾病中的研究。⑦炎性复合体与炎症和天然免疫调控的研究。⑧免疫细胞的代谢和功能。主要集中于两个方面，一方面侧重于免疫细胞对参与机体全身代谢调控的器官功能的效应研究；另一方面侧重于探索免疫细胞自身代谢特点及其代谢途径对妇科相关疾病免疫应答功能的影响及调控。⑨免疫分子的翻译后修饰与免疫功能调控。⑩临床免疫与转化医学的研究。

（4）营养因素 严重营养不良引起的体重急剧下降可引发闭经；脂肪缺乏，影响脂溶性维生素 E、维生素 K 的吸收和利用，以致维生素 E 缺乏引起子宫发育不良、月经失调、不孕症、流产等，维生素 K 缺乏引起月经量增加；营养过剩常引起生殖内分泌功能紊乱，而导致月经失调、闭经。其他无机盐、微量元素、维生素缺乏也可引起妇产科疾病。随着对膳食结构与慢性病研究的不断深入，人们认识到调整膳食结构对预防慢性病的重要性。近年来的研究表明，人体肠道内的微生物被誉为“第二大脑”，与机体的生长发育、肥胖、心脑血管疾病、癌症发生、免疫功能以及情绪变化有关。不良的生活习惯和非遗传因素都会导致肠道微生物种类的改变，从而导致多种疾病的发生和发展。

（5）遗传因素及先天因素 各种遗传或先天因素常导致生殖器官发育异常、原发性闭经（如两性畸形、先天性子宫缺如、始基子宫、生殖道闭锁等）；染色体异常或基因异常可直接引起遗传性疾病，如性染色体异常引起的三体病（多 X 染色体综合征、克兰费尔特综合征、超雌综合征）、单体病（特纳综合征），常染色体异常引起的 21 三体综合征（先天愚型）、18 三体综合征、13 三体综合征等。另外，基因突变及其相关的遗传因素是多种妇科恶性肿瘤发生的相关因素。

（6）精神因素 长期的精神紧张、焦虑，过度忧郁、悲伤、恐惧，强烈的精神刺激，均可导致大脑皮质、丘脑下部、垂体前叶的神经-内分泌功能失调甚至紊乱而发生月经不调、闭经、妊娠剧吐、流产、妊娠高血压、难产等。

通过长期的理论与临床实践研究发现，中西医发病机制既有各自的特点，同时之间又有密切的联系。在总结中西医结合发病基础理论时，对病邪、正气有了关联性的认识。病邪包含了现代微生物学、寄生虫学的内容，具体分为病毒、衣原体、支原体、细菌、真菌、螺旋体、寄生虫等。正气的内容包括现代医学知识的机体内独立存在的免疫系统功能、内分泌及营养物质组成的机体抗病能力。

病因病机的中西医结合理论多应用于炎症及正气的研究。各种感染因素作用于机体，能否引起炎症的发生、发展，一方面与致病因子的性质数量、强度、致病力及入侵门户作用有关；另一方面与机体的免疫防御功能对致病因子的敏感性有关。《灵枢·百病始生》云："风雨寒热，不得虚，邪不能独伤人。卒然逢疾风暴雨而不病者，盖无虚，故邪不能独伤人。"亦说明疾病由人体正气和致病邪气内外两大因素所致，恰如现代医学所研究之遗传、免疫、营养、生物、化学等致病因素。这些因素不仅单独影响机体导致疾病的发生，各因素间也可相互作用而致机体发生变化。如环境因素对免疫的影响超过遗传因素，此理论与中医体质学不谋而合。人体体质，是在后天生长、发育过程中，与外界环境相适应而形成的个性特征。营养是构筑免疫力的基石，营养平衡、合理膳食是维持机体良好免疫力的重要前提。情绪对免疫功能起支配作用，神经系统、内分泌系统与免疫系统的功能相互依存又相互制约，神经系统通过各种神经调节对免疫功能起着重要的支配作用。随着社会的发展，生物、化学等致病因素逐渐呈现多样化、复杂化，同时还可改变遗传信息、加重情志变化从而影响疾病的发生发展。

二、妇科病常见的病机

病机是探讨和阐述疾病发生、发展、变化和结局的机制。妇科疾病的病机有其自身的特殊性，脏腑功能失调、气血运行失常，直接或间接地损伤冲、任、督、带，或胞宫、胞络、胞脉，引起肾-天癸-冲任-胞宫生殖轴功能失常，导致妇科疾病的发生。虽然妇科经、带、胎、产、杂诸疾的病机有各自的特点，主要病机特点为脏腑功能失调，气血功能失调，冲、任、督、带损伤。

（一）脏腑功能失调

人体以五脏为中心，脏腑功能失调与妇科疾病的发生密切相关，尤以肾、肝、脾的病机为主。

1. 肾的病机

肾为冲任之本，元气之根，主藏精气，是人体生长发育和生殖的根本。肾内寄元阴元阳，为脏腑阴阳之根，故称"先天之本"，其所藏之元阴元阳是人体生命活动的原动力。肾为水火之宅，肾正常生理功能的发挥依赖于肾的阴阳协调。肾的病机以虚为主，肾虚的实质就是肾的阴阳失调，从而导致冲任损伤，产生妇科疾病。临床上有肾气虚、肾阴虚、肾阳虚、肾阴阳两虚之分。

（1）肾气虚 指肾气亏损，封藏、纳摄功能减退的病理状态。若先天肾气不足或后天损伤肾气，则可导致肾气虚。肾气虚，冲任不固，血海失司，可致月经先期、月经过多、崩漏、产后恶露不绝等；肾虚精关不固，带脉失约，导致带下病；肾气不足，冲任失约，胎元不固，发为胎漏、胎动不安、滑胎等；肾气不充，冲任不能相资，不能摄精成孕，可致不孕症。

（2）肾阴虚 指肾所藏阴精不足而发生的病理变化。其是由先天不足，房劳多产，久病大病或年老体衰导致肾阴亏损，失于滋养，虚热内生所表现的证候。肾阴虚，精血不足，冲任血虚，胞宫不能按时满溢，发为月经后期、月经过少、闭经；肾阴不足，胞脉失养，出现带下过少、阴痒、痛经；肾水亏虚，阴不制阳，虚热内扰冲任，迫血妄行，可致月经先期、经间期出血、崩漏、经行吐衄、胎漏、胎动不安等；肾阴素虚，妊娠后血聚胞宫养胎，阴虚益甚，可致阴虚阳亢而发生子晕、子痫；肾水不足，不能上承于心，水火失济，心肾不交，可导致绝经前后诸证。

（3）肾阳虚 指全身功能低下，温煦、气化功能减弱的病理状态。肾阳虚衰，冲任、胞宫失于温煦，可致月经后期、痛经、闭经、不孕、胎萎不长、妊娠腹痛等；肾阳虚弱、固摄失司，冲任不固，发生崩漏、带下病等；肾阳衰惫，寒凝胞宫，致闭经、不孕；肾阳虚无力温煦脾阳，使脾阳虚衰，发为经行浮肿、经行泄泻、子肿等；肾阳虚，推动乏力，气血瘀滞，可致更为错综复杂的妇产科病证。

（4）肾阴阳两虚 阴损可以及阳，阳损可以及阴。若病程日久往往可使肾阴阳两虚，导致冲任气血失调，发为崩漏、绝经前后诸证、带下病等。

2. 肝的病机

肝藏血，主疏泄。女子“以肝为先天”，经、孕、产、乳均离不开肝血滋养。若素性忧郁，或暴怒伤肝，或他脏病变伤及肝木，可使肝的藏血及疏泄功能失常，导致冲任损伤，发生妇产科诸疾。肝的病机主要有肝气郁结、肝经郁热、肝血不足、肝阳上亢等。

（1）肝气郁结　肝失疏泄，气血失和，致冲任气机不畅，可发生月经先后不定期、痛经、闭经、经行乳房胀痛、经行情志异常、产后郁证、不孕症等。若肝失疏泄，横逆犯脾，致肝郁脾虚，可发生月经先后不定期、月经过多或过少等；肝郁犯胃，经期、孕期冲脉气盛，挟胃气上逆，发生经期呕吐、妊娠恶阻等。

（2）肝经郁热　肝气郁结，郁而化火，火伏冲任，扰动血海，使血海蓄溢失常，导致月经先期、月经过多、崩漏、产后恶露不绝；肝火炽盛，随冲气上逆，发生经行头痛、月经过少、闭经、不孕、经行吐衄、经行情志异常、子晕、乳汁自出等；肝经郁热，肝郁乘脾，脾失健运，湿热内生，下注冲任，使任脉不固，带脉失约，发生带下病、阴痒；湿热蕴结胞中，阻滞冲任，冲任不畅，发生不孕、盆腔炎、癥瘕等。

（3）肝血不足　肝藏血，肝所藏之血除营养全身之外，余者皆注入血海化而为经。肝血不足，冲任乏源，出现月经过少、闭经、不孕等；肝血不足，冲任胞宫失养，不荣则痛，出现痛经、妊娠腹痛、产后腹痛。肝血不足，经前、经期、孕期阴血下注冲任血海，阴血益虚，血虚化燥生风，发生经行风疹块、更年期身痒、妊娠身痒。

（4）肝阳上亢　肝阴不足，阴不制阳，阴虚阳亢，出现经行头痛、经行眩晕、经行吐衄、子晕等；肝阴不足，阴虚阳亢，阳化风动，风火相搏，发为子痫。

3. 脾的病机

脾主运化，为气血生化之源，后天之本。脾主升，有统摄之功。若素体虚弱，或饮食不节，或劳倦、思虑过度，则可导致脾虚而产生妇科疾病。

（1）脾气虚弱　脾虚失运，气血生化无源，冲任失养，血海不能按时满盈，可出现月经后期、月经过少、闭经、缺乳、产后血晕、产后恶露不绝等。脾虚血少，胎失所养，则胎萎不长。脾虚统摄无权，冲任不固，可出现月经过多、经期延长、崩漏、胎漏、产后恶露不绝、乳汁自出等。若脾胃虚弱，孕后经血不泻，冲气偏盛，循经上逆犯胃，胃失和降，则可见恶阻。脾虚中气下陷，则可见带下病、崩漏、阴挺、滑胎等。现代研究表明，脾气虚弱可导致单胺类神经递质水平下降、神经内分泌紊乱、免疫功能激活、能量代谢障碍、血液变化等，致郁证、异常子宫出血、多囊卵巢综合征等疾病。

（2）脾阳不振　素体阳虚或寒凉生冷、膏粱厚味损伤脾阳，脾阳虚，则运化失职，不能升清降浊、运化水湿，导致水湿下注冲任、带脉，可致经行泄泻、经行浮肿、带下病、子肿、胎水肿满等。若湿聚成痰，痰饮壅滞冲任、胞宫，可导致月经过少、闭经、不孕症、癥瘕、多囊卵巢综合征等。若脾阳不足，损及肾阳，亦可导致脾肾阳虚而发生妇科疾病。现代研究提出，脾阳虚患者存在内源性致病因素的调节障碍及细胞免疫功能紊乱而致带下病及 HPV 感染；且脾阳不振，可明显提高肿瘤坏死因子、超敏 C 反应蛋白及瘦素水平，加重胰岛素抵抗，进而影响卵巢体积和卵泡发育而致多囊卵巢综合征。

4. 心的病机

心藏神，胞宫的气血阴阳变化赖于心神的调节，心不主神则十二官皆危；心又主血脉，“诸血者皆属于心”，心统诸经之血，心脉之血充盈则太冲脉盛，心脉之气调和则心气推动调控作用正常；且胞脉属心而络于胞中，故心与妇科疾病有着很大的关系。

（1）心气虚　积想在心，忧思不解，心气不得下通，导致胞脉不通，冲任失常，可发生月经后期、月经过少、闭经、不孕等。现代研究发现，心气虚可致心功能减退、血管功能下降、微循环血流缓慢，造成血瘀，从而发为月经过少、闭经；且心气虚易使中枢神经功能障碍、交感神经敏感性下降、甲状腺激素改变，可见月经后期、月经过少等。

（2）心阴虚 妇人以阴血为用，阴血亏虚、血海不盈则冲任胞宫失养，可发生月经过少、闭经、痛经、不孕、妊娠腹痛、胎动不安、胎萎不长等。心阴不足，心火偏亢，心火与肾水不能相济，心肾不交，可发生经行口糜、绝经前后诸证、产后郁证等。若心阴虚，虚热外迫，导致月经先期、经间期出血、崩漏；津随热泄，可发生产后盗汗等。现代研究中，心阴虚主要引起交感神经亢进、自主神经功能紊乱，可发为绝经前后诸证。

5. 肺的病机

肺主气，主宣发肃降，朝百脉，主治节，通调水道。可调节呼吸运动，调节一身之气的运行，调节血液的运行和津液的输布代谢。又妇人以血为用，故妇人之病与肺脏的异常密切相关。

肺阴不足，阴虚火旺，经行阴血下注冲任，肺阴益虚，虚火灼伤肺络，则出现经行吐衄。肺气虚弱，宣发卫气无力，气不摄津，可发生自汗、盗汗。肺气虚弱，可发生经行浮肿、子肿、妊娠咳嗽、妊娠小便不通、产后小便不通等。

人体是一个整体，脏腑之间具有相生、相克的关系，尤与妇科关系最为密切的肾、肝、脾更是不可忽视，临床上常见肾虚肝郁、肝郁脾虚、脾肾阳虚、肝肾阴虚、肾虚血瘀、肺肾阴虚、脾肺气虚等，当情况错综复杂时，应找出主要的病机，并动态观察其变化。

（二）气血功能失调

《灵枢·五音五味》云："妇人之生，有余于气，不足于血，以其数脱血也。"经、孕、产、乳均以血为用，易耗伤阴血，导致气血相对不平衡的状态。气血失调是导致妇科疾病的重要病机。

1. 气分病机

（1）气虚 素体羸弱，或久病重病，忧思劳倦等，均可导致气虚。气虚冲任不固，则月经先期、月经过多、经期延长、经间期出血、崩漏、带下病、胎漏、产后恶露不绝、乳汁自出、阴挺等。气虚卫外不固，易致产后发热、产后自汗等。若气虚血行不畅，则血脉涩滞，而产生月经后期、痛经、难产、缺乳、癥瘕等。现代研究认为，气不足则虚损生积，以致瘀阻血络，运用益气活血法治疗。

（2）气陷 是在气虚的基础上加重、发展而来。现代女性工作强度增大，产后失于调护，气虚无力固摄中气下陷，冲任失约，而见崩漏、盆腔脏器脱垂等病。

（3）气脱 多由于正不敌邪，或慢性疾病，使正气长期被消耗而衰竭，以致气不内守而外脱。女性常因经期、产后大出血，气随血脱而致气脱，从而出现功能突然衰竭的病理状态。常表现为面色苍白、汗出不止、目闭口开、全身瘫软、手撒、二便失禁、脉微欲绝或虚大无根等症状。

（4）气滞 情志不舒、饮食失调、外邪侵体或闪挫扭伤均可引起脏腑、经络气机不畅而形成气滞。气机郁滞则见月经不调、经前期综合征、产后缺乳、产后郁证、产后小便不通、不孕症等。肝郁日久、气机不畅、郁而化火，可见月经先期、多囊卵巢综合征等；脾虚气滞，水谷难消，加之冲脉气盛，上逆犯胃，可见妊娠恶阻；气为血之帅，气滞血停于胞宫，则见月经过少、闭经、子宫内膜异位症，留滞于经络则见盆腔炎性疾病后遗症、产后缺乳、产后身痛等。女子以血为本，而肝主藏血，长期抑郁状态致使女性血液呈高凝状态。

（5）气逆 常与肝、胃、肺等脏腑气机功能失常有关。情志所伤、肝气疏泄失常，则肝气横逆，上扰肺胃。胃失和降，胃气上逆，可致妊娠恶阻。大怒肝气上逆，可致经行吐衄、经行头痛、经前期综合征等。肺失肃降，则气上逆，可出现子嗽、子悬。

（6）气闭 气闭的发生急骤，以突然昏厥，不省人事为特点，多可自行缓解。过度精神刺激，使气机逆乱，心窍闭塞，则见突然昏仆或晕厥；气机闭塞，阳气内郁，不能外达四肢，故四肢厥冷；瘀血、痰浊等有形实邪阻滞脉络，使气机闭塞不通，故突发绞痛，妇科疾病中产后血虚而亡津液或肝气郁结、外邪阻遏等，致产后郁冒、产后大便难、产后腹痛、产后恶露不下。

2. 血分病机

（1）血虚 是指阴血匮乏，血的营养与滋润功能不足的病理状态。各种原因导致的血虚，可致冲任血海匮乏，不能由满而溢，或失于濡养，发生月经后期、月经过少、闭经、痛经、妊娠腹痛、胎动不安、滑胎、胎萎不长、产后缺乳、产后身痛、产后血劳、不孕症等诸多妇产科疾病。

（2）血瘀 是指血液停积、血流不畅或停滞，血液循环障碍的发生、发展及继发变化的全部病理过程。血寒、血热、血虚、气滞、气虚、出血、久病、肾虚等均可导致血瘀。血瘀冲任阻滞，胞脉不畅，导致经行不畅、经期延长、痛经、产后腹痛等；冲任阻滞，瘀停胞脉，导致闭经、癥瘕、异位妊娠；瘀滞冲任、胞宫，新血不得归经，可致崩漏；瘀阻胞脉，不能摄精成孕，可致不孕；瘀阻冲任，气机不畅，营卫不通，可致产后发热；瘀阻冲任，细缊之时，阳气内动，引动瘀血，血不循经，可致经间期出血。相关研究显示，瘀血引起的氧化应激反应中线粒体功能缺失导致的痛证与中医之气虚血瘀、气滞血瘀呈现不荣则痛、不通则痛的临床症状较为相似。亦有研究发现通过三维能量重建观察子宫内膜厚度、卵巢体积、窦卵泡数量，提出血瘀与子宫及卵巢血流灌注呈负相关，进而可评估不孕患者的卵巢储备功能、子宫内膜容受性及妊娠结局。

（3）血寒 可由摄生不慎，外感寒邪，或素体脾肾阳虚，寒从中生，寒与血结引起，血脉凝滞，冲任不畅，胞脉阻滞，可致月经后期、月经过少、闭经、痛经、妊娠腹痛、产后腹痛等；与湿邪相合，伤及任带，其失固失约，可致带下病；不能摄精成孕，可致不孕症；阳不化阴，水湿、痰饮、瘀血内生，阻于冲任、胞宫，亦可致闭经、痛经、不孕症、慢性盆腔疼痛、癥瘕等。血寒常与血瘀伴行，形成寒凝血瘀，阻于冲任、胞宫，不通则痛，产生妇科慢性痛证诸病。

（4）血热 可由摄生不慎，热邪趁袭血室，或过食辛温，或情志过极化火，或素体阳盛阴虚内热，热邪内伏于血引起，热扰冲任，迫血妄行，可致月经先期、月经过多、崩漏、经行吐衄、产后恶露不绝等；火热上扰清阳，可致经行头痛、经行情志异常等；与湿邪相合，下袭任带，其失固失约，可致带下过多、阴痒等；热盛则肿、肉腐，可致阴疮、盆腔炎等；热扰冲任，损伤胎元，可致胎漏、胎动不安等。

（三）冲、任、督、带损伤

《内经》首先指出了任、督为病可致“带下瘕聚”和“不孕”等妇产科病证，《诸病源候论》强调了冲任损伤的病机。冲、任、督、带损伤常见的病机主要包括冲任损伤、督脉虚损、带脉失约 3 个方面。

（1）冲任损伤 “冲为血海”、“任主胞胎”，任通冲盛才有正常的月经与妊娠。天癸通过冲任二脉实施促进人体生长、发育、生殖的功能，冲任损伤必然导致妇产科诸疾。凡气血失和，脏腑功能失调，可间接损伤冲任等脉，形成冲任的病理改变。临床常见冲任不固、冲任虚衰、瘀阻冲任、热（湿）毒蕴结冲任、寒凝冲任和冲气上逆等病理改变，都可导致经、带、胎、产等异常，产生妇产科疾病。

（2）督脉虚损 督脉为“阳脉之海”，总督一身诸阳。与任脉同起于胞宫，两脉协同调节人身阴阳脉气的平衡，维持胞宫的生理功能。如外感六淫邪毒，内伤脏腑气血，损伤督脉，致督脉虚损，则发生疾病，如《素问·骨空论》所言“督脉……此生病……其女子不孕”，以及阴阳平衡失调所致的闭经、崩漏、绝经前后诸证、绝经妇女骨质疏松症。

（3）带脉失约 带脉束腰一周，约束诸经。《血证论》指出：“带脉下系胞宫……属于脾经。”从循行路径来看，横行之带脉与纵行之冲、任、督间接相通并下系胞宫。带脉的功能主要是健运化湿，提摄子宫，约束诸经。故带脉失约可导致带下病、胎动不安、滑胎、子宫脱垂等。

（四）胞宫、胞脉、胞络受损

胞宫通过胞脉、胞络与经络、脏腑相连，实现其生理功能。胞宫、胞脉、胞络三者之间既是一个不可分割的整体，各自又有其自身受损病机，常相互影响。

（1）胞宫形质异常 多由先天发育不良和后天损伤所致，可出现幼稚子宫、子宫畸形、子宫过度屈曲、子宫肌瘤或手术损伤子宫等，导致月经不调、痛经、滑胎、癥瘕、不孕等。

（2）胞宫藏泻失司 胞宫为奇恒之腑，似脏能藏，似腑能泻，且藏泻有度。若先天肾气不足或房劳多产，久病大病失血伤精，精血不充，使冲任不能通盛，胞宫蓄藏阴精匮乏，藏而不泻可发生月经后期、闭经、带下过少、胎死不下、滞产、难产、过期妊娠；若肾气不固，肝气疏泄太过，或脾气统摄无力，导致子宫藏纳无权，泻而不藏，可发生流产、早产、经期延长、带下病、恶露不绝等。

（3）胞宫闭阻 是指邪客胞宫以后，使胞宫闭塞或阻滞而产生妇产科疾病的病机。湿、痰、瘀等有形之邪均能够使子宫闭塞，而发生疾病。此外，子宫内膜息肉、黏膜下肌瘤、宫腔手术后引发部分粘连，均可使胞宫闭阻，导致月经过少、闭经、崩漏、不孕等。

（4）胞脉、胞络损伤 胞脉、胞络是脏腑联系胞宫的脉络。若胞脉灌注不足，胞络络胞无力，可发生闭经、痛经、崩漏、不孕等病。此外，跌仆闪挫、手术金刃损伤、盆腔粘连残留、肿瘤组织侵袭等均可损伤胞脉、胞络，从而加重或造成新的妇产科疾病。

（五）肾-天癸-冲任-胞宫生殖轴失调

肾-天癸-冲任-胞宫生殖轴，以肾气为主导，由天癸来调节，通过冲任的通盛、相资，由胞宫体现经、带、胎、产的生理特点。其中任何一个环节失调都会引起生殖轴功能失调，发生崩漏、闭经、性早熟、绝经、流产、不孕症等。而调经、种子、安胎的关键就是调整肾-天癸-冲任-胞宫生殖轴的功能及其相互间的平衡协调，其中补肾气、资天癸最为关键。所以肾-天癸-冲任-胞宫生殖轴失调又是妇科疾病的主要发病机制。

（六）经、带、胎、产、乳疾病的基本病机

妇科疾病在符合中医病机普遍性的同时，由于其经、孕、产、乳的特殊生理，而有其独特的病理机制。

（1）月经病的基本病机 月经病多因寒、热、湿侵袭，情志因素，房劳所伤，饮食失宜，劳倦过度等引起脏腑功能失常，气血失调，直接或间接地损伤冲、任、督、带和胞宫、胞脉、胞络，以及肾-天癸-冲任-胞宫功能失调而致。同时，痛经、月经前后诸证等疾病，其所以随月经周期而发，除致病因素外，又与经期及经期前后气血变化、血海盈亏等特殊生理状态有关。因此，体质因素对月经病的发生和发展也有重要的影响。

（2）带下病的基本病机 带下病的病因病机主要有两个方面：一是肾虚不足，窍道失濡，其临床表现是带下量少或无；二是湿热虫毒，互为因果，瘀滞冲任，损伤带脉，气血失调，其临床表现是带下量多、色质异常，并可伴红肿、痒痛、包块等。

（3）妊娠病的基本病机 妊娠病的病因病机应结合致病因素和妊娠期间母体内环境的特殊改变来认识。常见的发病机制有四：一是阴血虚。阴血素虚，孕后血聚胞宫以养胎，阴血益虚，可致阴虚阳亢而发病。二是脾肾虚。脾虚则气血生化乏源，胎失所养；脾虚湿困，则泛溢肌肤或者水停胞中为病。肾虚则精气匮乏，胎失所养，或肾气虚弱，胎失所系，胎元不固。三是冲气上逆。孕后经血不泻，聚于冲任、子宫以养胎，冲脉气盛，上逆犯胃，胃失和降则为呕恶。四是气滞。素多忧郁，气机不畅，腹中胎体渐大，易致气机升降失常，气滞则血瘀水停而为病。

（4）产后病的基本病机 产后病的病因病机，可以概括为4个方面：一是亡血伤津。由于分娩用力、出汗、产创出血，导致阴血暴亡，虚阳浮散，易致产后血晕、产后痉证、产后发热、产后大便难、产后小便淋痛等。二是元气受损。由于产时用力耗气，或产程过长、耗气更甚，或失血过多、气随血耗，或产后操劳过早，导致气虚失摄，冲任不固，易致产后发热、产后恶露不绝、产后自汗、

产后小便不通、产后乳汁自出等。三是瘀血内阻。分娩创伤，脉络受损，血溢脉外，离经成瘀；产后百脉空虚，起居不慎，寒热入侵，寒凝血瘀或热灼成瘀；元气亏虚，运血无力，血滞成瘀；情志所伤，气机不畅，气滞成瘀；胞衣残留，瘀血内阻，败血为病，易致产后血晕、产后发热、产后腹痛、产后恶露不绝、产后身痛、产后情志异常等。四是外感六淫或饮食房劳所伤。产后元气受损，气血俱伤，腠理疏松，卫表不固，所谓“产后百节空虚”，稍有不慎或调摄失当，便可发生产后痉证、产后发热、产后腹痛、产后恶露不绝、产后身痛等。总之，产后病以“虚”、“瘀”居多，故形成了产后“多虚多瘀”的病机特点。

综上所述，妇科疾病的病机是错综复杂的，既有脏腑功能失常和气血失调的病机间接影响冲任、胞宫或生殖轴为病，又有冲任督带、胞宫、胞脉、胞络直接受损，以及肾-天癸-冲任-胞宫生殖轴失调发为妇产科病证。而经、带、胎、产、杂各种妇产科疾病又有其自身的特殊性，这是妇产科的病机特点。因此，认识妇产科发病机制必须从脏腑功能失常，气血失调，冲任督带损伤，胞宫、胞脉、胞络受损，肾-天癸-冲任-胞宫生殖轴功能失调入手，同时要认识病因与病机之间、各病机之间的相互联系、相互影响。临证时，必须“辨证求因”、“审因论治”、“谨守病机，各司其属”，把握主要病因病机的关键所在，才能作出正确的判断，为辨证论治提供可靠的依据。

同时结合西医妇产科疾病的发病机制，神经、内分泌、体液的自稳调节功能紊乱；致病因素造成的组织结构损伤、功能障碍和代谢紊乱；疾病过程中的原始病因与某些病理产物之间的因果转化；疾病过程中局部与全身的关系等病理机制，为辨病、辨证、中西医结合临床诊治、研究奠定了理论基础。

（武权生）

第三节 诊疗思维

一、情志疗法

“情”即情绪和情感，属无意识心理活动；“志”即意志和行为，属有意识心理活动。“情志”属于现代“心理”范畴。情志疗法是指医生或心理学家运用中医的情志学说或心理行为学说的理论和方法治疗患者心理疾病和心身疾病，以促使其心身状况向健康方向发展的治疗方法。

情志疗法作为中国传统医学疗法之一，其由来已久。先秦时期情志学说初步萌芽，出土于湖北省荆门郭店一号楚墓的郭店楚简中提出了“四情”：“喜、怒、哀、悲之气，性也”。《吕氏春秋》中提出“五情致病”：“大喜、大怒、大忧、大恐、大哀五者接神则生害矣”，还记载了宋国名医文挚以“怒胜思”的疗法治愈重病齐王的案例。《内经》记载了情志学说的相关理论，《灵枢·本神》中论述情志致病的过程：“脾愁忧而不解则伤意，意伤则悗乱，四肢不举，毛悴色夭……肝悲哀动中则伤魂，魂伤则狂忘不精，不精则不正，当人阴缩而挛筋，两胁骨不举，毛悴色夭……肺喜乐无极则伤魄，魄伤则狂，狂者意不存人，皮革焦，毛悴色夭……恐惧而不解则伤精，精伤则骨酸痿厥，精时自下。”张仲景丰富了有关情志学说的内容，他将情志异常的病因主要归为两大类：脏腑虚衰以致心神失养和七情过激以致气机紊乱，可见，在汉代情志学说已经初步形成理论。唐宋金元时期情志学说进一步成熟与完善。隋朝《诸病源候论》逐病逐候审求病因，认为情志因素是重要病因。唐代孙思邈总结了七情所致的各种证候。南宋陈无择在《三因极一病证方论》中提出了“七情”的概念。而后金元四大家推动了情志学说的发展，刘完素提出了“五志过极皆为热甚”的论点；张子和擅长使用情志疗法治疗疾病，重视七情在发病中的作用；李东垣在《脾胃论·安养心神调治脾胃论》中指出七情不安致病的观点：“凡怒、忿、悲、思、恐、惧，皆损元气。”朱丹溪在《丹溪心法》

中提出“七情之病皆从火化”的观点。明清时期情志学说广泛应用于临床。傅山所著《傅青主女科》中指出妇女“七七”之年围绝经期阶段情志致病十分多见。

随着医学的发展，人们对健康需求的改变，医学模式也发生转变。中医学理论体系强调“形神合一”，更符合健康的要求。情志因素又是导致妇产科疾病的重要因素之一，故中医的情志疗法越来越受到重视。在不同学派理论的影响下，其方法各异。《素问·宝命全形论》有“治神”之说，华佗《青囊秘录》有“医心”之法，朱震亨创用“人事制之”之术，李梁提出类似一种游戏的“活套疗法”，曹士珩采用类似一种体育疗法的“导引疗法”，还有后世的“气功疗法”等。情志疗法多种多样，包括疏导解郁法、定情安神法、情志相胜法、以理遣情法、移情易性法、抑情顺理法、暗示解惑法、澄心清志法等，以达到七情调和之目的。《素问·阴阳应象大论》指出“悲胜怒”，“恐胜喜”，“怒胜思”，“喜胜忧”，“思胜恐”。了解患者的心理状态与疾病的关系，对于妇产科疾病的治疗非常重要，《妇人大全良方·室女经闭成劳方论》曰：“改易心志，用药扶持。”即疏导先医其心，并根据病情用药物治疗，达到“心身同治”的效果。在当今竞争日益激烈的社会中，妇产科心身疾病日益引起医学界的重视，以情志疗法为切入点，“心身同治”已成为医学界研究的热点。

从事情志治疗的医务人员应具有丰富的医学知识和实践经验。《素问·移精变气论》指出：“数问其情，以从其意。”进行治疗者，应该耐心倾听、富有同理心，灵机善变，同时需要辨识重症，在实际应用时可根据病因与证候特点，作出适当评估，或配合药物的内服、外治等，以期取得最佳疗效。

二、周期疗法

中医妇科周期疗法，是根据月经周期不同时期肾阴阳转化、消长节律和气血盈亏的规律，结合妇科疾病的特点，进行分阶段用药，以调整肾-天癸-冲任-胞宫生殖轴功能的治疗方法。

（一）周期疗法的理论

女性的生殖生理具有周期性，中医生殖理论认为，以肾气为主导，由天癸来调节，通过冲任的通盛、相资，气血的充盛和满溢，由胞宫体现月经周期规律，即所谓“肾-天癸-冲任-胞宫”生殖轴。其中任何一个环节被破坏，都会影响月经的周期性。这一理论与“下丘脑-垂体-卵巢-子宫”轴的理论相互印证，也为妇产科疾病的周期疗法提供了理论依据。

（二）周期疗法的应用

妇科周期疗法，是以整体观念为指导，依据“肾-天癸-冲任-胞宫”之间平衡协调的理论，结合西医学卵巢周期性变化对子宫的周期性影响，结合月经周期中行经期（月经期）、经后期（卵泡期）、经间期（排卵期）、经前期（黄体期）的生理特点进行用药。

1. 行经期（月经期）——活血调经，去旧生新，促进内膜脱落

月经的来潮标志着本次月经周期的结束，新的月经周期开始。行经期的治疗宜活血调经，使胞宫排血通畅，冲任经脉气血和畅，以达去旧生新，奠定新周期的基础。基本方可以桃红四物汤合逍遥散加减应用。如转化不利，经血排泄甚少，则以气滞血瘀多见，加入青皮、陈皮、益母草、丹参等理气化瘀通经之品；如转化过快，阳气化火，或冲脉血海、子宫固藏失司，经血量多者，可选用二至丸加减养阴益气止血之品，助封藏，以防暴崩。然而在此期，一方面经血外泄；另一方面卵巢内新的卵泡又开始发育，因此活血药不可太过，以免影响卵泡的发育。

2. 经后期（卵泡期）——滋肾养血，调理冲任，促卵泡发育

经后期属于阴长的阶段，此期卵泡处于发育阶段，基础体温为低温相，治宜滋肾养血，调理冲任，促进卵泡发育。选方以左归丸、归芍地黄汤、养精种玉汤加减。药用熟地黄、枸杞子，菟丝子、山茱萸、当归身、制黄精、白芍、阿胶、肉苁蓉、淫羊藿等。盖经后期虽是阴精渐长，但补阴之中加入助阳之品，此乃“阴得阳升而泉源不竭”，有利于促进阴长至重，为经间期“阴转阳”、“精化气”创造条件。

3. 经间期（排卵期）——滋肾助阳，行气活血，促卵子排出

此时是肾之阴精由虚至盛之转折，阴精充实，阳气内动而出现从阴转阳的时期，即氤氲动情之期。如阴精不足，则无以化阳，不能促使由阴转阳。阴阳转化为经间期的治疗特点，治当滋肾助阳，行气活血，以促使天癸至，卵子顺利排出。可以毓麟珠为基本方加减。倘若阴精至重而不转化者，应加入赤芍、桃仁、红花等活血之品，使冲任气血活动，以诱导排卵；如重阴不足，不能顺利转阳，则加入鳖甲、龟甲、阿胶等血肉有情之品，以补阴精；若阴精虽已充实，但阴失阳助，未达重阴，有阳虚证候者，可加入淫羊藿、仙茅以补肾助阳，促使其顺利转化。

4. 经前期（黄体期）——温肾补阳，疏肝调经，促黄体成熟

此阶段阴血渐满，阳气渐充，而致阴生阳长。此期肾气旺而冲任盛，是阳气旺盛时期。因此以补阳为主，注意阴中求阳。治宜温补肾阳，益气养血，促进黄体成熟，为孕胎或下一次月经来潮奠定基础。选方以二仙汤、金匮肾气丸等加减。药用淫羊藿、仙茅、鹿角片、菟丝子、熟地黄、当归、山茱萸、山药、牡丹皮、茯苓等。肾为水火之脏，此期治疗虽着重于阳，但阴阳互根，相互转化，阳长需阴助，故宜水中补火，阴中求阳。此乃“阳得阴助而生化无穷”，而使阴阳达到平衡。倘若气虚及阳，脾肾不足者，则应加入党参、黄芪、白术、炙甘草，以气中补阳，脾肾双补。经前期，除补阳外，还应酌情加入柴胡、香附、郁金、青皮、陈皮、丹参等疏肝理气、活血调经之品，以促气血活动。

中医妇科周期疗法，以月经周期产生的机制为依据，从整体观出发，调整肾-天癸-冲任-胞宫生殖轴的功能，使之恢复和建立正常月经周期。

三、外 治 法

妇科外治法应用于临床历史悠久，是妇科临床常用的一种治法，主要应用于胞中、阴户、阴道等局部病变，《金匮要略·妇人杂病脉证并治》有外洗阴户、阴中纳药等不同的外治法治疗妇科病证的记述，近代妇科临床又有所发展，如外敷、热熨、阴道冲洗、肛门导入、针灸、推拿等治法，为中药治疗妇科疾病开辟了多方法、多途径给药的新思路，不仅可以达到杀虫、止痒、清热解毒、止血、止带、祛寒、消肿、排脓、生肌等功效，也减少了药物对胃肠和肝肾的影响。若局部病变影响或累及全身，或全身病变在局部出现病变时，又需外治法与内服方药合用，进行整体调治。

外治法一般在非行经期进行，凡阴道出血或患处出血、溃疡者禁用，妊娠期慎用。外阴熏洗、阴道冲洗等治疗期间应避免性生活，浴具需消毒，必要时同时治疗性伴侣，以免交叉感染而影响疗效。肛门导入、下腹部敷熨前最好排空直肠和膀胱，以利于对药物的吸收及渗透。

1. 外阴熏洗

外阴熏洗是以煎好的中药蒸气向阴户进行熏蒸，以及用温度适宜的药液进行淋洗和浸浴的一种外治方法。其机制主要是借助药液的热度温通经络，促使药物的渗透和吸收，达到清热解毒、止带消肿的目的，常用于阴疮、阴痒、带下病等。常以清热解毒药为主，如白花蛇舌草、蒲公英、紫花地丁、虎杖、黄柏、连翘等。

使用方法：将所用药物包煎，煮沸 20～30 分钟后方可外用。同时将药水倾入专用盆内，趁热熏洗患部，先熏后洗，待温度适中可以洗涤外阴或坐盆，每次 10 分钟。

2. 阴道冲洗

阴道冲洗是用阴道冲洗器将中药药液注入阴道，在清洁阴道的同时使药液直接作用于阴道而达到治疗的目的，常用于盆腔或阴道手术前准备，以及带下病、阴痒等的治疗。冲洗药液应根据冲洗目的而选用。若为了手术前准备，可用黏膜消毒剂，如碘伏。如用于治疗带下病、阴痒，则结合阴道分泌物检查结果选用中药。常用药有忍冬藤、苦参、白鲜皮、蛇床子、蒲公英、黄柏等清热解毒、利湿杀虫药和荆芥、薄荷、防风、白芷等祛风止痒药。

使用方法：将所用药物包煎，煮沸 20～30 分钟后，待药水温度适宜时（与体温基本一致），置阴道冲洗器内进行冲洗。月经期停用，妊娠期慎用。阴道冲洗必须掌握适应证，中病即止，不宜过度使用。

3. 阴道纳药

阴道纳药是用中药研成细末或制成栓剂、胶囊、膏剂等剂型，纳入阴道以达到治疗目的，常用于治疗带下病、阴痒等证。其主要机制是利用药物留置阴道内，使局部药物浓度较高，作用时间长，且直接接触患部，药物能发挥直接的治疗作用。常用药有清热解毒药，如黄连、黄柏、虎杖等；解毒祛腐药，如百部、蛇床子、五倍子、硼砂、枯矾等；收敛生肌药，如白及、珍珠粉等；收敛止血药，如炉甘石、炒蒲黄、血竭等。

使用方法：若为栓剂、片剂或胶囊等，可嘱患者清洗外阴后，自行放置于阴道后穹隆；膏剂可涂于无菌纱布上，粉剂及药液可蘸在带线棉球上，由医务人员按常规操作置于创面上，棉线尾露出阴道口 2～3cm，可由患者自行取出。若带下量多，宜先行阴道冲洗，待白带清除后再行纳药为佳。

4. 肛门导入

肛门导入是将药物制成栓剂纳入肛内，或煎煮成药液保留灌肠。药物在直肠内吸收，用于盆腔炎性疾病、盆腔子宫内膜异位症、盆腔淤血综合征等病的治疗。本法常用清热解毒药和活血化瘀药配伍组方，清热解毒药如红藤、毛冬青、败酱草、黄柏、金银花等，活血化瘀药如丹参、赤芍、当归、川芎、红花等。有瘀块者加三棱、莪术、大黄等。

使用方法：给药前应尽量排空二便。如采用栓剂，可嘱患者每晚睡前自行放入肛内。若为中药保留灌肠，可用一次肛管从肛门插入 10～14cm，将温度适中药液 100ml 缓慢灌入，保留 30 分钟以上。给药后卧床休息 30 分钟，以利于药物的保留。每天 1 次，7～10 天为 1 个疗程。

5. 外敷、热熨

（1）外敷 是将外治药物的水剂或制成的膏剂、散剂等，直接贴敷在患处，达到解毒、消肿、止痛、利水或托脓生肌等治疗作用的一种方法。常用于治疗妇科痛证，如痛经、盆腔炎性疾病后遗症、产后腹痛、产后外阴肿痛、妇产科手术后腹痛等，也用于产后小便不通、癥瘕和不孕症等。常用清热解毒、行气活血、温经散寒、消肿散结、通络止痛、生肌排脓类中药。

使用方法：膏剂多以温经散寒、通络止痛中药加入皮肤渗透剂制成。常用药物如痛经膏、痛经贴。用时将药膏贴于气海、关元、三阴交、肾俞、膀胱俞等穴位或痛点，作用时间持久，多用于妇科痛证。散剂由行气活血、祛瘀消癥、通络止痛，佐以温经散寒或清热凉血的中药加工成粗粒，棉布袋装，封口成包。常用方如四黄散、双柏散、伤科七厘散等。用时浸湿药包，隔水蒸 15 分钟，外敷患处。糊剂是将药物加工成细末，用时加水或水与蜜糖等量，调成糊状敷于下腹部或患处。

（2）热熨 是将药物加工并加热敷贴于患部，借助药理和热力的作用，以达到活血化瘀、消肿止痛或温经通络的目的。适用于寒凝气滞的妇科痛证，如痛经、盆腔炎性疾病后遗症、妇产科术后腹痛，或癥瘕、产后小便不通等。药物选用理气温经散寒的中药。

使用方法：将药物切碎，或为粗末，或加适当辅料如盐、葱、麦、酒、醋等，经炒、蒸、煮后熨敷，或置热水袋等以热气外熨，或加用红外线治疗仪、频谱治疗仪等现代理疗仪器，药物的温度维持在 40～45℃，使药力和热力相结合，以达治病的功效。

6. 针灸、推拿

（1）针灸 是在人体经络腧穴上施行针刺、艾灸、注药、埋线、电针等，取其疏通经络、调和气血、扶正祛邪、调和阴阳等作用治病的方法。针灸治疗妇科疾病已有悠久的历史，《针灸甲乙经》叙述了 53 种妇科疾病的针灸治疗，如“乳子下赤白，腰俞主之”，“女子阴中寒，归来主之”。常用于治疗痛经、月经不调、闭经、崩漏、胎位不正、胎死不下、产后小便不通、产后缺乳、盆腔炎性疾病、不孕症、阴挺等妇科疾病。

使用方法：根据不同的妇科疾病辨证取穴。妊娠期谨慎取穴，禁针合谷、三阴交、缺盆及腹部、腰骶部腧穴。大怒、大惊、过劳、过饥、过渴、房事、醉酒时禁针。

（2）推拿　作用于体表局部，通过健运脾胃、行气活血祛瘀，达到调整脏腑阴阳功能的目的，可用于治疗痛经、带下病、乳痈、阴挺、经断前后诸证、产后腹痛、产后耻骨联合分离、胎位不正等。

常用的妇科外治法各有特点，应用过程中需以病人为中心，综合病情，以疗效优先为原则选用。常配合内治法效果更好。

四、妇科急症治疗

妇科疾病的诊治过程中，有些特定的症状出现急骤，比如阴道出血、腹腔内出血、急腹痛、发热等症状，可能危及病人的生命安全，临床中需以主要症状为思考，了解发病经过，分析病因，注意鉴别诊断。建立妇科疾病诊断与鉴别的急症思维，快速作出处理。以下就妇科常见的急症：妇科血证、妇科痛证、妇科热证分别阐述。

1. 妇科血证

妇科血证以阴道大量、持续时间长的出血或腹腔内出血最危及病人的安全。临证时首先应分辨出血的部位，通过了解病史，结合妇科检查、影像学检查等，可明确出血部位，来自阴道、宫颈或宫腔，是否存在腹腔内出血。分析出血的原因，进行鉴别诊断。

（1）月经病血证　月经过多、崩漏均可表现为大量阴道出血，临床较常见。月经过多者，经量增多，但月经周期正常，出血数天可以自止。可通过超声检查了解子宫内膜情况，必要时盆腔核磁或宫腔镜检查进一步明确，对子宫内膜息肉、子宫内膜异常增生、子宫黏膜下肌瘤等则行镜下手术等。对子宫腺肌病、子宫肌瘤等引起的月经过多则针对原发病进行治疗。崩漏出血表现为暴下不止或淋漓不断，长达半个月以上，甚至数十日不能自止，月经周期、经期、经量均紊乱。大量出血可致亡血暴脱。月经病血证多发生于青春期或绝经过渡期。可行盆腔超声和盆腔 CT/MR 排除占位性病变，注意子宫内膜厚度，结合性激素水平变化进行诊治。

（2）妊娠病血证　妊娠病血证的特征是妊娠期阴道出血。胎漏、胎动不安、堕胎、小产、葡萄胎、异位妊娠等均可出现或多或少的阴道出血。凡育龄期女性，有性生活，月经过期而有阴道出血者，首先应注意妊娠病。胎漏、胎动不安之阴道出血量少，后者伴有小腹隐痛、腰痛或下坠感，子宫增大与停经时间相符，胚胎或胎儿存活。堕胎、小产多由胎漏、胎动不安发展而来，阴道出血明显增加，可超过平时月经量，伴有小腹阵痛、腰痛，如无胎块排出，为胎动欲堕；如有胎块排出，阴道出血不止，腹痛持续者，多为堕胎或小产不全，应行妇科检查及超声检查，及时清除宫腔组织物。葡萄胎属妊娠滋养细胞疾病，多在停经后出现不规则阴道出血，也可突然大量阴道出血。子宫增大超过孕周，超声检查可见子宫腔内落雪状回声，未见胚胎或胎儿，或见部分胚胎组织。异位妊娠多有停经史和不规则阴道出血，或有管状蜕膜排出，若发生破裂，可突然出现剧痛腹痛，伴急性贫血体征，甚至休克，贫血程度与阴道出血量不成正比。阴道后穹隆穿刺或腹腔穿刺可抽出不凝血。前置胎盘或胎盘早剥可在妊娠中晚期突发大量的阴道出血。

（3）产后病血证　产后血崩以新产后大量阴道出血为主症，可引起产后血晕；产后恶露不绝以血性恶露持续时间延长为特征，亦可同时出现恶露量多。

（4）癥瘕之血证　癥瘕可引起相应部位的出血、疼痛、胀满等症状。诊断的关键在于辨析癥瘕之良恶。引起阴道出血的恶性肿瘤包括阴道癌、宫颈癌、子宫内膜癌、子宫肉瘤、滋养细胞肿瘤、卵巢癌等。故对于出血时间长、一般治疗效果不好，要警惕妇科肿瘤，绝经后阴道出血尤须警惕恶性肿瘤。定期宫颈癌筛查能发现早期宫颈癌，早期治疗可避免大出血。

（5）阴户、阴道创伤所致之血证 外阴及阴道骑跨伤，性交所致处女膜、外阴、阴道损伤，均可发生出血。出血程度与外伤程度相关。

（6）全身性疾病所致之妇科血证 白血病、再生障碍性贫血、血小板减少性紫癜及严重肝功能损害等，均可导致子宫异常出血。

2. 妇科痛证

妇科痛证以下腹痛为主，有急性痛证和慢性痛证两种类型。妇科急性痛证的主要特点为起病急，疼痛剧烈，常伴有发热、恶心、呕吐、出汗等症状。若有停经史，应首先考虑与妊娠有关的疾病，最常见的是异位妊娠破裂或流产、妊娠合并阑尾炎等。若发生在妊娠晚期，有外伤史或妊娠期高血压疾病史者，应警惕胎盘早剥。有子宫肌瘤病史者，应考虑肌瘤红色变性。非妊娠期的妇科急性痛证，主要有卵巢肿瘤或卵巢囊肿蒂扭转、破裂，以及黄体囊肿破裂等。如伴有发热或寒战，应考虑盆腔炎性疾病、输卵管卵巢脓肿等。临证时还应注意与外科和内科急腹症相鉴别。对于急性痛证，在采取止痛法之前，尽量做好鉴别诊断，切不可随意用强镇痛剂，以免掩盖病情，造成误诊。

妇科慢性痛证又有周期性和非周期性两种。周期性慢性痛证与月经关系密切，疼痛多发生在月经期或经期前后。如原发性痛经、子宫内膜异位症、子宫腺肌病、宫颈狭窄或盆腔炎。人工流产术后也可出现周期性下腹痛，多因术后宫颈管或部分宫腔粘连。先天性生殖道畸形，如处女膜闭锁、阴道横膈等也常引起周期性下腹痛。非周期性慢性痛证可见于盆腔炎性疾病后遗症、子宫内膜异位症、盆腔静脉淤血综合征、下腹部手术后组织粘连及晚期妇科肿瘤等。

3. 妇科热证

妇科疾病中的热证，多因经期或产后感受风热、暑热、湿热、湿毒之邪所致。对热证的诊治，首应明确诊断，辨证求因，查找病原体，可疑盆腔感染者，在使用抗生素前宫颈管取样进行病原体检查。有感染证据宜中西医结合治疗。产后或流产后发热，可见于产褥感染、乳腺炎或感染性流产，需采用中西医结合治疗。

（梁雪芳）

各　论

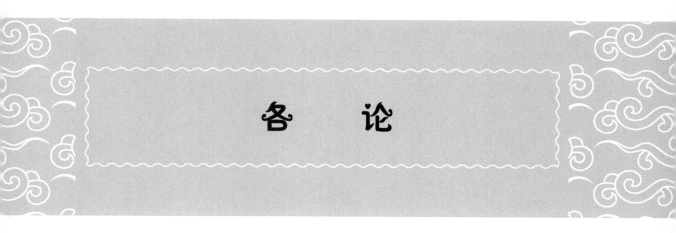

第四章 月 经 病

月经病是指以月经的周期、经期、经量异常为主症，或伴随月经周期及经断前后出现明显异常症状为特征的疾病。月经病是最常见的妇科病，历来被列为妇科病之首。

常见的月经病包括月经不调（月经先期、月经后期、月经先后无定期、月经过多、月经过少、经期延长）、经间期出血、崩漏、闭经、痛经、经行前后诸证、绝经前后诸证等。

月经病的主要病因是寒热湿邪侵袭、生活所伤、情志内伤、体质因素等。主要病机为脏腑功能失常，气血失调，冲任损伤，终使肾-天癸-冲任-胞宫生殖轴功能失调而致病。同时，痛经、经行前后诸证等主要与经期及其前后气血变化、血海盈亏等特殊生理状态有关，经断前后诸证主要与经断前后特殊生理状态有关。

月经病的诊断需基于临床主症，结合相关检查，遵循诊断标准，注意与其他妇科病或发生在月经期间的内外科疾病相鉴别，同时要把握月经病和其他病发生的先后关系。如萧慎斋在《女科经纶》云："妇人有先病而致经不调者，有月经不调而生诸病者。如先因病而后经不调，当先治病，病去则经自调。若因经不调而后生病，当先调经，经调则病自除。"月经病的辨证需依据月经期、量、色、质的异常及伴随月经周期或绝经前后出现的明显不适症状，结合全身症状和舌脉，运用四诊八纲，辨脏腑、气血、经络的寒热虚实。

月经病的治疗原则重在治本以调经。治本即针对月经病的病因以平衡阴阳，遵循《内经》"谨守病机"、"谨察阴阳所在而调之，以平为期"的原则，具体采用补肾、扶脾、疏肝、调理气血、调治冲任，以及调控肾-天癸-冲任-胞宫生殖轴等治法。补肾在于补肾益精和温养肾气，使阴生阳长，阴平阳秘，精血俱旺，则月经自调；用药注意"阴中求阳"、"阳中求阴"。扶脾在于益血之源或益气统血，以健脾益气或升阳除湿为主，脾气健运，生化有源，气血充足，统摄有权，月经正常；用药不宜过用辛温或滋腻之品，以免耗伤脾阴或困阻脾阳。疏肝在于通调气机，以开郁行气为主，佐以养肝柔肝，使肝气得疏，肝体得养，血海蓄溢有常，则经病可愈；用药不宜过用辛香燥烈之品，以免劫精伤阴，耗损肝血。调理气血当辨气病、血病，病在气者，当以治气为主，佐以理血；病在血者，当以治血为主，佐以理气。调理冲任是治疗月经病的最终目的，冲任气血充盛和调，血海按时满盈，胞宫藏泻有时，自无经病之患。

月经病治疗又须遵循"急则治其标，缓则治其本"之原则。如痛经剧烈，应以止痛为先；若经血暴下，当以止血为要。急症缓解后，审证求因治其本以调经。

此外，治疗月经病尚需顺应生理规律。一是顺应月经周期中阴阳转化和气血盈亏的变化规律，勿逆之以招致逆乱。如经期血室正开，阴阳转化，宜和血调气，或引血下行，过寒过热、大辛大散之剂宜慎，以免滞血或动血；经后血海空虚，阴长为主，宜予调补，毋滥攻；经间期重阴必阳，血充气动，宜促动为主；经前期以阳长为主，气血充盈，宜平调阴阳，但毋滥补。二是顺应不同年龄阶段论治规律，古代医家强调青春期重治肾，生育期、中年期重治肝，绝经后或老年期重治脾，对临床有一定的指导意义。刘完素《素问病机气宜保命集·妇人胎产论》云："妇人童幼天癸未行之间，皆属少阴；天癸既行，皆从厥阴论之；天癸已绝，乃属太阴经也。"三是顺应虚实补泻规律。虚证多以补肾扶脾、益气养血为主；实证多以疏肝理气、活血化瘀为主。总之，中医调经内涵丰富，既有原则性，又有灵活性，还要遵循月经本身规律，统筹兼顾，才能获效。

月经病的预防应贯穿经前、经期、经后，保健尤重经期，如经期宜保持外阴清洁，禁房事、盆浴、游泳，以防病邪入侵；不宜情绪激动、剧烈运动、冒雨涉水、过食寒凉生冷或辛辣助阳之品，以免影响气血畅行；经前、经期、经后宜适寒温、调情志、慎劳逸、禁房事、保清洁。

第一节 月经不调

月经先期

月经周期提前 7 天以上，甚至 10 余日一行，连续两个月经周期以上者，称为月经先期，亦称“经期超前”、“经行先期”、“经早”、“经水不及期”等。本病为周期异常，临床常与月经过多、经期延长并见。若加重或失治、误治，可进一步发展为崩漏，故宜及时治疗。

西医学排卵障碍性异常子宫出血之黄体功能不全、卵巢功能减退等表现为月经提前者，可参照本病辨治。

有关月经先期的记载，最早见于《金匮要略》，如“经一月再见”。宋代《校注妇人良方》有“阳太过，则先期而至”，《普济本事方》中“阳气乘阴，则血流散溢，经所谓天暑地热，经水沸溢，故令乍多而在月前”，提出了阳气偏盛的病机。《丹溪心法》中载有血热的证治，“经水不及期而来者，血热也。四物加黄连”。《顾松园医镜》载“有因恚怒伤肝，肝火盛而沸血妄行先期者”，提出血热、肝火的病机。明代《薛氏医案》载“先期而至者，有因脾经血燥，有因脾经郁滞，有因肝经怒火，有因血分有热，有因劳役动火……”，并分别论治。《万氏妇人科》将“不及期而经先行”、“一月而经再行”逐一辨治，为月经先期作为独立病证的诊治开创了先例，并将本病分成血盛有热、气郁生热、血分实热、体瘦虚热、过服辛热、痰气郁热六类。《景岳全书》中将本病分为虚火、实火、无火三类论治。清代《傅青主女科》载月经先期有“火热而水有余”、“火热而水不足”两种病机并附方药。《医宗金鉴》将月经先期的病因病机归纳为实热、虚热、气虚、血瘀，用四物汤加减治疗，提供了较完备的病因病机和辨证论治，有一定的实用意义。

一、病因病机

本病病机主要是冲任不固，分为气虚和血热。气虚则统摄无权，冲任不固；血热则热扰冲任，伤及胞脉，血海不宁，均可致经血失约，月经先期而至。

1. 气虚

气虚分为脾气虚和肾气虚。

（1）脾气虚 体质素弱，或饮食失节，或劳倦、思虑过度，损伤脾气，脾伤则中气虚弱，冲任不固，经血失约，致月经提前来潮；脾为心之子，脾气既虚，则赖心气以补济，久则累及心气，致使心脾气虚，统摄无权，月经提前。

（2）肾气虚 年少肾气未充，或中年多产房劳，或绝经前肾气渐虚，或久病伤肾，肾气虚弱，冲任不固，不能约制经血，遂致月经提前而至。

2. 血热

血热分为阳盛血热、阴虚血热、肝郁血热。

（1）阳盛血热 素体阳盛，或过食辛燥助阳之品，或感受热邪，热扰冲任、血海，迫血下行，以致月经提前。

（2）阴虚血热 素体阴虚，或失血阴亏，或久病伤阴，或多产房劳耗伤精血，以致阴液亏损，虚热内生，热伏冲任，血海不宁，则月经先期而下。

（3）肝郁血热 素性抑郁，或情志内伤，肝气郁结，郁久化热，热扰冲任，迫血下行，遂致月经提前。

二、诊断及鉴别诊断

1. 诊断

（1）症状 月经周期提前7天以上，连续2个月经周期及以上，经期、经量基本正常，或伴有月经量异常。

（2）体征 妇科检查未发现明显器质性病变。

（3）辅助检查

1）基础体温（BBT）测定：黄体功能不足者，BBT呈双相型，但高温相少于11天，或排卵后体温上升缓慢，上升幅度＜0.3℃。

2）子宫内膜活组织检查：子宫内膜病理检查呈分泌反应不良。

3）生殖内分泌功能测定：黄体中期查血清P水平，了解黄体功能。

4）超声检查：生殖器官无明显器质性病变。

2. 鉴别诊断

（1）经间期出血 常发生在月经周期第12～16天，BBT低、高温相交替时，出血量较少，持续数小时或2～7天，或表现为透明白带中夹有血丝，月经周期、经期、经量均可正常。

（2）崩漏 月经周期、经期和经量均发生严重紊乱，量多如崩，或量少淋漓不断。月经先期伴月经过多虽有周期改变，但提前不超过2周，经量虽多但能自止，且经期正常。

（3）月经先后无定期 月经周期时而提前、时而延后7天以上，并连续出现3个月经周期以上，与月经先期均表现为经期基本正常，但月经先期只有经期提前而无周期延后。

三、辨 证 论 治

月经先期的辨证主要根据月经量、色、质的变化，结合全身症状及舌脉，辨其寒热虚实。一般而言，月经先期伴见量多、色淡、质稀者属气虚，其中兼有神疲肢倦、气短懒言等属脾气虚，兼有腰膝酸软、头晕耳鸣等为肾气虚；伴见量多或少、色红、质稠者属血热，其中兼有面红口干、尿黄便结等为阳盛血热，兼有两颧潮红、手足心热者为阴虚血热，兼有烦躁易怒、口苦咽干等为肝郁血热。

本病主要病机为血热扰动血海和气虚冲任不固，根据虚者补之、热者清之的原则，采用益气固冲、清热调经的治法。

1. 气虚证

（1）脾气虚证

［证候］ 月经周期提前，或经量多，色淡红，质清稀；神疲肢倦，气短懒言，小腹空坠，纳少便溏。舌淡红，苔薄白，脉细弱。

［治法］ 补脾益气，摄血调经。

［方药］ 补中益气汤（《脾胃论》）。

人参　黄芪　甘草　当归　陈皮　升麻　柴胡　白术

［加减］ 若经血量多，经期去当归之辛温行血，酌加煅龙骨、煅牡蛎、棕榈炭，以固涩止血；若心脾两虚，症见月经提前、心悸怔忡、失眠多梦，舌淡苔白、脉细弱，治宜补益心脾，固冲调经，方选归脾汤（《济生方》）。

（2）肾气虚证

［证候］ 月经提前，经量或多或少，色淡暗，质清稀；腰膝酸软，头晕耳鸣，面色晦暗，或有暗斑。舌淡暗，苔白润，脉沉细。

［治法］ 补益肾气，固冲调经。

［方药］ 固阴煎（《景岳全书》）。

菟丝子 熟地黄 山萸肉 人参 山药 炙甘草 五味子 远志

［加减］ 若经血量多，加仙鹤草、血余炭收涩止血；量多色淡兼畏寒，加艾叶炭、杜仲炭温经止血；腰腹冷痛，小便频数者，加益智仁、补骨脂温肾固涩。

2. 血热证

（1）阳盛血热证

［证候］ 经来先期，量多，色深红或紫红，质黏稠；或伴心烦，面红，口干，小便短黄，大便燥结。舌红，苔黄，脉数或滑数。

［治法］ 清热凉血，固冲调经。

［方药］ 清经散（《傅青主女科》）。

牡丹皮 地骨皮 白芍 大熟地黄 青蒿 黄柏 白茯苓

［加减］ 若兼见倦怠乏力、气短懒言等气虚表现，酌加党参、黄芪以健脾益气；若经行腹痛，经血夹块，为血热兼瘀滞，酌加益母草、蒲黄、三七以化瘀止血。

（2）阴虚血热证

［证候］ 经来先期，量少或多，色红质稠；或伴两颧潮红，手足心热，咽干口燥。舌红少苔，脉细数。

［治法］ 养阴清热调经。

［方药］ 两地汤（《傅青主女科》）。

生地黄 地骨皮 玄参 麦冬 阿胶 白芍

［加减］ 若正值经期，经血量多，色红加地榆炭、仙鹤草凉血止血；热灼血瘀，经血有块，加茜草根祛瘀止血。

（3）肝郁血热证

［证候］ 月经提前，量或多或少，经色深红或紫红，质稠，经行不畅或有血块；或少腹胀痛，或胸闷胁胀，或乳房胀痛，或烦躁易怒，口苦咽干。舌红，苔薄黄，脉弦数。

［治法］ 疏肝清热，凉血调经。

［方药］ 丹栀逍遥散（《内科摘要》）。

牡丹皮 栀子 当归 白芍 柴胡 白术 茯苓 煨姜 薄荷 炙甘草

［加减］ 若肝火犯胃，口干舌燥，加知母、生地黄以养阴生津；若胸胁、乳房胀痛严重，加郁金、橘核以疏肝通络止痛。

四、其他疗法

（1）体针 取任脉及足太阴经穴为主。主穴：关元、三阴交、血海、气海。气虚证加脾俞、足三里、肾俞、百会；实热证加行间和曲池；郁热证加太冲、行间。操作：毫针常规刺法。适用于实热证、虚热证、郁热证。

（2）耳针 主穴为内生殖器、皮质下、内分泌区、肝、脾、肾。操作：毫针刺法、埋针法或耳穴贴压法。

（3）穴位注射 取脾俞、肾俞、肝俞、三阴交、气海、血海、足三里、关元。每次选用 2～4 穴，采用当归注射液或丹参注射液，每穴注射 0.5ml，隔日 1 次。

（4）皮肤针法 选背、腰骶部的夹脊穴或背俞穴，下腹部任脉、肾经、脾胃经，下肢足三阴经。用皮肤针叩刺至局部皮肤潮红，隔日 1 次。本法适用于实证、热证。

（5）刺络法 在腰阳关穴至腰俞穴间任选一点，以位置较低者为好。用三棱针挑治，挑刺深 0.1～0.15cm，其范围不宜过大，挑治后用消毒敷料覆盖，每月 1 次，3 次为 1 个疗程。本法适用于实证、热证。

（6）刺络拔罐法 主穴取命门、腰俞、气海俞、关元俞、关元、血海。配穴肝郁加肝俞，血热加大椎。操作：局部皮肤常规消毒，用三棱针迅速点刺 3～5 下，然后在相应穴位上拔罐，出血 5～10ml，一般需留罐 5～15 分钟，以皮肤出现紫黑色尚未起疱为最佳。本法适用于实证、热证。

（7）艾灸 取任脉及足太阴经穴为主。主穴：关元、三阴交、血海、气海。气虚证加脾俞、足三里、肾俞、百会。气虚者可加灸或温针灸。

五、名家学术思想

杨家林

全国名老中医药专家杨家林教授在月经不调的分类、辨证和治疗中提出了独特的辨证思路和用药特色。将月经不调概括为月经频多太过和稀少不及两大类，前者表现为月经先期、月经过多，甚或崩漏；后者则见月经后期、月经过少甚或闭经。针对月经频多太过之病，辨证以血热扰冲、肾虚阴亏为主，月经稀少不及之症，则多从肾虚血亏论治。调经拟定了以清经二至乌茜汤和圣愈五子汤加减治疗的两大方药系列。

杨家林医案

孔某，38 岁，干部，已婚，生产孕 3 产 1。初诊日期：1998 年 5 月 6 日。主诉：月经提前伴量多 1 年。病史：患者既往月经正常，14 岁初潮，周期、经期正常。1 年前无明显原因出现月经提前，周期 18～21 天，经期正常，经量较既往增多 1 倍，色鲜红夹少量血块。现经净 2 天，口干咽燥，手足心热，大便干燥，小便黄。舌质红，苔薄黄，脉滑数。末次月经：1998 年 4 月 29 日。妇科检查：未及异常。经前子宫内膜病理检查：分泌功能不足。中医诊断：月经先期，月经过多（阴虚血热证）。西医诊断：功能失调性子宫出血（有排卵型）。辨证：阴虚血热，热扰冲任。治法：清热凉血，滋肾养阴，调经止血。方药：清经散合二至丸加减：牡丹皮 10g，生熟地各 12g，地骨皮 15g，黄柏 10g，女贞子 15g，旱莲草 20g，枸杞 10g，白芍 15g，益母草 15g，茜草 12g，两日一剂，水煎服，5 剂。清经颗粒，现更名丹贞颗粒，药物由生地黄、牡丹皮、黄柏、地骨皮、白芍、女贞子、旱莲草、茜草、乌贼骨、炒地榆组成。每次 1 包，每日 2 次。连服 15 天为 1 个疗程。

二诊：患者诉服药 1 个疗程后，月经周期 25 天，经量明显减少，口干咽燥，手足心热等症消失，二便正常。舌红，苔薄白，脉弦滑。继服清经颗粒，每次 1 包，每日 2 次，经净后服用。连服 15 天。

服药 2 个疗程后，月经周期、经量恢复正常。治疗期间 BBT 双相 3 个月经周期，治疗后第 3 个月经周期取子宫内膜活检：分泌晚期子宫内膜。停药后随访 3 个月经周期，月经未见异常。

按 本例月经提前量多，伴见口干咽燥，手足心热，大便干结，舌红苔黄，脉滑数。中医辨证属阴虚血热、热扰冲任，血海不宁而致月经提前，迫血妄行导致月经量多，经前子宫内膜活检示“分泌功能不足”，属排卵型功能失调性子宫出血，治法以清热凉血、滋肾养阴、调经止血为要，用清经散、二至丸加减，配服丹贞颗粒治疗，周期、经量逐渐正常，基础体温及子宫内膜活检提示卵巢功能恢复正常。

（杨家林. 2009. 中国现代百名中医临床家丛书——杨家林. 北京：中国中医药出版社：21-22.）

（马惠荣）

月经后期

月经周期延长 7 天以上，甚至 3～5 个月一行，连续出现两个周期以上者，称为月经后期，亦称“经行后期”“月经延后”“经迟”等。本病若伴经量过少，常可发展为闭经。青春期月经初潮后 1 年内，或围绝经期，周期时有延后，而无其他症状者不作病论。

西医学中月经稀发、多囊卵巢综合征或早发性卵巢功能不全表现为月经延后者，可参照本病辨治。

本病首载于张仲景《金匮要略》之温经汤方，“月水……至期不来”，将月经后期作为月经不调的一种证候。其后在《备急千金要方》《圣济总论》中有“或隔月不来，或后期而至”的记载，但均未作为独立的病证来研究。宋代以前未见“后期”病名，宋代以后，月经后期大多使用“过期”、“后期”的病名。如《校注妇人良方》称“阴不及，则后时而来”。《普济本事方》云：“阴气乘阳，则胞寒气冷，血不运行……故今乍少而在月后。”分别提出阴血不足或阴盛阳虚，胞寒气冷是月经后期的病机。《圣济总录》提出“后期而至”、“经水后期”、“经行后期”、“月经后期”多种病名。金元时期《丹溪心法》称本病为“经水过期”，提出血虚、血热、痰多的病机和相应的方药。明代《万氏妇人科》有“经过期后行”、“过期而经后行”病名，提出痰湿致月经后期的病机，即“痰涎壅滞，血海之波不流，故有过期而经始行”。《景岳全书》首次将“经迟”作为月经后期的病名，指出月经周期晚于正常，过期、后期而来均称为“经迟”，并将其分为血热经迟、血寒经迟两类，并以清火滋阴、温养血气治疗。《傅青主女科》以血寒为病机，且分虚实，“后期而来少，血寒而不足；后期而来多，血寒而有余”。《女科切要》将月经后期分血虚、血寒、涩滞三类，当“以脉辨之”，使本病在病因、病理、治法、方药方面日臻完善。

一、病因病机

本病发病有虚实两端。虚者多因肾虚、血虚、虚寒导致精血不足，血海不能按时满溢而经迟；实者多因血寒、气滞、痰湿等导致血行不畅，冲任受阻，血海不能如期满溢致使月经后期。

1. 肾虚

先天肾气不足，或房劳多产，损伤肾气，肾虚精亏血少，冲任不充，血海不能按时满溢，遂致月经后期而至。

2. 血虚

体质素弱，营血不足，或久病失血，或产育过多，耗伤阴血，或脾气虚弱，化源不足，均可致营血亏虚，冲任不充，血海不能按时满溢，致月经周期延后。

3. 血寒

血寒包括虚寒和实寒两种情况。

（1）虚寒 素体阳虚，或久病伤阳，阳虚内寒，脏腑失于温养，气血化生不足，冲任亏虚，血海充盈延迟，遂致经行后期。

（2）实寒 经期产后，外感寒邪，或过食寒凉，血为寒凝，冲任阻滞，血海不能如期满溢，遂致月经后期而来。

4. 气滞

素多忧郁，气机不宣，血为气滞，运行不畅，冲任阻滞，或疏泄不及，血海不能如期满溢，因而月经延后。

5. 痰湿

素体肥胖，痰湿内盛，或劳逸失度，饮食不节，损伤脾气，脾失健运，痰湿内生而下注冲任，壅滞胞脉，气血运行缓慢，血海不能按时满溢，遂致经行错后。

二、诊断及鉴别诊断

（一）诊断

（1）症状 月经周期延后 7 天以上，甚至 3～5 个月一行，可伴有经量及经期的异常，连续出现 2 个月经周期以上。

（2）体征 妇科检查可见子宫大小正常或略小。

（3）辅助检查

1）尿妊娠试验：阴性。

2）超声检查：了解子宫及卵巢的情况，以排除卵巢、子宫器质性病变。

3）BBT：低温相超过 21 天。

4）生殖激素测定：提示卵泡发育不良或高催乳素、高雄激素、LH/FSH 值异常、胰岛素抵抗等。

（二）鉴别诊断

（1）早孕 育龄期妇女月经过期未潮。尿或血检查妊娠试验阳性；超声检查可见宫内孕囊；早孕反应；子宫体增大。

（2）胎漏 月经过期后又见阴道少量出血，或伴轻微腹痛。辅助检查妊娠试验阳性；子宫增大符合妊娠月份；超声检查可见宫内孕囊。

（3）异位妊娠 月经逾期后或伴少量阴道出血，或突然出现一侧下腹部撕裂样剧痛，甚至出现昏厥或休克。辅助检查妊娠试验阳性；超声检查宫内未见孕囊，或于一侧附件区见有混合性包块或异常低回声区。

三、辨 证 论 治

月经后期的辨证主要根据月经量、色、质的变化，结合全身症状及舌脉，辨其虚、实、寒、热。一般若周期推后伴见月经量少、色暗淡、质清稀，或兼有腰膝酸软、头晕耳鸣等属肾虚；伴见月经量少、色淡红、质清稀，或兼有头晕眼花、心悸少寐等属血虚；伴见月经量少、色淡红、质清稀，或兼有小腹隐痛、喜暖喜按等属虚寒；伴见月经量少、色暗有块，或兼有小腹冷痛拒按、得热痛减等属实寒；伴见量少、色暗红或有血块，或兼有小腹胀痛、精神抑郁等属气滞；伴见月经量少，经血夹杂黏液，或兼有形体肥胖、腹满便溏等属痰湿。

本病治疗宜根据虚者补之、实者泻之、寒者温之、滞者行之、痰者化之的原则，采用调理冲任、疏通胞脉以调经的治法。

1. 肾虚证

［证候］ 周期延后，量少色淡暗，质清稀；腰膝酸软，头晕耳鸣，面色晦暗或面部暗斑。舌淡，苔薄白，脉沉细。

［治法］ 补肾助阳，养血调经。

［方药］ 当归地黄饮（《景岳全书》）。

当归　熟地黄　山萸肉　山药　杜仲　怀牛膝　甘草

［加减］ 若肾气不足，日久伤阳，症见腰膝冷痛，可酌加菟丝子、巴戟天、淫羊藿，以温肾阳、强腰膝；带下量多清稀，酌加鹿角霜、金樱子温肾固涩止带。

2. 血虚证

［证候］ 周期延后，量少，色淡红，质清稀；或小腹绵绵作痛，或头晕眼花，心悸少寐，面色苍白或萎黄。舌淡红，苔薄白，脉细弱。

［治法］ 补血填精，益气调经。

［方药］ 大补元煎（《景岳全书》）。

人参　山药　熟地黄　杜仲　当归　山茱萸　枸杞　炙甘草

［加减］ 若月经量少，可加丹参、鸡血藤养血活血；若经行小腹隐痛，可加白芍、阿胶，养血活血、缓急止痛。

3. 虚寒证

［证候］ 月经延后，量少，色淡红，质清稀；小腹隐痛，喜暖喜按，腰酸无力，小便清长，大便稀溏。舌淡苔白，脉沉迟或细弱。

［治法］ 温阳散寒，养血调经。

［方药］ 温经汤（《金匮要略》）。

当归　吴茱萸　桂枝　白芍　川芎　生姜　牡丹皮　法半夏　麦冬　人参　阿胶　甘草

［加减］ 若经行小腹痛者，可酌加巴戟天、淫羊藿、小茴香温肾散寒止痛。

4. 实寒证

［证候］ 月经周期延后，量少，色暗，有血块；小腹冷痛拒按，得热痛减，畏寒肢冷，或面色青白。舌质淡暗，苔白，脉沉紧。

［治法］ 温经散寒，活血调经。

［方药］ 温经汤（《妇人大全良方》）。

当归　川芎　芍药　桂心　牡丹皮　莪术　人参　甘草　牛膝

［加减］ 若经行腹痛，可加小茴香、延胡索、香附温经散寒、行气止痛；月经量少者可酌加丹参、益母草活血调经。

5. 气滞证

［证候］ 月经周期延后，量少，色暗红，或有血块；小腹胀痛或精神抑郁，经前胸胁、乳房胀痛。舌质正常或者红，苔薄白或微黄，脉弦或弦数。

［治法］ 理气行滞，和血调经。

［方药］ 乌药汤（《兰室秘藏》）。

乌药　香附　木香　当归　甘草

［加减］ 若经量过多，有血块，加川芎、丹参、桃仁，以活血调经；小腹胀痛甚者加莪术、延胡索，以理气行滞止痛；胸胁、乳房胀痛明显者，加柴胡、郁金、川芎、王不留行，以疏肝解郁、理气通络止痛。

6. 痰湿证

［证候］ 月经后期、量少，经血夹杂黏液，带下量多；形体肥胖，胸闷呕恶，腹满便溏。舌淡胖，苔白腻，脉滑。

［治法］ 燥湿化痰，理气调经。

［方药］ 苍附导痰丸（《叶天士女科证治》）。

苍术　香附　茯苓　法半夏　陈皮　甘草　胆南星　枳壳　生姜　神曲　川芎

［加减］ 若脾虚食少，神倦乏力者，加党参、白术，以健脾益气；脘闷呕恶，加砂仁、木香以醒脾，理气和胃；白带量多，加虎杖、车前子以除湿止带；月经久不至，加当归、川牛膝、王不留行，以活血行经。

四、其他疗法

（1）体针 主穴均取气海、归来、三阴交。血寒配关元、命门；血虚配足三里、血海；肾虚配肾俞、太溪；气滞配太冲。操作：毫针常规刺法。

（2）耳针 取穴盆腔、内生殖器、内分泌、肝、脾、肾。操作：常规耳针操作，可采用毫针刺法、耳穴埋针及耳穴贴压等刺激方法，急性期宜重刺激。

（3）头针 取穴额旁3线。操作：一般选用28～30号1～1.5寸的毫针，针体与头皮成15°～30°进针，常规头针操作，留针20～30分钟，每日1次，10次为1个疗程。

（4）艾灸 血寒、血虚、肾虚、气滞证可用灸法常规治疗。血虚证选膻中、关元、子宫、内关、涌泉等；肾虚证取八髎、归来、三阴交穴；血寒证取关元、八髎、三阴交、足三里穴；气滞证选关元、命门、肩井、太冲穴。

五、名家学术思想

刘敏如

国医大师刘敏如教授认为月经后期成因复杂，病理多态，禀于先天，损于后天；其本在肾，天癸失调；变化在胞中，痰、湿、脂、瘀壅塞为标。诸多因素导致脏腑功能失常，气血失调，冲任胞宫病变发为诸症，具有复杂性、多态性、难治性，刘教授将其命名为“胞中脂膜壅塞诸证”，建议纳入中医妇科学疾病谱体系，依此研究其概念、病因病机和辨证论治。肾虚、痰脂瘀阻证以五子衍宗丸、防风通圣散或大黄䗪虫丸合保和丸交替使用，随证加减化裁，酌情加莪术、皂角刺、王不留行、薏苡仁、车前子、益母草、白豆蔻、淡竹叶、川牛膝、仙鹤草；痤疮加土茯苓、马齿苋、忍冬藤、槐花。脾肾两虚、痰瘀互结证以五子衍宗丸加参苓白术散、佛手散、四逆散化裁治疗，酌情加浙贝母、莪术、薏苡仁、鸡内金、九香虫、远志、皂角刺、枳壳。脾肾阳虚、痰脂不化证以五子衍宗丸、参苓白术散、保和丸加减化裁。肾阴不足、湿热蕴结证以知柏地黄丸或左归丸、五子衍宗丸、四物汤化裁组合，酌情加鳖甲、龟甲、水蛭、莪术、皂角刺、车前子、薏苡仁；火盛成毒，痤疮反复者，以甘露消毒饮加减。

刘敏如医案

关某，女，37岁，初诊日期：2007年9月4日。主诉：正常性生活无避孕而未孕4年。现病史：自幼肥胖（体重90.5～100kg），11岁初潮，自初潮月经周期延后7～10天，时有停经，无痛经，青春期开始时生痤疮。婚后配偶健康。2005年曾于某医院诊为多囊卵巢综合征，输卵管造影示双侧输卵管不通。2006年予服促排卵药半年以上，时有排卵。计划2008年年底接受体外受精（IVF）助孕，欲先以中药调理故来就诊。症见：疲乏、汗多、头晕间作、恶心、体胖、体毛多，纳可，二便调。双脉沉，舌色淡红、苔白腻。末次月经：2007年8月25日，量少，3天净。中医诊断：不孕症、月经后期、月经过少、痤疮。西医诊断：多囊卵巢综合征。辨证：痰湿阻滞、冲任不调。治法：祛痰除湿，调理冲任。处方：陈皮10g，姜半夏10g，山楂12g，神曲15g，茯苓15g，莱菔子10g，厚朴10g，车前子15g，玉米须40g，猪苓12g，当归6g，鳖甲20g，1剂/天，水煎1次，分早、午、晚3次服，每次250ml。医嘱：中药治疗期间停服促排卵西药。

二诊（2007年11月7日）：月经未至，苔白腻，脉症同前。处方：按前方加减，加莪术10g，醋鳖甲20g，荔枝核10g，金樱子10g，覆盆子10g，7剂。煎服法同前。

三诊（2008年10月8日）：神疲，大便1次/2天，质软，脉沉，舌淡红，苔白厚腻。患者欲于2008年12月接受IVF助孕。末次月经：2008年10月3日，4天净，前次月经：2008年8月26日，4天净。2008年9月26日腹腔镜检查示卵巢多囊样变，双侧输卵管通畅。处方：四物汤合左归丸，加车前子15g，皂角刺10g，王不留行10g，7剂。

四诊（2008年11月11日）：停经40天，阴道咖啡色分泌物2天，妊娠试验阳性，B超提示宫内孕，末次月经：2008年10月3日，脉滑，舌淡红，苔白腻。诊断：早孕、胎漏。辨证：胎元不固。治法：益气安胎。处方：北沙参15g，紫苏叶10g，艾叶6g，淡竹叶10g，陈皮10g，炒白术9g，炒荆芥9g，3剂。煎服法同前。

随访：患者于 2009 年 7 月 11 日剖宫产 1 子，随访 1 年其子健康成长，至今发育正常。至 2010 年 10 月 22 日咨询月经周期每月来潮时有延后，量偏少，肥胖减轻，无痤疮。2011 年 10 月 10 日追踪观察，其子 2 岁，发育正常，其后月经基本正常，痤疮消减，肥胖减轻，于 2011 年 9 月再孕。

按 患者不孕 4 年，经中医调理冲任近一年，输卵管已通畅而自然受孕，后又经中医保胎，足月分娩，而自然二胎分娩，且 PCOS 临床诸症消失，追踪至今未再复发。

（胡翔，文怡，刘敏如. 2022. 刘敏如教授补遗多囊卵巢综合征（胞中脂膜壅塞诸证）之探讨[J]. 成都中医药大学学报，45（2）：4-9.）

（马惠荣）

月经先后无定期

月经周期时或提前时或延后 7 天以上，连续 3 个月经周期以上者，称为月经先后无定期，又称“经水先后无定期”、“月经愆期”、“经乱”等。本病若伴有经量增多及经期延长，常可发展为崩漏。若伴有经量过少及月经后期，可渐成枯闭，应予以重视。

西医学排卵障碍性异常子宫出血，出现月经先后无定期征象者，可参照本病辨治。

关于本病相关的记载，隋代《诸病源候论》最早描述了经水先后无定期，将其称为“月前月后”。唐代《备急千金要方》将此病称为“或在月前，或在月后”、“或月前或月后”、“月水或前或后”。宋代《圣济总录》中称为“经水不定”。明代《万氏妇人科》始提出“经行或前或后”的病名，并指出应“悉从虚治，加减八物汤主之”。《景岳全书》将本病称为“经乱”，分为“血虚经乱”和“肾虚经乱”，较详细地论述了病因病机、治法、方药、预后和调养方法。清代《医宗金鉴》称本病为“愆期”，认为提前为热，延后为滞，色淡、血少、不胀痛者为虚，色紫、血多、胀痛者为实。《傅青主女科》提出了“经水先后无定期”这一比较准确的病名，并认为月经先后不定期应责之于肝肾之郁，多因情志抑郁，或性躁忿怒，肝气怫逆，气血紊乱，致血海蓄溢失常，经期乖乱。“妇人有经来断续，或前或后无定期，人以为气血之虚也，谁知是肝气之郁结乎”。治宜疏肝理气，养血调经。《叶氏女科证治》、《竹林寺女科》指出脾胃虚弱而致月经先后无定期，治宜健脾益气，使脾健则血生，气旺则能摄，而经自调。

一、病 因 病 机

本病的发病机制主要是肝肾功能失常，冲任失调，血海蓄溢无常，遂致月经先后不定期。

（1）肝郁 情志抑郁，或忿怒伤肝，则致肝气逆乱，疏泄失司，冲任失调，血海蓄溢失常；若疏泄太过则月经先期而至，若疏泄不及则月经后期而来。

（2）肾虚 素体肾气不足或多产房劳、大病久病，损伤肾气，肾气不充，封藏失司，开阖不利，冲任失调，血海蓄溢失常，遂致月经先后无定期。

二、诊断及鉴别诊断

（一）诊断

（1）症状 月经不按周期来潮，提前或延后 7 天以上，经期正常，可伴有月经量少或月经量多，并连续出现 3 个周期以上。

（2）体征 妇科检查可见子宫大小正常或略小。

（3）辅助检查

1）B 超：生殖器官无器质性病变。

2）生殖激素测定：常可表现为黄体不健，或伴催乳素升高。

（二）鉴别诊断

本病需与崩漏相鉴别，后者表现为阴道出血完全没有周期性，并同时出现经期和经量的异常；性激素检查雌激素、孕激素及垂体激素异常；BBT 单相；子宫内膜诊断性刮宫可协助诊断。

三、辨 证 论 治

本病辨证需根据月经量、色、质的变化，结合全身证候及舌脉综合分析。一般而言，月经先后无定期，伴见经量或多或少、色暗红、有血块，或经行不畅，或兼有胸胁、乳房、少腹胀痛，精神郁闷等，多属肝郁；伴见量少、色淡暗、质稀，或兼有头晕耳鸣、腰酸腿软等，多属肾虚。

本病的治疗原则重在疏肝补肾，调和冲任。

1. 肝郁证

［证候］ 经行或先或后，经量或多或少，色暗红，有血块或经行不畅；胸胁、乳房、少腹胀痛，精神郁闷，时欲太息，嗳气食少。舌苔薄白或薄黄，脉弦。

［治法］ 疏肝解郁，和血调经。

［方药］ 逍遥散（《太平惠民和剂局方》）。

柴胡 白术 茯苓 当归 白芍 薄荷 煨姜

［加减］ 若经来腹痛者，加香附、延胡索理气止痛；夹有血块者，加鸡血藤、益母草活血化瘀；肝郁日久化热者，加牡丹皮、栀子清热凉血；胸闷纳呆者，加枳壳、陈皮理气健脾；兼肾虚者，加桑寄生、熟地黄、续断补肾养血。

2. 肾虚证

［证候］ 经行或先或后，量少色淡暗，质稀；头晕耳鸣，腰膝酸软，小便频数。舌淡苔薄，脉沉细。

［治法］ 补肾益气，养血调经。

［方药］ 固阴煎（方见月经先期）。

［加减］ 若腰骶酸疼者，酌加杜仲、巴戟天；带下量多者，加鹿角霜、沙苑子、金樱子；若肝郁肾虚者，症见月经先后无定期，经量或多或少，平时腰膝酸软，经前乳房胀痛，心烦易怒，舌暗红，苔白，脉弦细，治宜补肾疏肝，方用定经汤（《傅青主女科》）：柴胡、荆芥穗、当归、白芍、山药、茯苓、菟丝子、熟地黄。

四、其 他 疗 法

（1）体针 主穴选取关元、子宫、三阴交、交信。肾虚者配肾俞、太溪；肝郁者配太冲、期门、肝俞。操作：肾虚者针刺用补法；肝郁者用泻法，最宜加用刺血法。针刺关元、子宫小腹部穴位时应先排空小便，针尖宜略斜向会阴部。一般于月经来潮前 5～7 日开始治疗，行经期间不停针，至月经结束为 1 个疗程。若经期不能掌握，可于月经干净之日起针刺治疗，隔日 1 次，直到月经来潮。每天治疗 1 次，每次留针 30～45 分钟，每 5～10 分钟行针 1 次。

（2）艾灸 肾虚证取穴：肾俞、气海、太溪、关元、气穴。肝郁证取穴：期门、太冲、气海、血海、肝俞。可用温和灸，每次选用 2～3 个穴位，每穴灸 15～20 分钟，每日 1 次；或艾炷隔姜灸，每次选用 2～3 个穴位，每穴灸 5～10 壮，每日 1 次；或温针灸，每穴灸 15～20 分钟，每日 1 次。

（3）耳针 取穴：肝、脾、肾、子宫、卵巢、皮质下、内分泌。血虚不寐配神门；心跳缓慢配心、交感。操作方法：每次选 2～3 穴，耳针常规刺法，中度刺激，留针 15～30 分钟。也可以用王不留行子贴压。一般于月经来潮前 1 周左右开始治疗，到月经来潮时停止，一般需要 3～5 个月经周期。

五、名家学术思想

钱伯煊

钱伯煊先生认为，月经先后无定期主要原因为肝脾两虚，冲任失调。治疗方法，应当补肝脾，调冲任，使藏统渐复，则冲任得调，月经自能正常。

钱伯煊医案

廖某，女，38 岁，已婚。初诊：1976 年 3 月 22 日。月经先后无定期，周期 23～37 天，12 天始净，量多，色黑红夹有白带，且有血块，经期少腹胀痛，腰痛，末次月经于 2 月 19 日来潮，12 天净，平时胸背作痛，少腹左侧胀痛，带多，色黄气秽，大便干结，舌苔薄黄腻、中剥边尖刺，脉细软。证属脾气弱，肝气逆，肾阴虚，治以健脾疏肝益肾，佐以化瘀止血。处方：党参 12g，茯苓 12g，山药 12g，旋覆花 6g（包），地黄 15g，生白芍 12g，生牡蛎 30g，昆布 12g，贯众 15g，佛手 6g，6 剂。另：三七末 18g，如经行量多，早晚各加服 1.5g，开水送下。

二诊（4 月 9 日）：月经于 3 月 23 日来潮，经量明显减少，少腹及腰部隐痛，平时带下仍多，色黄气秽，面浮目肿，气短胸痛，足跟胀痛，大便偏干，2～3 日一行，舌苔淡黄中剥，脉细软，仍从前法，兼清下焦湿热。处方：党参 12g，茯苓 12g，山药 12g，黄柏 6g，知母 9g，昆布 12g，海藻 12g，旋覆花 6g（包），川续断 12g，贯众 12g，6 剂。

三诊（4 月 16 日）：服上方后，诸恙均见减轻，现在经前，神疲乏力，舌苔黄中剥，脉细软，治以补气养阴，兼顾冲任。处方：党参 12g，麦冬 9g，生地黄 15g，白芍 9g，阿胶珠 12g，生牡蛎 30g，川续断 12g，桑寄生 15g，贯众 15g，椿根皮 12g，9 剂。

按 此例属于月经先后无定期、量多，兼有痛经，主要原因为脾气弱、肝气逆、肾阴虚，故治以健脾疏肝益肾，因为月经量多，经前再加三七末以化瘀止血，月经量明显减少；复诊时发现黄带气秽，则从前法中，再清下焦湿热，最后月经渐调，血量亦少；但旧恙除而新病又至，故治以祛风清热，兼调肝脾。凡治月经先后无定期，必先从调治肝脾着手，因肝主藏血，脾主统血，肝脾不调，则失其藏统之司，使肝脾协调，则经候自能复常。

（中医研究院西苑医院. 1980. 钱伯煊妇科医案[M]. 北京：人民卫生出版社：9-10.）

（马惠荣）

月 经 过 多

月经过多指月经量较正常明显增多，或每次经行总量超过 80ml，而周期、经期基本正常者，也称“经水过多”或“月水过多”。本病可与周期、经期异常同时发生，如月经先期量多、月经后期量多、经期延长合并月经量多，可继发贫血，治疗时应参考有关合并症综合施治。

西医学排卵障碍性异常子宫出血、子宫肌瘤、子宫内膜息肉、子宫腺肌病等出现月经过多征象者，除外手术指征者，可参照本病辨治。

有关月经过多的记载，首见于《金匮要略》，“亦主妇人少腹寒久不受胎……或月水来过多”，但无专篇论述。汉代以后金元以前的医籍多将经量的乍多乍少，周期的或先或后，统称为“月水不调”，如《诸病源候论》中“若寒温乖适，经脉则虚……寒则血结，温则血消，故月水乍多乍少，为不调也”。月经过多的名称最早见于《圣济总录》，有“月水不调者，经血或多或少，或清或浊……盖由失于调养而冲任虚损，天癸之气，乖于常度”的描述。“经水过多”是古代医家用于描述月经过多的病名，宋以前未见单独论述此病者，月经过多只作为月经不调的一类症状。直至金元时期《素问病机气宜保命集》最早将“经水过多”作为一个单独的疾病论治，即“妇人经水过多，别无余证，四物加黄芩、白术各一两”，以阳盛实热立论，治以清热凉血，直折火邪，养血调经。《丹溪心法》提出“痰多”、“气虚”致病，如“痰多占住血海地位，因而下多者……用南星、苍术、川芎、香附做丸子服之”，还附有妇人气弱不足摄血致月经来多的验案。明清医家又提出虚热、血虚、虚寒的病机，如《证治准绳》中记载“经水过多，为虚热，为气虚不能摄血”；《医宗金鉴》中从经色深浅、经质稀稠及兼症来鉴别寒热虚实，即“多清浅淡虚不摄，稠黏深红热有余，兼带时下湿热秽，形清腥秽冷湿虚”；《傅青主女科》载有“经水过多，行后复行……是血虚而不归经”；《妇科玉尺》中“经水过多不止，平日肥壮，不发热者，体虚寒也”，提出了血虚和虚寒的病机。

一、病 因 病 机

月经过多的主要病机是冲任不固，经血失于制约。

（1）气虚 素体虚弱，或饮食失节，或过劳久思，或大病久病，损伤脾气，使中气不足，冲任不固，血失统摄，以致经行量多。久之可使气血俱虚、心脾两虚，或脾损及肾，致脾肾两虚。

（2）血热 素体阳盛，或肝郁化火，或过食辛燥动血之品，或外感热邪，热扰冲任，迫血妄行，因而经量增多。

（3）血瘀 素多抑郁，气滞而致血瘀，或经期产后余血未尽，感受外邪或不禁房事，瘀血内停，瘀阻冲任，血不归经，以致经行量多。

二、诊断及鉴别诊断

（一）诊断

（1）症状 月经量多于既往1倍以上，常大于80ml，周期、经期正常。

（2）体征 妇科检查多无明显器质性变化，如长期月经过多者可出现贫血貌。

（3）辅助检查

1）超声检查：明确生殖器官无明显器质性病变。

2）宫腔镜检查：了解有无宫腔息肉、黏膜下肌瘤等导致的月经过多。

3）诊断性刮宫：了解子宫内膜情况。

4）血常规测定：判断有无贫血。

5）生殖内分泌功能检测：了解卵巢功能。

（二）鉴别诊断

（1）崩漏 除月经过多外，崩漏的出血无周期性，同时伴有出血时间长，淋漓日久不能自止，结合病史及有关辅助检查可资鉴别。

（2）癥瘕 如子宫内膜息肉、子宫腺肌病和黏膜下肌瘤等，表现为月经量多，病程长，可借助超声、宫腔镜检查以资鉴别。

（3）血小板减少症、再生障碍性贫血等 此类疾病患者具有血液病病史，可表现为月经量多，或有皮下出血及牙龈出血等全身出血症状，辅助检查之血液学检查等有助于鉴别。

三、辨证论治

月经过多的辨证重在依据月经色、质的变化，并结合全身症状及舌脉，辨其虚、热、瘀。一般而言，月经过多，伴色淡红、质清稀，或兼有神疲体倦、气短懒言等属气虚；伴见色鲜红或深红、质黏稠，或兼有口渴心烦、尿黄便结等属血热；伴见色紫暗、有血块，或兼有经行腹痛、舌紫暗或有瘀点等属血瘀。

本病的治疗需视经期和平时而定。经期重在固冲调经，平时重在调理气血，气虚者宜益气摄血，血热者宜清热凉血，血瘀者宜化瘀止血。

1. 气虚证

［证候］ 行经量多，色淡红，质清稀；神疲体倦，气短懒言，小腹空坠，面色㿠白。舌淡，苔薄，脉细弱。

［治法］ 健脾益气，固冲摄血。

［方药］ 举元煎（《景岳全书》）。

人参　黄芪　白术　升麻　炙甘草

［加减］ 若正值经期经血量多时，酌加棕榈炭、茜草炭、藕节炭以固涩止血；经行有块或伴下腹痛者，酌加泽兰、益母草、五灵脂以化瘀止血止痛；兼见腰骶冷痛，大便溏薄者，为脾肾双亏，酌加鹿角霜、补骨脂、续断、杜仲炭以温补脾肾，固冲止血。

2. 血热证

［证候］ 经行量多，色鲜红或深红，质黏稠，或有小血块；伴口渴心烦，尿黄便结。舌红，苔黄，脉滑数。

［治法］ 清热凉血，固冲止血。

［方药］ 保阴煎（《景岳全书》）加地榆、茜草、马齿苋。

生地黄　熟地黄　黄芩　黄柏　白芍　山药　续断　甘草

［加减］ 若热盛津伤，口干而渴者，加天冬、麦冬、南沙参、北沙参等以生津止渴；若兼气短懒言，倦怠乏力，或心悸少寐者，乃失血伤气、气虚血热之象，酌加黄芪、党参、白术以健脾益气；经行有块者，加蒲黄、五灵脂、三七祛瘀止血。

3. 血瘀证

［证候］ 经行量多，色紫暗，有血块；经行腹痛，或平时小腹胀痛。舌紫暗或有瘀点，脉涩。

［治法］ 活血化瘀止血。

［方药］ 失笑散（《太平惠民和剂局方》）加益母草、三七、茜草。

蒲黄　五灵脂

［加减］ 若经行腹痛甚者，酌加制没药、延胡索、香附以理气止痛；血瘀夹热，经色鲜红或深红者，加藕节、仙鹤草凉血止血。

四、其他疗法

（1）体针　主穴选隐白、中极、气海、三阴交。气虚证加脾俞、百会、足三里穴，用补法；阴虚证加太溪、太冲、肾俞穴，用补法；血热证加曲池、行间穴，用泻法；血瘀证加合谷、太冲、血海穴，用泻法。

（2）耳针　主穴选子宫、卵巢、内分泌区、皮质下、肾。气虚证加脾；血热证加耳尖；血瘀证加肝。操作：采用三棱针放血。

（3）艾灸　取隐白或大敦。

（4）经皮电刺激　主穴取三阴交（右）、隐白（右）。配穴：卵泡期（月经周期第 5～11 天）选气海、关元、肾俞（双）；排卵期（月经周期第 12～16 天）选合谷（右）、曲池（右）、子宫；黄体期（月经周期第 17～25 天）选足三里（右）、血海（右）、天枢。操作：在穴位处贴专用电极贴片，相邻穴位分别连接 3 对电极，治疗频率为 100Hz，电刺激强度为 20mA，30 分钟/次，治疗 1 次/天。

五、名家学术思想

顾小痴

当代著名中医妇科学家顾小痴教授主张以一个主症作为月经病的治疗依据，如月经每月提前即以先期为主症，即便月经量多也不一定每月都多，故以调整周期为主。如周期正常，经量过多，或量一般但持续不净，即以经量异常为主症，其他可以类推。其主要学术经验有创立调经五法和善用四物。

1. 创立调经五法

（1）治本 妇女先病而后经血失调，当先治病，如肺结核的闭经、血液病的月经过多等。有因月经失调而后出现其他疾病者，就当先治月经，如月经不调引起的不孕症、月经过多引起的贫血等。

（2）治标 治本治标应灵活对待。

（3）调气血 病在气分以治气为主，治血为辅；病在血分以治血为主，佐以治气，使气血和调，经脉畅通，月经诸病自可痊愈。

（4）和脾胃 脾胃失调影响冲脉，发生月经异常，宜调养脾胃使气血健旺。

（5）补肾气 青春期肾气未充的患者，肾阳虚者宜温肾助阳，肾阴虚者滋肾益阴，阴阳俱虚者，宜并补之。

2. 善用四物

顾氏认为四物汤有增益天癸的作用，四物汤中的熟地黄具有调血和补肾的功能，精血同源，精血充盛，肾气才能充盛，天癸方至。

（1）原方药物的灵活加减 若偏热，熟地黄改用干地黄；经量多，去川芎；血瘀，白芍改为赤芍，加重当归、川芎用量；血虚则重用当归；气郁则重用川芎；腹痛则重用白芍；腰酸无力则重用熟地黄；阴虚则改用生地黄。月经期生地黄量宜少或不用。

（2）原方药味基础上的加减 实热证，症见月经妄行，量多色鲜红，心烦发热，舌质红，脉数，本方去川芎加黄芩、黄柏。

顾小痴医案

魏某，已婚，40 岁。初诊日期：1980 年 7 月 15 日。主诉：月经过多 1 年。病史：患者月经不调 1 年，经期提前，每次持续半月余方净，经潮量多，色紫暗，质一般，夹有大小血块，每值经期则伴有剧烈腹痛，腰痛，血块下后腹痛减轻，末次月经于 1980 年 6 月中旬来潮，持续半月于 7 月 1 日止，间隔 9 天，于 7 月 10 日又来潮，量多，色紫，夹有大小血块，腹痛难忍，脉沉弦，舌红少苔。妇科检查：外阴发育正常，已婚经产型，阴道通畅，子宫颈光滑，子宫正常大小，前倾前屈位，活动度可，附件未触及明显异常。治法：祛瘀调经。方拟：四物汤合失笑散。全当归 9g，杭白芍 15g，生地黄炭 12g，五灵脂 9g，蒲黄炭 15g，香附米 9g，生地榆 12g，荷叶 5g，粉甘草 5g。

服药 7 剂则经止，而后仍以原方调治，经两个月的治疗，患者经期恢复正常，周期规律，每次持续 5 天即净，经量亦减，腹痛消失。

按 此瘀血阻滞，经络不通，瘀血不去，新血难生，故不循常规。经量过多，经期不调。其治以养血止血寓于活血祛瘀之中，则相得益彰。

（肖承悰，吴熙. 2009. 中医妇科名家经验心悟[M]. 北京：人民卫生出版社：109-114.）

（马惠荣）

月经过少

月经过少指月经周期正常，经量明显减少，或少于5ml，或行经时间不足2天，甚或点滴即净者，又称“经水涩少”、“经水少”、“经量过少”。如初潮即见月经过少或经量如常以后经量逐渐减少，应结合病史询问和相关检查，排除器质性病变。本病常与月经后期并见，若不及时治疗常发展为闭经。

西医学之子宫发育不良、卵巢储备功能减退等疾病及计划生育术后宫腔粘连致月经过少，可参照本病辨证治疗。

《内经》最早提及“月事衰少”之名及其病因。“岐伯曰：病名血枯。此得之年少时，有所大脱血，若醉入房中，气竭肝伤，故月事衰少不来也”。王叔和《脉经》最早论述了经水少，并认为其病机为亡其津液。后世文献中常将此病与月经后期联系在一起。隋代《诸病源候论》中有“月水……乍少”的记载，《圣济总录》指出月经过少的病因有二：有因风冷伤于经络者；有因心气郁滞者。《丹溪心法》有“经行微少”、“经水涩少”病名，并以四物汤加味治之。明代《万氏妇人科》提出瘦人月经过少因为血虚，肥人月经过少因为痰湿，盖血虚则冲任血海不足，痰湿阻滞冲任，则经血不得畅行，故月经过少。《医学入门》补充了阳虚的病机，认为内寒血涩可致经水来少。近代《女科证治约旨》认为月经过少可因“形瘦多火，消烁津液致成经水衰少之候”，提出了热灼津液致月经过少的机制。以上历代医家关于本病的认识为我们辨证论治提供了参考。

一、病因病机

本病发病机制有实有虚，虚者精亏血少，冲任气血不足，经血乏源；实者寒凝痰瘀阻滞，冲任气血不畅，以致月经量少。

（1）肾虚 禀赋不足，或房劳过度，或产多乳众，肾气受损，精血不充，冲任血海亏虚，经血化源不足，以致经行量少。

（2）血虚 素体血虚，或久病伤血、营血亏虚，或饮食劳倦、思虑过度伤脾，脾虚化源不足，冲任血海不充，遂致月经量少。

（3）血瘀 感受邪气，邪与血结成瘀；或素多忧郁，气滞血瘀，瘀阻冲任，血行不畅，致经行量少。

（4）痰湿 素多痰湿，或脾虚湿聚成痰，冲任受阻，血行不畅而经行量少。

二、诊断及鉴别诊断

（一）诊断

（1）症状 经量明显减少，甚或点滴即净，或月经期少于2天，月经周期正常，也可伴月经周期异常，如月经先期、月经后期、月经先后无定期，常与月经后期并见。

（2）体征 妇科检查可见生殖器官基本正常或子宫体偏小。

（3）辅助检查

1）女性生殖激素测定：对高催乳素血症、高雄激素血症、卵巢功能衰退等的诊断有参考意义。

2）超声检查：可了解子宫大小、内膜厚度、形态有无异常。

3）宫腔镜检查：对子宫内膜结核、子宫内膜炎或宫腔粘连等有诊断意义。

（二）鉴别诊断

（1）经间期出血 发生在两次月经之间，出血量明显少于一次月经量，出血时间较短，持续数小时至 2～7 天自行停止，或为带下中夹有血丝。辅助检查：生殖器官无明显器质性病变；BBT 双相，高、低温相转变时出血。

（2）激经 妊娠早期每月仍按时少量行经。辅助检查：妊娠试验阳性；超声检查见宫内孕囊。

（3）胎漏 月经过期未至，阴道少量出血，或伴轻微腹痛。辅助检查：妊娠试验阳性；子宫增大符合妊娠月份；超声检查见宫内孕囊。

（4）异位妊娠 月经过期未至，阴道少量出血，或突然出现一侧下腹部撕裂样剧痛，甚至出现昏厥或休克。辅助检查：妊娠试验阳性；超声检查宫内未见孕囊，或于一侧附件区见有混合性包块或异常低回声区。

三、辨证论治

月经过少的辨证重在根据月经色、质的变化，并结合全身症状及舌脉，辨其虚、实、瘀、痰。一般而言，月经过少，伴色暗淡、质稀，或兼有腰膝酸软、头晕耳鸣等属肾虚；伴见色淡、质稀，或兼有头晕眼花、心悸怔忡等属血虚；伴见色紫暗、有血块，或兼有经行腹痛、舌紫暗或有瘀点等属血瘀；伴见色淡红、质黏腻如痰，或兼有形体肥胖、胸闷呕恶等属痰湿。

本病虚多实少，依据“虚者补之，实者泻之”的原则，治疗重在补肾养血，活血调经。

1. 肾虚证

［证候］ 经量素少或渐少，色淡暗质稀；腰膝酸软，头晕耳鸣，足跟痛，或小腹冷，或夜尿多。舌淡，脉沉弱或沉迟。

［治法］ 补肾益精，养血调经。

［方药］ 归肾丸（《景岳全书》）。

菟丝子　杜仲　枸杞　山萸肉　当归　熟地黄　山药　茯苓

［加减］ 如小腹凉，夜尿多，手足不温，加益智仁、巴戟天、淫羊藿，温补肾阳；如五心烦热、颧红，加女贞子、白芍、龟甲等，滋补阴血。

2. 血虚证

［证候］ 经来血量渐少，或点滴即净，色淡质稀，或伴小腹隐痛；头晕眼花，心悸怔忡，面色萎黄。舌淡红，脉细。

［治法］ 养血益气调经。

［方药］ 滋血汤（《证治准绳》）。

人参　山药　黄芪　白茯苓　川芎　当归　白芍　熟地黄

［加减］ 若面色苍白，重用黄芪，加鸡血藤以益气生血；经来点滴即止，属经血亏少，乃闭经之先兆，宜加枸杞子、山萸肉、丹参、香附，以滋养肝肾，填精益血，活血调经。

3. 血瘀证

［证候］ 经行涩少，色紫暗，有血块，小腹胀痛，血块排出后胀痛减轻。舌紫暗或有瘀斑、瘀点，脉沉弦或沉涩。

［治法］ 活血化瘀调经。

［方药］ 桃红四物汤（《医宗金鉴》）。

桃仁　红花　当归　熟地黄　白芍　川芎

［加减］ 若小腹胀痛，加路路通、红藤、忍冬藤，以活血通络止痛；小腹冷痛，加肉桂、小茴香，以温经散寒止痛；神疲乏力，加党参、白术、黄芪，以健脾益气。

4. 痰湿证

［证候］ 经行量少，色淡红，质黏腻如痰；形体肥胖，胸闷呕恶，或带多黏腻。舌淡苔白腻，脉滑。

[治法] 化痰燥湿调经。

[方药] 苍附导痰丸（方见月经后期）。

[加减] 带下量多加车前子、虎杖，利湿止带；痰多黏腻，加浙贝母、竹茹，清热化痰；腰膝酸软，加桑寄生、续断，补肾调经。

四、其 他 疗 法

（1）体针 主穴取中极、子宫、归来、三阴交。肾虚型配肾俞、太溪；血虚型配足三里、脾俞；血瘀型配太冲、血海；痰湿型配阴陵泉、丰隆、中脘。操作：毫针常规针刺，虚证用补法，适宜加用灸法，可以单用灸法，也可以针灸并用；实证用泻法，适宜加用刺血法。

（2）耳针 穴位取屏间、子宫、内分泌、肾。每日或隔日一次，两耳交替针刺，10 次为 1 个疗程。也可使用王不留行子贴敷。

（3）艾灸 主穴取气海、归来、三阴交。肾虚型者配肾俞、太溪；血虚型配足三里、脾俞、悬钟；血瘀型者配血海、中极；痰湿型者配中脘、丰隆。操作方法：①可用温和灸，每穴灸 15～20 分钟，每日 1 次，10 次为 1 个疗程；②温针灸，每次选用 3～5 穴加灸，每穴灸 15～20 分钟，每日 1 次。

五、名家学术思想

尤昭玲

全国名中医尤昭玲教授对宫腔粘连致月经过少的认识：主要病因为虚、瘀，基本病机是金刃损伤胞宫胞脉，瘀阻冲任或瘀热阻滞，经血不下。其病位在子宫，血瘀为其核心病机。有虚有实，实者多由瘀血内停，积聚日久成结，阻滞冲任血海，血行不畅引起月经过少；虚者，多因精亏血少，冲任血海亏虚，经血乏源所致；临床以虚实夹杂者为多。须以扶正祛邪为基本治则，以化瘀通络、清热散结为主要治法。临床上综合运用中药内服、外敷及食疗三法治疗，从根本上达到调经的目的，促使经期和经量、色、质恢复正常。内服以化瘀通络、清热散结：拟党参、黄芪、白术、大血藤、鸡血藤、益母草、蒲公英、紫花地丁、石见穿等十余味中药组成的基本方；外敷以活血散结、改善局部循环：自拟外敷中药包，其内含艾叶、红花、乳香、没药、败酱草等十余味活血化瘀、通络散结之中药；食疗以补养濡润胞宫：自拟养膜糊，其内含山药、黄豆、紫薯、白莲等补益脾肾之食材，温水冲服。

尤昭玲医案

朱某，女，28 岁，2013 年 12 月 30 日初诊。主诉：月经量少、经期短 2 年。既往曾孕 4 次，无痛人流 3 次，并于 2011 年 7 月至 2013 年 12 月行宫腔粘连分离术 3 次。末次宫腔镜检查示右侧宫角粘连，子宫内膜少，左宫角及左输卵管开口可见。内分泌检查正常。月经第 12 天 B 超示内膜厚 5mm，不清晰，不均匀。现症见月经周期正常，经期 1 天，量极少，色暗黑，疲乏无力，面色不荣，唇舌紫暗，脉涩。患者使用宫内节育器避孕。处方：党参 15g，黄芪 15g，白术 10g，大血藤 15g，鸡血藤 15g，益母草 15g，山药 15g，莲子 15g，蒲公英 10g，红景天 10g，绞股蓝 10g 等，14 剂，并予自拟养膜糊 1 剂，分 14 天服用；配合使用妇科外敷包，热敷下腹部。

二诊（2014 年 3 月 20 日）：服药后近两次月经量均较前明显增多，色可，经血中夹有血块，经期延长至 3 天。复予上方加减 14 剂，继续改善月经情况。

按 此患者病程 2 年，多方求治，疗效欠佳。拟此化瘀通络、清热散结之方；因内膜薄，则在原方基础上加山药、莲子之滋养之品，以濡润胞宫，助内膜长养；患者体质虚弱，党参、黄芪、白术之益气之力犹嫌不够，须加红景天、绞股蓝益气健脾之品以扶正，兼可化瘀、解毒。同时配合外敷中药包及食疗补养。使热去、瘀消、结散、络通，且胞宫得后天水谷精微的滋养，则经血调和，充盈有时，经血可顺势而下。诸法同用，攻补兼施，清消并举，补而不滞、通而不破。中药内服、外敷及食疗三法合用，相得益彰，获得了较好的临床疗效。

（周俊兰，尤昭玲. 2014. 尤昭玲教授运用中医药辨治宫腔粘连致月经过少的经验[J]. 湖南中医药大学学报，34（12）：29-31.）

（马惠荣）

经期延长

经期延长指月经周期基本正常，经期超过 7 天甚或淋漓半月方净者，也称"月水不断"、"月水不绝"、"经事延长"等。本病若失治误治，易向崩漏转化，应重视及时治疗。

西医学排卵障碍性异常子宫出血之黄体萎缩不全、子宫内膜息肉、剖宫产切口憩室和放置宫内节育器引起的临床表现为月经延长者，可参考本病辨治。

关于经期延长的相关记载，隋代《诸病源候论》有"月水不断"之名，指出本病由"劳伤经脉，冲任之气虚损，不能约制经血"所致。宋代《圣济总录》载有"劳伤经脉，冲任之气虚损，不能制其气血，故令月水来而不断也"，并提出了不同治法。明代《校注妇人良方》云"或因劳损气血而伤冲任，或因经行而合阴阳，以致外邪客于胞内，滞于血海故也"，"但调养元气，而病邪自愈，若攻其邪则元气反伤"，提出了病因和治法。清代《女科经纶》提出本病有虚有实，当结合体质强弱调治，如"或因冲任气虚不能约制，或劳伤气血，外邪客胞而外感有余，有余不足当参以人之强弱考虑"。《叶氏女科证治》载"经来不止"病名和病因治法，"经来十日半月不止乃血热妄行也，当审其妇曾吃椒姜热物过度"，提出用清热补肾、养血调经之金钩汤治疗。《沈氏女科辑要笺正》称"经漏"、"经事延长"，病因总属于虚，系下元虚衰，失其固摄之权，有开无阖所致，乃"淋漓延久即崩漏之先机"，治宜"封锁滋填，气血并补"。以上历代医家对本病的认识，以虚为主，或外邪客胞或血热妄行，多由冲任不能约制经血导致，治法或补或清，为本病的辨治提供了参考。

一、病 因 病 机

本病的发病机制多由气虚冲任不固；或热扰冲任，血海不宁；或湿热蕴结冲任，扰动血海；或瘀阻冲任，血不循经所致。

（1）气虚 素体虚弱，或饮食劳倦、思虑过度伤脾，中气不足，冲任不固，不能制约经血，以致经期延长。

（2）阴虚内热 素体阴虚，或久病伤阴，或多产房劳致阴血亏耗，阴虚内热，热扰冲任，血海不宁，迫血妄行，致经期延长。或因阳盛血热，经量多且持续时间长，热随血泄，阴随血伤而渐致虚热。

（3）湿热蕴结 经期产后，血室正开，失于调摄，或不禁房事，或湿热之邪乘虚而入，湿热蕴结冲任，扰动血海，致经行时间延长。

（4）血瘀 素性抑郁，或恚怒伤肝，气郁血滞；或外邪客于子宫，邪与血相搏成瘀，瘀阻冲任胞宫，血不循经，致经期延长。

二、诊断及鉴别诊断

（一）诊断

（1）症状 行经时间超过 7 天，甚至淋漓半月方净。

（2）体征 妇科检查多无明显器质性病变；盆腔炎性疾病引起者，子宫和（或）附件可有触痛。应注意排除因宫颈糜烂、宫颈息肉、宫颈上皮内瘤变和宫颈癌等引起的经期延长。日久可有程度不等的贫血貌。

（3）辅助检查

1）BBT 测定：BBT 呈双相型，但可出现下降缓慢。

2）超声检查：了解子宫有无器质性病变。

3）诊断性刮宫：于月经第 5～7 天刮宫，子宫内膜组织学检查仍能见到呈分泌反应的子宫内膜，且与出血期及增生期内膜并存。

4）宫腔镜检查：以了解宫腔内情况。

5）血常规测定：确定有无贫血。

（二）鉴别诊断

（1）崩漏 经血淋漓不断，甚者连续数十日或数月不净，同时伴有月经周期及经量的异常。

（2）癥瘕 如子宫肌瘤、子宫内膜息肉、子宫腺肌病等，可伴有经期延长。通过盆腔超声、腹腔镜、宫腔镜等可明确诊断。

（3）异位妊娠 异位妊娠者，阴道少量出血有时持续 1 周以上，易与经期延长混淆，但异位妊娠多有停经史和早孕反应，妊娠试验阳性，妇科检查和盆腔超声检查可协助诊断；经期延长者无妊娠迹象，且无停经史，出血在 2 周内能自然停止。

三、辨证论治

经期延长的辨证重在根据月经期、量、色、质的变化，并结合全身症状及舌脉，辨其虚、热、瘀。一般而言，经期延长，伴量多、色淡、质稀，或兼有倦怠乏力、气短懒言等属气虚；伴量少、色鲜红、质稠，或兼有潮热颧红、手足心热等属阴虚血热；伴经量不多，或色暗、质黏稠，或兼有带下量多、色赤白或黄等属湿热蕴结；伴经量或多或少，经色紫暗，有块，或兼有经行下腹疼痛、拒按等属血瘀。

本病的治疗重在缩短经期，以达正常范围，经期服药为主，故以止血为要。气虚者益气摄血，佐以温经止血；阴虚内热者宜滋阴清热，安冲宁血；湿热蕴结者清利湿热佐以止血：瘀血阻滞者以通为止，活血化瘀止血，瘀祛新生，血循正道自无淋漓之弊。

1. 气虚证

［证候］ 经血过期不净，量多，色淡质稀；倦怠乏力，气短懒言，小腹空坠，面色㿠白。舌淡苔白，苔薄白，脉缓弱。

［治法］ 补气摄血，固冲调经。

［方药］ 举元煎（方见月经过多）加阿胶、炒艾叶、乌贼骨。

［加减］ 若脾肾同病，兼见腰膝酸软，头晕耳鸣者，酌加桑寄生、炒续断、补骨脂、覆盆子，以补肾益精，固肾止血；食少纳呆者加砂仁、陈皮，醒脾和胃。

2. 阴虚血热证

［证候］ 经期时间延长，量少，色鲜红，质稠；咽干口燥，或见潮热颧红，或手足心热。舌红苔少，脉细数。

［治法］ 养阴清热，凉血调经。

［方药］ 两地汤（方见月经先期）合二至丸（《医方集解》）。

女贞子 墨旱莲

［加减］ 若伴见倦怠乏力，气短懒言者，乃气阴两虚，酌加党参、黄芪、山萸肉，气阴双补以

止血；咽干口渴，加麦冬、石斛，养阴生津。

3. 湿热蕴结证

［证候］ 经行时间延长，量不多，或色暗，质黏稠或带下量多，色赤白或黄；或下腹热痛。舌红，苔黄腻，脉滑数。

［治法］ 清热祛湿，止血调经。

［方药］ 固经丸（《医学入门》）加败酱草、鱼腥草。

龟甲 白芍 黄芩 椿根皮 黄柏 香附

［加减］ 如带下量多加车前子、薏苡仁，清热利湿止带；如下腹灼痛，加忍冬藤、红藤、蒲黄、五灵脂，清热活血止痛。

4. 血瘀证

［证候］ 经行时间延长，量或多或少，经色紫暗有块，经行下腹疼痛，拒按。舌质紫暗，或有瘀点，脉弦涩。

［治法］ 活血祛瘀，理冲止血。

［方药］ 桃红四物汤（方见月经过少）合失笑散（方见月经过多）。

［加减］ 若兼见口渴心烦，大便干结，舌暗红，苔薄黄者，为瘀热之征，酌加生地黄、黄芩、益母草，清热化瘀止血；小腹冷痛，加炮姜、小茴香，温经化瘀。

四、其 他 疗 法

（1）体针 主穴取关元、三阴交、气海、公孙、隐白。气虚证加脾俞、足三里；阴虚血热证加太溪、血海、肾俞、肝俞；血瘀证加血海、地机、太冲；湿热蕴结证加中极、阴陵泉、天枢、行间。

（2）耳针 主穴取内生殖器、内分泌、肝、脾、三焦。气虚证加肾；阴虚血热证取交感；血瘀证加肝；湿热蕴结证加耳尖，结合刺血治疗。

（3）穴位注射疗法 取三阴交、血海、足三里、气海。

（4）灸法 主穴取关元、血海。气虚证加足三里、脾俞、隐白、太溪、百会；阴虚血热证加三阴交、然谷。

（5）刺络拔罐法 主穴取命门、腰俞、气海俞、关元俞、关元、血海。血瘀证加膈俞；血热证加大椎；湿热加脾俞、肾俞。

（6）埋线疗法 主穴取气海（透关元）、子宫。肾虚证加肾俞；气滞血瘀证加气海俞。

五、名家学术思想

张良英

全国名中医张良英教授将经期延长病机归纳为三类：气滞血瘀阻滞冲任、气阴两虚冲任不固、虚实夹杂。治疗要点：一是顺应月经，辨证求因，审因论治，即根据“月经前半期淋漓为气滞血瘀，属实证；月经后半期淋漓为气阴两虚，属虚证；月经前半期、后半期均淋漓属虚实夹杂证”的病因病机，顺应月经的生理变化用药，务在缩短经期，使之达到正常范围，以经期服药为主，平时辨证施治。二是辨病与辨证相结合，如现代医学的子宫内膜息肉、子宫内膜炎、盆腔炎、放置宫内节育器、黄体萎缩不全、子宫内膜异位症、子宫腺肌病等出现的经期延长。具体治法如下：月经前半期淋漓者，采用因势利导之法，以促使经来即畅通，理气活血通经，在月经前 1～2 天或月经刚来潮时服药；月经后半期淋漓者，治疗以补虚为主，法当扶正，正复则经自调；病久经血流失，致血不足，健中益脾以化生气血治本，冲任不固则补肾气以实冲任，方用补中益气汤合二至丸健脾益气摄血，补肾养阴固冲。

张良英医案

李某，女，36 岁，已产。2011 年 2 月 13 日初诊。月经前、后淋漓不净 5 个月。患者诉 5 个月前月经正常，经期 5～6 天，周期 28～30 天，身心压力较大，经期逐渐延长，开始 8～9 天可净，之后需 10～12 天方净，经量中等偏多，色淡，自服多种中成药效果不佳。末次月经为 2011 年 1 月 14 日。来诊时为月经第 2 天，经量极少、色暗，乳房胀痛明显，烦躁易怒，下腹胀痛，平时神倦嗜卧，肢体乏力，头昏眼花，纳少便溏，舌淡暗、苔薄白，脉弦细。诊断为经期延长（气滞血瘀证），先治以疏肝理气，活血通经，方用调经方加味：当归 15g，川芎 10g，赤芍 12g，桃仁 10g，丹参 15g，党参 15g，炒柴胡 10g，炙香附 10g，延胡索 10g，川牛膝 15g，苏木 15g，枳壳 10g，甘草 6g，2 剂，上药头煎加冷水 500ml 泡 20 分钟，煮沸 30 分钟，取汁 200ml；2～4 煎各加开水 300ml，煮沸 30 分钟，取汁 150ml；四煎合匀。每日服 2 次，2 剂药 4 天服完，嘱月经通畅后即复诊。

二诊：服药 2 天后月经已通畅，量中，色淡，夹小血块，乳房胀痛、下腹胀痛已消，仍神倦嗜卧，肢体乏力，头昏眼花，纳少便溏，舌淡暗，苔薄白，脉弦细。辨证为气虚夹瘀证，方用补中益气汤合二至丸加味健脾益气摄血，补肾养阴固冲：党参 15g，炙黄芪 30g，白术 15g，当归 15g，陈皮 10g，炙升麻 12g，炒柴胡 12g，女贞子 15g，旱莲草 15g，益母草 15g，阿胶 20g（烊化），甘草 6g，3 剂，上药头煎除阿胶外加冷水 500ml 泡 20 分钟，煮沸 30 分钟，取汁 200ml；2～4 煎各加开水 300ml，煮沸 30 分钟，取汁 150ml。四煎合匀，阿胶烊化后加入药液中，分 4 次温服，日 2～3 剂，6 天服完，经净后复诊。

三诊：服药后 4 天经净，经期 9 天，时感神倦乏力，头昏眼花，腰酸，纳少，舌淡、苔薄白，脉细。辨证为气血不足。治以补气益血，健脾补肾，方用补血方加味：炙黄芪 30g，党参 15g，茯苓 15g，白术 12g，当归 15g，川芎 10g，白芍 15g，熟地黄 20g，怀山药 15g，续断 15g，制黄精 15g，甘草 6g，4 剂，服法同上，嘱下次经前 3～4 天复诊。

四诊：此次月经 7 天净，量中，现时感少气乏力，头晕，余无不适，舌淡，脉细。守补血方 4 剂。之后随诊 2 个月，经期正常 6～7 天即净。

按 患者身心压力大，肝气郁结，气滞血瘀，经血不能下行，故经前淋漓不畅，瘀血阻滞脉络，不通则痛，故下腹坠胀痛，双乳胀痛，舌脉为气滞血瘀征象。方用调经方理气活血通经，使经来即通畅，缩短经前淋漓时间。平时工作劳累，脾虚气弱，统摄无权，冲任不能制约经血，故月经后期淋漓，气虚阳气不布，脾虚化源不足，营血衰少，故头昏眼花，纳少便溏。舌脉为气虚夹瘀证。方用补中益气汤合二至丸加味健脾益气摄血，补肾养阴固冲，缩短经后淋漓时间，最终达到缩短经期的目的。经后气血不足之征象愈发加重，此时选补血方补气益血，健脾补肾调经。通过经前、经后、平时辨证施治，患者病愈。

（姜丽娟，张良英. 2015. 国家级名医张良英教授诊治妇科疾病学术经验（八）——经期延长[J]. 中国中医药现代远程教育，13（2）：17-20.）

（马惠荣）

第二节　经间期出血

每于两次月经之间即经间期，出现周期性的少量阴道流血者，称为经间期出血。其特点是阴道流血发生在经间期即氤氲之时，且量甚少，一般 1～2 天即自止。

西医学异常子宫出血的围排卵期出血可参照本病辨证治疗。

《女科证治准绳》中“天地生物，必有氤氲之时，万物化生，必有乐育之时……此天然之节候，生化之真机也……凡妇人一月经行一度，必有一日氤氲之候，于一时辰间，气蒸而热，昏而闷，有欲交接不可忍之状，此的候也”，明确指出，一月经行一度，必有一日氤氲之候，此的候也，顺而施之则成胎。1982 年全国第一次中医妇科学术交流大会上，夏桂成教授等根据临床实际，认为本病源于阴精不足，常兼夹湿热、血瘀，氤氲之时，阴阳转化不利，影响血海固藏，子宫冲任受损而出血。

一、病 因 病 机

本病的发生与月经周期中的气血阴阳消长转化密切相关。经间期是继经后期由阴转阳、由虚至盛之期。月经的来潮，标志着前一周期的结束，新周期的开始；排泄月经后，血海空虚，阴精不足，随着月经周期演变，阴血渐增；至经间期精血充盛，阴长至重，此时精化为气，阴转为阳，氤氲之状萌发，“的候”到来，这是月经周期中一次重要的转化。若体内阴阳调节功能正常，自可适应此种变化，无特殊证候。若肾阴虚，癸水不足，或湿热内蕴，或瘀阻胞宫，当阳气内动时，阴阳转化不协调，阴络易伤，损及冲任，血海封藏失职，血溢于外，酿成经间期出血。

（1）肾阴虚 肾阴偏虚，虚火耗精，精亏血损，于氤氲之时，阳气内动，虚火与阳气相搏，损伤阴络，冲任不固，因而子宫出血。若阴虚日久耗损阳气，阳气不足，统摄无权，血海不固，以致出血反复发作。

（2）湿热 湿邪乘虚而入，蕴阻冲任，蕴而生热；或情志不畅，心肝气郁，克伐脾胃，不能化水谷之精微以生精血，反聚而生湿；下趋任带二脉，蕴而生热，湿热得氤氲之时阳气内动之机，损伤子宫、冲任，故见出血。

（3）血瘀 素体不足，经产留瘀，瘀阻胞宫；或七情内伤，气滞冲任，久而成瘀。适值氤氲之时，阳气内动，血瘀与之相搏，损伤血络，故致子宫出血。

二、诊断及鉴别诊断

（一）诊断

（1）症状 两次月经中间出现周期性的少量阴道出血，常出现在月经周期第10～16天，持续1～2天或数日自止。可伴有腰酸、少腹一侧或两侧胀痛，乳胀，白带增多，如蛋清样，或赤白带下。

（2）体征 妇科检查：宫颈黏液透明呈拉丝状，夹有血丝。宫颈无异常。

（3）辅助检查

1）基础体温：多低、高温相交替时出血。

2）超声监测排卵：可见成熟卵泡或接近成熟的优势卵泡。

3）生殖激素测定：出血时测定血清雌激素水平偏低，或孕激素水平稍有升高。

4）诊断性刮宫：若怀疑有其他病证，可行诊断性刮宫，本病病理结果可表现为子宫内膜呈早期分泌期改变，可能有部分晚期增生。

（二）鉴别诊断

（1）月经先期 月经周期提前，个别也有恰巧在经间期这一时间段出现周期提前。周期提前一周及以上，连续两个周期以上，经量一般无明显改变，同平时月经量。

（2）月经过少 月经周期无明显改变，月经量明显少于平时月经量，甚或点滴而下，B超无明显器质性病变。内分泌激素检查可有异常。

（3）赤带 月经周期任何一个时间段均可能出现赤带，一般量少，持续时间长或反复发作，常见宫颈糜烂、宫颈赘生物，或子宫、附件区压痛明显，妇科检查可见宫颈有赘生物，子宫附件或有炎症相关表现。

三、辨 证 论 治

经间期出血主要根据出血的量、色、质，以及全身症状、舌脉进行辨证。一般若出血量少或稍多，色鲜红，质黏稠属肾阴虚；若出血量稍多或少，赤白相兼，质黏稠属湿热；若出血量少，血色暗红或夹小血块属血瘀。

经间期出血的治疗时机重在经后期，一般以滋肾养血为主，热者清之，湿者除之，瘀者化之，阳气虚者补之，但应认识到本病的病理生理特点，以阴阳互根关系，补阴不忘阳，选择适当的补阳药物，经间期出血时酌加固冲止血药物，使阴阳平和，气血和调。

1. 肾阴虚证

［证候］ 经间期出血，量少或稍多，色鲜红，质稠；头晕耳鸣，腰膝酸软，五心烦热，便坚尿黄。舌红少苔，脉细数。

［治法］ 滋肾养阴，固冲止血。

［方药］ 两地汤（方见月经先期）合二至丸（方见经期延长）。

［加减］ 若阴虚及阳或阴阳两虚，症见经间期出血，量稍多，色淡红，无血块，头晕腰酸，神疲乏力，大便溏薄，尿频，舌质淡红，苔白，脉细，治宜益肾助阳，固肾止血，固摄止血，方用大补元煎（方见月经后期）加减。

2. 湿热证

［证候］ 经间期少量阴道流血，色深红质稠，或见白带中夹血，或赤白带下；腰骶酸楚，或下腹时痛，神疲乏力，胸胁满闷，口苦纳呆，小便短赤。舌红苔黄腻，脉濡数或滑数。

［治法］ 清热利湿，固冲止血。

［方药］ 清肝止淋汤（《傅青主女科》）去阿胶、红枣，加小蓟、茯苓。

当归　白芍　生地黄　粉丹皮　黄柏　牛膝　制香附　小黑豆　阿胶　红枣

［加减］ 若出血多去牛膝，加侧柏叶、荆芥炭，凉血止血；湿胜者加薏苡仁、苍术，健脾燥湿。

3. 血瘀证

［证候］ 经间期出血，量少或稍多，色暗红，或紫黑，或有血块；上腹一侧或两侧胀痛，或刺痛拒按，胸闷烦躁。舌质紫或有瘀斑，脉细弦。

［治法］ 化瘀止血。

［方药］ 逐瘀止血汤（《傅青主女科》）。

生地黄　大黄　赤芍　牡丹皮　当归　煨枳壳　桃仁　龟甲

［加减］ 若出血偏多时，宜去赤芍、当归，加失笑散；若带下黄稠，夹有湿热者，上方加红藤、败酱草、薏苡仁，以清热利湿；若大便溏者，去生地黄、大黄，加煨木香、炒白术、焦神曲，以健脾和胃。

四、其他疗法

（1）体针　取关元、三阴交、血海、行间穴。平补平泻，留针 20 分钟。于经净后开始，隔日一次，10 次为 1 个疗程。

（2）耳针　主穴取内分泌、内生殖器、肝、脾、肾。配穴：情志不调，肝郁气滞者加肾上腺、神门；脾气虚弱，统摄无权者加屏尖、盆腔、腹、缘中。

（3）推拿疗法　取关元、三阴交、足三里、肾俞、肝俞。行穴位按摩，每穴按摩 3～5 分钟，每日 1 次，10 次为 1 个疗程。

五、名家学术思想

夏桂成

国医大师夏桂成教授认为经间期出血的病机既存在肾阴虚，同时亦或兼有郁火、湿热、血瘀等因素，其中肾阴虚是主要的，后三者属兼夹因素。治疗经间期出血，虽应滋阴降火、清热凉血控制出血，但必须保证重阴转阳的气血活动，所以需在补肾助阳兼调气血的前提下，保证生理上的动态反应。

对出血稍多或时间稍长者，可适当加入止血之品，但也不是一味见血止血，而是有以下几种方法：

（1）血中养阴，结合补阳加强补阴，同时补阴不忘补阳 加入川续断、菟丝子、巴戟天、锁阳等药物中的1～3味，有利于阴精的恢复，从而顺利转化，方能止血。

（2）活血以促转化，止血以固冲任 加入炒当归、赤芍等促进排卵，化瘀止血；加入茜草、乌贼骨等收涩之品以固冲任止血。

（3）疏导心肝，解郁心火 加入黄连、莲子心、炒酸枣仁、青龙齿等宁心清心之品，从源头上清心解郁，安定心神，有利于肾阴的恢复，控制出血。

（4）利湿祛浊，有助转化 可加入红藤、黄柏、马鞭草等；若湿浊较轻，加入制苍白术、薏苡仁、陈皮、车前子、泽泻等，祛除病理因素，方能止血。

（5）经间后期出血，益气补阳 加入杜仲、黄芪、川续断等保证阳气的持续上升，温补肾阳，类似于西药孕酮的作用。

（6）治病治人，节律诱导 了解病患，细心耐心开导，使其放松心态，有助于诱导患者恢复自身月经节律。

夏桂成医案

张某，女，27岁。主诉：经间期出血2年余。月经史：14岁，7/37天，量一般，无血块，无痛经。婚育史：未婚，0-0-0-0（足月产-早产-流产-存活）。病史：近2年来经间期少量阴道流血，呈咖啡色，持续10天方净，曾服二至丸、六味地黄丸及滋阴补肾汤药未效。末次月经：2004年12月5日，量中等、无血块，现月经周期17天，少量阴道流血5天，小腹不痛，腰不酸，纳可，便稀，日1～2次，脉细弦，舌质淡红苔腻。辨证：肾虚偏阴，阳亦不足，心肝气郁，脾胃失和。中医诊断：经间期出血；西医诊断：排卵期出血。治疗按经后中期论治，治当健脾滋阴，少佐助阳。方选参苓白术散加减。药用：太子参15g，炒白术、山药各10g，山茱萸9g，茯苓、川续断、菟丝子各10g，炒荆芥6g，神曲10g，莲子心5g，7剂。

二诊：BBT上升7天，两乳作胀，失眠心烦，大便偏干，脉细弦，舌质偏红，按经前期治疗。治当健脾温肾，疏肝和胃。方选健脾温肾汤。药用：太子参15g，炒白术、山药、牡丹皮、茯苓、川续断、紫石英（先煎）、五灵脂各10g，莲子心5g，煨木香9g，赤芍、白芍各10g，7剂。嘱若月经来潮，服越鞠丸合五味调经散。药用：苍术、白术、制香附、丹参、赤芍、焦山楂、泽兰叶各10g，益母草15g，炒川续断、茯苓、炒五灵脂各10g，煨木香9g，艾叶6g，党参10g，7剂。

三诊：在经间期，出血量较前减少，大便偏稀，日1次，腹胀，矢气多，治当健脾补肾助阳，兼调理气血。方选健脾补肾促排卵汤，药用：太子参15g，炒白术、山药各10g，山茱萸9g，牡丹皮、茯苓、炒川续断、菟丝子、紫石英（先煎）、五灵脂各10g，煨木香9g，炒荆芥6g，7剂。

按 本例患者首诊不在经间期，在经后中期，因脾胃功能较弱，故先予参苓白术散健脾滋阴，二诊在经前期，考虑其脾胃功能不强，故予健脾温肾汤，三诊时正处于经间期，仍有出血，但量较前显著减少，大便仍偏稀，腹胀矢气，照顾其脾胃功能，予健脾补肾促排卵汤，并未刻意止血，服药后随着BBT出现高相，出血即停止。而后又在补肾调周法指导下治疗3个月，现经间期出血已愈，脾胃功能亦强，大便转实。本案例经间期出血量较多，持续时间亦长，体内阴损较重，故恢复亦稍慢。现仍在治疗不孕症。

（李文斌. 2006. 夏桂成诊治经间期出血的卓识[J]. 辽宁中医杂志，33（9）：1069-1070.）

（马惠荣）

六、思考与启发

1. 月经不调的整体诊断辨证思路是什么？

月经不调是指周期、经期、经量异常的一类月经病，包括月经先期、月经后期、月经先后无定期、月经过多、月经过少、经期延长等。月经不调是最为常见的月经病，且容易发展为如崩漏、闭经等更为严重的月经病，由此导致他病者如不孕不育等亦不少。掌握月经不调的整体诊断辨证思路对于范围广且分型多之月经不调的研究和防治具有重要意义。

对于月经不调患者传统的诊断辨证，首先应根据月经期或经量的异常明确月经不调的类型，然后根据月经色、质及伴随证候结合舌脉，详加辨证，分辨寒热虚实。一般经色深红，质稠者属热；经色紫暗，质地较稠属寒；经色淡、质稀属虚；经色暗红，夹有血块，经行不畅属实。最后，根据立法方药一致的原则，选方用药，并随证加减开具处方。对于周期异常者，宜注重平时（即非经期）的治疗；经期或经量异常者，宜注重行经期的治疗；若月经周期、经量异常并见，以调周期为主为先，调经量为辅为后。须连续 3 个月，注重平时（即非经期）辨证施治，经期因势利导调治经量。往往待月经周期如常后，脏腑气血调和，经量自然有所改善。

也有医家以执简御繁的方式分类认识并调治月经不调，如曾敬光先生将纷繁复杂的月经不调的传统分型概括为冲任不固、冲任不盛、冲任失调、冲任阻滞 4 类，以此统领月经不调诸症；夏桂成教授将月经病分为出血性月经病、闭经类月经病、错杂性月经病等；也有将月经不调分为不及期而来，出血量多，淋漓不止之“泄而不藏”，或至期不行，经量少，甚或经闭不行之“藏而不泄”两类病种；或基于“肾阴阳转化”理论将月经周期分为“不及”、“太过”两类月经病论治的方法。

无论哪种分类认识，大多以宏观辨证论治与西医的微观检测相结合。借助阴道脱落细胞、宫颈黏液、B 超及激素测定，先辨病后辨证，更加精准而有针对性地指导中药的调周治疗。对现代临床中表现为月经不调的多囊卵巢综合征、卵巢功能减退、子宫内膜病变、辅助生殖中内膜容受性低下等特定患者的诊治，中医药治疗提供了许多有特色的研究方案和应对措施，为难治性的月经不调的辨治提供了新思路。

总之，中医调经法内涵丰富，临床应灵活地结合中医辨证和西医辨病来观察月经周期各期的特点，并采用辨病、辨证、辨因、辨时论治等方法，精准治疗和研究，方达目标。

2. 中医月经周期疗法是如何治疗月经不调的？

对于月经不调的治疗方法，除了辨证论治外，周期疗法是众多医家常用的方法，有二期、三期、四期、五期、七期、八期等方法，其中四期法是最常用的调周法。现简述如下：

二期法 指在辨证辨病基础上，根据胞宫藏泄规律，对月经病分经期和平时两期调治：周期异常者注重平时（即非经期）的治疗，经期或经量异常者注重行经期的治疗。也有根据月经周期阴阳变化分两个时期调治，如月经周期的前半期以补肾为主，后半期以补肾加活血调经为主。

三期法 月经周期中，冲任胞宫气血有着盈虚的变化，即经前偏实，经后偏虚，平时趋于平和。刘云鹏对于调经分三期治疗，经前以理气为主，经期以活血为主，经后养血柔肝，调理冲任。王子瑜无论辨证属虚属实，经前均加用活血通经之品，以因势利导，促进经血的畅行；经后以调补肝肾气血为主，以利冲任，血海逐渐满盈。也要结合基础体温变化，根据月经期、增生期、分泌期特点，适时切入汤药补其虚，化其瘀，生其源，培其本，平补胞宫阴阳，滋养脏腑气血，在常用药的基础上根据辨证临证加减，使用养、泄、补调经。

四期法 是目前公认的“调周法”，其是以“整体观念，辨证论治”为指导思想，以“肾气-天癸-冲任-胞宫”的平衡为理论依据，根据月经周期的阴阳消长转化规律，结合现代医学下丘脑-垂体-卵巢轴及卵泡生长发育的不同阶段，从整体上调节生殖功能的中药序贯疗法。按照中医学理论，可将月经周期分为月经期、经后期、“真机”期、经前期四期。与西医学所分的月经期、经后期（增生期）、排卵期、经前期（分泌期）相一致。四期之间不可分割的演化，为月经的正常来潮以及受孕创造了必要的条件。不仅中药的使用遵从月经周期各期特点，针灸等外治法亦顺应周期规律变化而调治，说明周期治疗月经不调越来越普遍和精准。

五期、七期、八期法实际是四期法的细化，如五期法，夏桂成教授根据女性生理特征将月经周期分为五期，即行经期、经后期、经间排卵期、经前期、经前后半期，不同时期予以不同治法。七期法是夏老对五期调周法的调整，即经后期阴长阳消，阴长较为缓慢，再分初、中、末三个时期。经前期重在助阳，阳长快速。再分为两个时期，即经前前半期，经前后半期。八期法，连方教授提出的月经期、经后早期、经后中期、经后晚期、排卵期、经前初期、经前中期、经前末期，各期辅以相应治法。

和月经病密切相关的很多疾病都与月经周期的生理变化有着内在的联系，故中医的调周疗法在临床应用相当广泛，不仅适用于月经病，亦可运用于排卵功能障碍及黄体功能不足所致的不孕症和其他妇科疾病等。临床应用期间应配合 BBT 结果，血激素水平及 B 超监测卵泡和子宫内膜情况，确定不同时期的治疗方案，则能更科学地运用中药调周疗法，提高中医药临床治疗疗效。

3. 如何理解调经和助孕治疗的内在联系?

不孕症病因复杂，关乎夫妇双方，证候不一，有虚有实，亦有虚实夹杂者，故医无定方，须随证随人灵活施治。中医认为，“男精壮而女经调，有子之道也”，故针对女性不孕症，经水和调是胎孕乃成的前提与基础。

行经为胎孕之前提。《素问·上古天真论》中云“女子七岁，肾气盛；二七而天癸至，任脉通，太冲脉盛，月事以时下，故有子”，指出了肾气充实，天癸成熟，冲任二脉通盛后，才有正常的月经，才能正常生育，为后世医家对月经与孕育机制的认识提供了重要的理论依据。

经乱为不孕之病本。蒲辅周云：“月经常度，不治孕而易孕也，月经失度，治其孕亦难孕也。”《女科要旨》云：“妇人无子皆由经水不调，经水所以不调者，皆由内有七情之伤，外有六淫之感，或气邪偏盛，阴阳相乘所致。种子之法即在调经之中。”以上古圣先贤的论点，说明治疗不孕症，调经是重要的环节。

调经为治疗不孕之要法。月经的期、量、色、质均正常，且经期无痛经等病证，乃受孕的首要条件。若因肾虚、肝郁、痰湿、血瘀等导致冲任失调，往往有月经不调、崩漏、闭经、痛经或经行诸症等表现，则不能摄精成孕。

西医认为，卵巢的基本功能是产生和排出卵子的生殖功能及产生性激素的内分泌功能，二者可分而不可离。任何一方异常，均会出现另一方紊乱。故月经不调是卵巢功能失调的临床表现，排卵功能障碍是女性不孕的重要原因。而中医学认为，肾为先天之本、生殖发育之源，是藏真阴而寓元阳之脏。肾精滋长是排卵的基础，冲任经脉气血和畅是排卵的条件，肾阴肾阳消长转化失常是卵巢功能失调病机的关键所在，是排卵功能障碍的根本原因。肾精旺盛，肾阴充实，促进天癸、冲任、气血的功能，卵巢才能温煦生化出成熟的卵泡，激活排卵期，以达到排卵受孕的目的。

月经病和不孕均是生殖紊乱的重要原因和表现，因而治疗时，重在治本调经，体现了古人“求子先调经”、“种子之法即在调经之中”观点的客观性，即“调经种子”理论思想。现代研究显示，中医药调经效果是通过多方面、多因素、多途径产生的，动物实验和临床试验均证实了明显调整卵巢功能和卵巢排卵功能，是产生调经作用的内在机制。此外，也应客观地认识到，中医月经病所引起的不孕，除主要指排卵功能障碍外，还包括部分子宫、输卵管的病变所致，同时也有男方因素的存在。古人在历史条件下，缺乏现代检测手段，故治疗原则较笼统，以“调经”两字概括了与月经相关的疾病，尽管局限不能概全，但古人治疗不孕重在调经的观点，对今天指导临床仍有现实意义。对于月经不调、不孕患者，宜辨病与辨证相结合，通过妇科检查、阴道 B 超观察子宫内膜厚度及卵泡、BBT 及有关激素水平检测等相关检查结果，病证结合，知常达变，灵活运用，方能达到良好的治疗效果。

（马惠荣）

第三节 崩　漏

崩漏是指经血非时暴下不止或淋漓不尽，前者称“崩中”或“经崩”，后者称“漏下”或“经漏”。二者常相互转化，交替出现，病因病机基本相同，故概称崩漏，是月经周期、经期、经量严重紊乱的月经病。本病是妇科临床常见病，也是疑难急重病证，严重影响女性健康。

西医学之排卵障碍性异常子宫出血（abnormal uterine bleeding of ovulatory dysfunction，AUB-O）可参照本病辨证论治。国际妇产科联盟（FIGO）将异常子宫出血病因分为两大类 9 个类型，按英语首字母缩写为“PALM-COEIN”，“PALM”存在结构性改变，可采用影像学技术和（或）组织病理学方法明确诊断，而“COEIN”无子宫结构性改变。具体为：子宫内膜息肉（polyp）所致异常子宫出血（简称 AUB-P）、子宫腺肌病（adenomyosis）所致异常子宫出血（简称 AUB-A）、子宫平滑肌瘤（leiomyoma）所致异常子宫出血（简称 AUB-L）、子宫内膜恶变和不典型增生（malignancy and hyperplasia）所致异常子宫出血（简称 AUB-M）；全身凝血相关疾病（coagulopathy）所致异常子宫出血（简称 AUB- C）、排卵障碍（ovulatory dysfunction）相关的异常子宫出血（简称 AUB-O）、子宫内膜局部异常（endometrial）所致异常子宫出血（简称 AUB-E）、医源性（iatrogenic）异常子宫出血（简称 AUB-I）、未分类（not yet classified）的异常子宫出血（简称 AUB-N）。

“崩”首见于《素问·阴阳别论》曰：“阴虚阳搏谓之崩。”“漏下”首见于《金匮要略·妇人妊娠病脉证并治》，“妇人有漏下者，有半产后因续下血都不绝者，有妊娠下血者”。隋代《诸病源候论·妇人杂病候·漏下候》记载“非时而下，淋漓不断谓之漏下”，《诸病源候论·妇人杂病候·崩中候》亦有“忽然暴下，谓之崩中”，首次简要概括了崩中、漏下的病名含义。

一、病因病机

崩漏的病因较为复杂，《妇科玉尺》将其总结为“一由火热，二由虚寒，三由劳伤，四由气陷，五由血瘀，六由虚弱”，可概括为“虚、热、瘀”三个方面。其主要发病机制是劳伤血气，脏腑损伤，肾-天癸-冲任-胞宫生殖轴失调，冲任不固，不能制约经血，血海蓄溢失常，以致经血非时而下。主要病因有肾虚、脾虚、血热、血瘀。本病病本在肾，病位在冲任胞宫，变化在气血。

（1）肾虚　少女先天禀赋不足，天癸初至，肾气稚弱，冲任未盛；生育期因房劳多产伤肾，损伤冲任胞宫；绝经期天癸渐竭，肾气渐衰，封藏失司，冲任不固，不能调摄和制约经血，因而发生崩漏。亦有素体阳虚或久崩久漏、阴损及阳，冲任不摄，经血失约。若肾阴亏损，阴虚失守，虚火内扰冲任血海，迫血妄行，则经血非时而下，遂成崩漏。

（2）脾虚　若素体脾虚，或多思忧郁，或饮食不当，损伤脾气，气虚统摄无权，冲任不固，不能制约经血，则经血非时而下，以致崩漏。

（3）血热　若素体阴虚，或久病失血伤阴，阴虚内热，虚火扰动血海，加之阴虚失守，冲任失约，故经血非时而下；若素体阳盛，或肝郁化火，或外感热邪，或过食辛辣油腻刺激之品滋生内热，热扰冲任，迫血妄行，则经血非时而下，发为崩漏。

（4）血瘀　若因情志所伤，肝气郁结，气滞血瘀；或因经期、产后余血未净，或过食生冷之品，或外感寒、热之邪，致热灼伤阴或寒凝血瘀，瘀阻冲任，旧血不去，新血难安，血不循经，则经血非时而下，遂致崩漏。也有因元气虚弱，无力行血，血运迟缓，因虚致瘀或久漏成瘀。

崩漏为经乱之甚，常非单一原因所致。如肝郁化火之实热，既有火热扰血、迫经妄行的病机，又有肝失疏泄，血海蓄溢失常的病机。如肝气乘脾，或肝肾亏虚，可有脾失统摄、肾失封藏而致冲任不固的病机夹杂其中。又如阴虚阳搏，病起于肾，而肾阴亏虚不能济心涵木，以致心火亢盛，肝肾之相火夹心火之势相煽，而成心、脾、肝、肾同病的崩漏证。

二、诊断及鉴别诊断

（一）诊断

（1）病史 详细了解发病时间、阴道出血类型、病程、出血前有无停经史。注意年龄、月经史、产育史、避孕措施、激素类药物使用史、七情内伤史、生活失度史及有无全身相关疾病史等。

（2）症状 月经周期紊乱，出血时间长短不定，血量或多或少，行经时间超过半个月，甚或数月不止；或本有停闭数月突然暴下不止或淋漓不尽者。可伴有不同程度贫血。

（3）体征 妇科检查无明显器质性病变。

（4）辅助检查

1）诊断性刮宫：根据病情需要选做，以明确子宫内膜病理诊断。

2）B 型超声检查：了解子宫大小、形状、宫腔有无赘生物、子宫内膜厚度等。

3）宫腔镜检查：排除宫腔病变。

4）基础体温测定：了解卵巢功能。

5）生殖内分泌激素测定：经前测定血清孕激素，若为卵泡期水平则为无排卵；血清催乳素与甲状腺功能测定以排除其他内分泌疾病。

6）妊娠试验：排除妊娠及妊娠相关疾病。

7）宫颈细胞学检查：排除宫颈癌及癌前病变。

8）血液学检查：血常规检查了解贫血情况；凝血功能检查了解血小板计数，出、凝血时间，凝血酶原时间，活化部分凝血酶原时间等。

（二）鉴别诊断

（1）月经病 如月经先期、月经先后无定期、月经过多、经期延长、经间期出血。鉴别参考具体章节。

（2）胎产出血 如胎漏、胎动不安、异位妊娠，行妊娠试验及 B 型超声检查可鉴别。恶露不绝根据其发病时间发生在产后进行鉴别。

（3）生殖器官肿瘤 如生殖器官良、恶性肿瘤，通过妇科检查或结合 B 型超声、MRI 检查或诊断性刮宫可资鉴别。

（4）生殖器官炎症 如子宫内膜炎、子宫肌炎等，行妇科检查或诊断性刮宫或宫腔镜检查以资鉴别。

（5）激素类药物应用不当、宫内节育器引起的子宫不规则出血 通过询问病史及 B 型超声检查进行鉴别。

（6）全身性疾病 如血液病、肝肾衰竭、甲状腺功能亢进症或减退症等。通过血液学检查等进行鉴别。

三、辨 证 论 治

临证治疗崩漏，应根据其病情缓急和出血时间长短的不同，遵循“急则治其标，缓则治其本”的治疗原则。明代方约之在《丹溪心法附余》中提出“塞流”、“澄源”、“复旧”治崩三法，至今仍用于指导临床。

塞流 即止血。暴崩之际，急当止血防脱，首选补气摄血法。如用生脉散（《内外伤辨惑论》人参、麦冬、五味子），以人参大补元气、摄血固脱，麦冬养阴清心，五味子益气生津、补肾养心、收敛固涩。若见四肢厥逆，脉微欲绝等阳微欲脱之证，则于生脉散中加附子去麦冬，或用参附汤（《校注妇人良方》人参、附子）加炮姜炭以回阳救逆，固脱止血。同时可针刺水沟、合谷、断红穴，艾灸百会、神阙、隐白。血势不减者，宜输血救急。血势渐缓应按不同证型塞流与澄源并用，采用健脾益气止血，或养阴清热止血之法，或养血化瘀止血之法。出血暂停或已止，则谨守病机，行澄源结合复旧之法。

澄源 即正本清源，根据不同证型辨证论治。切忌不问缘由，概投寒凉或温补之剂，专事止涩，致犯“虚虚实实”之戒。

复旧 即固本善后，调理恢复。但复旧并非全在补血，而应及时地调补肝肾、补益心脾以资血之源，安血之室，调经固本。视其病势，于善后方中寓治本之法。可结合月经周期不同时期的生理特点和患者个体的病理特征，应用中药周期疗法综合治疗。调经治本，其本在肾，故总宜填补肾精，补益肾气，固冲调经，使本固血充，则周期可望恢复正常。

（一）出血期治疗（塞流为主，结合澄源）

崩漏辨证首先要根据出血的期、量、色、质辨明血证的属性，以分清寒、热、虚、实。一般经血非时崩下，量多势急，继而淋漓不止，色淡，质稀，多属虚；经血非时暴下，血色鲜红或深红，质地黏稠，多属实热；淋漓漏下，血色紫红，质稠，多属虚热；经来无期，时来时止，时多时少，或久漏不止，色暗夹血块，多属瘀滞。出血急骤多属气虚或血热，淋漓不断多属虚热或血瘀。一般而言，崩漏虚证多实证少，热证多寒证少。即便是热，亦是虚热为多，但发病初期可为实热，失血伤阴即转为虚热。

1. 肾虚证

（1）肾阴虚证

［证候］ 经乱无期，出血淋漓不净或量多，色鲜红，质稠；头晕耳鸣，腰膝酸软，或心烦。舌质偏红，苔少，脉细数。

［治法］ 滋肾益阴，止血调经。

［方药］ 左归丸（《景岳全书》）去牛膝合二至丸（见经期延长）。

大怀熟地黄　山药　枸杞子　山茱萸　川牛膝　菟丝子　鹿角胶　龟甲胶

［加减］ 如胁胀痛者加柴胡、香附、白芍疏肝解郁柔肝；咽干、眩晕者，加玄参、牡蛎、夏枯草养阴平肝清热；心烦、眠差者，加五味子、柏子仁、首乌藤养心安神。

（2）肾阳虚证

［证候］ 经来无期，出血量多或淋漓不尽，色淡质清；畏寒肢冷，面色晦暗，腰膝酸软，小便清长。舌质淡，苔薄白，脉沉细。

［治法］ 温肾固冲，止血调经。

［方药］ 右归丸（《景岳全书》）去肉桂，加补骨脂、淫羊藿。

制附子　大怀熟地黄　肉桂　山茱萸　枸杞子　菟丝子　鹿角胶　当归　杜仲　山药

［加减］ 如形寒肢冷，小便清长，则加用桑螵蛸、覆盆子补肾固摄；若腰膝酸软，周身无力，则加用桑寄生、续断益肾强腰；若血崩不止，出血色淡，量多，宜加党参、黄芪等益气固经。

（3）肾气虚证

［证候］ 多见青春期少女或经断前后妇女出现经乱无期，出血量多势急如崩，或淋漓日久不净，或由崩而漏，由漏而崩反复发作，色淡红或淡暗，质清稀；面色晦暗，眼眶暗，小腹空坠，腰脊酸软。舌淡暗，苔白润，脉沉弱。

［治法］ 补益肾气，固冲止血。

［方药］ 加减苁蓉菟丝子丸（《中医妇科治疗学》）。

熟地黄　肉苁蓉　覆盆子　当归　枸杞子　桑寄生　菟丝子　艾叶　紫河车

［加减］ 若腰痛甚者，酌加杜仲炭、续断、煅龙骨、煅牡蛎，补肾固经止崩；夜尿频数者，可

加益智仁、金樱子固精缩尿。

2. 脾虚证

［证候］ 经血非时而至，崩中暴下继而淋漓，血色淡而质薄；气短神疲，面色㿠白，或面浮肢肿，手足不温。舌质淡，苔薄白，脉弱或沉细。

［治法］ 补气摄血，固冲止崩。

［方药］ 固本止崩汤（《傅青主女科》）。

人参 黄芪 白术 熟地黄 当归 黑姜

［加减］ 久崩不止，症见头晕、心悸、失眠者，酌加阿胶、茯神养血安神；气虚运血无力，易于停留成瘀，常加三七、益母草或失笑散化瘀止血。

3. 血热证

（1）虚热证

［证候］ 经血非时而下，量少淋漓，血色鲜红而质稠；心烦潮热，小便黄少，或大便燥结。舌质红，苔薄黄，脉细数。

［治法］ 养阴清热，固冲止血。

［方药］ 上下相资汤（《石室秘录》）。

人参 沙参 玄参 麦冬 葳蕤 北五味 当归 熟地黄 山茱萸 车前子 牛膝

［加减］ 出血淋漓不止，久漏必有瘀，选加失笑散、三七、益母草之类化瘀止血；若阴虚阳亢，烘热汗出，加白芍柔肝，龟甲、珍珠母育阴潜阳。

（2）实热证

［证候］ 经血非时暴下，或淋漓不净又时而增多，血色深红或鲜红，质稠，或有血块；唇红目赤，烦热口渴，或大便干结，小便黄。舌红，苔黄，脉滑数。

［治法］ 清热凉血，止血调经。

［方药］ 清热固经汤（《简明中医妇科学》）。

黄芩 焦山栀 大生地 地骨皮 地榆 清阿胶 生藕节 棕榈炭 炙龟甲 牡蛎粉 生甘草

［加减］ 因外感热邪或过服辛燥助阳之品酿成实热，症见暴崩，发热，口渴，苔黄，脉洪大有力者，加贯众炭、蒲公英、马齿苋清热解毒，凉血止血；实热耗气伤阴，出现气阴两虚证者，合生脉散加沙参益气养阴；如实热已除，血减少而未止者，当根据证候变化塞流佐以澄源，随证酌加仙鹤草凉血止血，茜草、益母草化瘀止血。

4. 血瘀证

［证候］ 经血非时而下，时下时止，或淋漓不净，或停闭数月又突然崩中，色紫黑有块；或有小腹疼痛。舌质紫或边尖有瘀点，苔薄白，脉涩或细弦。

［治法］ 活血化瘀，固冲止血。

［方药］ 逐瘀止血汤（见经间期出血）。

［加减］ 临证中常加三七、益母草加强化瘀止血之功；若少腹冷痛，经色暗黑夹块，为寒凝血瘀，加艾叶炭、炮姜炭温经止血；若气虚兼有瘀滞者，加党参、黄芪补气血，以助化瘀之力。

（二）血止后治疗（复旧为主，结合澄源）

（1）辨证求因，治本调经 在崩漏发病过程中常因病机转化而气血同病，多脏受累，甚而倒果为因，故在治疗过程中除要辨证求因、审因论治外，更要抓住本病肾虚为主的基本病机，始终不忘补肾治本调经。一般来说，可在血止后根据患者不同证型而运用中药调整周期，多通过 B 超监测卵泡发育接近成熟时，佐以活血通络之品，同时酌加温补肾阳之药。如基础体温监测体温上升，说明已排卵，此时当温肾暖宫，调肝养血以维持黄体功能。

（2）确定复旧的目标 治疗崩漏还应结合患者的年龄与生育情况来确定治疗所要达到的最终目

标。如治疗青春期崩漏的目标是使肾气充盛，冲任气血充沛，建立月经周期；治疗育龄期崩漏的目标是使肾气平均，肝肾精血旺盛，生殖功能正常，恢复卵巢排卵功能与月经的周期；治疗更年期崩漏的目标则是重在减少出血量，恢复肾的阴阳平衡，促使肝肾、脾肾、心肾功能协调防止变生他病。

四、其他疗法

1. 中成药治疗

归脾丸，每次6～9g，一日3次，口服，适用于脾虚证。

妇科止血灵片，每次5片，一日3次，口服，适用于肾气虚证。

二至丸，每次9g，一日2次，口服，适用于肝肾阴虚证。

宫血宁胶囊，每次1～2粒，一日3次，口服，适用于实热证。

固经丸，每次6g，一日2次，口服，适用于虚热证。

云南白药胶囊，每次1～2粒，一日4次，口服，适用于血瘀证。

宫宁颗粒，每次1袋，一日3次，口服，适用于瘀热证。

葆宫止血颗粒，每次1袋，一日2次，口服，适用于血热证。

2. 针灸治疗

（1）体针 实证以任脉及足太阴经穴为主，选用关元、三阴交、公孙、隐白等。关元用平补平泻法，其余穴位用毫针泻法；虚证以任脉及足太阴、足阳明经穴为主，选用气海、足三里、地机、三阴交等，采用毫针补法，也可施用灸法。

（2）耳针 选内生殖器、皮质下、内分泌、肾、肝、脾。毫针刺用中等刺激，或用埋针法，两耳交替使用。

五、名家学术思想

（一）陈大年

海派陈氏妇科在调经方面注重气药的应用，“气为血帅”，尊“病人以元气为本”要旨，在调治月经病时须时时顾护正气。特别是在崩漏的诊治中，正如《傅青主女科》所云：“血崩而至于黑暗昏晕，则血已尽去，仅存一线之气，以为护持。若不急补气以生血，而先补其血而遗气，则有形之血，恐不能遂生，而无形之气，必至尽散，此所以不先补其血而先补气也。”陈氏妇科治疗崩漏，首先投以黑蒲黄散塞流止血，此时凡见气随血脱，脉见虚象、面色㿠白、神疲无力的症状，就会以独参汤加童便配伍，人参味甘，大补气血、止渴生津、调营养卫，童便引药入肾，固纳肾气，全方调经与补益兼施，达到固摄气血之功。后续的澄源、复旧更是时时考虑加用补气药物。黑蒲黄散中蒲黄炭化瘀止血，《药性论》指出蒲黄炭能“通经脉，止女子崩中不住，主痢血，止鼻衄，治尿血，利水道”，实为妇科化瘀止血之要药；炒生地黄、牡丹皮养阴凉血；荆芥炭、棕榈炭收敛止血；地榆炭、血余炭凉血止血；合四物汤养血活血；醋炒香附行气运血。方中有多味药物炒炭止血，加以行气养血药物，一则标本同治，二则也在止崩之时使坏血不留滞于内。全方共奏升阳补阴、凉血止血之功。

（二）李祥云

李祥云教授认为治崩宜固涩升提止血，不宜辛温，常用党参、黄芪、升麻、柴胡等。止血常用炒地榆、乌贼骨、生茜草、大蓟、小蓟、藕节炭、百草霜、阿胶、坎炁（即脐带）、牛角腮、鹿衔草、龙骨、牡蛎等。另应注意止血勿留瘀，临床上常可配参三七、花蕊石、熟军炭、山楂炭、失笑散、益母草之类，既可止血又不留瘀的药味。治漏宜滋阴养血，不可偏于固涩，因漏下日久，必有残瘀滞留，积滞化热，故治疗时宜加入栀子、大黄炭、炒槐花、贯众炭、莲房炭等清热活血祛瘀之品。李教授认为对无排卵型异常子宫出血者一定要调整月经周期，恢复排卵，这样才能巩固治疗效果。采用中药人工周期治疗，常能收到较好的疗效，还可根据临床表现的症状随证加减。李教授认为治疗崩漏用药应随证加减灵活选用，切忌同类药物堆积。如血热者一味应用清热凉血药易留瘀，应在这类药中加入清热不留瘀的药，如参三七、失笑散、益母草等，主张选用大黄炭下行泻热、凉血祛瘀、推陈致新，是治疗崩漏祛瘀止血的良药。再如苦寒药能伤胃气，为防弊端在用药时应加入白术、山药等护脾之品。而在健脾升阳，补益气血时，应防止过用辛燥或甘润之味，以免辛燥伤脾阴，甘润助湿困脾阳。又如在应用疏肝理气药时，不宜过用香燥，以免劫津伤阴，损耗肝血，更不利于肝的藏血与疏泄，故用药时应取长补短，防止弊端。

陈大年医案

案1 秦某，出血断续，遇劳则甚，色淡，夜卧梦扰，小溲勤解，舌淡苔薄。心、肝、脾三脏失职，慎防狂行，拟补益心脾，引血归经，仿归脾法调之。

处方：生熟地黄炭各12g，党参、黄芪、云茯苓、白术、当归、炒阿胶、炒酸枣仁各9g，炒远志、春砂壳各3g，煅牡蛎（先煎）15g。十灰丸12g（包煎）。

按 使脾气有统血之权，则心营、肾阴自可仰赖于脾土健而复生矣。

案2 裘某，年逾五十，应断未断而反见一月数行，每每如崩。适经转，头晕目蒙，腰尻酸楚，肝肾两亏，防来而过多，仿魏玉璜“不补补之”法。

处方：大熟地黄30g（15g炒炭），杭白芍、炒远志各4.5g，枸杞子、炒酸枣仁、川续断肉、杜仲各9g，西川连1g，炒藕节4个。

按 本方对老年经断复来或应断未断，如无癌变者，用之甚验。方内重用熟地黄配以酸枣仁、白芍等补血滋阴，养肝益肾。更妙者加用少量黄连，以达到苦寒益阴，两调肝脾的目的。

评 本病是月经周期、经期、经量严重紊乱的月经病。陈教授常以“黑蒲黄散”为主方，虽症状不同而共用该方法：塞流者以止凝固崩，杜塞其放流；澄源者，即求其病因而治之：寒者温之，热者清之，虚者补之，实者行之，以正本清源；复旧者，即止崩后急用补气血，调脏腑以恢复其故旧。陈教授临证时，常常在此方的基础上，以寒、热、虚、实为纲，随症加减，灵活运用。热者以养营清热固经，加用牡丹皮、知母、黄芩、黄柏、连翘等味，气虚者治以健脾益气，固摄冲任，常以党参、黄芪、白术为主；对于年老经水复行者，仿魏玉璜“不补补之”法治之，以熟地黄二两（以一两炒炭），枸杞一两，白芍五钱，酸枣仁五钱，酒炒黄连三分，每获奇效。此方妙在黄连合白芍，苦寒坚阴两调肝脾。

（郑锦，李佶. 2015. 陈氏妇科流派传承[J]. 上海：上海浦江教育出版社：59-60.）

李祥云医案

王某，女，38岁，2014年8月12日初诊，主诉：反复阴道不规则出血1年余。患者2013年6月起月经紊乱，时有淋漓10～30天方净，前次月经5月12日～6月12日，量少淋漓。末次月经6月23日，量少，受冷后出血量增，至今未净，腰酸乏力，自服“独一味”2瓶血量未见明显减少。2009年甲状腺癌手术史，现口服左甲状腺素1粒/天。2014年7月2日检查：LH 8.36U/L，FSH 6.09U/L，E_2 305pg/ml，孕激素（P）1.19nmol/L，雄激素（T）2.64nmol/L↑。2014年7月25日B超：子宫大小46mm×36mm×42mm，内膜7mm，右卵巢（ROV）34mm×19mm，左卵巢（LOV）30mm×21mm，双卵巢内见多个小卵泡。苔薄，脉细。刻下症：胃纳可，二便调，夜寐安。婚育史：离异5年，0-0-3-0，5年前末次人流。中医诊断：崩漏，西医诊断：功能失调性子宫出血。病机：肾-天癸-冲任-胞宫生殖轴失调，脾虚不能摄血，肾虚封藏失司，冲任不固，不能制约经血，子宫藏泻失常，发为崩漏。治则：温肾健脾，益气摄血，固冲止血。方药：党参15g，黄芪15g，龟甲18g，鹿角胶9g，炒荆芥9g，艾叶6g，阿胶9g，大蓟12g，小蓟12g，炒地榆15g，仙鹤草12g，紫花地丁30g，鹿衔草15g，失笑散18g（包煎），五倍子6g，五味子6g，赤石脂15g，蒲公英30g。医嘱：忌食生冷、辛辣之物。

二诊（2014年8月19日）：药后3剂血止，刻下症：头晕，纳差，耳鸣，无烦躁，大便溏薄，一日三行，苔薄质淡，脉细。治则：补肾填精，健脾益气。方药：党参12g，黄芪15g，熟地黄12g，枸杞子12g，桑椹子

12g，女贞子 12g，煅龙牡各 30g（先煎），乌贼骨 12g，艾叶 6g，阿胶 9g，茜草 6g，炒白扁豆 12g，怀山药 15g，肉豆蔻 12g（后下），龟甲 18g，鹿角胶 9g。以后用归脾汤、八珍汤、龟鹿二仙汤等方随症加减，随访 3 个月，精神转佳，月经尚属正常。

按 该患者阴道出血淋漓日久，量少，乃中气不足，脾虚不能摄血，肾虚封藏失职，冲任不固，而见漏下；脾虚气弱，肾阳亏虚，失于温煦，则见畏寒腰酸。李教授分析其病因病机为脾肾两虚，治以中药健脾温肾，益气摄血，固冲止血。方中党参、黄芪健脾益气以化血；龟甲滋阴潜阳，益肾固精，养血止血，鹿角胶温补肝肾，益精止血，两药配伍，一阴一阳，任督同调，阴阳并补；大蓟、小蓟相伍凉血止血散瘀；仙鹤草凉血止血；赤石脂、荆芥炭、地榆炭收敛止血；失笑散化瘀止血；阿胶补血止血；艾叶温经止血，入于大队凉血止血药中防其寒凉太过而留瘀；五倍子、五味子酸涩以止血，酸甘以生津；鹿衔草归肝肾经，可与众止血药同用而止血，治疗月经过多、崩漏等妇人下血证；因虑及漏下日久，恐邪气流连而致炎症感染，故予蒲公英、紫花地丁清热解毒。诸药配伍，共奏温肾健脾止血之效。患者服上药 3 剂后即血止，复诊时李教授再以补肾填精，健脾益气，巩固疗效。

（李祥云. 2016. 妇科疑难病治验录[M]. 北京：人民卫生出版社：213-215.）

六、思考与启发

1. 何为围绝经期崩漏中医治疗的重点？

围绝经期崩漏大多是由于排卵功能异常导致的，随着女性年龄的增长，卵巢的功能逐渐下降，卵泡数量也随之逐渐减少，卵巢对促性激素的敏感性也逐渐降低，在绝经早期，孕激素水平开始下降，雌二醇、雄激素亦出现波动，卵泡刺激素和黄体生成素也随之发生变化，最终影响子宫内膜，出现异常子宫出血，即崩漏。中医认为围绝经期崩漏的病因病机常见有脾肾亏虚，肝气郁结，日久成瘀，也有医家认为心肾不交也可导致围绝经期崩漏。中医对本病的治疗可根据患者的临床症状、舌脉等四诊合参，辨证论治，进行分期治疗，即出血期和血止后的治疗。出血期可健脾益气止血，或祛瘀止血，或收敛止血，或凉血止血等，“急则治标”，血止后则注重脾、肾、心、肝等脏腑的调养，如健脾益肾，养血柔肝等，“缓则治本”，固本求源。还可联合针灸内外合治。总之，治疗围绝经期崩漏的目标是减少出血量，恢复肾的阴阳平衡，促使肝肾、脾肾、心肾功能协调，防止变生他病。临床治疗时一定要注意围绝经期崩漏患者是否有子宫内膜的病变，如出血量多或日久不止，必要时需行诊断性刮宫以明确诊断，以防耽误病情。

2. 如何理解“通因通用”法在治疗崩漏中的应用？

“通因通用”是指运用通利药物治疗具有实性通泻症状的病症。崩漏虽虚证多实证少，但其病因病机多见有血瘀。若肾阳虚衰，命门火衰，阴寒内生，冲任失于温煦，无法下暖胞宫，则胞宫虚寒，血失温运，血行迟滞而成瘀；肾阴亏虚，虚火内生，热伏冲任，蒸炼津血，血液黏滞成瘀。若脾气亏虚，统血失司，血溢脉外，不能及时排出体外或消散而停积于体内，遂成瘀血。气能行血，气的推动作用是血液运行的动力，气虚则气的推动能力减弱而行血无力，血行滞缓不畅而成血瘀。若素体阳盛，或情志内伤、肝郁化火，或湿热内蕴，或外感温热邪气，或过食辛辣刺激郁而化热，或阴津耗伤，精血亏虚，阴虚不能制阳而虚热内生，无论实热、虚热，热灼脉络，热伤冲任，迫血妄行，血不循经，加之灼烧津液，煎熬精血，终致血液黏稠运行涩滞而成瘀。若素体阳虚，或久病伤阳，或恣食生冷损伤阳气，或外感寒邪，寒气入里，均可致血管脉道拘紧挛缩，血液凝结，血行艰涩，往来不利，遂成血瘀。若因痰饮水湿、食积等阻滞，或因脏腑功能失调导致气机不畅，气滞不行，亦可形成血瘀。再如跌仆损伤等外伤损及血脉，血出脉外，成为离经之血而停积体内，亦成血瘀。由此可见，血瘀证崩漏虽表现为经血非时而下，时下时止，或淋漓不净，或停闭数月又突然崩中等“通泻”症状，但其病机不乏实性病理产物“瘀血”作祟，故合理应用“通因通用”之法在治疗血瘀型崩漏中往往能够取得良好效果。

在崩漏的治疗上，应本着“急则治标，缓则治本”的基本原则，灵活运用“塞流”、“澄源”、“复旧”治崩三法，四诊合参，辨证求因。在临床治疗方面，如临证出现一派血瘀之象，出血期可采用“以通治通”之活血化瘀法，先除恶血，正所谓“欲致新必先推陈”，临床上即使没有典型的血瘀表现，但离经之血亦是瘀血，仍应予适量活血化瘀的药物，活血兼固冲，以期达到止血不留瘀的目的。但应注意阴道出血量大、伴有重度贫血的病人，及时应用激素治疗或诊刮甚至输血等治疗，快速止血，纠正贫血，以防漏诊、误诊而延误病情。血止后再“求因固本”。

（徐莲薇）

第四节 闭 经

原发性闭经是指女性年逾 16 岁，虽有第二性征发育但无月经来潮，或年逾 14 岁，尚无第二性征发育及月经。继发性闭经是指月经来潮后停止 3 个周期或 6 个月以上。

本病以持续性月经停闭为特征，妊娠、哺乳和围绝经期，或月经初潮后 1 年内发生月经停闭，不伴有其他不适症状者，不作闭经论。因先天性生殖器官发育异常，或后天器质性损伤而闭经者，药物治疗很难奏效，临床应注意鉴别。

闭经首载于《内经》，《素问·阴阳别论》称“女子不月”，指出：“二阳之病发心脾，有不得隐曲，女子不月。”这是对闭经病因病机的最早认识。《素问·评热病论》称“月事不来者，胞脉闭也。胞脉者，属心而络于胞中。今气上迫肺，心气不得下通，故月事不来”，指出闭经与心肺相关。《诸病源候论·妇人杂病诸候·月水不通候》曰：“妇人月水不通者，由劳损血气，致令体虚受风冷。风冷邪气客于胞内，伤损冲任之脉，并手太阳、少阴之经，致胞络内绝，血气不通故也。”指出体虚兼有寒邪入侵而致闭经。《兰室秘藏·妇人门》载：“妇人脾胃久虚，或形羸，气血俱衰，而致经水断绝不行，或病中消胃热，善食渐瘦，津液不生。夫经者，血脉津液所化，津液既绝，为热所烁，肌肉消瘦，时见渴燥，血海枯竭，病名曰血枯经绝。宜泻胃之燥热，补益气血，经自行矣。”脾胃虚弱，生化乏源，则是闭经的又一个重要原因，治以补益气血兼顾泻热。《丹溪心法·子嗣》又云：“若是肥盛妇人，禀受甚浓，恣于酒食之人，经水不调，不能成胎，谓之躯脂满溢，闭塞子宫。”《女科切要·调经门》曰：“肥白妇人经闭而不能者，必是湿痰与脂膜壅塞之故也。”指出痰饮脂膜壅塞也是导致闭经的重要病机。

闭经在西医学中为常见的妇科症状，病因复杂，与遗传因素或先天性腺发育缺陷，下丘脑、垂体、卵巢、子宫功能障碍及器质性病变等相关，可见于多种疾病，如特纳（Turner）综合征、希恩（Sheehan）综合征、卵巢早衰、多囊卵巢综合征、阿谢曼（Asherman）综合征等。

一、病 因 病 机

闭经的病因病机复杂，但归纳起来不外乎虚实两端。《金匮要略·妇人杂病脉证并治》概括其病因为“因虚、积冷、结气”；《医学入门》将闭经分为“血枯”、“血滞”两大类。概括而言，虚者多为肾气不足，或肝肾虚损、精血匮乏、冲任不盛，或阴虚血燥、血海干涸，或脾胃虚弱、气血乏源，以致血海空虚，无血可下；实者则为气滞血瘀、痰湿阻滞冲任胞宫，血海阻隔，经血不得下行。

（1）肾气亏虚 禀赋不足，肾气未盛，精气未充，肝血不足，天癸不能应时泌至则冲脉不盛、任脉不通乃致月经不行；或因房劳多产，肾气耗损，或久病及肾，肝血亦虚，精血匮乏，源断流竭，胞宫无血可下而成闭经。

（2）气血虚弱 脾胃素弱，或饮食劳倦，或忧思过度，损伤心脾，营血不足；或大病、久病，吐血、下血，堕胎、小产等数脱于血；或哺乳过长过久；或患虫积耗血，以致冲任失养，血海空虚，胞宫无血可下而成闭经。

（3）阴虚血燥 素体阴虚，或失血伤阴，或久病耗血，或过食辛燥灼伤津血，或日久病深，精亏阴竭，以致血海燥涩干涸而成闭经。

（4）气滞血瘀 七情内伤，肝气郁结，气滞血瘀；或经、产之时血室正开，感受风冷寒邪，或内伤生冷寒凉，血为寒凝；或因内外热邪煎熬，均可使血结成瘀，冲任瘀阻，胞脉壅塞，经血阻隔不行而成闭经。

（5）痰湿阻滞 肥胖之人，躯脂壅塞，多痰多湿，痰湿壅阻经隧；或脾阳失运，湿聚成痰，痰湿阻滞冲任，胞脉闭塞而经不行。

二、诊断及鉴别诊断

（一）诊断

（1）病史 包括年龄、月经及婚育史、避孕措施、服药史、不良情绪、生活及工作压力、营养状况、家族遗传病史等。

对于原发性闭经患者，应详细了解患者有无先天不足或后天生长发育状况不佳，有无严重慢性消耗性疾病、营养不良、甲状腺疾病、肾上腺疾病、结核病或接触史及家族遗传同类疾病等。对于继发性闭经患者，应询问患者有无月经初潮来迟及月经后期病史，有无服用避孕药物史，有无精神过度刺激或生活环境改变，有无节食减肥或过度运动史，有无产后出血、多次流产、宫腔手术及放化疗史，有无严重慢性消耗性疾病、肥胖或营养不良、甲状腺疾病、肾上腺疾病、结核病或接触史。

（2）症状 女子年龄＞14 周岁，第二性征未发育；或年龄＞16 周岁，第二性征已发育，月经尚未来潮；或月经周期建立后又中断 6 个月以上，或月经停闭超过既往 3 个月经周期。

（3）体征

1）体格检查：包括智力发育、体格发育、第二性征发育情况，有无发育畸形，有无甲状腺肿大，有无乳房溢乳、皮肤色泽及毛发分布异常。对原发性闭经、第二性征幼稚者还应检查嗅觉有无缺失。

2）妇科检查：检查内、外生殖器发育情况及有无畸形；已婚妇女可通过检查阴道及宫颈黏液了解体内雌激素水平。

（4）辅助检查

1）生殖激素水平测定：测定血清卵泡刺激激素（FSH）、黄体生成素（LH）、雌二醇（E_2）、催乳素（PRL）、睾酮（T）、雄烯二酮（AND）等激素水平。用于了解闭经和高催乳素血症患者的卵巢、垂体或更高中枢的功能情况。

2）评估激素水平：进行孕激素试验、雌孕激素试验、垂体兴奋试验，判断病变部位是在子宫、卵巢、垂体，还是在下丘脑。

3）其他内分泌激素水平测定：测定血清胰岛素、甲状腺激素等激素水平，以协助诊断。

4）染色体检查：高促性腺激素释放激素（GnRH）性闭经及性分化异常者应进行染色体检查，以排除 Turner 综合征等。

5）超声检查：盆腔内有无占位性病变，子宫大小，子宫内膜厚度，卵巢大小，卵泡数目及有无卵巢肿瘤。

6）基础体温（BBT）测定：了解卵巢排卵功能。

7）宫腔镜检查：排除宫颈或宫腔粘连（阿谢曼综合征）等。

8）其他影像学检查：头痛、溢乳或高催乳素血症患者应进行头颅的 CT 或 MRI 检查，以确定是否存在颅内肿瘤或空蝶鞍综合征等；有明显男性化体征者，还应进行卵巢及肾上腺超声或 MRI 检查，以排除肿瘤。

原发性闭经和继发性闭经诊断示意图见图 4-1、图 4-2。

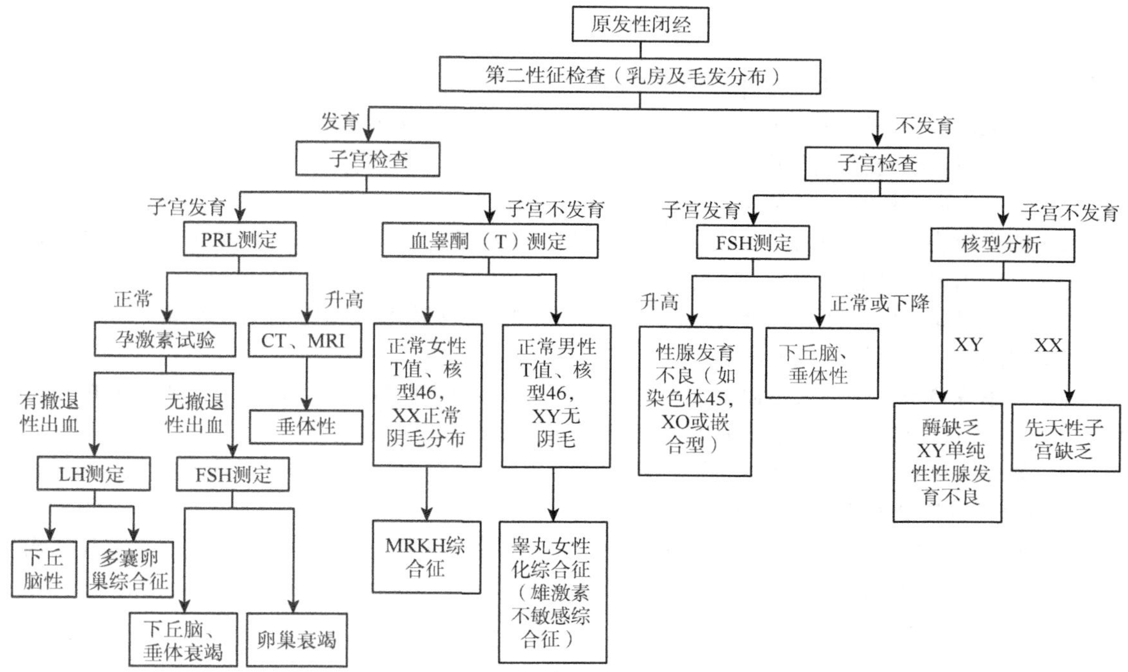

图 4-1 原发性闭经诊断示意图

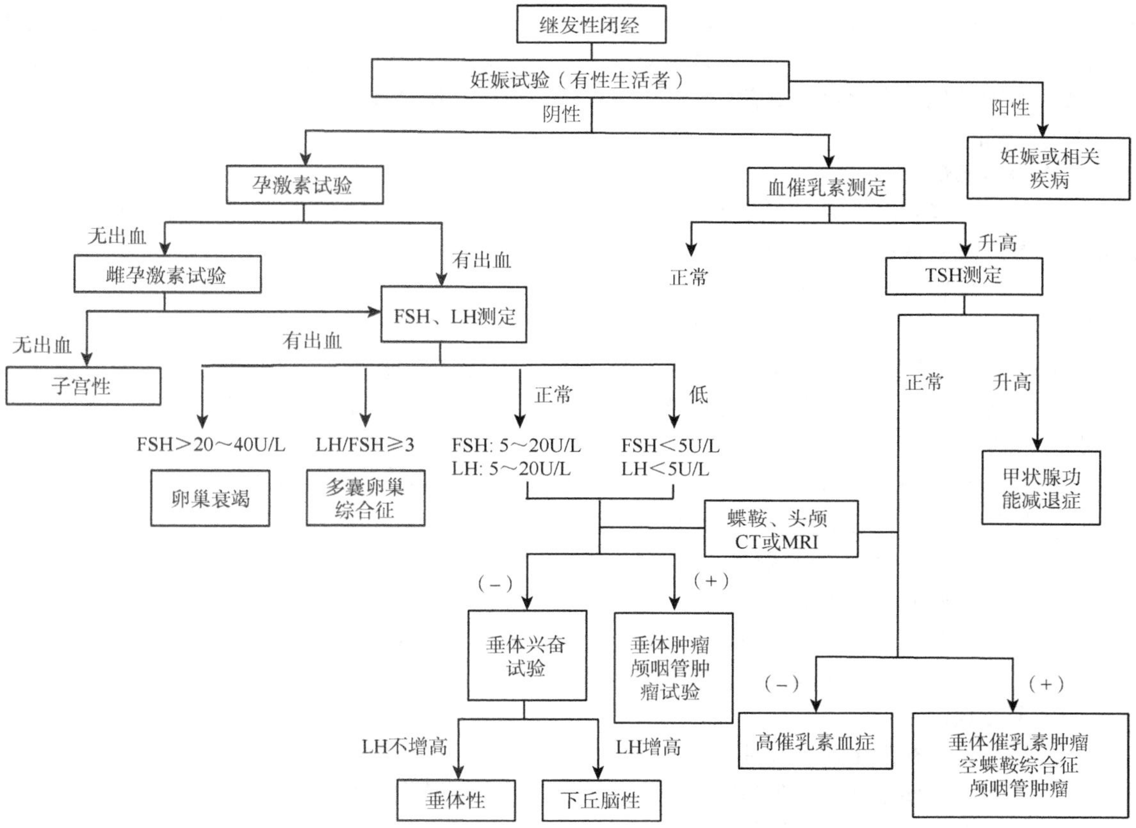

图 4-2 继发性闭经诊断示意图

（二）鉴别诊断

闭经可由许多西医妇科疾病引起，如多囊卵巢综合征、卵巢早衰、高催乳素血症、希恩综合征、早孕等，临床治疗前需要根据病史、症状体征和辅助检查进行病因鉴别，明确诊断。

（1）多囊卵巢综合征 除了出现闭经症状外，还可有痤疮，多毛，肥胖，基础体温单相；血清睾酮异常升高；B超检查一侧或双侧卵巢内小卵泡≥12个。

（2）卵巢早衰 可出现闭经症状。伴烘热汗出，烦躁抑郁，失眠多梦，阴道干涩；基础体温单相；FSH异常升高；B超见卵巢无窦卵泡或减少；生殖器萎缩。

（3）高催乳素血症 闭经可伴有溢乳、头痛、复视；基础体温单相；催乳素异常升高；检查头颅CT或MRI，或有垂体腺瘤等病变。

（4）希恩综合征 产后大出血史，闭经，毛发脱落，畏寒肢冷，性欲淡漠；基础体温单相；促性腺激素（FSH、LH）水平降低；B超检查可见内生殖器萎缩。

（5）早孕 需与继发性闭经相鉴别，尤其是既往月经不调者。可有早孕反应，妊娠试验阳性，盆腔B超检查可见宫内孕囊或胎心搏动。

（6）其他 排除生殖器官先天畸形或发育不良、结核性盆腔炎，与甲状腺疾病、肾上腺疾病及其他原因引起的内分泌疾病相鉴别。

三、辨证论治

闭经的治疗原则，虚者补而通之，或补肾滋肾，或补脾益气，或填精益阴，大补气血，以滋养精血之源；实证者泻而通之，或理气活血，或温经通脉，或祛痰行滞，以疏通冲任经脉；虚实夹杂者当补中有通，攻中有养；皆以恢复月经周期为要。切不可一味滥用攻破或峻补之法，以犯虚虚实实之戒。若因其他疾病而致经闭者，又当先治他病，或他病调经并治。

1. 肾虚证

（1）肾气虚证

［证候］ 月经初潮来迟，或月经后期量少，渐至闭经；头晕耳鸣，腰膝酸软，小便频数，性欲降低。舌淡红，苔薄白，脉沉细。

［治法］ 补肾益气，养血调经。

［方药］ 大补元煎（方见月经后期）加丹参、牛膝。

［加减］ 若闭经日久，畏寒肢冷甚者，酌加菟丝子、肉桂、紫河车以温肾助阳调冲任；夜尿多者，酌加金樱子、覆盆子以温肾缩尿；腰膝酸软甚者，酌加续断、桑寄生补肾强腰。

（2）肾阴虚证

［证候］ 月经初潮来迟，或月经后期量少，渐至闭经；头晕耳鸣，腰膝酸软，或足跟痛，手足心热，甚则潮热盗汗，心烦少寐，颧红唇赤。舌红，苔少或无苔，脉细数。

［治法］ 滋肾益阴，养血调经。

［方药］ 左归丸（方见崩漏）。

［加减］ 若潮热盗汗者，酌加青蒿、鳖甲、地骨皮以滋阴清热；心烦不寐者，酌加柏子仁、丹参、珍珠母以养心安神；阴虚肺燥，咳嗽咯血者，酌加沙参、白及、仙鹤草以养阴润肺止血。

（3）肾阳虚证

［证候］ 月经初潮来迟，或月经后期量少，渐至闭经；头晕耳鸣，腰痛如折，畏寒肢冷，小便清长，夜尿多，大便溏薄，面色晦暗，或目眶暗黑。舌淡，苔白，脉沉弱。

［治法］ 温肾助阳，养血调经。

［方药］ 十补丸（《济生方》）加当归、川芎。

熟地黄 山萸肉 炒山药 鹿茸 茯苓 牡丹皮 泽泻 炮附子 肉桂 五味子

［加减］ 若腰痛如折，畏寒肢冷，性欲淡漠者，酌加淫羊藿、菟丝子以温阳益肾；若大便溏薄，面肢浮肿者，酌加黄芪、桂枝以温阳益气利水；面色晦暗兼有色斑，少腹冷痛者，酌加蒲黄、香附以温阳活血理气。

2. 脾虚证

［证候］ 月经停闭数月；神疲肢倦，食少纳呆，脘腹胀满，大便溏薄，面色淡黄。舌淡胖有齿痕，苔白腻，脉缓弱。

［治法］ 健脾益气，养血调经。

［方药］ 参苓白术散（《太平惠民和剂局方》）加泽兰、怀牛膝。

人参 白术 茯苓 白扁豆 甘草 山药 莲子肉 桔梗 薏苡仁 砂仁

［加减］ 若兼见腰膝酸软，五更泻，小便频数者，乃脾肾阳虚，酌加肉豆蔻、巴戟天以温阳止泻；若腹痛而泄泻，伴胸胁乳房胀痛者，为脾虚而肝气乘之，酌加防风、白芍、柴胡以平肝止痛；若带下量多者，为脾虚不运，湿邪下注，酌加车前子、泽泻利湿止带。

3. 精血亏虚证

［证候］ 月经停闭数月；头晕眼花，心悸少寐，面色萎黄，阴道干涩，皮肤干枯，毛发脱落，生殖器官萎缩。舌淡，苔少，脉沉细弱。

［治法］ 填精益气，养血调经。

［方药］ 归肾丸（方见月经过少）加北沙参、鸡血藤。

［加减］ 若精血亏虚日久，渐至阴虚血枯经闭者，兼见形体羸瘦，骨蒸潮热，或咳嗽唾血，两颧潮红，舌绛苔少或无苔，脉细数；治宜滋肾养血，壮水制火，可选用补肾地黄汤（《陈素庵妇科补解》），组成：熟地黄、麦冬、知母、山药、远志、茯苓、牡丹皮、酸枣仁、玄参、桑螵蛸、山萸肉、竹叶、龟甲、泽泻、黄柏。若精血亏虚日久，渐至阳虚血枯经闭者，兼见神疲倦怠，面色苍白，畏寒肢冷，性欲淡漠，舌淡，脉沉缓；治宜温肾养血，益火之源，可选用四二五合方（《刘奉五妇科经验》），组成：当归、川芎、白芍、熟地黄、覆盆子、菟丝子、五味子、车前子、牛膝、枸杞子、仙茅、淫羊藿。若因产后大出血所致闭经，兼见毛发脱落、精神淡漠，阴道干涩，性欲减退，酌加鹿茸、紫河车等血肉有情之品。

4. 气滞血瘀证

［证候］ 月经停闭数月，小腹胀痛拒按；精神抑郁，烦躁易怒，胸胁胀满，嗳气叹息。舌紫暗或有瘀点，脉沉弦或涩而有力。

［治法］ 行气活血，祛瘀通经。

［方药］ 膈下逐瘀汤（《医林改错》）。

当归 川芎 赤芍 桃仁 红花 枳壳 延胡索 五灵脂 乌药 香附 牡丹皮 甘草

［加减］ 若烦急，胁痛或乳房胀痛，舌尖边红者，酌加柴胡、郁金、栀子以疏肝清热；口干渴，大便结，脉数者，酌加黄芩、知母、大黄以清热泻火；若肝郁气逆，水不涵木，闭经而兼见溢乳，心烦易怒，头痛，腰膝酸软，舌红苔薄，脉弦而尺弱，治宜疏肝回乳、益阴通经，方用逍遥散（见月经先后无定期）酌加川楝子、炒麦芽、川牛膝、生地黄；若少腹疼痛拒按者，酌加姜黄、益母草、丹参活血通经；若精神抑郁者，酌加合欢皮、玫瑰花、广郁金疏肝解郁。

5. 寒凝血瘀证

［证候］ 月经停闭数月，小腹冷痛拒按，得热则痛缓；形寒肢冷，面色青白。舌紫暗，苔白，脉沉紧。

［治法］ 温经散寒，活血通经。

［方药］ 温经汤（方见月经后期）。

［加减］ 若小腹冷痛重者，酌加艾叶、小茴香、香附以温经暖宫止痛；四肢不温畏寒者，酌加

制附子、肉桂以温经助阳通经。

6. 痰湿阻滞证

［证候］ 月经停闭数月，带下量多，色白质稠；形体肥胖，胸脘满闷，神疲肢倦，头晕目眩。舌淡胖，苔白腻，脉滑。

［治法］ 豁痰除湿，活血通经。

［方药］ 丹溪治湿痰方（《丹溪心法》）。

苍术　白术　半夏　茯苓　滑石　香附　川芎　当归

［加减］ 若胸脘满闷重者，酌加瓜蒌、枳壳、郁金以宽胸理气；面目肢体浮肿者，酌加益母草、泽泻、泽兰以除湿化瘀；腰膝酸软者，酌加川续断、菟丝子、杜仲以补肾气、强腰膝；带下量多者，酌加薏苡仁、车前子除湿止带；痰多黏腻者，酌加瓜蒌壳、胆南星、浙贝母清热化痰。

四、其他疗法

（1）体针　主穴取中极、归来、三阴交，配穴取足三里、关元、太溪。气血虚弱证，加脾俞、气海、血海等穴；肝肾阴虚证，加肝俞、肾俞等穴；气滞血瘀证，加次髎、行间、太冲、膈俞等穴；寒邪凝滞证，加阴陵泉、丰隆等穴；痰湿凝滞证，加膈俞、水分等穴。辨证加减，或者加用温针、火针、拔火罐等方法。

（2）耳针　常规选取内生殖器、内分泌、肝、肾、皮质下、神门等穴位，用毫针进行中等刺激，或者使用揿针埋藏。

（3）艾灸　选取肾俞、腰俞、命门、长强、八髎、中脘、子宫、归来、关元、气海、三阴交等穴位。虚证配肝俞、脾俞、血海、足三里等穴位；实证配丰隆、合谷、地机、阴陵泉等穴位。

（4）其他　可选用耳穴压豆、穴位贴敷等疗法。

五、名家学术思想

（一）罗元恺

罗元恺教授认为闭经病分虚实，其认为闭经如茶壶倒不出茶水，一是茶壶无茶水，一是壶嘴被茶叶堵塞。闭经病虽有虚实，但以虚证为多。除瘀滞和肿瘤所致的闭经外，多属肾脾气血虚弱，肝肾精血亏虚，冲任失调所致，调治之法，主要针对不同的病机，故多宜先补后攻，先使气血充盈，然后加以引导，引血下行，适当攻逐通利，以顺乎月经生理蓄满而溢之机，较易收效。临证中常以归肾丸加减为第一方。俟肾气营血充盛后，再用调经汤（丹参 30g，怀牛膝 20g，当归 15g，桃仁 15g，乌药 15g，鸡血藤 50g，川芎 12g，茺蔚子 20g）加减予以利导。然不能固执不变，须随证随人变化。此外，罗教授对闭经还重视结合辨病论治，如产后大出血引起的血枯经闭、溢乳性闭经、宫腔结核导致的闭经。治疗还可结合周期疗法，先辨证补益 21 日左右，继而攻逐 6～7 日，以建立人工周期，一个周期未效，仍可进行第二个、第三个周期的治疗，多能奏效。

（二）朱南孙

朱南孙教授认为病理性闭经的产生与经络、气血、脏腑的功能失调关系十分密切。朱老结合先贤所论，认为闭经与冲、任脉及肾、脾、肝、心关系最为密切，多由精血亏虚、情志不遂、痰湿阻滞、寒凝血滞、火旺血竭、外邪入侵、先天性生理畸形等引起。在治疗方面，根据患者的病因和症状，临床分为虚、实、寒、热四大类八个证型进行辨证论治。朱老又认为月经周期是定期藏泻的过程，其规律是先藏后泻。故临证治疗应先补后攻，寓通于补，补乃助其蓄积，通是因势利导，这是调理其藏泻规律的大法。临证宜先滋肾养血，继而疏肝解郁兼引血下行，有热稍加清热凉血，夹瘀佐以活血化瘀。如气血不足虚证闭经，第一阶段治疗用健脾醒胃之剂，方用香砂六君子丸加减，药用陈皮、焦白术、砂仁、干姜、炮姜、焦楂曲、煨木香、怀山药、补骨脂、炒鸡内金。待脾胃功能恢复，进入第二阶段治疗，予调补气血兼填补奇经，十全大补汤加减，药用党参、黄芪、炒当归、熟地黄、赤芍、桂枝、鸡血藤、陈艾、四制香附丸、鹿角片、巴戟天、淫羊藿。对气血两亏较盛，督脉空虚者，可用当归羊肉汤之类血肉有情之品温养。

（三）夏桂成

夏桂成教授认为，闭经治法关键在于滋阴养血，提高癸水水平，尤其强调“闭经是血病，全实者少，虚而夹实者多，故治疗时‘勿以通经见血为快’，切不可一见经闭即谓血滞，治用攻破通利之法，重伤气血，也不可一见经闭即谓虚损血枯，频用滋腻、养血之品，以致脾胃受伤，或肾阳被遏，化源不足反燥精血”。因其病因复杂，病机有虚实之分，故治疗时虚者当补益肾气、填精滋肝、益气养血、养阴润燥，使肾气充盛，冲任流通，血海滋盈，月经方能应时而下；实者当根据其寒、郁、痰、瘀之不同病因及证候，分别以温经散寒、行气解郁、祛痰除湿、活血通经为治，切勿单行行血破血之法。

夏老倡导的补肾调周法是以阴阳消长的转化规律作为指导思想，强调阴长、阳长两个重要时期，从根本上补肾调阴，遵循月经周期各个阶段的生理特点进行论治。经后初期滋阴养血、补肾固冲，常用归芍地黄汤加味，药用当归、白芍、山药、山茱萸、牡丹皮、茯苓、熟地黄、泽泻等；经间排卵期滋阴补肾，佐以助阳、调气血，以补肾促排卵汤促发排卵，药用丹参、赤芍、白芍、山药、山茱萸、牡丹皮、茯苓、熟地黄、续断、菟丝子、鹿角片（紫石英）、五灵脂、红花等；经前期补肾助阳，兼以疏肝理气，常用毓麟珠合越鞠二陈汤加减，药用丹参、赤芍、白芍、山药、牡丹皮、茯苓、续断、菟丝子、鹿角片（紫石英）、五灵脂、柴胡、苍术、香附；行经期理气活血、化瘀调经，以利于经血排泄，方用五味调经汤合越鞠丸，药用苍术、香附、牡丹皮、丹参、赤芍、生山楂、续断、川牛膝、红花、五灵脂、鹿角片、益母草、泽兰、茯苓、艾叶。

另外，夏老相当重视闭经与心（脑）之间的关系，创立了心-肾-子宫轴学说。肾水之通调，必赖心气以泄降，心肾水火既济，才能阴阳平衡，所以他认为心-肾-子宫轴是调治闭经的中心。针对闭经日久者，夏老在滋阴养血的基础上，还常常与养血、降火、宁心安神、补肾同调相结合，以提高疗效。

朱南孙医案

莫某，女，33岁，绍兴人，1985年6月26日初诊。产后因胎盘滞留造成大出血，闭经8月余，全身毛发脱落，伴见多尿、多饮、神倦乏力、性欲淡漠等症，舌质淡、苔薄白，脉细软。证属气血两虚，血枯经闭。治宜益气养血，调理冲任。药用：西党参12g，炙黄芪15g，云苓12g，当归身、白术、白芍各9g，枸杞子、怀山药、覆盆子、大熟地黄各12g，巴戟天、鹿角片各9g，桂枝6g，鸡血藤12g，炙甘草6g，嘱服7剂。7月3日复诊：药后尚适，精神好转，纳寐亦佳，再守原方去覆盆子加淫羊藿12g，携14剂继服。数月后，其配偶来沪代诉，服前方40剂后，经水来潮，唯量较少，性欲亦有所恢复。

按 此案颇类现代医学所说的希恩综合征。惜有关检查因来沪匆匆未能进行。朱师认为，此类病人属血枯经闭范畴，责之于精血不足，气血两虚。用药以圣愈汤合四君子汤双培气血，佐以巴戟天、鹿角片、枸杞子、覆盆子填补奇经，桂枝、鸡血藤相伍能温通胞络，补血行血，调理冲任。对这类闭经施治，须投王道之品，决不可“竭泽而渔”。

（黄兆强.1992.朱南孙辨治闭经的经验[J].国医论坛，（1）：18-20.）

夏桂成医案

梁某，女，22岁，北京人，形体偏胖，2014年7月末初诊。因“经行延后1年，伴经水停闭4个月”就诊。既往月经规律，32日一潮，每次7日，量中，夹血块，色红，无痛经，2013年起出现经行延后，时2月

1行，末次月经为2014年3月25日，否认性生活史。查B超示双侧卵巢多囊样改变，子宫内膜6.3mm。现经闭4个月，面部痤疮，大便偏干，带下少，纳眠可，小溲调。舌红苔腻，脉细弦。证属肾阴偏虚，癸水不足，阴不足则精不熟，阴不足则津液亏少；阴虚日久，久必及阳，阳虚痰湿内生，经水停闭不行而发闭经。此值经后中期，从养血滋阴，宁心安神论治，佐以助阳，方以滋肾生肝饮合钩藤汤加减。药用：丹参、赤芍、白芍、怀山药、钩藤（后下）、茯苓、茯神、合欢皮、川续断、菟丝子、炙龟甲、炒酸枣仁各10g，山萸肉9g，莲子心5g，荆芥6g，服药12剂后似见少量锦丝样带下间作，口唇部痤疮明显，BBT未升，舌偏红，苔腻，脉弦细。按经后中末期论治，方取补天五子种玉丹加减，加重助阳。续服用12剂，锦丝样带下不显，BBT未升，夜寐梦多，早醒，从经后中期论治，方取滋肾生肝饮合钩藤汤加减。12剂后复诊，述BBT开始上升，近日见明显锦丝样带下，略感腰酸，夜寐尚安，梦多，面部痤疮减轻，脉细弦带滑。以经间期论治后，方以补肾促排卵汤加减。BBT上升12天后月经来潮，量中等，7天净，血块少，无痛经。经后期以归芍地黄汤合越鞠二陈汤加减。继续结合调周法治疗，此后月经每次40余日一潮，继续按上法调治3个月后经期开始恢复正常。

按 此病为多囊卵巢综合征，属于中医学闭经范畴。该患者虽然有多脂肥胖、痤疮等痰湿蕴阻之证，但夏老认为其根本原因还在于肾虚阴弱、癸水不足，因此在经后初期，仍应遵循“静能生水”原则，可以不用或少用化痰湿药物；进入经后中期，阴静而动，就需要结合化痰湿药物。在经后中期可选用滋肾生肝饮合钩藤汤加减，此期是治疗本病最重要的时期，如能阴长到较高水平的经后末期，出现带下多，质稍黏，或有少量锦丝样带下，提示进入经间排卵期，否则将返回经后中期或初期，因此经后末期治疗也相当重要。该患者二诊时因见少量锦丝样带下间作，按经后中末期治，方取补天五子种玉丹加减，加重助阳，但因紧张烦劳，病情又返回经后中期，再次按经后中期论治，方取滋肾生肝饮合钩藤汤加减，才促进阴长至重，顺利进入经间排卵期；此期方取补肾促排卵汤加减，按调周法调治后月经逐渐恢复正常节律。

（王静. 2015. 夏桂成教授从心论治闭经的学术思想探讨[J]. 南京中医药大学学报，31（5）：401-406.）

六、思考与启发

1. 基于四时与月经周期的关系，怎样理解“从肺论治闭经”？

《女科证治准绳》指出：“天地生物，必有氤氲之时，万物化生，必有乐育之时……凡妇人一月经行一度，必有一日氤氲之候，于一时辰间……顺而施之则成胎矣。”可见经间排卵期乃生之时，其特征可与春相配。《素问·四气调神大论》认为：“春三月，此谓发陈，天地俱生，万物以荣。”故经间排卵期在四季为春属木，其在脏为肝，在腑为胆。经前期为经间排卵期到行经期这段时期，属阳长阴消的时期。此时期易出现痤疮、衄血、头痛、失眠、口疮、烦躁、乳胀、咳喘等上焦热证，为阳气浮于上，其特征则与夏季相匹配。以阴阳为理论基础的月经周期划分法认为经前期乃阳长至重阳之时，而《素问》认为“夏，阳气流溢”，又云夏季为“万物之所以盛长”之时。可见，夏季亦为阳长至重阳之时，故经前期在四时为夏，属火，其在脏为心，在腑为小肠。行经期，为从经血来潮到整个经期结束这段时期，此为经前期浮于上的阳气下通于胞宫，则月经来潮，正如《素问·评热病论》所云：“月事不来者，胞脉闭也，胞脉者，属心而络于胞中，今气上迫肺，心气不得下通，故月事不来也。”可知心气欲下通于胞宫而使月经来潮，则需肺气肃降的作用，如肺气不降，则心气无法通于胞宫，故月事不来。正如夏季浮于上的阳气需在秋季肃降的作用下才能下收。故行经期在四时为秋，属金，在脏为肺，在腑为大肠。经后期，是指经血干净后到经间排卵期的一段时间，此期奠定月经周期演变的物质基础，此段时期的特点为气血沉而封藏，为阴长阳消之期。可见经后期的特点与冬季的特点相符，而且行经期之金降而生水，正是由秋转入冬季。正如《素问·六节藏象论》云：“肾者，主蛰，封藏之本，精之处也，其华在发，其充在骨，为阴中之少阴，通于冬气。”故经后期在四季为冬，属水，在脏为肾，在腑为膀胱。

根据四时与月经周期的关系，可以看出行经期金降而生水，在四时为秋，在脏为肺，与大肠相表里。故闭经与肺及大肠关系密切。

《素问·评热病论》云："月事不来者，胞脉闭也，胞脉者，属心而络于胞中，今气上迫肺，心气不得下通，故月事不来也。"可见经血来潮需心气下通于胞宫，而心气欲下通于胞宫，则需要肺气肃降的作用，如肺气不降，则心气无法通于胞宫，故月事不来而闭经。《医述·女科原旨》亦云："血之行与不行，无不由气，故血脱者当益气，血滞者当调气，气主于肺，其义可知。"《济阴纲目》中有描述因肺气虚导致闭经的，其曰："有因肺气虚不能行血而闭者。"《张氏医通》亦云："有因肺气虚伤，不能统血而经不行者。治疗之法，损其肺者，益其气。"

《备急千金要方》治疗月水不通的方中除了广泛使用大黄以外，常在活血化瘀之药中配伍降肺气之药，如治疗月经不通，大小便苦难，食不生肌之干姜丸中用杏仁；桃仁汤中用射干；前胡牡丹汤中用前胡、射干、黄芩、旋覆花；黄芩牡丹汤用黄芩、射干；当归丸用葶苈子、黄芩、厚朴；禹余粮丸用前胡、紫菀、黄芩；牡蒙丸用前胡、厚朴、黄芩、桔梗、葶苈子；大虻虫丸用葶苈子、黄芩；鸡鸣紫丸用杏仁、前胡；牡蛎丸用葶苈子、杏仁。其中黄芩、前胡、射干、葶苈子、杏仁使用较多。黄芩，后世医家多用其清肺热，而《神农本草经》谓其可"下血闭"，《名医别录》亦云其可疗女子血闭，推测其治疗之闭经兼有肺热不降，故以黄芩清其肺热，则肺气降而可助经水来潮，故云其可疗女子血闭。葶苈子，古代医家多用其泻肺、通利水道，然《备急千金要方》多首治闭经方中用之，推测其肺中邪盛致肺气不降，妨碍经水来潮，故以其泻肺中之邪，《本草纲目》中李时珍增补其"通月经"之功。射干，《神农本草经》谓其"主咳逆上气，喉痹咽痛"，可知其有清肺降肺之功，《药性论》云其"治喉痹水浆不入，通女人月闭"。

2. 如何理解"经水出诸肾"以及与闭经的关系？

"经水出诸肾"出自《傅青主女科》，其提出："经原非血也，乃天一之水，出自肾中，是至阴之精，而有至阳之气，故其色赤红似血，而实非血，所以谓之天癸……古昔贤圣创乎经水之名者，原以水出于肾，乃癸干之化，故以名之。"傅山认为经水并不是血，而是来源于肾中的癸水。

肾为五脏六腑之根本，主闭藏，既藏先天生殖之精，又藏后天之水谷精微。《素问》言："夫精者，身之本也……肾者主蛰，封藏之本，精之处也……肾者主水，受五脏六腑之精而藏之。"肾主生殖。《素问·上古天真论》云："女子七岁，肾气盛，齿更发长，二七而天癸至，任脉通，太冲脉盛，月事以时下，故有子。"故肾精充盈是女子月经按时来潮、受孕的必要条件。若禀赋不足，肾中精气未充，天癸不能应时秘至，则冲脉不盛、任脉不通导致月经不行；或房劳多产、久病及肾，精血匮乏，源断流竭导致无血可下而成闭经。故肾虚精亏、癸水不足是导致经闭不行的重要因素。

3. 如何从"二阳之病发心脾"论治闭经？

《素问》曰："二阳之病发心脾，有不得隐曲，女子不月。其传为风消，其传为息贲者，死不治。"心为阳中之太阳，主血脉，为气血之主，总管一身血液的运行和生成。"奉心化赤"即指饮食水谷经脾胃之气的运化而化为水谷之精，水谷之精再化为营气和津液，营气和津液入脉，经心阳的作用化为赤色血液。所以若心阳虚衰，则可致血液化生障碍；而人体血液的运行又依赖于心气的推动作用，若心气不足则无以推动血液输注于胞宫。故心的生理功能异常可造成胞宫血少发为闭经。脾为后天之本，气血生化之源。《妇人大全良方·调经门》就详细论述了饮食与月经生成的关系，曰："饮食五味，养髓、骨、肉、血、肌肤、毛发。男子为阳，阳中必有阴，阴之中数八，故一八而阳精升，二八而阳精溢。女子为阴，阴中必有阳，阳之中数七，故一七而阴血升，二七而阴血溢。皆饮食五味之实秀也。"脾运化之职正常，则气血充盛，可下注冲任，冲任充盛，下注胞宫而生成月经。且脾主统血，脾气健运则血循常道。若脾失健运，则血溢脉外，继而经血失常。所以在一定程度上脾对月经的正常与否具有重要意义。

《内经》虽然提出"二阳之为病发心脾"之闭经的总纲，但对其治则治法并未给予详细的记载与论述。后世医家则依据《内经》之理论，对其治则治法提出了诸多见解。《备急千金要方·妇人方下·月水不通》主要从脾胃虚弱角度进行辨治，一曰"经闭不通，不欲饮食"，此属脾胃虚弱、瘀血内结之闭经，治用牡蛎丸，既活血通经，又温中健脾。又曰"腹内积聚，虚胀雷鸣，四肢沉重，月经不通”，此为脾郁而虚、夹瘀夹湿之证，治用虎杖煎，以虎杖借醇酒温通之力，达到活血通经、补虚开郁、祛风利湿的功效。又曰“月经不通六七年，或肿满气逆，腹胀瘕痛”，此为脾虚腹胀兼有瘀血之闭经，治用大黄䗪虫丸。张景岳则认为“故凡血枯经闭者，当求生血之源，源在胃也”，认为治疗血海不足之经闭，当首取阳明。王纶《明医杂著》亦认为治疗女子经闭须首先审其脾胃，不可轻用破血之药，若因饮食劳倦损伤脾胃，或因误服汗下攻克药，只宜补养脾胃；若因饮食积滞，脾胃受损，治宜消积补脾，当从虚实同治之法。刘完素、张从正、李东垣则认为心病乃心火上炎之证，治从降心火、益肾水之法，可先用通解丸，次服当归饮子，又用加减五苓散、木香三棱丸、人参黄芪散、犀角散之类。《竹林女科证治·调经下》则分别从心虚经闭和脾虚经闭进行论述，曰：“忧虑伤心，心气虚耗不能生血，脾乃心之子，脾失所养，则不嗜饮食，绝生化之源矣。且心虚无以制肺金来克木，而肝脏亏损则血不藏，以致经血干枯，不营经络，斯有血枯经闭之证。”其认为妇女以血为用，血则以心为主，若心虚传变至脾、肺、肝，使得脾不养血，肺不制肝，肝不藏血，所以发为血枯闭经，治用补心汤。又曰：“脾胃伤损，饮食减少，气耗血枯，而经不行。”认为脾胃为后天之本，若脾胃损伤，则气血不充，所以发为血枯经闭，宜先服加减补中益气汤，再服调经乌鸡丸。

（梁雪芳）

第五节　痛　经

痛经指的是妇女正值经期或经行前后，出现周期性小腹疼痛，或伴腰骶酸痛，甚至剧痛晕厥。痛经亦称“经行腹痛”，是临床常见病，严重时影响女性正常工作及生活。

西医学将痛经划分为原发性痛经和继发性痛经。原发性痛经多见于青少年女性，又称为功能性痛经，指的是生殖器官无器质性病变而出现的痛经。继发性痛经常见于育龄期女性，由于盆腔器质性疾病引起，如子宫内膜异位症、子宫腺肌病、盆腔炎性疾病或宫颈狭窄等。

有关痛经的记载，最早见于《金匮要略·妇人杂病脉证并治》，“带下，经水不利，少腹满痛，经一月再见者，土瓜根散主之”，指出瘀血内阻而致经行不畅，少腹胀痛，周期性再出现的痛经特点，并用活血化瘀的土瓜根散治疗。《诸病源候论·妇人杂病诸候》首立“月水来腹痛候”，认为“妇人月水来腹痛者，由劳伤气血，以致体虚，受风冷之气，客于胞络，损冲任之脉……其经血虚，受风冷，故月水将来之际，血气动于风冷，风冷与血气相击故令痛也”，为本病的病因病机奠定了理论基础。《妇人大全良方》认为痛经有因于寒者，有气郁者，有血结者，病因不同，治法各异，所创温经汤治疗实寒有瘀之痛经至今常用。《景岳全书·妇人规》有云：“经行腹痛，证有虚实。实者或因寒滞，或因血滞，或因气滞，或因热滞；虚者有因血虚，有因气虚。然实痛者，多痛于未行之前，经通而痛自减；虚痛者于既行之后，血去而痛未止，或血去而痛益甚。大都可按可揉者为虚，拒按拒揉者为实。”归纳了本病的常见病因，且提出了根据疼痛时间、性质、程度辨虚实的见解，对后世临证多有启迪。其后《傅青主女科》进一步补充了肝郁、寒湿、肾虚为患的病因病机，以及宣郁通经汤、温脐化湿汤、调肝汤等治疗方药，《医宗金鉴·妇科心法要诀》从血虚论治痛经，方药当归建中汤沿用至今。

一、病因病机

痛经因生活所伤、情志不和、六淫为害，病位在子宫、冲任、胞宫，其发生与冲任胞宫的周期性生理变化密切相关，以“不通则痛”或“不荣则痛”为主要病机，其证重在明辨虚实寒热。实者可由寒凝血瘀、气滞血瘀、湿热瘀阻等因素导致瘀血阻络，客于胞宫，损伤冲任，气血运行不畅，“不通则痛”；若素体肝肾亏损，气血虚弱，经期前后，血海满而溢泄，气血骤虚，冲任、胞宫失于濡养，“不荣则痛”。之所以伴随月经周期而发，又与经期及经期前后特殊生理状态有关。未行经期间，由于冲任气血平和，致病因素尚不足以引起冲任、子宫气血瘀滞或不足，故平时不发生疼痛。经期前后，血海由满盈而溢泻，气血由盛实而骤虚，子宫、冲任气血变化较平时急剧，易受致病因素干扰，加之体质因素的影响，导致子宫、冲任气血运行不畅或失于濡养，不通或不荣而痛。经净后子宫、冲任气血渐复则疼痛自止。但若病因不除，素体状况未获改善，则下次月经来潮，疼痛又复发。

（1）寒凝血瘀 经期产后，感受寒邪，或过食生冷，或迁居寒冷之地，寒邪客于胞宫，血得寒则凝，以致瘀阻冲任，血行失畅。经前、经期气血下注冲任，加重胞宫气血壅滞，“不通则痛”，发为痛经。

（2）气滞血瘀 素性抑郁，或忿怒伤肝，肝郁气滞，气滞血瘀，滞于冲任、胞宫。经期气血下注冲任，胞宫气血更加壅滞，“不通则痛”；或复伤于情志，肝气更为郁结，气血壅滞更甚，经血运行不畅，发为痛经。正如《张氏医通·妇人门》云：“经行之际……若郁怒则气逆，气逆则血滞于腰腿心腹背胁之间，遇经行时则痛而加重。”

（3）湿热瘀阻 素体湿热内蕴，或经期、产后调养不慎，感受湿热邪气，与血相搏，流注下焦冲任，蕴结胞中，气血凝滞，“不通则痛”，发为痛经。

（4）气血虚弱 脾胃素虚，化源匮乏，或大病久病或失血过多，气血不足，胞脉空虚，经期或行经后气血亏虚益甚，故冲任、胞宫失于濡养而发病；兼气虚推动无力、血行迟缓，冲任经脉不利，亦可发病。正如《景岳全书·妇人规》云：“凡人之气血犹源泉也，盛则流畅，少则壅滞，故气血不虚则不滞。”

（5）肝肾亏损 素禀虚弱，或房劳多产，或久病耗损，导致肝肾亏虚，精亏血少，水不涵木；经后血海空虚，冲任、胞宫失于濡养，“不荣则痛”发为痛经。如《傅青主女科》中所述：“妇人有少腹疼于行经之后者，人以为气血之虚也，谁知是肾气之涸乎。”

痛经发病因素较为复杂，而且相互交错或重复出现，常非单一因素所致。如肾气亏虚，精血亏少，血为气之母，精血不足，则气血虚弱；又如素禀虚弱，肝肾阴虚，水不涵木，肝气郁滞，气血运行不畅而发病。

二、诊断及鉴别诊断

（一）诊断

（1）症状 原发性痛经多见于青春期少女，初潮后 1～2 年内发病。继发性痛经多见于育龄期妇女。正值经期或经期前后 7 天内下腹部疼痛明显，以致影响正常工作、生活。疼痛多呈阵发性、痉挛性，或呈胀痛或伴下坠感。疼痛常可放射至腰骶部、肛门、阴道及大腿内侧。痛甚者可伴面色苍白，出冷汗，手足发凉，恶心呕吐，甚至昏厥等。

疼痛程度的判定方法：视觉模拟评分法（简称 VAS，图 4-3）。用 0～10mm 的刻度尺，量化患者的主观疼痛程度，VAS 指数 0 代表无痛，10 代表无法忍受的剧痛。VAS 指数 1～3 为轻度，4～6 为中度，7～10 为重度。

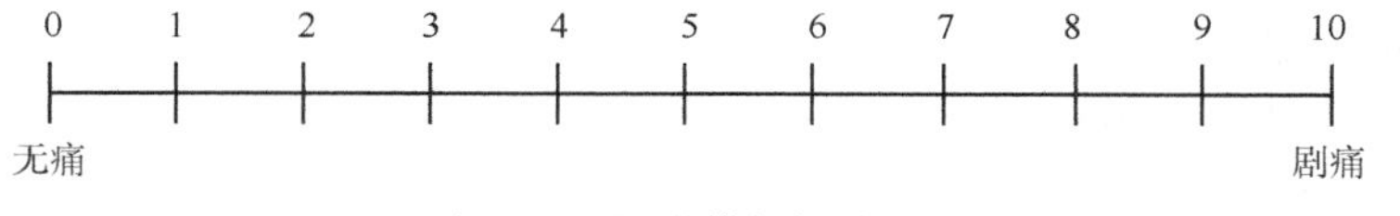

图 4-3 视觉模拟评分法

（2）体征 下腹部有轻压痛，无肌紧张，无反跳痛。原发性痛经在发作时作双合诊或肛腹诊检查可有子宫压痛，但无严重的宫颈举痛和附件增厚、压痛。

（3）辅助检查

1）B 型超声检查：有助于原发性痛经与继发性痛经的鉴别。

2）腹腔镜检查：必要时可行此项检查，以明确诊断子宫内膜异位症等疾病。

（二）鉴别诊断

（1）卵巢囊肿蒂扭转 常有卵巢囊肿病史，经期或经行前后突发一侧下腹疼痛，查体可触及下腹部压痛及反跳痛、肌紧张，B 型超声检查有助于诊断。

（2）异位妊娠 有停经史及少量阴道出血，若输卵管妊娠破裂出血，则伴发一侧下腹部剧烈疼痛，拒按，肌紧张，血 β-hCG（人绒毛膜促性腺激素）及 B 超检查有助于诊断。

（3）流产性疾病 多有停经史。先兆流产者阴道少量流血，腰酸腹痛或下腹坠痛，但疼痛一般能够忍受，妇科检查提示子宫增大与孕周相符；尿 hCG 阳性，B 超可探及宫内妊娠囊。若先兆流产，进一步发展成难免流产，则宫缩样腹痛逐渐加重，阴道流血增多甚至多于以往月经量，妇科检查可见有妊娠物堵塞于宫颈口。痛经者则无以上妊娠症状。

（4）急性阑尾炎 经期或经行前后发生的急性阑尾炎可出现自脐周转移至右下腹部的疼痛，伴发热，麦氏点压痛、反跳痛，肌紧张，血常规示白细胞增高。

（5）膀胱炎 经期或经行前后发生的膀胱炎出现下腹部疼痛，伴发热，尿急，尿频，尿痛，尿常规异常。

（6）结肠炎 经期或经行前后发生的结肠炎除下腹部疼痛外，常伴大便溏稀，次数增加，便常规、结肠镜、钡灌肠等有助于诊断。

三、辨证论治

痛经辨证首先要根据疼痛发生的时间、部位、性质及疼痛程度辨明虚实寒热、在气在血。经前或经行之初疼痛者多属实，月经将净或经后疼痛者多属虚。痛在小腹正中，多为胞宫瘀滞；痛在少腹一侧或两侧多属气滞，病在肝；痛连腰骶，病多在肾。掣痛、绞痛、灼痛、刺痛、疼痛拒按多属实；隐痛、疞痛、坠痛、喜揉喜按多属虚；绞痛、冷痛，得热痛减多属寒；灼痛，得热痛剧多属热。胀甚于痛，时痛时止多属气滞；痛甚于胀，持续作痛多属血瘀。临证需结合月经周期、量、色、质、伴随症状、舌、脉和素体病史综合分析。

一般而言，本病实证居多，虚证较少，亦有实中有虚、虚中有实、虚实夹杂者，需知常达变。因本病病位在子宫、冲任，变化在气血，故痛经的治疗，应根据证候在气、在血，寒热、虚实的不同，以止痛为核心，以调理子宫、冲任气血为主，或补气，或活血，或散寒，或清热，或补虚，或泻实。治法通常分为两步：经期重在调经止痛以治标，及时控制及缓解疼痛，平时辨证求因而治本；标本急缓，主次有序地分阶段论治。

1. 寒凝血瘀证

［证候］ 经前或经期，小腹冷痛拒按，得热痛减，或周期后延，经血量少，色暗有块；畏寒肢冷，面色青白。舌暗，苔白，脉沉紧。

［治法］ 温经散寒，化瘀止痛。

［方药］ 少腹逐瘀汤（《医林改错》）。

官桂　小茴香　干姜　当归　川芎　赤芍　蒲黄　五灵脂　没药　延胡索

［加减］ 若小腹冷痛较甚，加艾叶、吴茱萸散寒止痛；若寒凝气闭，痛甚而厥，四肢冰凉，冷汗淋漓，加附子、细辛、巴戟天回阳散寒；若伴肢体酸重不适，苔白腻或有冒雨、涉水、久居阴湿

之地史，乃寒湿为患，应酌加苍术、茯苓、薏苡仁、羌活以健脾除湿；若痛而胀者，酌加乌药、香附、九香虫以理气行滞。

2. 气滞血瘀证

［证候］ 经前或经期，小腹胀痛拒按，月经量少，经行不畅，色紫暗有块，块下痛减，胸胁、乳房胀痛。舌紫暗，或有瘀点，脉弦涩。

［治法］ 行气活血，化瘀止痛。

［方药］ 膈下逐瘀汤（方见闭经）。

［加减］ 若肝气夹冲气犯胃，痛而恶心呕吐者，加吴茱萸、法半夏、陈皮和胃降逆；小腹坠胀不适或前后阴坠胀不适，加柴胡、升麻行气升阳；郁而化热，心烦口苦，舌红苔黄，脉数者，加栀子、郁金清热泻火；若胸脘满闷，食少纳呆者，加炒白术、茯苓、陈皮以健脾和胃；若胸胁、乳房胀痛明显者，加柴胡、川楝子疏肝止痛。

3. 湿热瘀阻证

［证候］ 经前或经期，小腹疼痛或胀痛不适，有灼热感，或痛连腰骶，或平时小腹痛，经前加剧，月经量多或经期长，色暗红，质稠或有血块；平素带下量多，色黄稠味臭秽，或伴低热，小便黄赤。舌红，苔黄腻，脉滑数或濡数。

［治法］ 清热除湿，化瘀止痛。

［方药］ 清热调血汤（《古今医鉴》）加车前子、败酱草、薏苡仁。

黄连　牡丹皮　生地黄　白芍　当归　川芎　红花　桃仁　延胡索　蓬莪术　香附

［加减］ 若月经过多或经期延长者，酌加槐花、地榆、马齿苋以清热止血；带下量多者，酌加黄柏、樗白皮以清热除湿；痛连腰骶者，酌加秦艽、川续断清热除湿壮腰止痛。

4. 气血虚弱证

［证候］ 经期或经后小腹隐痛喜按，月经量少，色淡质稀；神疲乏力，头晕心悸，面色苍白，失眠多梦。舌质淡，苔薄，脉细弱。

［治法］ 益气养血，调经止痛。

［方药］ 圣愈汤（《医宗金鉴·妇科心法要诀》）。

人参　黄芪　熟地黄　白芍　当归　川芎

［加减］ 若月经夹有血块者，酌加蒲黄、五灵脂以活血止痛；若伴有经行便溏，腹痛严重者，可去当归，加茯苓、炒白术以健脾止泻；若失眠多梦，心脾虚者，酌加远志、合欢皮、夜交藤，以养心安神；若见胁痛、乳胀、小腹胀痛，血虚肝郁者，酌加川楝子、柴胡、乌药以行气止痛；若腰腿酸软者，酌加川续断、桑寄生补肾强腰。

5. 肝肾亏损证

［证候］ 经期或经后小腹绵绵作痛，喜按，伴腰骶酸痛，月经量少，色淡暗，质稀；头晕耳鸣，面色晦暗，失眠健忘，或伴潮热。舌质淡红，苔薄白，脉沉细。

［治法］ 补养肝肾，调经止痛。

［方药］ 益肾调经汤（《中医妇科治疗学》）。

巴戟天　杜仲　续断　乌药　艾叶　当归　熟地黄　白芍　益母草

［加减］ 若少腹或两胁胀痛，肝郁者，酌加川楝子、延胡索、郁金疏肝行气止痛；若头晕耳鸣、健忘失眠者，酌加枸杞子、酸枣仁、柏子仁补肾养血安神；若痛及腰者，酌加狗脊、桑寄生补肾壮腰；若潮热者，酌加枸杞子、知母、黄柏养阴清热。

四、其他疗法

（1）体针　痛经急性期（经前期至经期）可选用十七椎、地机、三阴交、次髎等穴。间歇期（非经期）主穴：关元、足三里、子宫；次穴：实证用太冲、地机，虚证用血海、膈俞。实证用泻法，虚证用补法。

（2）耳针 常规取穴神门、子宫、内分泌、交感、皮质下、肾、肝等。经前期使用至经行痛止。用于各型痛经。

（3）艾灸 常规取穴关元、神阙、三阴交等，用艾条温和灸，经前期使用至经行痛止。用于寒证和虚证痛经。

五、名家学术思想

（一）朱南孙

国医大师朱南孙教授认为痛经一症，其病机归根结底是“冲任气滞血瘀，不通则痛”，治疗首先强调用药的时间性和阶段性。如血瘀型痛经，行经初期经水涩滞、腹痛夹瘀时，宜活血调经，使瘀散经畅，则腹痛可消；气郁型痛经，宜在行经前几天有乳胀、小腹作胀时服药，疏肝调冲则经水畅行。朱氏认为痛经有婚前婚后之别，婚前痛经多属先天肝肾不足，气血虚弱，或寒凝血瘀等；而婚后痛经常夹房事不洁之湿热瘀滞，治当有别。膜样痛经，经前应以活血化瘀散膜为主；经期宜祛瘀止血、散膜止痛，而阴血不过于耗损；经后则益气养血、调补肝肾。加味没竭汤（即化膜汤），即以“失笑散”为君，配古方“通幽煎”、“血竭散”中诸药化裁成的治血瘀重症痛经的验方。组成：生蒲黄 24g（包），炒五灵脂 15g（包），三棱 12g，莪术 12g，制乳没 3g（各），生山楂 12g，青皮 6g，血竭粉 2g（冲服）。破气行滞，活血化瘀止痛，主治痛经尤其是膜样痛经、子宫内膜异位症和盆腔炎等引起的痛经。

（二）夏桂成

国医大师夏桂成教授临床诊治痛经时注重心神的作用，“诸痛疮疡，皆属于心”。有些原发性痛经，因疼痛剧烈，患者每次行经均有紧张、恐惧的感觉，这又加剧了痛经的发作。同时夏老不忘对肝的调理，他认为痛经发作时患者常有脉弦之症，脉弦主痛经，而属肝。郁证经常可引起包括痛经在内的各种痛证，夏老提出“无郁不痛，郁解痛止”的观点，主张对郁证性疼痛从郁论治，并提出了治痛经六法：止痛、通经、治心、调肝、温经、解痉。临证擅用逍遥散、宣郁通经汤、调肝汤等疏肝解郁的方剂。血瘀是肝气郁结、气机郁滞的结果，也是郁证常见病机，治以活血化瘀，也是治疗郁证的常用方法。夏老对于痛经剧烈者，多在一般辨证的基础上加丹参、合欢皮、钩藤、琥珀、青龙齿、炒酸枣仁、茯神等安降心神之品，认为此类药物具有加强镇痛之效，有调理胞脉的作用。

（三）刘敏如

国医大师刘敏如教授认为，痛经的发病机制主要是冲任气血失调，与一般的痛证不同，治则以养血和营、通调冲任气血为主，方法上分为两步论治：经期止痛治标为主，又当根据辨证类型，或行气活血，或清热止痛，或散寒止痛，或补虚止痛，但须兼顾经期特点补虚勿忘滞。非月经期时则调理冲任以治本，结合素体体质，属实证者宜调肝和血，属虚证者宜益肾养血。临床选方上，刘老常以四物汤为治痛经的基本方，另外也常用四逆散，以理气行气、缓急止痛。配合行气止痛用延胡索、川楝子、香附、川芎、木香、莪术等；活血止痛用桃核、红花、当归、川芎、延胡索、田七粉、乳香、没药、五灵脂等；温经止痛用艾叶、炮姜、肉桂、桂枝、乌药、吴茱萸、白芷、小茴香等；清热止痛常选牡丹皮、赤芍、黄连、川楝子；气血虚弱可以用八珍汤加减；肾虚可加山茱萸、巴戟天、艾叶、延胡索；痛厥可以四物汤加台乌、延胡索、小茴香、肉桂、附片。另外，参照现代医学药理，予合欢皮、灵芝、水牛角等，以镇静安神。疼痛剧烈加水蛭、全蝎等。对于如子宫内膜异位症所引起的肛门会阴部憋胀或疼痛者，加用大黄，可谓大黄有祛瘀、止痛、清热之功，可用于治疗痛经，用药时间以经潮临行之前尤佳，还可配合中医外治法，如针灸、敷药等。

朱南孙医案

方某，24岁，未婚。初诊：2005年2月6日。经行腹痛10余年。患者平素恣食冷饮，13岁月经初潮即出现经行腹痛，6/28天，量中等。第1、2天小腹正中疼痛较甚，常伴恶心呕吐，有较大膜样血块，不易捻碎，块下痛减，得温则舒，虽经治疗，未见好转。末次月经：2005年1月28日，症状同前。平素纳可，二便调，舌淡暗，有齿印，苔腻，脉弦细数。证属寒凝瘀滞，冲任不足，气机受阻，治拟活血化瘀，温理冲任。方药：生蒲黄15g，五灵脂12g，乌药9g，延胡索6g，青皮6g，生山楂12g，三棱12g，莪术12g，小茴香6g，炙乳香、炙没药（各）3g，血竭9g，7剂。

二诊（2005年3月1日）：服药后于2005年2月22日经转，提前6天，疼痛较前大减，无呕吐，无膜样物，小血块较多（碎末样），舌脉同前。治宗原法，化瘀散膜。予原方12剂（月经中期第3～4日开始服）。同法调治3个月经周期，痛经已愈，至今未发。

按 本例属“膜样痛经”。膜样痛经又称“膜性痛经”，以其行经腹痛，直至子宫内膜呈大片或整个内膜随经血排出，疼痛始缓则得名，《竹林女科证治》即有“经来不止，下物如牛膜片”的描述。本例辨证属寒凝经脉。患者平素贪食寒凉，寒凝经脉，不通则痛，得温则舒。临床应用化膜汤随症加减治疗，仿《医宗金鉴》夺命散（血竭、没药）治疗胞衣不下立意，以血竭散瘀化膜、消积定痛为君；失笑散（蒲黄、五灵脂）活血化瘀止痛为臣；生山楂、三棱、莪术善散瘀行滞；青皮疏肝破气，又可化瘀；乌药、小茴香温宫暖胞。

（赵伟红，孟炜．2006．朱南孙妇科验案举隅[J]．上海中医药杂志，（5）：38-39.）

夏桂成医案

赵某，女，23岁，未婚。2016年10月20日初诊，主诉：痛经8～9年，近1年来加剧，甚则昏厥。月经周期尚正常，近1年来延后，行经量有所减少，经色转黑，有较大血块，排经不畅。经行第1天，疼痛剧烈，小腹有冷感，腰酸头昏，大便亦欠畅。经前胸闷烦躁，乳房作胀，夜寐较差，寐则梦多。平时带下或多，色白带黄。经行第3天，疼痛始能缓解，由于疼痛剧烈，影响学习和生活，经针灸、药物治疗，有所缓解，并自服生姜红糖汤，尔后又有发作，疼痛更剧。适值经行，故予经期论治，予以活血化瘀、通络止痛的重剂治之，琥珀散加味。处方：琥珀粉（分2次另吞）6g，炒当归10g，赤芍10g，肉桂9g，木香9g，延胡索12g，五灵脂10g，莪术10g，青皮6g，红花10g，川牛膝10g，益母草15g。5剂。

二诊（2016年10月25日）：服药后，经行疼痛稍缓，但不能令人满意，经行5天，头昏腰酸，夜寐较差，治疗当从经后期予以大补肝肾，宁心安神，方取杞菊地黄汤加减。处方：枸杞10g，钩藤12g（后下），怀山药10g，山茱萸10g，熟地黄10g，炒丹皮10g，茯苓10g，茯神10g，白芍10g，合欢皮10g，太子参15g，川续断10g，菟丝子10g。10剂。

三诊（2016年11月4日）：上方服药后，已出现锦丝状带下，量偏少，但有腰酸，夜寐较差，或有头昏，纳食一般，大小便基本正常。形体畏寒，腰臀部及小腹部有冷感，脉细弦，舌质淡红，苔白腻。既然已进入经间排卵期，从补肾调气血入手，予以补天五子种玉丹加减。处方：丹参10g，赤芍10g，白芍10g，山药10g，山茱萸10g，熟地黄10g，莲子心5g，合欢皮10g，川续断10g，杜仲10g，鹿角霜10g，五灵脂10g，12剂。

四诊（2016年11月21日）：上方连服12天，已进入行经期。月经来潮，此次因行经前感受风寒，又值毕业考试，故经行不畅，小腹疼痛剧烈，有昏厥之象，肢冷形寒，头昏烦躁，恶心呕吐，腹痛时欲便，解不畅，行经量少色黑，或排出较大血块，疼痛呈阵发性，血块下后，疼痛有所减轻，但又常发作，治当温经化瘀，止痉止痛，予以温阳止痛汤治之。处方：桂枝10g，肉桂5g（后下），当归10g，赤芍10g，青风藤12g，葛根9g，木香9g，延胡索12g，川牛膝10g，徐长卿10g，全蝎6g，红花9g，琥珀粉（分2次吞服）5g，益母草15g。5剂。

五诊（2016年11月28日）：服药后，经血畅行，血块减少，疼痛减轻，经行5日即净，净后稍有头晕腰酸，夜寐仍差，偶有心慌，从经后期论治，予以滋阴养血，宁心安神，以取静能生水之意，方取杞菊地黄汤合钩藤汤治之。枸杞10g，钩藤10g（后下），山药10g，山萸肉10g，熟地黄10g，莲子心5g，茯苓10g，茯神

10g，太子参15g，合欢皮10g，白芍10g，夜交藤15g，炒酸枣仁10g，菟丝子10g。12剂。

上方服药后出现锦丝状带下，即服三诊之方，加重助阳之品，即在补天五子种玉汤方药基础上加入紫石英、杜仲等。服12剂后，腰酸冷，小腹部不温等症状均有改善，经前乳房胀痛有减，烦躁失眠好转，遂月经来潮。此次经行腹痛发作不明显，但仍有行经不畅之状，仍服一诊时的琥珀散加减方，如是调治半年，痛经基本痊愈。

按 此例是原发性痛经中疼痛较为剧烈的案例，其每至行经期间，大多因疼痛而致昏厥，每当发作时常被抬至我院门诊，先嘱针灸止痛，再予辨证论治。始则用琥珀散，琥珀散不仅可治痛经，还可治癥瘕。但用后仍不满意，控制疼痛也不够理想，后来在一次感冒中发现患者寒凉之体比较明显，故从温经祛寒、解痉止痛角度治之，用温阳止痛汤，疼痛得到控制。但控制疼痛乃是治标之法，夏老认为，必须治本，才是解决此病的关键，故在经间期、经前期重阴转阳时，扶助阳气，用补肾促排卵汤、补天五子种玉丹、补肾助孕汤等，维持基础体温（BBT）高温相，故能获得佳效。其痛经中间之所以发作剧烈，缘由经前期适值大考，学习紧张，睡眠过晚，又过食寒凉食物，所以必须温阳化瘀，止痉止痛。用温阳止痛汤及四诊方药，方中温阳者，桂上加桂汤；止痉者，全蝎、青风藤、葛根之属。温阳止痛汤、加味琥珀散均是夏老临床上治疗痛经的验方，一者重在温经止痉；一者重在化瘀通络。

（胡荣魁，谈勇，殷燕云，等. 2017. 国医大师夏桂成论治痛经六法[J]. 南京中医药大学学报，33（6）：547-550.）

六、思考与启发

1. 上热下寒型痛经的证治思路？

临床可见很多痛经患者呈现上热下寒的表现，既有下腹冷痛、腰膝畏寒、便溏、腹泻等脾肾虚寒见症，同时又有口干口苦、口舌生疮、面部痤疮、胃脘灼热、反酸、心烦等肺胃有热或心肝火旺的症状。

“上热下寒”首见于《灵枢·刺节真邪》，“上热下寒，视其虚脉而陷之于经络者取之，气下乃止，此所谓引而下之者也”。《素问·宝命全形论》曰：“人生于地，悬命于天，天地合气，命之曰人。”阳者居上，如烛火之炎上，阴者居下，如水流之就低，然阴中有阳，阳中有阴，阴阳二气得以氤氲交感和合而造化万物。《诸病源候论》中言：“阳气并于上则上热，阴气并于下则下寒。”饮食不节、情志郁结、素体虚弱、劳逸失度等原因均可造成机体阴阳升降失常，阴阳不能上下交通、流转周身，而成寒热易位的变化，造成上热下寒的病证。从脏腑角度来讲，所谓的“上”与“下”并没有明确的界分，临床常可分为肺热脾寒、胃热脾寒、心热肾寒，以及心肝阴虚兼脾阳虚等证，而调和中焦脾胃运化功能、疏泄肝胆气机则是治疗关键。

有关寒热错杂证候的治疗，现代医家常借鉴《伤寒论》所载方药，如栀子干姜汤、干姜黄芩黄连人参汤、黄连汤、麻黄升麻汤、半夏泻心汤、乌梅丸等，其中乌梅丸则较多用于治疗上热下寒型痛经。乌梅丸为厥阴病之方，原用于治疗蛔厥。“女子以肝为先天”，易有情绪波动，若肝气怫郁，脾犯胃，中焦气机阻滞，可致上热下寒，恰好契合乌梅丸之证。方中黄连、黄柏苦寒泻火，能清泻心、肝、胃之热；附子、干姜、桂枝、细辛、花椒辛热散寒，能温中、下焦之寒，故有清上温下之功效。除此之外，临证也可根据患者具体情况，在予温经散寒止痛药物的基础上，加用黄连、黄芩、栀子等清泄上焦火热的药物，以及半夏、白术、茯苓、生姜等促进中焦运化的药物，以达到通调机体阴阳气血、进而调经止痛的功效。

2. 怎样理解“不荣则痛”之病机？

中医理论对于痛证的病机，主要概括为“不通则痛”和“不荣则痛”。早在《素问·举痛论》便有记载：“……经脉流行不止、环周不休，寒气入经而稽迟，泣而不行，客于脉外则血少，客于脉中则气不通，故卒然而痛。”指出气不通、卒然而痛是“不通则痛”的病机基础。后世便有医家提出“痛无虚证”。李东垣《医学发明·泄可去闭》有载“通则不痛，痛则不通”，王好古《此事难知·痛随利减》亦言“诸痛为实，痛随利减”，朱丹溪《丹溪治法心要·心痛》更有“诸痛不可补气”之论。因此有关“不荣则痛”病机的讨论是具有思考和启发意义的。

“不通则痛”归属于实痛病机，通常痛势剧烈，以胀痛、刺痛、痛且拒按为特点；“不荣则痛”引致的虚痛则大多痛势较轻，以隐痛、空痛、绵绵而痛、喜温喜按、时痛时止等为特点，易被忽视。《素问·举痛论》除了上述“卒然而痛”的论述，亦载有“……脉泣则血虚，血虚则痛……”；另有《灵枢·五癃津液别》言：“髓液皆减而下，下过度则虚，虚故腰背痛而胫酸。”《灵枢·阴阳二十五人》亦说：“血气皆少则喜转筋，踵下痛。”《医宗金鉴》更有“伤损之证，血虚作痛”之论。虚性痛证在临床并不少见，如血虚头痛、阴虚胃痛、阳虚痛经等，疼痛程度虽不及实痛严重，但亦影响到人的正常生活，尤其是病程较长的慢性疼痛症状，如不重视，则易延误诊治时机，甚至发展为虚实夹杂之杂症、重症。现代有学者提出“虚瘀交错”的慢性疼痛病机，认为实证疼痛以“瘀（滞）”为主，日久可因瘀致虚，虚证疼痛则因虚致瘀，在此理论指导下运用针灸治疗慢性疼痛性疾病，效果显著。可见，痛有“不通”和“不荣”两个方面病机所在，二者常互为因果，临床当准确思辨，治疗用药应注意祛瘀勿伤正、补虚勿滞邪，方能获效。

3. 有妊娠需求的痛经患者怎样应用活血药?

有妊娠需求的患者用药需谨慎，凡峻下、滑利、祛瘀、破血、耗气、散气及一切有毒药品，都应该慎用或禁用。而痛经多为“不通则痛”和“不荣则痛”，故治疗痛经不可避免地会用到行气药、活血药、化瘀药、温通药、利湿药等具有动性的药物，这与妊娠患者用药宜静、宜养的思路有所背驰。所以对于有妊娠需求的痛经患者，治疗时应更加小心谨慎。首先，破血、逐瘀、耗气、峻下类药物应禁用，此类药物药性峻猛，恐其伤正、碍胎；其次，滑利、散气、活血、化瘀类药物也应根据患者月经周期适当选用，非经期辨证求因以治本，在有同房而未避孕的月经周期，排卵 1 周后的经前期最好在化验血清 β-hCG 排除妊娠后再酌情用药，若已受孕，则保胎治疗；行经期，则可加强行气活血、祛瘀止痛的药力。

（刘雁峰　王铁枫　郑凌琦）

第六节　绝经前后诸证

妇女在绝经期前后，伴随月经紊乱或绝经出现如烘热汗出、烦躁易怒、潮热面红、眩晕耳鸣、心悸失眠、腰背酸楚、面浮肢肿、皮肤蚁行感、情志不宁等症状，称为“绝经前后诸证”，亦称“经断前后诸证”。

西医学的“绝经综合征”（又称“更年期综合征”），或手术切除双侧卵巢，或放射、药物损伤卵巢功能者，可参照本病治疗。

古代医籍对本病无专篇记载，散见于“老年血崩”、“脏躁”、“百合病”等病证中。《金匮要略·妇人杂病脉证并治》曰：“妇人脏躁，喜悲伤欲哭……甘麦大枣汤主之。”又云：“妇人年五十，所病下利数十日不止，暮即发热，少腹里急，腹满，手掌烦热，唇口干燥……当以温经汤主之。”明代《景岳全书·妇人规》指出：“妇人于四旬外，经期将断之年，多有渐见阻隔，经期不至者。当此之际，最宜防察。若果气血和平，素无他疾，此固渐止而然，无足虑也。若素多忧郁不调之患，而见此过期阻隔，便有崩决之兆。若隔之浅者，其崩尚轻；隔之久者，其崩必甚，此因隔而崩者也。”

一、病 因 病 机

《素问·上古天真论》曰：“女子七岁，肾气盛，齿更发长。二七而天癸至，任脉通，太冲脉盛，月事以时下，故有子……七七，任脉虚，太冲脉衰少，天癸竭，地道不通，故形坏而无子也。”这是女性生长发育、生殖与衰老的自然规律。肾衰天癸竭为绝经前后诸证发病之基础，肾阴阳失衡为病机之关键。主要病机是肾阴阳失调，并涉及其他脏腑，尤以心、肝、脾为主。

（1）肾阴虚 七七之年，肾阴不足，天癸渐竭。若素体阴虚，或多产房劳者，数脱于血，复加忧思失眠，营阴暗耗，肾阴益亏，脏腑失养，遂发绝经前后诸证。

（2）肾阳虚 绝经之年，肾气渐衰，命门火衰，若虚寒内盛，脏腑失于温煦，冲任失养，以致发生绝经前后诸证。肾阳不足，脾阳失于温煦，临床可伴脾肾阳虚。

（3）肾阴阳两虚 肾为水火之宅，内藏元阴元阳，七七之年，真阴真阳不足，阴损及阳，或阳损及阴，不能濡养、温煦脏腑或激发推动机体的正常生理活动而致诸症丛生。

（4）肾虚肝郁 肾虚，天癸渐竭，阴精不足，肝肾同源，肝失所养，疏泄失司；或素来性格忧郁，肝气郁结不畅，气机失常，以致发生绝经前后诸证。

（5）心肾不交 七七之年，肾阴不足，天癸渐竭，阴虚不能涵养心阴，心阴不足，心火偏亢，心火与肾水不能相济，心肾不交，发为本病。

二、诊断及鉴别诊断

（一）诊断

（1）症状 月经紊乱或停闭，并出现烘热汗出、烦躁易怒、潮热面红、头晕耳鸣、心悸失眠、腰背酸楚、面浮肢肿、皮肤蚁行感、情志不宁等。

目前国内常用改良 Kupperman 评分法：症状分（具体如下）×症状程度（0～3 分）=得分；总分为 0～63 分。

症状分：潮热汗出 4 分；感觉异常、失眠、易激动、性交痛、泌尿系统症状各 2 分；抑郁、眩晕、疲乏、骨关节肌肉痛、头痛、心悸、皮肤蚁行感各 1 分。

症状程度：分为四个等级，无症状 0 分；偶有症状 1 分；症状持续 2 分；影响生活 3 分。

（2）病史 40 岁以上；或有子宫附件手术史，或有接受放射线治疗、化疗史，或有其他因素损害卵巢的病史。

（3）辅助检查

1）妇科检查：外阴、阴道、子宫不同程度的萎缩，阴道分泌物减少。

2）实验室检查：绝经过渡期早期的特点是早卵泡期血清卵泡刺激素（FSH）水平升高以及雌二醇（E_2）水平正常或升高。绝经过渡期晚期的特点是血中 E_2 下降或始终处于早卵泡期，早卵泡期 FSH、LH 升高。测定基础激素如 FSH＞10U/L，提示卵巢储备下降；FSH＞40U/L，提示卵巢功能衰竭。

（二）鉴别诊断

（1）甲状腺功能亢进 主要表现为代谢亢进和神经、循环、消化等系统兴奋性增高，典型症状为易激惹、烦躁、失眠、乏力、怕热、多汗、消瘦、食欲亢进，月经不规律甚或闭经。查甲状腺功能有助于确诊。

（2）原发性高血压 收缩压和舒张压持续升高，常合并心、脑、肾等器官病变，而绝经综合征者血压不稳定，呈波动型，并多表现为收缩压升高。

（3）冠心病 心电图异常，心前区疼痛，服用硝酸甘油、速效救心丸等可缓解，而绝经综合征患者胸闷、胸痛时服用无效。心电图、心肌酶谱、冠状动脉 CT 及冠状动脉造影有助于诊断。

（4）子宫内膜癌 阴道不规则流血，通过分段诊刮病理结果可鉴别。

（5）宫颈癌 阴道不规则流血，通过妇科检查、宫颈细胞学检查、阴道镜以及宫颈活组织检查可鉴别。

三、辨证论治

本病以肾虚为本，病理变化以肾阴阳平衡失调为主。临床辨证关键在于辨清寒热虚实、脏腑气血。若绝经前后，见月经提前，量少或多，或崩或漏，经色鲜红，伴见头晕耳鸣，烦热汗出，腰膝、足跟疼痛等，则多属肾阴虚；若经行血量多、色暗淡，或崩中漏下，伴见精神萎靡，畏寒肢冷，或见浮肿、小便清长、大便稀溏等，则多属肾阳虚；若月经量少或多，伴乍寒乍热，则多为肾阴阳两虚；若月经紊乱，量少，色红，伴见腰酸膝软，烘热汗出，情志异常，乳房或胁肋疼痛等，则多属肾虚肝郁；若月经紊乱，量少，色红，伴见腰膝酸软，烘热汗出，心悸怔忡，心烦失眠等症，则多为心肾不交。

1. 肾阴虚证

［证候］ 绝经前后，月经紊乱，月经提前，量少或量多，或崩或漏，经色鲜红；头晕耳鸣，烘热汗出，五心烦热，腰膝、足跟疼痛，皮肤干燥瘙痒，口干，尿少便结。舌红少苔，脉细数。

［治法］ 滋肾养阴，佐以潜阳。

［方药］ 左归丸（见崩漏）合二至丸（见经期延长）。

［加减］ 若烘热汗出明显，阴虚内热者，可加知母、黄柏清退虚热，五味子、浮小麦收涩止汗；若月经先期、量多，或崩或漏，加地榆炭、茜草炭凉血止血。

2. 肾阳虚证

［证候］ 绝经前后，经行量多，经色暗淡，或崩中漏下；精神萎靡，面色晦暗，腰膝酸痛，畏寒肢冷，或面浮肢肿，小便清长，夜尿多，大便稀溏。舌淡，或胖嫩边有齿印，苔薄白，脉沉细弱。

［治法］ 温肾扶阳，填精养血。

［方药］ 右归丸（见崩漏）。

［加减］ 若月经量多，崩中漏下者，加补骨脂、赤石脂温阳固冲止血；若便溏者，去当归，加煨肉豆蔻温涩止泻；浮肿者，加茯苓、泽泻健脾祛湿。

3. 肾阴阳两虚证

［证候］ 绝经前后，月经紊乱，量少或多；烘热汗出，乍寒乍热，头晕耳鸣，健忘，腰背冷痛。舌淡红，苔薄，脉沉弱。

［治法］ 阴阳双补。

［方药］ 二仙汤（《中医方剂临床手册》）合二至丸（见经期延长）加龙骨、牡蛎。

仙茅　淫羊藿　当归　巴戟天　黄柏　知母

［加减］ 若腰背冷痛较重者，加花椒、桑寄生、续断、杜仲温补肝肾，强腰膝；便溏者，去当归，加茯苓、炒白术健脾燥湿。

4. 肾虚肝郁证

［证候］ 绝经前后，月经紊乱，量少，色红；烘热汗出、情志异常（烦躁易怒，或易于激动，或精神紧张，或抑郁寡欢）；腰酸膝软，头晕失眠，乳房胀痛，或胁肋疼痛，口苦咽干。舌红，苔薄白，脉细弦数。

［治法］ 滋肾养阴，疏肝解郁。

［方药］ 滋水清肝饮（《医宗已任编》）。

熟地黄　山药　山茱萸　白芍　茯苓　牡丹皮　泽泻　柴胡　归身　枣仁　山栀

［加减］ 若失眠多梦者，加首乌藤、合欢皮以理气解郁、除烦安神；若胸胁疼痛加郁金、远志以柔肝行气止痛；兼头目眩晕，面红目赤者，加钩藤、菊花、生地黄疏肝泄火。

5. 心肾不交证

［证候］ 绝经前后，月经紊乱，量少，色红；烘热汗出，心悸怔忡；腰膝酸软，头晕耳鸣，心烦不宁，失眠多梦，甚则情志异常。舌红，苔薄，脉细数。

［治法］ 滋阴降火，补肾宁心。

［方药］ 天王补心丹（《摄生秘剖》）。

人参 辰砂 玄参 当归身 天冬 麦冬 丹参 白茯苓 五味子 远志 桔梗 酸枣仁 生地黄 柏子仁

［加减］ 若心悸怔忡明显，加生龙骨、牡蛎以重镇潜阳安神；若烘热汗出明显，加女贞子、墨旱莲以加强滋阴清热之效。

四、其 他 疗 法

1. 中成药治疗

复方紫参颗粒，每次 1 袋，一日 3 次，口服，适用于肾阴阳两虚证。

金凤丸，每次 10 丸，一日 2 次，口服，适用于肾阳虚证。

坤宝丸，每次 50 粒，一日 2 次，口服，适用于肝肾阴虚证。

佳蓉片，每次 4～5 片，一日 3 次，口服，适用于肾阴阳两虚证。

坤泰胶囊，每次 4 粒，一日 3 次，口服，适用于肾阴虚证。

右归丸，大蜜丸每次 1 丸，小蜜丸每次 9g，一日 3 次，口服，适用于肾阳虚证。

舒肝颗粒，每次 1 袋，一日 2 次，口服，适用于肾虚肝郁证。

2. 针灸治疗

（1）体针 取三阴交、气海、肝俞、肾俞、脾俞等穴。肾阴虚配太溪、照海；肾阳虚配关元、命门、腰阳关；心肾不交配通里、神门、心俞、百会。

（2）耳针 取肾、内生殖器、皮质下、内分泌、肝等穴。

五、名家学术思想

（一）肖承悰

国医大师肖承悰教授从妇女的生理病理特点出发，运用中医理论结合临床实践，审证求因，认为绝经前后诸证的发病与肾、心、肝功能失调相关，其主要病机是肝肾阴虚、心肾不交。心藏神、肾藏精，精能养神，神能驭精；肾藏精，精能生髓，髓通脊柱上达汇聚于脑，故脑为髓海，又为元神之府。心主神明，心主人的精神活动。因此，精髓养神，心脑为神之所藏，是以精髓足，则心脑清明；心脑清明，才能驾驭生精。因此水火既济，精神互依，则能维持人体的阴阳平衡；若心肾不交，可致心悸怔忡、失眠健忘、心烦不宁等症状。肝与肾同源，肝阴不足与肾阴亏虚亦可互相影响，导致相火偏亢；肝与心共同参与血液的运行及情志活动，在病理状态下亦可互相影响或同时发病。肾、心、肝三脏功能失调，则出现潮热出汗、心悸、五心烦热、心烦不宁、情志异常等围绝经期诸证。因此更年期综合征以滋肾养肝、交通心肾法治疗效果显著。肖承悰教授经验方主要组成：女贞子、生地黄、制何首乌、百合、丹参、旱莲草、生龙骨、生牡蛎、合欢皮、茯苓、莲子心、盐知母等。方中生地黄、女贞子、制何首乌滋阴生精，补肾宁心，交通心肾，为君药；旱莲草味甘性寒，功能滋阴益肾凉血，为臣药，与女贞子二药合用即为二至丸，是补肾养肝、滋阴凉血之要方；生龙骨、生牡蛎平肝潜阳，镇心安神亦为臣药；茯苓交通心肾、宁心安神，合欢皮、莲子心宁心解郁安神，百合味甘、性微寒，功能清心安神，宁心定志，并滋阴清热，共为佐药；百合配知母为百合知母汤，配地黄为百合地黄汤；知母用盐水炮制，滋阴润燥，又可以引药入肾经，清命门之相火；莲子心清心火可以引药入心，丹参味苦性微寒，功能养血活血，安神定志共为佐使。在诸滋阴补益药中加一味活血之丹参，可防补阴之品过于滋腻产生滞腻之弊。总之，诸药合用，补而不滞，通补兼施，共奏交通心肾之功，故烘热汗出、头晕耳鸣、心悸心烦、失眠多梦、情绪不稳诸症缓解。

（二）李祥云

李祥云教授认为绝经前后诸证的发生正处于妇女七七之年，肾精亏虚为这一时期妇女的内在本质，一旦体内原有的阴阳动态平衡被打破，不能建立新的平衡时，则疾病丛生，症状百出。因此，提出该病的发生以阴阳失调为关键，虚火亢盛、气郁痰阻为发病之标。李教授从肾论治，燮理阴阳，方选左归饮、六味地黄丸、二至丸等化裁运用；从虚火论治，常选天王补心丹、知柏地黄丸、丹栀逍遥散配合地骨皮、青蒿、白薇等清虚热之药，颇有疗效；从痰、从瘀论治以黄连温胆汤配合半夏厚朴汤，适当加入丹参、香附、赤芍等，疗效颇佳。李教授从中医学整体观念出发，认为绝经前后诸证在症状上具有多样性与变化性；病机特点上也不是孤立的，而是互为关联、相互影响的；治疗也并非只一味补肾，当兼顾火、痰、瘀等标实之证，同时考虑到脏腑功能的复健，以及阴阳平衡重新建立。当在全面考虑的基础上，分先后缓急地步步推进。同时由于绝经前后女性处于生理的特殊阶段，加之目前社会节奏加快、压力增大、传统生活方式的变化等因素，对精神、心理及机体适应能力的严重冲击都易使她们产生自身应对能力的不平衡，出现机体病理性改变。因此，及时沟通疏导，调畅情志，鼓励患者做好饮食、运动的自我管理有助于提高临床疗效。

肖承悰医案

患者，女，51 岁，已婚。2012 年 4 月 20 日初诊。头昏、头面部烘热汗出反复发作半年余。患者绝经 3 年，半年前开始反复发作头昏，头面部烘热汗出，日发作 6～7 次，持续时间 40 分钟，伴失眠多梦、烦躁易怒、头昏、疲乏、心悸、腰膝酸痛，患者纳食正常，口渴喜饮，二便正常，舌淡暗苔薄白，脉弦细。B 超显示子宫体前位，大小约 4.78cm×4.69cm×3.78cm，宫壁回声均匀，子宫内膜厚度约 0.9cm，不均质，子宫后壁探及直径 2.5cm 低回声区，宫颈长约 3.2cm。左卵巢大小约 2.7cm×1.8cm，右卵巢大小为 2.9cm×2.2cm，双卵巢内均为散在中小滤泡回声。超声印象：子宫肌瘤。诊断：①更年期综合征；②子宫肌瘤。辨证：心肾不交、痰瘀互结。治法：滋肾养肝，宁心安神，化痰祛瘀。处方：女贞子 15g，旱莲草 15g，生地黄 15g，枸杞子 15g，白芍 15g，莲子心 6g，生龙骨 30g，生牡蛎 30g，百合 30g，丹参 15g，盐知母 12g，潼蒺藜 15g，白蒺藜 15g，浮小麦 30g，夏枯草 15g，炙鳖甲 30g。水煎服，每日 1 剂。14 剂后头昏消失，头面部无烘热，无汗出，睡眠好。随访 3 个月未见复发。后嘱患者继续服用桂枝茯苓胶囊以控制子宫肌瘤。

按　本案患者已过七七之年，月经已止，肾阴不足，腰为肾府，肾精不足则腰膝酸软，用生地黄、女贞子、旱莲草滋阴生精；肾水不能上济心火，心火独亢，导致心悸，失眠多梦，头昏，用莲子心、盐知母、百合、丹参清心降火；精亏不能化血，水不涵木，而致肝失濡养，肝阳上亢，出现烦躁易怒，头面部烘热用合欢皮、生龙骨、生牡蛎、何首乌滋阴养肝，平肝潜阳，镇心安神。方中鳖甲一药两用，既有滋阴降火的功效又有化痰祛瘀的能力，夏枯草既能平肝火又能软坚散结，所以二药对于患者更年期诸症合并子宫肌瘤患者疗效颇佳。全方具有滋肾养肝、宁心安神、化痰祛瘀之功效。肖教授以交通心肾之法，以求滋肾水、上济心火、下平肝火治疗更年期综合征，全面把握疾病本质，故效如桴鼓。

（廉伟，刘雁峰，江媚，等. 2013. 肖承悰教授治疗更年期综合征经验撷萃[J]. 环球中医药，6（1）：20-21.）

李祥云医案

徐某，女，54 岁。初诊：2014 年 5 月 17 日。子宫及双侧附件切除术后 2 年，烘热汗出明显。2012 年因月经淋漓不净，在瑞金医院就诊，B 超示子宫内膜 15mm，行诊刮治疗，病理结果示中度不典型增生。后至仁济医院行全子宫及双侧附件切除术。目前烘热汗出，恶风畏冷，关节疼痛，头痛头胀，烦躁易怒，时有耳鸣，胸闷心悸，时有胸痛。查心电图示 ST 段低平。心脏彩超：未见异常。B 超：双侧甲状腺多发结节，脂肪肝。刻下症：夜寐欠佳，大便偏干。舌暗苔薄，脉细。月经史：14 岁初潮，6/30 天，2012 年行全子宫及双侧附件切除术后绝经。生育史：1-0-1-1。中医诊断：绝经前后诸证，西医诊断：绝经综合征。患者证属肾阴阳平衡失调，脏腑失于濡养，从而出现脏腑功能失调诸多证候，发而为病。治拟：补肾养阴，燮理阴阳。方药：知母9g，黄柏9g，淮小麦30g，熟地黄12g，生地黄12g，何首乌12g，丹参30g，肉苁蓉12g，煅龙牡各30g，淫羊藿15g，五味子6g，生铁落45g，远志9g，郁金9g，姜半夏9g，14剂。

二诊（2014年6月7日）：服上药后恶风畏冷、烦躁易怒等诸恙均有好转，目前尚有烘热汗出，关节疼痛，头痛头胀，时有耳鸣，心悸怔忡，大便干结，需用开塞露通便。苔薄，脉弦细。实验室检查：LH 19.5mU/ml，FSH 61.91mU/ml，E_2 20pmol/L，PRL 99.62mIU/L，P 0.4nmol/L，T 1.26nmol/L。治则：清热养心，止汗通便。方药：知母9g，黄芩9g，黄柏9g，淮小麦30g，熟地黄12g，生地黄12g，何首乌12g，丹参30g，牡丹皮12g，肉苁蓉12g，煅龙牡各30g，远志9g，五味子6g，煅瓦楞30g，姜半夏9g，碧桃干9g，糯稻根30g，生大黄6g，珍珠母30g。治疗后诸证皆有改善，之后在上方基础上，随症加减，巩固治疗2个月，症状基本消失而病愈。

按 李教授对于该病的治疗以清热疏解、燮理阴阳为治疗大法，贯穿治疗始终，以期达到妇女绝经后的阴阳平衡状态。方中淫羊藿补肾阳，温经脉，强筋骨，止痹痛；熟地黄滋肾阴，益精血；肉苁蓉、何首乌补肾填精，润肠通便。生地黄、牡丹皮、黄芩、黄柏、知母清阴火，养阴津；丹参、郁金既有活血化瘀之功，又能与淮小麦共奏养心除烦之效；煅龙骨、煅牡蛎、珍珠母潜阳安神，收敛固涩；五味子滋肾敛汗，宁心安神；远志、姜半夏理气化痰，宽胸散结。治疗中重用生铁落，其质重性降，又入心、肝二经，能镇潜浮躁之神气，使心有所主，重用以平心肝之火，重镇安神，临床颇有验效。随症加减：因患者汗出明显，予碧桃干、糯稻根收敛止汗。因患者大便秘结，予生大黄清火通便。

（李祥云. 2016. 妇科疑难病治验录[M]. 人民卫生出版社，243-245.）

六、思考与启发

1. 如何理解绝经前后诸证的上热下寒？如何治疗？

临床可见很多绝经前后诸证患者呈上热下寒的表现，既有头面部烘热汗出，口燥咽干，烦躁不安，同时伴有腰腹部以下发冷或腹中冷痛、便溏腹泻等症状。

《类经》有云："君火居上，为日之明，神明出焉；相火居下，为源泉之温，以生养万物，元阳蓄焉。"若君火亢盛于上，相火浮越于上，无以温煦下焦，阳气不布，则寒盛于下，因而出现上热下寒之证。君火亢盛、相火浮越，可见阴虚之症，多有上热。绝经前后肾精渐衰，加之妇女更易思虑过度，阴血暗耗，更致肾水匮竭，相火妄动，浮越于上；肾水不能上济心火，心火独亢于上不能下济，则火旺于上，寒盛于下。心肾阴阳水火失去既济协调的关系，导致绝经前后出现一系列症状：热扰心神，可见烦躁易怒、失眠焦虑、寐多噩梦等症状；君火亢盛，子病及母，肝火过盛，入血化燥，伤及阴血，津亏血虚不能濡养，可见头晕目眩、耳鸣耳聋、腰膝酸软等症状；而肾阴亏虚，阴不敛阳，相火妄动，浮越于上，亦可见面红颧赤等症状；火热迫津外泻，又可见骨蒸潮热、烘热汗出等症状。火不下济，可见阳虚之症，多有下寒。火旺于上，不能温养于下，寒盛于下，可见四肢逆冷、肌肤麻木冷感、腰膝酸冷等症状。而火不暖土，无以温运脾胃，中土虚寒，又可见腹中冷痛、便溏滑泻等症。

治疗绝经前后上热下寒证者，临床可用清代陈士铎《石室秘录》——上下相资汤加减治疗，方以熟地黄、山茱萸补肾补水为君，佐以玄参、麦冬、玉竹滋肺降火，金水相资，水足制火。方内含增液汤滋水，更有生脉散益气养阴，清心除烦安神。临床亦常应用交泰丸作为交通心肾的代表方，由黄连、肉桂按 10∶1 配伍而成，方名始见于明代韩懋《韩氏医通》。黄连苦寒入心经，清降心火以下交肾水，肉桂辛热入肾经，温升肾水以上济心火，二者一寒一热，一阴一阳，清心除烦，引火归原，交通心肾，治疗因心肾水火阴阳不交而致的失眠。亦可用张仲景《伤寒论》黄连汤化裁治疗。方中黄连苦寒，能"主热气、泻心火"，尤适用于热邪在上、阴寒格拒之证候；炮姜辛温性散，力善行走，温能行气，尤适用于下焦阴寒之腹痛，二药合用辛开苦降、寒热并调，临床加减化裁可清上温下治疗绝经前后上热下寒之证。

2. 如何理解绝经前后诸证阴阳失调的病机？

女性生理及生殖功能以肾为根本。《素问·上古天真论》云："女子二七而天癸至，任脉通，太冲脉盛，月事以时下，故有子……七七任脉虚，太冲脉衰少，天癸竭，地道不通，故形坏而无子也。"可见女子从二七之年天癸初盈，至七七之年天癸耗竭，女性的一生由肾精主导，经历经、带、产、乳等生理阶段。《素问·金匮真言论》曰："夫精者，生之本也。"肾藏精，主生殖，肾中之精气，可化生天癸，充养冲任，主宰着女性正常的生理发展。且肾为"五脏阴阳之本"，其中阴阳助脏腑化生阴阳，而肾中阴阳源于肾精，肾精通过肾中之元阳蒸化肾中之真阴产生肾气，而肾气则直接关系到人体的生、长、壮、老、已。

女性步入围绝经期亦是机体走向衰老的一个过程，《千金翼方·养老大例》曰："人五十以上，阳气日衰，损与至，心力渐退，忘前失后，兴居怠惰。"在这个时期，女性肾之精气、阴阳皆处于低水平状态。阴不守阳，阳气乖离，精气已衰，导致机体无法达到"阴平阳秘"的状态。由此可见，绝经前后肾气渐衰，天癸将竭，精血不足，脏腑失于濡养，可引起机体阴阳失于平衡，从而导致本病的发生。

附1　带下过少

带下量少，甚或全无，阴道干涩，或伴全身或局部症状，称为"带下过少"。

带下过少的相关记载首见于《女科证治准绳·赤白带下门》之"带下久而枯涸者濡之。凡大补气血，皆所以濡之"。本病在古代文献没有专论，可散见于"绝经前后诸证"、"闭经"、"不孕"、"阴痒"、"阴痛"等病证中。

西医学卵巢早衰、希恩综合征、手术切除双侧卵巢、盆腔放射治疗、肿瘤化疗及其他药物性损伤等导致雌激素水平降低而引起的阴道分泌物减少可参照本病治疗。

一、病 因 病 机

主要病机是任带失养，阴精不足，不能润泽阴户。肝肾亏损、血枯瘀阻是导致带下过少的主要原因。

（1）肝肾亏损　禀赋不足，肝肾阴虚，精血不足；或房劳多产，大病久病，以致精血匮乏；或年老体弱，肾精亏损；或七情内伤，肝阴暗耗。肝肾亏损，精亏血少，阴液不充，任带失养，不能滋润阴窍，发为带下过少。

（2）血枯瘀阻　素体脾胃虚弱，化源不足；或大病久病，或产后血晕，阴血耗损；或经产感寒，余血内留，新血不生，均可致精亏血枯，瘀血内停，阻滞血脉，阴津不得敷布、滋润阴窍，发为带下过少。

二、辨 证 论 治

本病辨证不外乎虚实二端，虚者肝肾亏损，常兼有头晕耳鸣，腰腿酸软，手足心热，烘热汗出，心烦少寐；实者血瘀津亏，常有小腹或少腹疼痛拒按，心烦易怒，胸胁、乳房胀痛。

1. 肝肾亏虚证

［证候］　带下量少，甚或全无，无臭味，阴部干涩或瘙痒，甚则阴部萎缩，性交涩痛；头晕耳鸣，腰膝酸软，烘热汗出，夜寐不安，小便黄大便干结。舌红少津，少苔，脉沉细。

［治法］　滋补肝肾，益精养血。

［方药］　左归丸（见崩漏）加味。

2. 血枯瘀阻证

［证候］　带下量少，阴道干涩，性交疼痛；精神抑郁，烦躁易怒，胸胁、乳房胀痛，小腹或少腹疼痛拒按，经量少或闭经。舌质紫暗，或舌边瘀斑，脉弦涩。

［治法］　补血益精，活血化瘀。

［方药］　小营煎（《景岳全书》）加丹参、桃仁、川牛膝。

当归　白芍　熟地黄　山药　枸杞子　炙甘草

附 2　更年期失眠症

更年期失眠症是更年期综合征最常见的症状之一，由妇女绝经前后出现性激素波动或减少所引起，以入睡困难、睡后易醒或早醒、醒后难以复睡为主要临床表现，伴或不伴有潮热、盗汗等其他更年期综合征症状。

一、病 因 病 机

女性更年期失眠症的发病主要由肾、肝、心三脏功能失调导致，以心肾不交、肝肾阴虚为基本病机。

二、辨 证 论 治

女子绝经前后肾精亏虚，肾水不足，不能上济心火，致使心火独亢于上，扰乱心神；肝肾同源，肾水亏虚累及肝血不足，致肝失濡养，发为失眠。

[证候]　绝经前后，入睡困难且睡后易醒、醒后复睡困难，心悸。舌暗红，苔薄黄、少津，脉弦数。

[治法]　滋肾养肝、交通心神。

[方药]　二至丸合百合知母汤（《金匮要略》）合百合地黄汤（《金匮要略》）加减。

女贞子　墨旱莲　生地黄　白芍　枸杞子　知母　百合　生龙骨　生牡蛎　莲子心　丹参　潼蒺藜　白蒺藜　合欢皮　夜交藤

（徐莲薇）

第五章 带 下 病

带下病是指带下量明显增多，色、质、气味发生异常，并伴有全身或局部症状的疾病。“带下病”之病名，首见于《诸病源候论·妇人杂病诸候·带五色俱下候》。《傅青主女科》云：“夫带下俱是湿症。盖带脉通于任、督，任、督病而带脉始病；而以‘带’命名者，因带脉不能约束，而有此病，故以名之。”由此可见，带下病多与任、督、带三脉有关。

带下有广义、狭义之分：广义带下泛指女性经、带、胎、产、杂病。因为这些疾病都发生在带脉以下，故称为“带下病”。如《金匮要略心典》中云：“带下者，带脉之下，古人列经脉为病，凡三十六种，皆谓之带下病，非今人所谓赤白带下也。”狭义带下包括生理性带下和病理性带下。生理性带下由肾精所化生，是肾精下润之液，为润泽女性阴道、阴户之津液。如《沈氏女科辑要·带下》引王孟英按：“带下，女子生而即有，津津常润，本非病也。”《素问·逆调论》云：“肾者水脏，主津液。”《灵枢·五癃津液别》指出：“五谷之津液，和合而为膏者，内渗入于骨空，补益脑髓，而下流于阴股。”《景岳全书·妇人规·带浊遗淋类》云：“盖白带出于胞宫，精之余也。”由此可见，带下的产生以肾气盛，天癸至，冲任二脉充盛为前提。肾精充盛，在肾气和天癸的作用下，由任脉所司，达于胞中，经督脉的温化、带脉的约束，适量溢于阴道和阴户，以润泽前阴孔窍。氤氲之时增多，有助于阴阳交媾，两精相搏。病理性带下即带下病，常见带下量多，色、质、气味异常；或伴全身、局部症状。其发生原因多为任脉所司之阴精、津液失去督脉的温化而变为湿浊；任脉所主之阴精、津液失去带脉的约束滑脱而下，成为病态。本章节主要介绍病理性带下过多。

带下过多的病因病机，主要责之于湿邪伤及任带二脉，由任脉不固、带脉失约所致。带下过多的诊断，主要根据带下量、色、质、气味的异常，并结合妇科检查、白带常规实验室检查和其他相关检查作出综合判断。辨证主要根据全身和局部症状、体征及相关检查，结合舌象、脉象等辨别寒热虚实。治疗重在调理任带二脉，内治以调理脏腑、除湿止带；外治以解毒祛邪、杀虫止痒。宜辨病与辨证结合，必要时中西医结合，以提高疗效。

带 下 过 多

带下病是指带下量明显增多，色、质、气味发生异常，并伴有全身或局部症状的疾病，称为“带下过多”，又称“下白物”、“流秽物”、“白淫”、“出白”等，是妇科常见病、多发病。

本病首见于《素问·骨空论》之“任脉为病……女子带下瘕聚”。《诸病源候论·妇人杂病诸候》明确提出了“带下病”之名，首次提出白、黄、赤、青、黑五色带的概念，认为出现五色带下是因其对应脏腑虚损而致。《傅青主女科》将此病列为首篇，提出“夫带下俱是湿证”，并进一步分述了五色带下的证治。《女科证治约旨》曰：“若外感六淫，内伤七情，酝酿成病，致带脉纵弛，不能约束诸脉经，于是阴中有物，淋漓下降，绵绵不断，即所谓带下也。”对带下过多的病因、病机、症状作了较为系统的论述。

西医学的各种阴道炎、宫颈炎性疾病、盆腔炎性疾病、子宫肌瘤、宫颈息肉、宫颈上皮内瘤变（cervical intraepithelial neoplasia，CIN）等引起的阴道分泌物异常增多等相类似临床表现，可参照本病辨证施治。

一、病 因 病 机

病因以湿邪为患，包括内湿和外湿。主要病机是任脉不固，带脉失约。湿邪有外感之邪和内生之邪。外感之湿自外侵袭，多于经期、产后乘虚而入，或摄生不慎，感受湿邪，蕴为湿热、热毒；内生之湿源于脏腑功能失调，气化不利，水湿不运，流注任带。

（1）脾虚 素体脾虚，饮食不节，或劳倦过度，忧思气结，损伤脾气，脾阳不振，运化失职，湿浊停聚，流注下焦，伤及任带，任脉不固，带脉失约，而致带下过多。

（2）肾阳虚 素禀肾虚，或恣情纵欲，房劳多产，肾阳虚损；或年老体虚，久病伤肾，肾阳虚损，命门火衰，气化失常，水湿停聚，下注任带，以致任脉不固，带脉失约；或肾气不固，封藏失职，阴液滑脱，而致带下过多。

（3）阴虚夹湿热 素体阴虚，或年老体弱，真阴渐亏，或久病失养，暗耗阴津，肾阴不足，相火偏旺，阴虚失守，复感湿热之邪，伤及任带，以致任脉不固，带脉失约，发为带下过多。

（4）湿热下注 素体脾虚，湿浊内生，或久居阴湿之地，感受湿邪；或经行产后涉水冒雨，或摄生不洁，湿邪乘胞脉空虚而入，湿滞体内日久化热，伤及任带，以致任脉不固，带脉失约；或情志不畅，肝气乘脾，脾虚失运，湿郁化热，肝火夹脾湿流注下焦，损及任带而致带下过多。

（5）湿毒蕴结 经期产后，胞脉空虚，或摄生不慎，或房事不洁，或手术损伤，湿毒之邪乘虚直犯阴户、胞宫，湿毒蕴结，损伤任带，以致任脉不固，带脉失约，发为带下过多。

二、诊断及鉴别诊断

（一）诊断

（1）症状 带下量明显增多，色、质、气味异常，或伴有外阴、阴道瘙痒、灼热、疼痛等局部症状，或伴有全身症状。

（2）妇科检查 可有阴道炎、宫颈炎、盆腔炎等相应体征，也可发现肿瘤。

（3）辅助检查 阴道宫颈分泌物涂片检查清洁度Ⅲ度以上，或可查到滴虫、假丝酵母菌及其他病原体。可行宫颈细胞学检查，必要时行阴道镜或宫颈活组织检查，以明确诊断。盆腔炎性疾病，血常规检查白细胞计数升高，必要时可行宫颈及阴道分泌物培养，查找病原体。超声检查对诊断盆腔炎性疾病及盆腔肿瘤有重要意义。

（二）鉴别诊断

1. 带下呈赤色时需与月经病的经间期出血、漏下相鉴别

（1）经间期出血 是指月经周期正常，在两次月经周期中间出现少量规律性阴道出血，血液出自胞宫，一般持续3～5天自行停止。而赤带出自阴道，无周期性，其月经正常。

（2）漏下 是指经血非时而下，或行经时间超过2周，淋漓不尽，属月经周期、经期、经量异常。

2. 带下呈赤白带或黄带淋漓时需与阴疮、子宫黏膜下肌瘤和癌病相鉴别

（1）阴疮 指阴户生疮，红肿热痛，或化脓腐烂，脓水淋漓。带下病者一般无皮损之变。

（2）子宫黏膜下肌瘤 当子宫黏膜下肌瘤突入阴道伴感染时，可见脓性白带或赤白带，伴臭味。通过妇科检查或B超可鉴别。

（3）癌病 如见大量浆液性或脓血性恶臭白带时，要警惕子宫颈癌、输卵管癌、子宫内膜癌等生殖道癌病的发生，可通过妇科检查、超声检查、诊断性刮宫、阴道镜、宫腔镜和腹腔镜检查等进行鉴别。

3. 带下呈白色时需与白浊相鉴别

白浊是泌尿生殖系统的化脓性感染，出自尿窍，混浊如米泔，可伴尿频尿急、淋漓涩痛。尿道口分泌物培养可明确诊断。

三、辨 证 论 治

带下过多辨证主要根据带下的量、色、质、气味的异常及伴随症状，结合舌脉辨其寒热、虚实。一般而言，带下量多，色白或淡黄，质稀薄，无臭气者，属虚、属寒；带下量多，色黄或黄绿，或赤白相兼，或无色杂下，质地黏稠，或如泡沫，或如豆渣，或脓性浑浊，伴异常气味者，属实、属热。临证时尚需结合全身症状及病史等进行全面综合分析，方能进行正确诊断与辨证。同时需进行必要的妇科检查及宫颈、输卵管、子宫等部位恶性肿瘤的排查，以免贻误病情。

一般而言，带下俱是湿证，故治疗上以祛湿止带为基本原则。一般治脾宜升、宜运、宜燥；治肾宜补、宜固、宜涩；阴虚夹湿热宜滋阴与清利兼施；湿热和湿毒宜清、宜利。临证治法有清热解毒或清热利湿止带；健脾除湿止带；温肾固涩止带；滋肾益阴，除湿止带。另外，还需配合中成药口服、中药制剂外洗、栓剂阴道纳药、中医特色疗法等，同时还可选用食疗法进行预防调护，以增强疗效，预防复发。

1. 脾虚证

［证候］ 带下量多，色白，质地稀薄，如涕如唾，无臭味；伴面色萎黄或白，神疲乏力，少气懒言，倦怠嗜睡，纳少便溏。舌体胖质淡，边有齿痕，苔薄白或白腻，脉细缓。

［治法］ 健脾益气，升阳除湿。

［方药］ 完带汤（《傅青主女科》）。

人参 白术 白芍 山药 苍术 陈皮 柴胡 荆芥穗 车前子 甘草

［加减］ 若脾虚及肾，兼腰痛者，酌加续断、杜仲、菟丝子温补肾阳，固任止带；若寒湿凝滞腹痛者，酌加香附、艾叶温经理气止痛；若带下日久，滑脱不止者，酌加芡实、龙骨、牡蛎、乌贼骨、金樱子等固涩止带；若脾虚湿蕴化热，带下色黄黏稠，有臭味者，宜健脾除湿，清热止带，方选易黄汤（《傅青主女科》）：黄柏、芡实、山药、车前子、白果。

2. 肾阳虚证

［证候］ 带下量多，色淡，质清稀如水，绵绵不断；面色晦暗，畏寒肢冷，腰背冷痛，小腹冷感，夜尿频，小便清长，大便溏薄。舌质淡，苔白润，脉沉迟。

［治法］ 温肾助阳，涩精止带。

［方药］ 内补丸（《女科切要》）。

鹿茸 肉苁蓉 菟丝子 沙苑子 肉桂 制附子 黄芪 桑螵蛸 白蒺藜 紫菀 茯神

［加减］ 若腹泻便溏者，去肉苁蓉，酌加补骨脂、肉豆蔻；若精关不固，精液下滑，带下如崩，谓之“白崩”，治宜补脾肾，固奇经，佐以涩精止带之品，方选固精丸（《仁斋直指方论》）：知母、黄柏、煅龙骨、煅牡蛎、芡实、莲子心、茯苓、远志、山萸肉。

3. 阴虚夹湿热证

［证候］ 带下量较多，质稍稠，色黄或赤白相兼，有臭味，阴部灼热或瘙痒；伴五心烦热，失眠多梦，咽干口燥，头晕耳鸣，腰酸腿软。舌质红，苔薄黄或黄腻，脉细数。

［治法］ 滋阴益肾，清热祛湿。

［方药］ 知柏地黄丸（《医宗金鉴》）加芡实、金樱子。

知母 黄柏 熟地黄 山药 山萸肉 丹皮 茯苓 泽泻

［加减］ 若失眠多梦明显者，加柏子仁、酸枣仁以养心安神；咽干口燥甚者，加沙参、麦冬养阴生津；五心烦热甚者，加地骨皮、银柴胡以清热除烦。

4. 湿热下注证

［证候］ 带下量多，色黄或呈脓性，气味臭秽，外阴瘙痒或阴中灼热；伴全身困重乏力，胸闷纳呆，小腹作痛，口苦口腻；小便黄少，大便黏滞难解。舌质红，舌苔黄腻，脉滑数。

［治法］ 清热利湿止带。

［方药］ 止带方（《世补斋医书》）。

猪苓　茯苓　车前子　泽泻　茵陈　赤芍　牡丹皮　黄柏　栀子　川牛膝

［加减］ 若湿浊偏甚者，症见带下量多，色白，如豆渣状或凝乳状，阴部瘙痒，脘闷纳差，舌红，苔黄腻，脉滑数，治宜清热利湿，化浊止带，方用萆薢渗湿汤（《疡科心得集》，萆薢、薏苡仁、赤茯苓、黄柏、牡丹皮、泽泻、滑石、通草）酌加苍术、藿香。

5. 湿毒蕴结证

［证候］ 带下量多，色黄绿如脓，或五色杂下，质黏稠，臭秽难闻；伴小腹或腰骶胀痛，烦热头昏，口苦咽干，小便短赤或色黄，大便干结。舌质红，苔黄腻，脉滑数。

［治法］ 清热解毒，利湿止带。

［方药］ 五味消毒饮（《医宗金鉴》）加土茯苓、薏苡仁、黄柏、茵陈。

蒲公英　金银花　野菊花　紫花地丁　紫背天葵子

［加减］ 若腰骶酸痛，带下臭秽难闻者，酌加贯众、马齿苋、鱼腥草等清热解毒除秽；若小便淋痛，兼有白浊者，酌加萆薢、萹蓄、虎杖、甘草梢以清热解毒，除湿通淋。

四、其他疗法

1. 外治法

（1）外洗法　蛇床子散（《中医妇科学》1979 年版）。蛇床子、川椒、明矾、苦参、百部各 15g。先熏后坐浴，若阴痒溃破则去川椒，亦可用其他清热祛湿止痒药液外洗。

（2）阴道纳药法　根据妇科检查和分泌物实验室检查给予中成药栓剂、凝胶剂、泡腾剂等针对性用药。

（3）针灸疗法

1）体针：带脉、白环俞、气海、三阴交，采用平补平泻法，用于非炎性带下。

2）耳针：取穴子宫、卵巢、内分泌、膀胱、肾，每次 3～5 穴，留针 15～20 分钟。

3）艾灸治疗：主穴选阴陵泉、丰隆、带脉等穴。湿热证加行间、丘墟；肾阳虚证加肾俞、关元、命门、太溪；脾虚证加脾俞、足三里、隐白、太白。临证需辨证选穴，对症治疗。

2. 中成药治疗

知柏地黄丸，每次 8 丸，每日 3 次，口服，适用于阴虚夹湿热证。

康妇炎胶囊，每次 3 粒，每日 2 次，口服，适用于湿热下注证、湿毒蕴结证。

参苓白术散，每次 6～9g，每日 2～3 次，口服，适用于脾虚证。

金匮肾气丸，水蜜丸每次 4～5g（20～25 粒），大蜜丸每次 1 丸，每日 2 次，口服。适用于肾阳虚证。

定坤丹，每次 3.5～7g，每日 2 次，口服，适用于气血两虚证。

五、名家学术思想

（一）班秀文

班秀文教授认为带下的病因以“湿”为主，其病理因素多伴有“瘀血”的存在，其基本病机是肝、脾、肾三脏功能失调。其中湿邪为患是根本致病原因，直接决定了带下病的轻重，湿邪多则病重，湿邪少则病轻；肝、脾、肾功能失调是重要发病机制。肝气郁结，出现疏泄失常，疏泄过度而形成带下病；肝气郁滞，郁而化热，湿热下注，致带下色黄、秽浊。脾气虚弱，健运失职，则水谷之气不得正常化生，精微聚而为湿，积聚于下焦，损伤任带，使任脉不固、带脉失约，不能升提收藏而发为带下病。肾气虚则胞宫藏泄失职，导致带下病。肾主水，肾气虚，水湿下流，壅滞胞宫亦可发为带下病。同时，肾阳不足，则又可影响脾的运化功能，从而出现带下症；瘀血又是带下病重要的病理因素。带下病的形成与妇人胎前产后、人工流产、房室劳伤等诸多因素相关。带下妇女常伴瘀血，尤其是带下久病不愈之人，瘀血更为严重。而湿邪与瘀血相结合，形成湿瘀互结的病机。在治疗方面，班教授认为当以治湿为基本大法，根据寒湿和湿热的不同，掌握好温化和清化两法。寒湿为主的患者多用完带汤加减治疗，以达补脾疏肝、化湿止带之效；湿热为主的患者多用自创方清宫解毒汤治疗，该方主要由忍冬藤、车前草、土茯苓、薏苡仁、鸡血藤、益母草、丹参、甘草组成，共奏清热利湿、解毒化瘀之功。同时，班老认为，调理肝、脾、肾功能，使其藏泄有度是治疗带下病的基本原则。对于肝郁为主的带下病，多以逍遥散来治疗；对于脾虚为主的带下病，多以香砂六君子汤为主治疗；对于肾虚为主的带下病，多选用《伤寒论》附子汤治疗。班老还认为，治疗带下病要治湿不忘瘀，做到湿瘀同治。带下夹瘀者，多选《金匮要略》当归芍药散来治疗。

（二）夏桂成

国医大师夏桂成教授认为带下过多证以湿证为主，但多夹杂有脾虚、肾虚、肝郁、热毒等属虚实夹杂证。治疗以利湿为主，“诸湿肿满皆属于脾”，故健脾利湿之法始终贯穿带下病各个证型的治疗中。根据临床辨证，常选用清热利湿，燥湿化浊、健脾化湿、补肾疏肝等，针对兼夹证，如夹脾虚多用健脾益气，升阳除湿；夹肾虚（肾阳虚、肾阴虚）多用温补肾阳、固涩止带或滋肾益阴，清热利湿；夹肝郁证，多用疏肝解郁，健脾止带；夹血瘀证，多用清热利湿，化瘀止带。总之，夏老针对带下过多的辨治主要责之于湿浊为患，脾虚为最重要的致病因素，发病初期宜祛湿为主，局部症状明显者，宜配合外治法，提高疗效；若反复发作，则需从体质方面考虑，兼顾调理肝、脾、肾等脏腑功能，注意气血阴阳的周期性变化规律，遵循前人提出的“治脾宜升燥，治肾宜补涩，治肝宜条达”。

（三）何嘉琳

何嘉琳教授系钱塘何氏女科自清末民初发展而来的第四代嫡系传人。何教授对带下病辨证分为虚实两大类，虚者表现为脾虚、肾虚湿困，多为内湿致病，实者表现为湿热蕴结，多为外感湿邪，而临床以实证或虚实夹杂者多见。鉴于带下病的病因病理，何嘉琳教授在临床对于脾虚者治以健脾益气、升阳除湿，遵《傅青主女科》以完带汤加减；肾虚者以补肾益精、固摄止带为主，肾阳虚者选用菟丝子、金樱子、芡实、桑螵蛸、潼蒺藜、补骨脂、巴戟天等，肾阴虚者合知柏地黄汤加减。湿热实证治以清热利湿止带，多选用川萆薢、焦山栀、木通、车前草、土茯苓、墓头回、鸡冠花、白花蛇舌草、臭椿皮、黄柏等；针对虚实夹杂者的治疗宜分清主次，祛湿时不可一味固涩，以免湿无去路，反蕴而化热，唯带下已久、滑脱不止者可加乌贼骨、煅牡蛎、金樱子等敛带；赤带者多为心火炽热而阴血渐虚，中气渐损，必养心和肝，佐以凉血清气之品如银花藤、知母等。同时，何嘉琳教授认为带下病病机有内湿、外湿之别，临床表现为整体和局部症状兼见，故临床上常采取内外并治、整体与局部相结合的治疗原则。在口服汤药的基础上配合中药熏洗，是治疗各型带下病的有效方法。外治法采用何氏妇科经验方涤净洗剂（苦参、苦楝皮、南鹤虱、蛇床子、蚤休、白鲜皮）煎汤 150～250ml 加温水外洗或坐浴，疗效甚佳。

（四）肖承悰

国医大师肖承悰教授认为，带下病是妇科常见病、多发病，常有虚实两证，临床上将带下分为炎性带下及非炎性带下。炎性带下多属实证，多由湿瘀化热，或感染湿毒热邪所致，而非炎性带下多属虚证，由脏腑功能失调所致，多由机体雌孕激素水平失调而产生。炎性带下相当于各种阴道炎症、宫颈炎及内生殖器炎症。近年来随着感染类型的改变，以及病原菌种的变迁，其发病较 10 年前明显增高，半数以上的育龄妇女都患有阴道炎。根据文献报道 75%的妇女一生至少感染过一次生殖道假丝酵母菌，约占 1/2 的妇女多次感染。由于阴道特殊的生理功能，易患各种炎症，但阴道内有一定的非特异性防御机制。如阴道黏膜周期性变化，宫颈黏液栓的存在，特殊的 pH 等，均可抵御外来病原体感染，有一定自洁作用。近来有一些关于阴道炎与免疫功能的研究。如孙小锋等认为阴道上皮细胞及局部黏膜，在抗假丝酵母菌上起着重要作用，而机体的免疫作用，可能是由阴道黏膜多方面的免疫调节因素相互作用而产生的。崔丽阳等认为阴道乳酸杆菌，是健康妇女阴道中的优势菌种，可以通过产生乳酸 H_2O_2 细菌素而对条件致病菌有拮抗作用，保护机体免受致病菌的侵袭，对维持阴道生态平衡具有重要作用。在中药治疗阴道炎的研究上，以往多注重中药的抑菌和抗炎作用，大量的临床资料证明中药对改善临床症状效果明显，特别是对复杂性阴道炎、反复发作的阴道炎，或者长期反复阴道上药，造成阴道菌群紊乱者，尤可突显中医的优势。因而中药治疗带下病的研究，重点应放在中药对全身内分泌的调节，对免疫机制的影响。带下病与机体免疫功能之间的关系，以及中药对阴道黏膜颈黏液栓，阴道 pH 等机制的影响。

班秀文治疗带下病经验

王某，女，39 岁，已婚。初诊症见：带下量多，色白质稠，经行前后头痛，肢节烦疼，发热，乳房及少腹、小腹胀痛，按之加剧，经色暗红，夹血块，量多。舌苔薄白，右脉沉细，左脉弦滑。中医诊断：带下病（湿瘀互结证）；治则：化湿祛瘀，解毒通络。处方：清宫解毒汤加减。药物组成：鸡血藤 18g，忍冬藤 18g，土茯苓 15g，怀山药 15g，何首乌 15g，党参 12g，芡实 12g，路路通 9g，车前子 9g，佛手 9g，甘草 3g。12 剂，每天 1 剂，水煎服。

二诊：月经来潮，血块减少，乳房胀痛及少腹、小腹疼痛减轻，带下正常，舌苔薄白，脉沉细滑。予当归芍药散加减。药物组成：当归 9g，白芍 9g，川芎 6g，茯苓 12g，白术 9g，苏木 9g，青皮 9g，路路通 9g，香附 9g，鸡内金 9g，忍冬藤 18g，柴胡 5g。每天 1 剂，水煎服。患者服上方 15 剂后，诸症悉去。

按　该患者以湿瘀互结为主，伴有化热之象。因此首方以自拟清宫解毒汤去益母草、丹参、薏苡仁，加入怀山药、何首乌、党参、芡实、路路通、佛手，方中党参、山药、芡实、土茯苓、车前子有健脾化湿之功，鸡血藤、忍冬藤、路路通、甘草能够解毒通络，佛手可理气和中兼醒脾胃，何首乌可补肝肾生精血。二诊患者热象已去，瘀血明显减轻，故以当归芍药散加减以善后。

浙江何氏妇科医案

俞某，女，23 岁，未婚。1983 年 5 月 24 日初诊。患者外阴刺痛瘙痒，伴见颗粒状突起，带多色黄，质稠腥秽，苔薄脉细滑。处方：苦参 12g，鹤虱 12g，白槿花 12g，野菊 9g，白鲜皮 12g，车前草 12g，蛇床子 6g，七叶一枝花 6g，生甘草 5g，半枝莲 15g，共 5 剂。另：涤净洗剂（杭州市中医院院内制剂）2 瓶，明矾 60g，外用。

二诊（5 月 30 日）：带下仍多腥秽，苔薄脉濡，治以化湿清带。处方：龙胆草 5g，鱼腥草 15g，苍术 9g，鸡冠花 12g，丹皮 9g，墓头回 6g，茯苓皮 15g，白槿花 12g，车前草 12g，蒲公英 15g，生甘草 5g，共 5 剂。

三诊（6 月 5 日）：带下量减，外阴刺痛亦缓，苔薄脉弦滑。原意不更，继以清热解毒利湿。处方：苦参 12g，车前草 12g，蛇床子 6g，土茯苓 12g，七叶一枝花 6g，生甘草 5g，白鲜皮 12g，陈皮 5g，鹤虱 12g，野菊 9g，白槿花 12g，共 5 剂。

四诊（6 月 10 日）：带下量减，秽臭除，大便偏干，苔薄黄舌边瘀斑，脉弦。拟解郁化湿续进。嘱好酒腻肉、湿面油汁、烧炙烩炒、辛辣之品，皆当避忌。处方：牡丹皮 9g，制军 9g，炒薏苡仁 15g，鸡冠花 12g，鱼腥草 15g，生甘草 5g，川黄柏 9g，忍冬藤 15g，白毛藤 15g，白槿花 12g，蒲公英 12g，共 3 剂。

按　湿毒下注，冲任损伤，湿毒之邪乘势侵袭阴户，故外阴刺痛瘙痒，伴见颗粒状突起，带多色黄，质稠腥秽。傅青主说："夫黄带乃任脉之湿热也。"热则宜清，毒则宜泄，热毒鸱张，故起手便荡火泄毒，以期速战，以苦参、鹤虱、七叶一枝花、半枝莲、野菊清热解毒，排脓水而止阴痒；白槿花、车前草利湿止带；蛇床子一味，性温味苦而辛甘，温中下气，苦以除湿，辛能润肾，甘而益脾，功用颇奇。阴部瘙痒，其热毒甚也，故加用涤净洗剂外洗，明矾坐浴，以助汤药之效。二诊带下仍多腥秽，再加强利湿祛毒之力，用龙胆草、牡丹皮清热泻火；鱼腥草、墓头回以臭制臭；苦寒之品，恐伤脾胃，故入茯苓皮、蒲公英以和中。外毒得去，内火得清，诸症均减，原意不更，故三诊去龙胆草，以一诊方义出入。四诊带下减，秽臭除，大便偏干，加制军一味清热泄毒、活血通便。观苔薄黄、舌边瘀斑，脉弦，此为瘀滞之象，故加忍冬藤、白毛藤等藤类药，取其通络之功，解郁化湿续进。此外嘱患者"好酒腻肉、湿面油汁、烧炙烩炒、辛辣之品，皆当避忌"，也颇宜妥。何师用药精简，方证相应，内外合治，疗效迅捷。

（胡国华，罗颂平. 2016. 全国中医妇科流派名方精粹[M]. 北京：中国中医药出版社.）

六、思考与启发

1. 带下病对应的现代疾病有哪些？

现代医学中的外阴炎、阴道炎、急慢性宫颈炎、细菌性阴道病、盆腔炎性疾病，以及各种生殖道肿瘤等引起带下量、色、质、气味异常，或伴全身、局部症状者，均可参照带下量多病进行辨证论治和临床研究。

1）阴道炎是女性生殖器炎症中最常见的疾病，包括性传播疾病、内源性菌群失调和医源性感染，细菌、病毒、各种寄生虫等均可成为致病病原体，其临床表现为带下异常、外阴瘙痒不适，属于中医学"带下病"范畴。临床研究表明中药内服、外洗对于改善带下量多、外阴瘙痒、防止复发有着较好的临床疗效。有文献报道，运用中药健脾利湿法联合克霉唑阴道片治疗复发性外阴阴道假丝酵母菌病，其临床疗效较单纯使用西药在临床症状与体征改善、假丝酵母菌转阴率方面有明显优势。有关中药内服外洗治疗细菌性阴道病的临床观察，结果显示中药组与西药对照组疗效相当，但中药组复发率明显较低。

2）宫颈炎是子宫颈的急慢性炎症。正常情况下，宫颈有多种防御功能，是抵御阴道内病原菌进入宫腔的重要防线，但宫颈易受分娩、性交及宫腔操作的损伤而受到各种病菌的侵犯发生感染。宫颈炎是一种常见的生殖道炎症，也是妇科的常见疾病之一，多发于生育年龄的妇女，分为急性与慢性两种，以慢性宫颈炎最为常见。急性宫颈炎多为感染性流产、产褥期感染、人工流产等引起宫颈损伤，病原体进入损伤部位而发生感染，或由阴道炎并发感染。由于宫颈管黏膜皱褶多，一旦感染，很难将病原体完全清除，久而导致慢性宫颈炎。若宫颈炎得不到及时彻底治疗，可引起上生殖道炎症，部分患者有可能诱发宫颈癌。中医妇科中无"宫颈炎"的病名记载，因其以带下增多，色、质、气味异常改变为临床主要症状，故属"带下病"的范畴。

3）盆腔炎性疾病（pelvic inflammatory disease，PID）是女性内生殖器（子宫、输卵管和卵巢）及其周围的结缔组织、盆腔腹膜的炎症的总称。包括子宫内膜炎、输卵管炎及输卵管卵巢脓肿、盆腔结缔组织炎及盆腔腹膜炎等。炎症可局限于一个部位、几个部位，或波及整个盆腔脏器。若盆腔炎性疾病未得到及时有效的治疗，可造成盆腔粘连、输卵管阻塞而导致不孕、输卵管妊娠、炎症反复发作等盆腔炎性疾病后遗症，严重影响妇女的生活质量。中医古籍中无盆腔炎性疾病病名的记载，根据其症状特点，应归属于中医学"妇人腹痛"、"妇人癥瘕"、"带下病"等妇科病范畴。

2. 中药干预在 HPV 感染中的前景如何？

人乳头瘤病毒（human papilloma virus，HPV）是一种常见的引起下生殖道感染的病毒，可引起生殖道皮肤/黏膜发生一系列病变，与全球约 5%的癌症相关，研究显示，HPV 感染和宫颈癌有很强相关性。中医古籍中虽无 HPV 感染相关记载，但根据其白带异常、接触性出血等发病特点，可将 HPV 持续性感染归入"带下病"范畴。中医认为 HPV 感染具有持续性、致癌性的特点，有别于普通湿邪，属于"湿毒"之类，多由正气亏虚、湿毒之邪乘虚入侵所致，治疗上中西医结合，病证结合，发挥中医辨证优势，精选益气扶正、燥湿清热之品组方，以达到“扶正祛邪”的目的。目前较多临床数据证实中药抗病毒及抗肿瘤的作用具有多环节、多靶点、多效应的特点，前景广阔。

附1　阴道微生态评价系统

中华医学会妇产科学分会感染性疾病协作组经过十余年的研究，对下生殖道感染的检测推荐采用阴道微生态评价系统，并于2016年发布了《阴道微生态评价的临床应用专家共识》。阴道微生态评价系统检测采用革兰染色形态学+功能学检测，需评价益生菌（乳杆菌）状态，以及多种致病微生物如需氧菌、厌氧菌、毛滴虫、假丝酵母菌等。阴道微生态检测可更全面评价阴道微生态环境，有利于准确诊断细菌性阴道病（bacterial vaginosis，BV）、需氧菌性阴道炎（aerobic vaginitis，AV）、外阴阴道假丝酵母菌病（vulvovaginal candidiasis，VVC）、阴道毛滴虫病（trichomoniasis vaginalis，TV）等各种单纯及混合感染，更能对某些特殊阴道微环境进行评价，如菌群抑制等。且该方法准确性较高，简便易行，能够精准全面指导临床治疗及促进阴道微生态平衡的恢复。

附2　子宫颈鳞状上皮内病变

一、概念和分级

子宫颈鳞状上皮内病变（squamous intraepithelial lesion，SIL）是与子宫颈癌密切相关的一组子宫颈病变，常发生于25～55岁妇女。SIL与人乳头瘤病毒（HPV）感染、多个性伴侣、性活跃、性生活过早（＜16岁）、性传播疾病、吸烟、口服避孕药、经济状况低下及免疫抑制等因素相关。

SIL既往称为“子宫颈上皮内瘤变”（CIN），分为3级。2014年世界卫生组织女性生殖器官肿瘤分类，将子宫颈上皮内病变三级（CINⅠ、CINⅡ、CINⅢ）更新为二级分类法，即子宫颈低级别鳞状上皮内病变（LSIL，即原CINⅠ）和高级别病变（HSIL，即原CINⅡ和CINⅢ）。HSIL主要由高危型人乳头瘤病毒（HPV）持续性感染后引起，细胞有明显的异型性，核分裂象增多。生物学标志物p16蛋白可作为辅助诊断并判断预后的指标，但强调不能过分依赖p16蛋白标志物的检测，仍需结合组织形态学表现作出诊断。二级分类法简便实用，能更好地指导临床处理及判断预后。从高危型HPV感染到自然进展为子宫颈癌需要数十年的时间。通过子宫颈癌的筛查发现CIN，并对HSIL进行治疗，可以使子宫颈癌的发病率明显下降。CIN的自然转归有消退、持续和进展三个方向。其中CIN Ⅲ具有更高进展为癌的风险。

二、临 床 表 现

（1）症状　无特殊症状。偶有阴道排液增多，伴或不伴臭味，也可在性生活或妇科检查后发生接触性出血。

（2）体征　可见子宫颈光滑，或仅见局部红斑、白色上皮，或子宫颈糜烂样表现，未见明显病灶。

（3）诊断　HPV检测敏感性较高，特异性较低。可与细胞学检查联合应用于25岁以上女性的子宫颈癌筛查，也可用于21～25岁女性细胞学初筛为轻度异常的分流。若细胞学和高危型HPV检测均为阴性，筛查间隔为3～5年，细胞学阴性而高危型HPV阳性者，1年后复查。

三、筛 查 流 程

子宫颈细胞学检查是SIL及早期子宫颈癌筛查的基本方法，细胞学检查特异性高，但敏感性较低。一般选用巴氏涂片法或液基细胞涂片法。筛查应在有性生活3年后开始，或21岁以后开始，并定期复查。

（1）阴道镜检查　筛查发现有异常，如细胞学未明确诊断意义的不典型鳞状细胞（ASC-US）伴HPV检测阳性，或细胞学低级别鳞状上皮病变（LSIL）及以上，或HPV检测16/18型阳性者，建议行阴道镜检查。

（2）子宫颈活组织检查　是确诊子宫颈鳞状上皮内病变的可靠方法。任何肉眼可疑病灶，或阴道镜诊断为高级别病变者均应行单点或多点活检。若需要了解子宫颈管的病变情况，应行子宫颈管搔刮术。

四、处 理 原 则

（1）LSIL　多为HPV高危亚型一过性感染所致，60%病变可自然消退，30%病变持续存在，约10%的病变2年内进展为HSIL。LSIL的处理原则上无须治疗，随诊观察。建议每12个月重复细胞学和HPV联合检查，两次检查均阴性，转为常规筛查，任何一项检查异常行阴道镜检查。对于可能隐藏有高级别上皮内瘤变风险的LSIL处理应慎重，必要时应行诊断性锥切术明确。

（2）HSIL　多由HPV高危亚型的持续感染所致，约20%的HSIL可能10年内进展为子宫颈浸润癌。阴道镜检查充分者可用子宫颈锥切术或消融治疗；阴道镜检查不充分者宜采用子宫颈锥切术，包括宫颈环形电切术和冷刀锥切术。经子宫颈锥切确诊、年龄较大、无生育要求、合并有其他妇科良性疾病手术指征的HSIL患者也可行筋膜外全子宫切除术。HSIL非筋膜外全子宫切除术治疗后建议采用细胞学联合HPV检测的方法随诊20年。

（孔桂茹）

第六章 妊娠病

妊娠期间，发生与妊娠有关的疾病，称为妊娠病，又称胎前病。妊娠病不仅影响孕妇的身体健康，同时也妨碍胎儿发育，甚至会引起堕胎或小产，因此要重视妊娠病的预防和调治。

妊娠病的病因复杂，禀赋不足、房事不节、劳倦过度、情志内伤、外感六淫、跌仆损伤等内外因素都可引发妊娠病。妊娠病常见的发病机制有四：一是阴血素虚。孕后阴血下注胞宫养胎，阴虚血少，可致阴虚阳亢而发病。二是脾肾虚弱。脾虚则气血生化乏源，胎失载养；若脾虚湿聚，则泛溢肌肤或水停胞中为病。肾精匮乏，胎失所养，或肾气虚弱，胎失所系，胎元不固。三是冲气上逆。孕后经血不泻，聚于冲任、子宫以养胎，冲脉气盛，上逆犯胃，胃失和降则呕恶。四是气机郁滞。素多忧郁，气机不畅，腹中胎体渐大，易致气机升降失常，气滞则血瘀水停而致病。

妊娠病的诊断：首先要明确妊娠诊断。根据临床表现，仔细询问病史，结合辅助检查，如妊娠试验、B超等，判断是否妊娠。如需保胎可暂不予妇科检查；如病情需要亦可择时行妇科检查以明确诊断。在临床诊疗时需特别注意正常妊娠与激经、闭经、癥瘕、滋养细胞疾病的鉴别。妊娠病的诊断，自始至终要注意胎元未殒与已殒的鉴别，注意胎儿的发育情况及母体的健康状况，必要时要注意排除畸胎等。

妊娠病的治疗原则：首先要辨胎元的正常与否，胎元正常，则治病与安胎并举。其次辨母病与胎病，如因母病而致胎不安者，重在治母病，病去则胎自安；若因胎不安而致母病者，重在安胎，胎安则病自愈。安胎之法，以补肾健脾、调理气血为主。补肾为固胎之本，健脾为益血之源，理气以通调气机，理血以养血为主，使脾肾健旺，气血和调，本固血充，则胎可安。若胎元不正，胎堕难留，或胎死不下；或孕妇有病不宜继续妊娠者，则宜从速下胎以益母。

妊娠期用药原则：凡峻下、滑利、祛瘀、破血、耗气、散气及一切有毒药品，都应慎用或禁用。若病情确实需要，亦可适当选用。如妊娠恶阻也可适当选用法半夏等药物；确有瘀阻胎元时，还须在补肾安胎的基础上适当选配活血化瘀药，使瘀祛而胎安，即所谓“有故无殒，亦无殒也”。但用药的剂量不宜过大，疗程也不宜过长，注意“衰其太半而止”，以免动胎、伤胎。

妊娠用药禁忌：胚胎致畸的敏感期在妊娠早期（受精15天至妊娠15周），高危期在胚胎器官高度分化的阶段（妊娠3～9周）。妊娠期用药要遵循妊娠早期谨防致畸，合理用药保障母胎安全的特点。

从禁忌中药对于胎元的损害程度上划分，可将其分为禁用和慎用两大类：

禁用药指毒性强、攻邪作用峻猛的药以及堕胎作用强的药，如巴豆、牵牛子、大戟、陆商、麝香、三棱、莪术、斑蝥、水蛭、马钱子、川乌、雄黄、砒石等。

慎用药主要包括活血化瘀药、行气药、攻下导滞药、药性辛热的温里药以及性质滑利之品，如桃仁、红花、牛膝、枳实、大黄、附子、肉桂、干姜、木通、冬葵子、瞿麦等。

但以上药物在临床应用中也有部分可根据病情的需要斟酌使用，可谓“有故无殒，亦无殒也”。

妊娠期的西药用药禁忌，美国食品药品监督管理局（Food and Drug Administration，FDA）按药物的危害性将其分为A、B、C、D和X级。

A类：在有对照组的早期妊娠妇女中未显示对胎儿有危险（并在中、晚期妊娠中亦无危险的证据），可能对胎儿的伤害极小。

B类：在动物生殖试验中并未显示对胎儿的危险，但无孕妇的对照组，或对动物生殖试验显示有不良反应（较不育为轻），但在早孕妇女的对照组中并不能肯定其不良反应（并在中、晚期妊娠亦无危险的证据）。

C类：在动物的研究中证实对胎儿有不良反应（致畸或使胚胎致死或其他），但在妇女中无对照组或在妇女和动物研究中无可以利用的资料。药物仅在权衡对胎儿的利大于弊时给予。

D类：对人类胎儿的危险有肯定的证据，但尽管有害，需肯定其对孕妇的有利性，方予应用（如对生命垂危或疾病严重而无法应用较安全的药物或药物无效）。

X类：动物或人的研究中已证实可使胎儿异常，或基于人类的经验知其对胎儿有危险，对人或对两者均有害，而且该药物用于孕妇，其危险明显地大于任何有益之处。该药禁用于已妊娠或将妊娠的妇女。

在用药选择上，首先要考虑对胚胎、胎儿及新生儿无害的药物，除药品说明书外，还应根据孕妇病情充分参考FDA药品分级，若病情需要则充分权衡利弊，谨慎使用，少量用药，及时停药。

第一节 妊娠恶阻

妊娠恶阻是指妊娠早期，出现严重的恶心呕吐，头晕厌食，甚则食入即吐者。亦称“妊娠呕吐”、“子病”、“病儿”、“阻病”等，是妊娠早期常见的病证之一。治疗及时，护理得法，多数患者可迅速康复，预后大多良好。若仅见恶心择食，偶有吐涎等，为正常早孕反应，不作病论。

西医学“妊娠剧吐”可参照本病辨证治疗。妊娠剧吐指妊娠早期孕妇出现严重持续的恶心、呕吐引起脱水、酮症甚至酸中毒，需要住院治疗。有恶心呕吐的孕妇中，通常只有0.3%～1.0%发展为妊娠剧吐，是否需要住院治疗常作为临床上判断妊娠剧吐的重要依据之一。

妊娠恶阻的记载最早见于汉代《金匮要略·妇人妊娠病脉证并治》之“妇人得平脉，阴脉小弱，其人渴，不能食，无寒热，名妊娠，桂枝汤主之”。此条所言“得平脉”指的是为妊娠脉象，“渴，不能食”，表现为饮食不下，“无寒热”指症状与外邪无关，没有寒热之象。同时《金匮要略》中也有记载：“妊娠呕吐不止，干姜人参半夏丸主之。”在妇人妊娠不能食的认识基础上，提出治疗妊娠呕吐不止的第一个方剂。隋代巢元方《诸病源候论》中提到：“恶阻病者，心中愦闷，头眩，四肢烦疼，懈惰不欲执作，恶闻食气，欲啖咸酸果实，多睡少起，世云恶食，又云恶字是也。”首次提到恶阻病名，对妊娠恶阻的临床表现作出描述，并对其病因病机作出论述：“此由妇人元本虚羸，血气不足，肾气又弱，兼当风饮冷太过，心下有痰水挟之，而有娠也。经血既闭，水渍于脏，脏气不宣通，故心烦愦闷，气逆而呕吐也；血脉不通，经络痞涩，则四肢沉重；挟风则头目眩。”以“半夏茯苓汤”、“茯苓丸”、“青竹茹汤”等方剂治疗本病，治疗以健脾化痰、除烦止呕为法。宋代《妇人大全良方》注重调理脾胃的思想，提出了“白术散”、“人参橘皮汤”等方剂治疗本病。金元时期《丹溪治法心要·胎孕》中记载了因心中怒火所致肝气上逆犯胃之妊娠恶阻医案，以清心火、泄肝火之“抑青丸”治疗本病。

一、病因病机

本病的主要发病机制是冲气上逆，胃失和降。

（1）胃虚 胃气素虚，孕后经血停闭，血聚冲任养胎，冲脉气盛，上逆犯胃，冲气夹胃气上逆，胃失和降，而致恶心呕吐。

（2）肝热 素性急躁多怒，郁怒伤肝，肝郁化热，孕后血聚冲任养胎，肝血亏虚，阴虚阳亢，加之冲脉气盛，冲气、肝火上逆犯胃，胃失和降，遂致恶心呕吐。《女科经纶·恶阻》认为“妊娠呕吐属肝夹冲脉之火冲上”。

（3）痰滞 脾阳素虚，水湿不化，痰饮内停，孕后血聚冲任养胎，冲脉气盛，冲气夹痰饮上逆，以致恶心呕吐。

二、诊断及鉴别诊断

（一）诊断

（1）病史 有停经史及早期妊娠反应，多发生在孕 3 个月内。

（2）症状 妊娠早期频繁呕吐或食入即吐，甚则呕吐苦水或夹血丝，精神萎靡，身体消瘦，目眶下陷，严重者可出现血压降低，体温升高，脉搏增快，黄疸，少尿，嗜睡或者昏迷等危象。

（3）检查

1）妇科检查：子宫增大如孕周大小。

2）辅助检查：妊娠试验阳性。

血液检查：血常规检查判定有无血液浓缩；血清钾、钠、氯、二氧化碳结合力可判定有无电解质紊乱及酸碱失衡。

尿液检查：尿酮体、尿比重、尿蛋白及管型尿。

肝肾功、甲状腺功能及心电图检查以协助诊断。

（二）鉴别诊断

（1）葡萄胎 停经后恶心呕吐严重，可伴不规则阴道出血，子宫增大超过孕周，B 超及异常升高的血 β-hCG 可明确诊断。

（2）妊娠合并急性胃肠炎 常有饮食不洁，或进食生冷、刺激性食物、暴饮暴食史。起病急骤，恶心呕吐伴左上腹痛，呕吐物多为胃内发酵物或食物残渣。粪便检查可见白细胞及脓细胞。

（3）妊娠合并急性传染性肝炎 恶心呕吐，乏力，纳差，厌油腻，腹胀，肝区痛。肝功能、HBV 表面抗原（HbsAg）、血清胆红素等血清学检查有助于鉴别。

（4）妊娠合并急性阑尾炎（孕痈） 转移性右下腹痛，伴有恶心呕吐，麦氏点压痛、反跳痛及肌紧张，体温升高和白细胞增多。

（5）妊娠合并急性胆囊炎 进食油腻食物后右上腹绞痛向右侧肩背部放射，恶心呕吐，厌油腻，发热，墨菲征阳性，可发病于妊娠各个阶段，既往有类似发作史，相关实验室检查及 B 超检查可确诊。

三、辨 证 论 治

（一）辨证要点

本病辨证着重从呕吐物的性状，结合全身症状及舌脉综合分析，辨其寒、热、虚、实。呕吐清水清涎，口淡者，多属虚证；呕吐酸水或苦水，口苦者，多属实证、热证；呕吐痰涎，口淡黏腻者，为痰湿阻滞；吐出物为咖啡色黏涎或带血样物，则属气阴两亏之重症。

（二）治疗原则

治疗原则以调气和中、降逆止呕为主。注意饮食和情志的调节，忌用升散之品。此外，半夏作为妊娠恶阻的常用药，具有较多争议，在病情需要时可酌情使用，但应使用制半夏以降低毒副作用，同时注意使用的剂量及时间，中病即止，少量频服为宜。

（三）分型论治

1. 胃虚证

［证候］ 妊娠早期，恶心呕吐，甚则食入即吐；脘腹胀闷，不思饮食，头晕体倦，怠惰思睡；舌淡，苔白，脉缓滑无力。

［治法］ 健胃和中，降逆止呕。

［方药］ 香砂六君子汤（《古今名医方论》）。

人参　白术　茯苓　甘草　半夏　陈皮　木香　砂仁　生姜　大枣

［加减］ 若脾胃虚寒者，酌加丁香、豆蔻以增强温中降逆之力；若吐甚伤阴，症见口干便秘者，宜去木香、砂仁、茯苓等温燥或淡渗之品，酌加玉竹、麦冬、石斛、胡麻仁等养阴和胃之品；若孕妇唾液异常增多，时时流涎者，古称"脾冷流涎"，原方可加益智仁、豆蔻以温脾化饮，摄涎止唾。

2. 肝热证

［证候］ 妊娠早期，呕吐酸水或苦水；胸胁满闷，嗳气叹息，头晕目眩，口苦咽干，渴喜冷饮，便秘溲赤；舌红，苔黄燥，脉弦滑数。

［治法］ 清肝和胃，降逆止呕。

［方药］ 加味温胆汤（《医宗金鉴》）。

陈皮　制半夏　茯苓　炙甘草　枳实　竹茹　黄芩　黄连　麦冬　芦根　生姜　大枣

［加减］ 若呕甚伤津，五心烦热，舌红口干者，酌加石斛、玉竹以养阴清热；便秘者，酌加胡麻仁润肠通便。

3. 痰滞证

［证候］ 妊娠早期，呕吐痰涎；胸膈满闷，不思饮食，口中淡腻，头晕目眩，心悸气短；舌淡胖，苔白腻，脉滑。

［治法］ 化痰除湿，降逆止呕。

［方药］ 青竹茹汤（《济阴纲目》）。

青竹茹　橘皮　茯苓　半夏　生姜

［加减］ 若脾胃虚弱，痰湿内盛者，酌加苍术、白术健脾燥湿；兼寒者，症见呕吐清水，形寒肢冷，面色苍白，宜加丁香、豆蔻以温中化痰，降逆止呕；若夹热者，症见呕吐黄水，头晕心烦，喜食酸冷，酌加黄芩、知母以清热安胎。

四、其他疗法

（1）中成药治疗

1）香砂养胃丸：每次 9g，每日 2 次，适用于胃虚证。

2）左金丸：每次 1.5g，每日 3 次，适用于肝热证。

3）生脉饮口服液：每次 10ml，每日 3 次，适用于气阴两亏证。

（2）针灸治疗　临床常选用和胃降逆穴位，如足三里、内关、中脘等。用平补平泻法。

（3）拔罐疗法　取中脘拔火罐，适用于胃虚证。

（4）敷脐疗法　丁香、半夏加生姜汁熬成膏敷脐，适用于各证。

（5）耳穴压豆　取耳穴胃、脾、肝、交感等。

五、名家学术思想

（一）夏桂成

国医大师夏桂成认为本病的主要证型是肝胃不和，辨证的特点是烦热剧吐，有明显的情绪变化，同时又不可忽视兼症。若素体脾胃虚弱，孕早期则冲肝气逆，木不疏土，脾失健运，清气不升；或冲肝之气横逆犯胃，胃气失降。此外，脾胃不和，升降失调，不能协助肝脏调畅气机，致冲肝之气上逆而无所制约，则脾胃不和加重。所以本病在治疗上必须以抑肝和胃、降逆止呕为前提。夏老在苏叶黄连汤（《温热经纬》）基础上化裁，自拟抑肝和胃饮，方中苏叶理气安胎、黄连抑肝和胃为君药，陈皮、制半夏和胃降逆，竹茹清热和胃，生姜止呕和胃，钩藤清平肝热，黄芩清热安胎。夏老认为此方中，黄连一味是主药，亦为抑肝降逆、和胃止吐之要药，较剧烈的呕吐非用此不可，及时调节脾胃，若兼痰湿内阻、气阴两虚病证，仍可用之。同时也可以结合一些外治法，对患者进行心理疏导，稳定孕妇情绪，消除紧张恐惧，指导其饮食调摄，亦有助于缓解病情。

（二）哈荔田

天津哈氏妇科的领军人物哈荔田教授认为，妇人病多因肝气不舒，情志过极，引起脾肾亏虚，生痰生湿，气滞痰结，从而导致头晕、恶心呕吐、心悸、失眠、月经不调等，此类症状用温胆汤化裁治疗颇为有效。温胆汤证的病机是“痰壅气郁，肝胆失于疏泄，久而化热生火，以致痰、气、火三者交郁”。温胆汤临床应用主要抓住主症及其辨证要点，一是注意患者情志方面是否有失眠、健忘、眩晕、头痛、惊悸或胆怯等；二是脾胃运化功能是否正常；三是常见脉弦或滑或弦滑，舌苔腻滞。临证时，若妊娠恶阻兼有情志不舒、胸胁胀满、头晕目眩、脉弦滑等可选用温胆汤治疗。

（三）刘云鹏

刘云鹏教授是全国名老中医之一，辨治经、孕诸疾经验独到，其运用清燥救肺汤（《医门法律》）加减化裁治疗妊娠恶阻。刘老认为妊娠恶阻呕吐较甚者，吐下伤阴，或呕吐伴咳嗽者，燥邪伤阴，治疗要从整体入手，不降胃气而滋阴润肺，肺气盛，气机升降如常，则冲气可平，呕吐自止。方用清燥救肺汤，加黄芩、竹茹等除烦、止呕之品。肺气清肃，气道通利，则冲气自平，胃气自降而呕止。

（四）岭南罗氏妇科

岭南罗氏妇科是中医妇科流派中一支重要的派系，其思想源于清末罗棣华。第二代传人罗元恺教授，开创了岭南罗氏妇科独特风格。第三代传人罗颂平、张玉珍在罗元恺指导及学术思想影响下，治疗更有独到经验。对于肝胃不和者，岭南罗氏妇科用橘皮竹茹汤治以清肝和胃、调畅气机；脾虚胃弱者，多用香砂六君子汤合寿胎丸化裁，健脾益胃、降逆止呕，兼顾固肾安胎；气阴两亏之重症者，予生脉饮加减，益气养阴、安固胎元。用药风格上，因岭南气候炎热多湿，岭南之人常脾虚不运，故重视脾胃的调补，用药讲究平和，灵活运用岭南道地药材，如陈皮、砂仁等，充分体现了中医“天人合一，因地制宜”的思想。

夏桂成医案

李某，女，26岁，已婚，干部。

主诉：停经50天余，恶心呕吐。不思饮食，食入即吐，脘部胀满不适，吐出酸苦黄水，伴头晕乏力，胸闷烦躁，夜寐欠安，大便艰行，小便黄少，时或有轻度腰骶酸楚，舌质淡红，苔黄腻，脉细弦滑。停经50天时妊娠试验阳性，停经60天查尿常规提示尿酮体阳性。诊断：妊娠恶阻。辨证：肝胃不和。治法：抑肝和胃，降逆止吐，方用抑肝和胃饮加减。处方：苏叶5g，黄连5g，陈皮6g，炒竹茹10g，当归、白芍各10g，佛手片6g，钩藤12g，茯苓、桑寄生各9g，炒谷麦芽各10g，广木香6g，服药5剂，同时补液。

二诊：恶心呕吐有所好转，烦躁不已，口苦口干，舌苔由黄腻转为黄燥，脉弦滑带数。原方去当归、佛手片，加芦根10g，北沙参12g。再服7剂，同时补液。

三诊：恶心呕吐减轻，已能进食，查尿酮体阴性，伴腰酸加重，小便频数，小腹坠胀，治以补肾养血，抑肝和胃为法。处方：炒当归、白芍各10g，苏叶5g，黄连3g，陈皮6g，炒竹茹9g，炒谷芽麦芽各10g，炒川续断、桑寄生、杜仲各10g，苏梗5g，钩藤12g。服药7剂后腰酸已减轻，继续服药，诸症渐平。服药至妊娠100天后停药。足月分娩一男婴。

按 患者以妊娠恶心呕吐、吐出黄苦之水为主证，属肝胃不和，肝经郁热，故用抑肝和胃饮加味治疗，获得较好疗效。患者出现腰酸，曾有自然流产病史。腰酸是流产的先兆，必须见微知著，所以一旦恶阻缓解后，先兆流产的迹象就会显现，治疗兼以安胎为法。另外，在妊娠恶阻中，还要注意伤精劫液导致气阴两虚的问题。西医学应用补液方法虽可缓解阴液的耗损，但毕竟火热内存，还应该结合养胃生津，才能收到更好的效果。

（王国晨. 2009. 夏桂成实用中医妇科学[M]. 北京：中国中医药出版社：383.）

哈荔田医案

张某，女，25岁，已婚。

主诉：停经3个月，恶心呕吐。恶闻食气，胸闷不舒，食入即吐，所吐皆为食物痰涎苦水，倦怠乏力，动辄眩晕呕吐，口黏口苦，苔黄腻，脉弦滑。诊断为妊娠恶阻，治以清热化痰、降逆止呕。处方：法半夏15g，云茯苓9g，淡竹茹12g，枇杷叶15g，炒枳壳、条黄芩各9g，橘皮、苏梗各6g。服药2剂。

二诊：前方服后，胸口豁然，起坐行动已不晕吐，略能进食。原方再进2剂，即啖饮如常矣。

按 妊娠之际，阴血下聚养胎，血壅气盛，胎热随冲脉之气上逆，挟痰干胃，清阳不能上出清窍，故见呕吐痰涎，头目眩晕，胸满不食等症。程钟龄谓："妊娠之际，经脉不行，浊气上干清道，以致中脘停痰，眩晕呕吐，胸膈满闷，名曰恶阻。"方用温胆汤与橘皮竹茹汤合方化裁，去甘草之壅满，加苏梗、枇杷叶之利气，以洽合病机，因能获效较著。

（哈荔田. 2014. 哈荔田妇科医案医论选[M]. 北京：中国医药科技出版社：81.）

刘云鹏医案

患者，女，27岁，已婚。

主诉：孕6月余，间断呕吐4月余。恶心严重，频繁呕吐，呕吐物为胃内容物，不欲进食，食入即吐，烦躁，四肢乏力，周身酸痛，无发热，无汗出等症，二便尚调。神清，精神差，面色苍白，表情痛苦，腹部膨隆如孕周，舌红，苔薄黄，脉沉数。多次因"妊娠剧吐"住院治疗，疗效不佳。诊断：妊娠恶阻，治以滋阴润肺、降逆止呕。处方：南、北沙参各15g，甘草6g，黑芝麻20g，生石膏30g，阿胶9g，麦冬9g，炙枇杷叶9g，桑叶9g，竹茹9g，川贝母9g，黄芩9g，杏仁9g。5剂，每日1剂频服。服完第1剂，呕吐减轻，欲进食；第3日早上呕吐明显减轻，面色转红润，四肢乏力好转；5剂服完后仅晨起轻微恶心，饮食可。

按 本案患者以频繁呕吐、食入即吐为主症，患者体虚，妊娠后冲脉气盛，冲气上逆，胃气不降，上冲咽喉，发为呕吐。妊娠后纳食差，水谷精微生化乏源，使身体更加虚弱。兼之呕吐日久，阴液大伤，"吐下之余，定无完气"，气随液脱，导致气阴两伤，阴伤日久，郁热内生，则呕吐更重。治以清燥救肺汤加减，滋阴润肺，降逆止呕，兼以益气。肺为气之主，肺阴得滋，肺气肃降，则一身之气机调畅，胃气得降而呕自止。待患者呕止，饮食转佳，水谷生化有源，体虚之症自可缓解，毋须大剂补益。

（冯新玲，杨立娜，刘云鹏. 2010. 刘云鹏运用清燥救肺汤治疗妊娠恶阻经验[J]. 中国中医药信息杂志，(1)：86.）

六、思考与启发

1. 如何理解"有故无殒"思想在治疗妊娠恶阻时的体现？

"有故无殒，亦无殒也"，语出《素问·六元正纪大论》，"黄帝问曰：妇人重身，毒之何如？岐伯曰：有故无殒，亦无殒。帝曰：愿闻其故何谓也？岐伯曰：大积大聚，其可犯也，衰其太半而止，过者死"。其中"有故无殒"的"故"一种解释指癥瘕积聚之病，另一种解释则是指寒热之病。"毒"

指的是峻利之药物或大寒大热药物。结合上下文此条原文要表达的中心思想是：如孕妇有疾，孕期中药物使用虽有禁忌，但遇到疾病严重甚至威胁其生命时，仍要综合分析，合理大胆用药，用药时间应尽量短，达到一半的疗效就可考虑停药。

历代医家对使用妊娠慎用药治疗妊娠恶阻都有自己的独特理解。如《金匮要略·妇人妊娠病脉证并治》曰："妊娠呕吐不止，干姜人参半夏丸主之。"半夏本是辛温有毒之品，妊娠慎用药；但半夏是温中化饮之要药，具有较好的止呕作用，故属胃虚寒饮的重证恶阻，半夏为首选佳品。仲景遵循"有故无殒"思想，辨证准确，运用姜汁减轻半夏毒性，与人参配伍扶正益气，干姜温中散寒，以上三味制成丸剂，减轻毒性，徐徐起效，防汤剂峻猛伤胎，以保半夏中病而不伤胎。现代名医国医大师夏桂成教授在治疗妊娠恶阻时也多用半夏，每多获效，母子均安。现代药理研究发现生半夏混悬液对小鼠有较高的母体毒性及胚胎毒性，而姜半夏混悬液无任何母体或胚胎毒性。生半夏粉与干姜、人参配伍后，对于小鼠的生殖毒性明显降低，有解毒的效果。由此可见，妊娠期虽然是妇女特殊的生理时期，临证用药要把握"有故无殒，亦无殒也"的原则。首先要做到分清缓急，辨证准确，这是准确治疗的前提，其次是综合研判，权衡利弊，有是故而用是药，重视药物配伍、炮制类型、剂型降低毒性，最后一定要做到"衰其太半而止"，用药不可长期过量。

2. 妊娠恶阻如何调护？妊娠恶阻危重症须终止妊娠的指征是什么？

本病发生与精神因素密切相关，患者应保持乐观的情绪，避免精神刺激。饮食宜清淡、易消化，少量多餐，忌肥甘厚味及辛辣之品，餐前可进食少量生姜汁。

妊娠恶阻有轻重之别。病情轻者，以中医辨证施治为主，注意治病与安胎并举；病情重者，则需中西医结合诊治；若病情严重危及孕妇生命，则须下胎益母。中华医学会妇产科学分会产科学组《妊娠剧吐的诊断及临床处理专家共识（2015）》指出本病终止妊娠指征为：①体温持续高于 38℃；②卧床休息时心率＞120 次/分；③持续黄疸或蛋白尿；④出现多发性神经炎及神经性体征；⑤有颅内出血或眼底出血经治疗不见好转者；⑥出现韦尼克（Wernicke）脑病。若妊娠恶阻出现以上情况，应考虑及时终止妊娠，不可贻误病情。

（陈林兴）

第二节　异位妊娠

异位妊娠是指受精卵在子宫体腔以外着床发育，俗称"宫外孕"。但二者含义不同，宫外孕是指子宫以外的妊娠，如输卵管妊娠、卵巢妊娠、腹腔妊娠、阔韧带妊娠等。异位妊娠是指受精卵在子宫正常体腔以外的妊娠，除上述妊娠部位外，还包括宫颈妊娠、子宫残角妊娠、子宫瘢痕妊娠等，较"宫外孕"的含义更广。

异位妊娠以输卵管妊娠最为常见，约占 95%以上。本节重点讲述输卵管妊娠。输卵管是子宫角向两侧延展的一对肌性管道，长 8～14cm，根据其组织结构和功能的不同分为四段：间质部、峡部、壶腹部、伞部。输卵管壁由三层构成：外层为浆膜层，中层为肌层，内层为黏膜层。根据输卵管妊娠的部位不同可分为间质部妊娠、峡部妊娠、壶腹部妊娠和伞部妊娠。输卵管妊娠的发生部位以壶腹部最多，其次是峡部，伞部及间质部妊娠相对较少。

输卵管妊娠（图 6-1）破裂或流产是妇科临床上最常见的急腹症之一，可造成急性腹腔内出血，发病急，病情重，处理不当可危及生命。随着诊断技术的进步，对部分输卵管妊娠患者能在早期做出诊断，为药物治疗提供了时机。

中医古籍中无此病名，根据临床表现，可将其归属于"妊娠腹痛"、"癥瘕"等范畴。

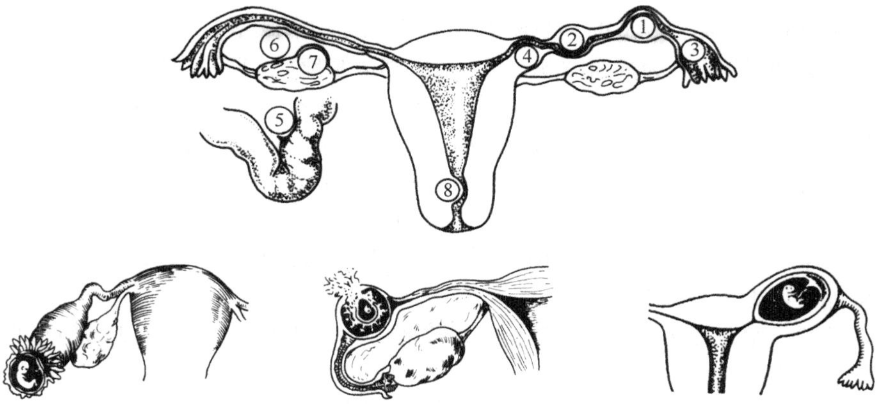

图 6-1 输卵管妊娠相关示意图

①输卵管壶腹部妊娠；②输卵管峡部妊娠；③输卵管伞部妊娠；④输卵管间质部妊娠；⑤腹腔妊娠；⑥阔韧带妊娠；⑦卵巢妊娠；⑧宫颈妊娠

一、病 因 病 机

（一）西医病因

（1）盆腔感染性疾病 导致的输卵管炎一直被认为是输卵管妊娠的主要病因。输卵管炎可分为黏膜炎和周围炎，黏膜炎致管腔皱褶粘连、管腔部分阻塞、纤毛定向摆动功能紊乱等，从而影响受精卵的运行；输卵管周围炎病变主要在输卵管浆膜层或浆肌层，造成输卵管周围粘连，使输卵管发生扭曲、僵直等，导致输卵管管腔狭窄、部分阻塞或蠕动异常，影响胚胎的运行。

（2）自身或外源性内分泌激素失衡 正常输卵管黏膜细胞的纤毛活动和平滑肌活动均依赖于雌激素和孕激素的适当刺激，当这两种激素的比例改变，可导致输卵管运动和输送功能失调，影响受精卵在输卵管中的输送。如应用大剂量雌激素后避孕失败者，其输卵管节律收缩过强，黏膜分泌物过多，亦可增加输卵管妊娠发生的概率。

（3）胚胎异常和受精卵游走 正常情况下，为保障宫内妊娠的成功建立，着床前的胚胎可产生和释放一些特定的生物活性物质以促进胚胎和子宫内膜之间的互相识别。若这些活性物质表达异常，传递了错误信号，则可能诱发胚胎错误识别而种植于输卵管内；或卵子在一侧输卵管受精，经宫腔进入对侧输卵管后种植；或卵子游走于腹腔内，被对侧输卵管捡拾受精而种植在对侧输卵管，最终导致输卵管妊娠的发生。

（4）输卵管手术、输卵管发育不良或功能异常 输卵管手术史、输卵管过长、肌层发育差、黏膜纤毛缺乏等，均可增加输卵管妊娠发生的概率。

（5）其他 避孕失败、辅助生殖技术的应用使输卵管妊娠的发生率增加。子宫肿物或卵巢肿物的压迫、盆腔子宫内膜异位病灶的累及，同样可影响输卵管的蠕动及管腔的通畅性，增加受精卵着床于输卵管的可能性。

（二）中医病因病机

输卵管妊娠的主要病机是冲任不畅，少腹血瘀。少腹宿有瘀滞，冲任不畅，孕卵运行受阻，不能到达子宫体腔；或先天肾气不足，后天脾气虚弱，孕卵运送无力，不能按时到达子宫体腔，在输卵管内种植生长而致本病发生。气滞血瘀及气虚血瘀是其基本病机，少腹血瘀实证是其病机本质。

输卵管妊娠在疾病的不同阶段，其主要证候表现不同，在未破损期（输卵管妊娠未发生破裂或流产）有胎元阻络和胎瘀阻滞；此时期孕卵阻滞胞络气血，留结成瘀，日久成癥。在已破损期（输卵管妊娠已发生破裂或流产）为气血亏脱、正虚血瘀和瘀结成癥，此时期脉络破损，血液离经妄行，血亏气脱而致厥脱，可危及生命。若血液离经，瘀阻少腹日久，亦可结而成癥。

（1）胎元阻络　素性抑郁，或忿怒过度，肝气不疏，血行不畅；或经期产后，余血未尽，房事不节，或感染邪毒，邪与余血相搏结，致瘀血阻滞冲任；或先天肾气不足，或气虚运送无力，致孕卵不能运达子宫体腔。此证发生于输卵管妊娠未破损期的早期。

（2）胎瘀阻滞　胎元停于子宫外，阻滞胞络气血，胎元继而自殒，与余血互结成瘀，但未破损。此证发生于输卵管妊娠未破损期的晚期。

（3）气血亏脱　胎元停于子宫外后渐长，致脉络破损，血液离经妄行，血亏气脱而致厥脱。此证发生于输卵管妊娠已破损期。

（4）正虚血瘀　胎元停于子宫外，损伤胞宫脉络，阴血外溢但量较少，气随血泄，胎元失养而自殒，离经之血积聚少腹成瘀。此证发生于输卵管妊娠已破损期。

（5）瘀结成癥　胎元停于子宫外，自殒日久，离经之血与胎物互结成瘀，久积少腹成癥。此证发生于输卵管妊娠已破损期的晚期。

二、诊断及鉴别诊断

（一）诊断

（1）病史　患者既往可有盆腔炎性疾病、不孕症、异位妊娠或者盆腔手术等病史。

（2）症状　输卵管妊娠未破损时，可无明显不适，或有停经，或有一侧下腹隐痛。若发生输卵管妊娠破损，则可出现较剧烈的下腹痛、晕厥与休克等。

1）停经史：多有停经史，也有少数患者无明显停经史。

2）下腹痛：输卵管妊娠未破损时，可仅有一侧下腹隐痛。当输卵管妊娠破损时，可突发一侧下腹部撕裂样或刀割样剧烈疼痛，腹痛可波及全腹，甚至引起肩胛区放射性疼痛或胸部疼痛，常伴肛门坠胀感。

3）阴道不规则流血：多见于停经后有阴道流血，量少，呈持续性或间歇性。个别患者可量多如月经量。

4）晕厥与休克：输卵管妊娠破损时，急性大量腹腔内出血及剧烈腹痛，可出现晕厥和休克。晕厥和休克程度与腹腔内出血量及出血速度有关，而与阴道流血量不成正比。

5）腹部包块：输卵管妊娠时可形成妊娠包块。当输卵管妊娠破损时，由于血液凝固并与周围组织或器官发生粘连也可形成包块。

（3）体征

1）一般情况：输卵管妊娠未破损时，多无明显体征。输卵管妊娠破损后，腹腔内出血较多时，出现面色苍白，脉快而细弱，血压下降等。

2）腹部检查：下腹部有明显压痛及反跳痛，以患侧为甚，但腹肌紧张不明显；叩诊可有移动性浊音；可扪及较大或位置较高的陈旧性异位妊娠包块。

3）妇科检查：阴道内常有来自宫腔的少许血液。输卵管未破损时可有宫颈举摆痛；子宫略增大，质稍软，或小于停经月份；一侧附件区可有轻压痛，或可扪及质软有压痛的包块。若输卵管妊娠破损后，可有阴道后穹隆饱满，宫颈举摆痛明显；内出血多时，子宫有漂浮感；一侧附件区或可触及质软肿块，边界不清，触痛明显。陈旧性异位妊娠时，可在子宫旁或直肠子宫陷凹处触到半实质性包块，边界清楚，且不易与子宫分开。

（4）辅助检查

1）血 β-hCG 测定：输卵管妊娠时，受精卵着床在子宫外，滋养细胞发育不良，故输卵管妊娠

时 β-hCG 常低于同期的正常宫内妊娠水平。动态监测，其上升幅度也常小于同期的正常宫内妊娠。输卵管妊娠时 β-hCG 倍增幅度在 48 小时内常不足 60%。

2）血清孕酮（P）：在孕早期，孕酮主要由滋养层分泌的 hCG 刺激妊娠黄体产生。输卵管妊娠时，滋养层发育欠佳，黄体功能不良，故血 P 值较低。

3）超声检查：是诊断输卵管妊娠的主要方法之一。输卵管妊娠的典型声像图为：①子宫内不见妊娠囊，内膜增厚；②宫旁一侧见边界不清，回声不均的混合性包块，有时宫旁包块内可见妊娠囊、胚芽及原始心管搏动，是输卵管妊娠的直接证据；③直肠子宫陷凹处或有积液。

B 超与 β-hCG 检测结合，是输卵管妊娠早期诊断的重要手段。宫内妊娠，当 β-hCG 达 2000U/L 时，经阴道超声能检测到宫内妊娠囊；若 β-hCG＞2000U/L，子宫内未见妊娠囊，附件区见包块，应考虑输卵管妊娠可能。

4）诊断性刮宫：不作为常规的检查方法。目的在于排除宫内妊娠。将刮出的宫内组织物送病理检查，如见到绒毛，则为宫内妊娠。如仅见蜕膜样组织但未见绒毛，则有助于诊断输卵管妊娠。刮宫术后 12～24 小时血 β-hCG 继续增长或下降小于 15%，亦倾向于诊断输卵管妊娠。临床上也有宫内宫外同时妊娠的情况。

5）阴道后穹隆穿刺或腹腔穿刺：输卵管妊娠破损后血液流入腹腔，刺激腹膜产生纤溶酶原活化物，使血中的纤溶酶原转化为纤溶酶，部分内出血不再凝固。故腹腔内出血时，可经阴道后穹隆穿刺抽出暗红色不凝固血液；若内出血较多时，可经腹腔穿刺抽出暗红色不凝固血液。

6）腹腔镜检查或剖腹探查：腹腔镜检查可用于输卵管妊娠的诊断，但在超声和 β-hCG 等辅助检查日渐完备的前提下，腹腔镜更多的是用于治疗。输卵管妊娠未破损时，可见患侧输卵管局部肿胀增粗，表面呈紫蓝色。输卵管妊娠破裂时，患侧输卵管管壁见破裂口，破口处见活动性出血；输卵管妊娠流产时，患侧输卵管伞端或有血块附着，或有活动性出血。

（二）鉴别诊断

1. 未破损期输卵管妊娠应与胎动不安相鉴别

二者均可有停经史，出现阴道不规则流血及下腹痛，血 β-hCG 阳性。B 超检查宫内可见妊娠囊则为胎动不安，B 超提示宫内未见妊娠囊，一侧附件区见包块多为异位妊娠。

2. 已破损期输卵管妊娠应与宫内妊娠流产、急性输卵管炎、急性阑尾炎、卵巢囊肿蒂扭转、黄体破裂相鉴别

输卵管妊娠破裂患者有停经史，妊娠试验阳性；突发下腹一侧撕裂样剧痛，向全腹扩散，甚或可有休克表现；阴道流血量少色暗；妇科检查见宫颈举痛明显，患侧可触及不规则包块，阴道后穹隆穿刺可抽出不凝固血液；体温正常或稍高；血常规检查白细胞正常或稍高，血红蛋白下降；超声提示一侧附件低回声区，宫内未见妊娠囊。

（1）宫内妊娠流产 有停经史，妊娠试验阳性；下腹中央阵发性疼痛，阴道先少量流血后增多，有小血块或蜕膜绒毛组织排出；妇科检查可见宫口稍开，子宫增大变软；超声提示宫内可见妊娠囊及胚芽。

（2）急性输卵管炎 无停经史，妊娠试验阴性；下腹持续性疼痛，多无异常阴道流血；妇科检查见附件区压痛明显，或可触及边界不清囊性肿块，阴道后穹隆穿刺可抽出渗出液或脓液；体温升高；实验室检查白细胞、血沉、C 反应蛋白升高；超声提示附件低回声区。

（3）急性阑尾炎 无停经史、妊娠试验阴性；持续性腹痛，从上腹部转移至右下腹，麦氏点压痛；无阴道异常流血及休克；妇科检查未触及肿块，直肠指检示高位压痛；体温升高；实验室检查示白细胞增高；超声提示子宫附件区无异常回声。

（4）卵巢囊肿蒂扭转 无停经史，妊娠试验阴性；下腹一侧突发性疼痛；无阴道流血及休克；妇科检查一侧附件区可触及囊实性包块，边缘清晰，蒂部触痛明显；体温稍高；实验室检查示白细胞稍高；超声提示一侧附件见不均质低回声区，边缘清晰。

（5）黄体破裂 多无停经史，妊娠试验阴性；下腹一侧突发性疼痛多发生在黄体期，无阴道流血史；下腹部压痛、反跳痛，阴道后穹隆穿刺可抽出不凝固血液；体温稍高；实验室检查示白细胞正常或稍高，血红蛋白下降；超声提示盆腔积液、腹水。

三、治 疗

（一）急症识别与急症处理

1. 急症识别

输卵管妊娠破裂可致腹腔内急性出血，属危、急、重症，其典型症状表现为突发下腹剧痛，伴肛门坠胀感，面色苍白，四肢厥冷，或冷汗淋漓，血压下降或不稳定，有时烦躁不安，甚或晕厥，脉微欲绝或细数无力，并有相应的腹部及妇科检查体征，须立即进行抢救。

2. 急症处理

（1）一般处理 患者平卧，观察血压、脉搏、呼吸、体温、神志，急查血气分析、血型、交叉配血等，或作好回收自体血准备。

（2）开放静脉补液通路 立即给予吸氧、输液。若出现失血性休克应开放两条静脉通路，迅速补充血容量。可用参附注射液静脉滴注益气固脱，必要时输血治疗。

（3）手术治疗 如血压下降、腹腔内出血较多者，应立即手术治疗。

（二）分期辨证与辨证论治

1. 分期辨证

本病论治时首要分期，根据腹痛程度、血压、有无晕厥、休克等临床表现，以及B超检查等辨别输卵管妊娠有无破损，分为未破损期和已破损期。再行辨证，辨证时要根据全身症状、舌脉辨别气血虚实与气血亏脱的程度，再参考β-hCG、P的升降判断异位胎元之存殒。未破损期多属于气血阻滞、瘀血内停少腹的实证；已破损期多属于正虚血瘀的虚实夹杂证，或气血两亏的虚证。

2. 辨证论治

本病的治疗以化瘀消癥杀胚为法，并应随着病程发展，动态观察，根据病情变化，及时采取恰当的中医治疗或中西医结合治疗或手术治疗等措施。药物治疗必须要在有输血、输液及手术准备的条件保障下才能进行。

（1）未破损期

1）胎元阻络证

［证候］ 停经，或有不规则阴道流血，或伴下腹隐痛，检查一侧附件区或有包块，β-hCG阳性，但未发生破裂或流产。舌质暗苔薄，脉弦滑。

［治法］ 化瘀消癥，杀胚止痛。

［方药］ 宫外孕Ⅰ号方（山西中医学院第一附属医院经验方）。

丹参　赤芍　桃仁

方中丹参、赤芍化瘀，桃仁消癥，共奏化瘀消癥之效。

可酌加蜈蚣（去头足）、紫草、天花粉、三七加强化瘀消癥杀胚之功。

血β-HCG值较高者，可配合西药甲氨蝶呤（MTX）杀胚治疗。

2）胎瘀阻滞证

［证候］ 停经，或有不规则阴道流血，或有小腹坠胀不适，检查或有一侧附件区局限性包块，可有轻压痛；β-hCG曾经阳性现转为阴性；舌质暗苔薄，脉弦细涩。

［治法］ 化瘀消癥，活血散结。

［方药］ 宫外孕Ⅱ号方（山西中医学院第一附属医院经验方）。

丹参 赤芍 桃仁 三棱 莪术

方中丹参、赤芍、桃仁化瘀消癥，三棱、莪术消癥散结，共奏化瘀消癥散结之效。

可酌加三七、水蛭、九香虫以化瘀消癥。兼神疲乏力，心悸气短者，加黄芪、党参以益气。兼见腹胀者，加枳壳、川楝子以理气行滞。

（2）已破损期

1）气血亏脱证

［证候］ 停经，不规则阴道流血，突发下腹剧痛，面色苍白，冷汗淋漓，四肢厥冷，烦躁不安，甚或昏厥，血压明显下降；β-hCG 阳性，B 超提示有盆腔积液、腹水，阴道后穹隆穿刺或腹腔穿刺抽出不凝血；舌淡苔白，脉细微。

此证因输卵管妊娠破裂引起大量腹腔内出血，首先应及时手术止血治疗。术后再辅助中药治疗。

［治法］ 益气养血，活血化瘀。

［方药］ 八珍汤（《正体类要》）合血府逐瘀汤（《医林改错》）加减。

党参 白术 茯苓 熟地黄 白芍 当归 川芎 陈皮 桃仁 柴胡 川牛膝 枳壳 炙甘草

八珍汤具有益气补血之功效，主治气血两虚证；血府逐瘀汤具有活血化瘀、行气止痛之功效；两方合用，使得邪去不伤正，以达益气养血固脱之效。

2）正虚血瘀证

［证候］ 输卵管妊娠发生破损不久，腹痛拒按，不规则阴道流血，β-hCG 阳性，检查盆腔一侧有混合性包块；头晕神疲，但生命体征平稳；舌质暗，脉细弦。

［治法］ 扶正化瘀，消癥杀胚。

［方药］ 宫外孕Ⅰ号方加党参、黄芪、熟地黄、蜈蚣（去头足）、紫草、天花粉。

宫外孕Ⅰ号方化瘀消癥，加党参、黄芪、熟地黄以益气养血，蜈蚣（去头足）、紫草、天花粉以化瘀消癥杀胚，诸药合用攻补兼收。

3）瘀结成癥证

［证候］ 输卵管妊娠发生破损已久，腹痛减轻或消失，小腹坠胀不适，β-hCG 曾经阳性现转为阴性，检查盆腔一侧有局限的混合性包块；舌质暗，脉弦细涩。

［治法］ 消癥化瘀，活血散结。

［方药］ 宫外孕Ⅱ号方加乳香、没药、三七、水蛭、九香虫以化瘀消癥、理气止痛。

宫外孕Ⅱ号方合三七、水蛭化瘀消癥散结，加乳香、没药、九香虫以行气止痛。

若气短乏力、神疲纳呆，加黄芪、党参、神曲以益气扶正，健脾助运。若腹胀甚者，加枳壳、川楝子以理气行滞。

3. 中成药治疗

（1）血府逐瘀颗粒 适用于输卵管妊娠（除已破损期的气血亏脱证外）各证型。

（2）散结镇痛胶囊 适用于输卵管妊娠（除已破损期的气血亏脱证外）各证型。

（3）丹参注射液 适用于输卵管妊娠（除已破损期的气血亏脱证外）各证型。

4. 外治法

（1）中药外敷 侧柏叶 20g，黄柏 20g，大黄 15g，薄荷 10g，泽兰 15g 研成细末，蜂蜜调膏，纱布固定，外敷患侧下腹部，每天 1 次，每次 4～6 小时。

（2）中药保留灌肠（待 β-hcg 转阴后使用） 毛冬青 30g，大黄 20g，败酱草 30g，金银花藤 30g，浓煎至 100～150ml，保留灌肠。

（三）中西医结合治疗

根据确定的输卵管妊娠分期和辨证，结合输卵管妊娠病情影响因子评分，制定输卵管妊娠的中西医治疗方案（表6-1）。该方案经大量的临床研究验证，取得较好的临床疗效。

表6-1 输卵管妊娠中西医结合治疗方案总表

未破损期	胎元阻络证	评分≤8分：①β-hCG＜1000U/L，输卵管妊娠包块直径≤3cm时，选择中医药治疗 ②β-hCG在≥1000～＜8000U/L范围内，输卵管妊娠包块直径＞3～≤5cm时，选择中西药物结合治疗 ③见原始心管搏动，或β-hCG≥8000U/L时，选择手术治疗，术后中西医快速康复治疗
		评分9～10分：①选择中西药物结合治疗 ②见原始心管搏动时，选择手术治疗，术后中西医快速康复治疗
		评分≥11分：选择手术治疗，术后中西医快速康复治疗
	胎瘀阻滞证	无论评分多少：选择中医药治疗
已破损期	气血亏脱证	无论评分多少：都应及时手术治疗，术后中西医快速康复治疗
	正虚血瘀证	评分≤9分：①β-hCG＜1000U/L时，选择中医药治疗 ②β-hCG在≥1000～＜8000U/L的范围内时，选择中西药物结合治疗
		见原始心管搏动时或β-hCG≥8000U/L时，无论评分多少，都应及时手术治疗，术后中西医快速康复治疗
	瘀结成癥证	评分≤10分：选择中医药治疗
		评分≥11分：选择手术治疗，术后中西医快速康复治疗

治疗前应与患者充分沟通，若用药物治疗时，需签署《药物治疗知情同意书》和《超说明书用药知情同意书》；若用化疗药物甲氨蝶呤（MTX）治疗时，还要再签署《化疗药物治疗知情同意书》。选择手术治疗时，需签署《手术治疗同意书》。在应用该方案治疗过程中，应进行动态观察和动态评分，当评分有变化时，需相应调整，选择恰当的治疗方案。

（1）中医药治疗方案 详见本节“治疗中的中医治疗”部分。

（2）中西药物结合治疗方案

1）中医药治疗同上。

2）西药治疗：可选择MTX单剂量、双剂量和多剂量方案进行治疗，具体选择何种治疗方案，需以血β-hCG的水平作为参考并让患者知情同意。MTX单剂量与双剂量、多剂量相比，治疗成功率和发生不良反应的风险降低，但破裂转手术治疗风险增加，治疗后随访时间更长。单剂量方案更适用于初始血β-hCG值低或血β-hCG水平稳定的患者，双剂量方案应被视为单剂量方案的替代方案，特别是在初始血β-hCG水平高的患者中；当血β-hCG水平≥5000U/L时，多剂量MTX可能更合适。

MTX用药方案如下。

单剂量方案：第1天肌内注射MTX $50mg/m^2$。

双剂量方案：第1天肌内注射MTX $50mg/m^2$，第4天肌内注射第2剂MTX $50mg/m^2$。

多剂量方案：第1、3、5、7天肌内注射MTX 1mg/kg，第2、4、6、8天注射四氢叶酸0.1mg/kg。

（3）手术治疗方案 可选择腹腔镜手术或开腹手术，根据术中探查情况，分别施行患侧输卵管切除术或保守性手术。

附 输卵管妊娠诊治流程

在临床具体治疗过程中，应根据输卵管妊娠的分期、辨证、输卵管妊娠病情影响因子评分、患者意愿、既往的生育情况等综合考虑，选择最佳的治疗方案。详见治疗流程图（图6-2）。

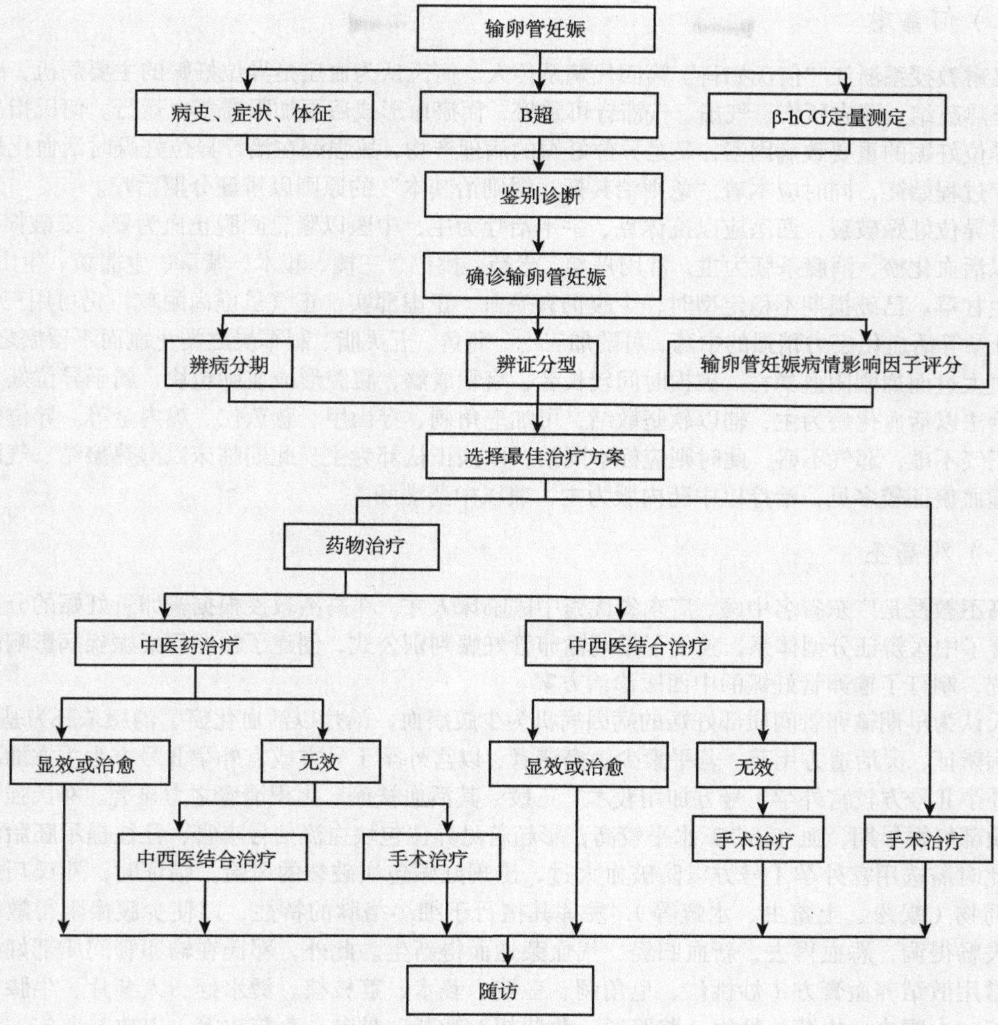

图 6-2 输卵管妊娠诊治流程图

四、名家学术思想

（一）李翰卿

李翰卿先生（1892～1972 年）是著名伤寒病学家，被誉为山西四大名医之首。在新中国成立初期党和国家提出中西医结合后，作为学术带头人的李老率先与山西医学院教授于载畿合作，研究中西医结合非手术疗法治疗宫外孕。李老认定西医的宫外孕，属于中医学“少腹血瘀”证的范畴，应以活血祛瘀为治则，遣方用药以活络效灵丹为主方辨证加减。经过研究，李老创立了宫外孕Ⅰ号方（丹参、赤芍各 15g，桃仁 9g）和宫外孕Ⅱ号方（丹参、赤芍各 15g，桃仁 9g，三棱、莪术各 3～6g）用于治疗不同阶段的宫外孕。

1970 年初冬，在首届全国中西医结合卫生工作会议上，“中西医结合非手术疗法治疗宫外孕”成果公开发表。该项研究开创了中西医结合治疗急腹症之先河，改写了宫外孕必须手术治疗的历史，其成果被先后评为“全国十大医学科研成果”、“卫生部级科研发明奖”及“全国科学大会重大贡献一等奖”。此后，宫外孕Ⅰ号方、Ⅱ号方被载入各种医药学辞典及教科书中。

（二）何嘉琳

何嘉琳教授系浙江“何氏妇科”第四代嫡系传人。何氏认为血瘀是异位妊娠的主要病机，感染邪毒、湿热蕴结、情志所伤、气虚、气滞皆可致瘀，而瘀血形成后更加阻滞气血运行。何氏指出瘀血既是异位妊娠的重要致病因素，又是异位妊娠的病理产物，故强调在治疗异位妊娠时活血化瘀应贯穿治疗过程始终，同时应本着“急则治其标，缓则治其本”的原则以辨证分期治疗。

针对异位妊娠破裂，西医应以抗休克、手术治疗为主，中医以紧急固脱止血为要。未破损期，治疗应以活血化瘀、消癥杀胚为主，常用丹参、赤芍、桃仁、三棱、莪术、紫草、生蒲黄、生山楂、水蛭、生甘草。已破损期不稳定型时，少腹仍有瘀血，正虚邪实，正气虽虚尚耐攻，仍可用三棱、莪术、丹参等活血化瘀力稍强的中药，可酌加三七、蒲黄、五灵脂、制军炭之类止血而不留瘀之品，以防活血太过而加剧阴血暴亡。破损时间较长者，瘀积成癥，腹腔形成血肿包块，属于异位妊娠包块期，治法以活血化瘀为主，辅以软坚散结，可加皂角刺、穿山甲、薏苡仁、鸡内金等。异位妊娠后期，正气不虚，邪气不盛，此时则应标本同治，以扶正祛邪为主。此期临床以湿热瘀结、气滞血瘀、气虚血瘀证较多见，治疗以中药内服为主，兼以中药灌肠。

（三）邓高丕

邓高丕教授是广东省名中医、广东省优秀中医临床人才。邓高丕教授根据输卵管妊娠的分期特点，完善了中医辨证分型体系，独创了早期输卵管妊娠判别公式，创建了输卵管妊娠疾病影响因素评分系统，制订了输卵管妊娠的中西医诊治方案。

邓氏认为早期输卵管间质部妊娠的病因病机为少腹瘀血，治疗以活血化瘀、消癥杀胚为基础，注重辨病辨证，灵活遣方用药。若平素少腹瘀滞者，以宫外孕Ⅰ号方或宫外孕Ⅱ号方为主方加减治疗。宫外孕Ⅱ号方较宫外孕Ⅰ号方加用莪术、三棱，其活血祛瘀、化积消癥之力显著。邓氏强调输卵管间质部妊娠早期，血 β-hCG 水平较高，彩超若见异位包块血流信号丰富，往往提示胚胎活性较强，此时需选用宫外孕Ⅰ号方以防破血太过，出现妊娠包块破裂的风险。临证时，邓氏巧妙使用虫类药物（蜈蚣、土鳖虫、水蛭等），发挥其擅行于细小络脉的特性，以使少腹瘀阻得散，脉络气血失畅得调，恶血得去，新血归经，气血荣通而得新生。此外，邓氏在输卵管间质部妊娠的治疗中常用散结养血膏方（炒桃仁、皂角刺、三棱、莪术、荔枝核、烫水蛭、人参片、牛膝、木香、茯苓、大腹皮、山药、牡蛎、路路通、北柴胡、续断、丹参、蒸陈皮等）以攻补兼施，消癥散结，补益气血。

何嘉琳医案

徐某，女，29 岁。初诊日期：2016 年 1 月 25 日。停经 42 天，阴道不规则出血伴小腹隐痛 5 天。末次月经：2015 年 12 月 15 日，量中，色红。5 天前患者无明显诱因阴道少量出血，色暗红，伴小腹隐痛。2016 年 1 月 19 日查血 β-hCG 306U/L，2016 年 1 月 20 日复查血 β-hCG 423U/L，2016 年 1 月 23 日 B 超提示子宫内膜单层 0.28cm，右侧卵巢旁不均质回声 13mm×8mm×7mm，直肠子宫陷凹积液约 1cm。生育史：0-0-1-0（2007 年因计划外受孕人流 1 次）。妇科检查：宫颈举痛，宫体稍大、质软，前位，轻压痛，右侧附件轻压痛。经阴道后穹隆穿刺抽出 5ml 暗红色不凝固血液。诊断：异位妊娠。治法：活血化瘀，消癥杀胚。处方如下：丹参 30g，赤芍 15g，桃仁 10g，水蛭 6g，生山楂 15g，生蒲黄 15g，三棱、莪术各 10g，紫草 30g，生甘草 5g（共 5 剂，水煎服，日 1 剂）。

二诊（2016 年 2 月 26 日）：患者 2016 年 2 月 23 日查血 β-hCG 82U/L，阴道出血量中，色暗红，伴小血块，无腹痛。复查 B 超提示内膜单层 0.53cm，右侧卵巢旁不均质回声 31mm×23mm×18mm。治以活血止血，祛瘀消癥。处方如下：丹参 30g，赤芍 15g，桃仁 10g，水蛭 6g，生山楂 15g，生蒲黄 30g，三棱、莪术各 10g，紫草 50g，生甘草 5g，失笑散 1 包（共 5 剂，水煎服，日 1 剂）。

三诊（2016 年 3 月 8 日）：患者诉 2016 年 2 月 23 日阴道出血，7 天净，腰酸，大便秘结，舌红，苔黄腻，脉细滑。复查血β-hCG 5U/L，B超提示内膜双层0.7cm，双附件未及明显包块。治以活血祛瘀，清热利湿。处方如下：丹参、赤芍各15g，桃仁6g，三棱、莪术各10g，红藤、败酱草各30g，蚤休9g，白花蛇舌草30g，茯苓12g，泽泻10g，当归12g，川芎10g，枳壳15g，生甘草3g（共7剂，水煎服，日1剂）；并配合何氏妇外Ⅳ号100ml保留灌肠（日1次）。

按 患者初诊时属异位妊娠未破损期，二诊时属已破损期。不论所处何期，少腹血瘀都为主要病机，因此活血化瘀始终贯穿整个治疗过程。依据患者所处的病期、正邪主次，未破损期以活血化瘀杀胚为主。破损期瘀血内阻，新血不得归经，则导致出血，故不宜一味活血化瘀，应辅以和血止血化瘀之药。《本草纲目》曰："五灵脂，足厥阴肝经药也，入血分，此药能治血病，散血和血止诸痛。"五灵脂合炒蒲黄组成失笑散以化瘀止血，以防其他活血药物导致出血增多。三诊时患者β-hCG已降至正常水平，双附件区未触及包块，此期则以扶正祛邪为主。患者舌脉属湿热瘀结，故予中药口服及灌肠活血化瘀，清利下焦湿热。

（黄芸. 2017. 何嘉琳治疗异位妊娠临床经验[J]. 浙江中西医结合杂志，27（11）：917-918+935.）

邓高丕医案

蔡某，女，31岁，初诊日期：2018年9月30日。停经52天，阴道不规则流血22天。患者平素月经规律，经期4天，周期28天，末次月经时间为2018年8月9日。2017年曾2次生化妊娠（亚临床流产），并于外院行宫腔镜手术2次。患者于2018年9月8日无明显诱因出现阴道流血，量少，色暗。9月14日查血β-hCG为414.9U/L。后多次于外院及我院复查血β-hCG，提示缓慢增高。2018年9月28日复查血β-hCG为721U/L；子宫附件彩超结果提示宫内未见孕囊，内膜厚4mm，双附件区暂未见包块。现症见阴道少量流血，色暗，偶有下腹部隐痛，无肛门坠胀感，纳眠可，二便调。舌淡暗，尖有瘀点，苔白，脉沉。西医诊断：异位妊娠；中医诊断：异位妊娠（未破损期），辨证为"胎元阻络型"，治以"活血化瘀，杀胚止痛"为法。处方如下：燀桃仁20g，丹参20g，赤芍15g，黄芪10g，白术15g，天花粉20g，蜈蚣2条，白芍15g，紫草15g，三七片10g，炙甘草10g。共10剂，每日1剂，水煎至200ml，饭后温服（下同）。

二诊（2018年10月11日）：患者诉服药后阴道流血颜色转鲜红，量少，无血块，偶有腹部隐痛，口干咽燥，大便偏干，纳眠可，舌淡暗，尖有瘀点，苔薄白，脉沉细。10月5日复查子宫附件彩超，结果提示宫内未见明显孕囊，内膜厚5mm，左侧卵巢内侧有可疑低回声团（24mm×16mm），未排除异位妊娠可能，盆腔少量积液，最大深径14mm。10月11日查血β-hCG为553.3U/L。在原方基础上加用烫水蛭10g增强化瘀之力，酌加北沙参15g，麦冬15g以养阴润燥，处方7剂。

三诊（2018年10月17日）：阴道流血量稍增多，色鲜红，无血块，无明显腹痛，纳眠可，二便调，舌淡暗，尖有瘀点，边有齿痕，苔白厚，脉滑。10月15日血β-hCG为388.6U/L。子宫附件彩超结果示宫内未见明显孕囊，内膜厚3mm，左侧卵巢旁稍高回声团（17mm×16mm），异位妊娠包块可能性大，盆腔少量积液（范围约41mm×9mm）。患者口干及大便干症状已消失，以二诊方去北沙参、麦冬，加山药20g，薏苡仁15g以健脾渗湿，再服7剂。并嘱其监测血β-hCG的变化情况。

四诊（2018年10月23日）：患者自诉服药至今阴道流血量稍多，每日约更换日用卫生巾4片，湿透1/2，色鲜红，有血块，无腹痛，无肛门坠胀感，偶有腰酸，夜间汗多，舌淡暗，边有齿痕，苔白厚，脉沉。10月22日血β-hCG为140.2U/L。考虑患者服药已久，恐伤其阴，故以初诊方合沙参麦冬汤加减，去黄芪之燥，加五指毛桃、党参补气健脾，糯稻根养阴止汗，处方5剂。

五诊（2018年10月28日）：患者阴道点滴出血，色暗红，无腹痛腰酸，纳眠可，二便调。舌淡暗，苔薄白，脉沉。10月27日复查血β-hCG为17.49U/L。子宫附件彩超：宫内未见明显孕囊，内膜厚3.6mm。左侧附件区稍高回声团块（大小约12mm×8mm），符合异位妊娠治疗后改变，盆腔未见明显积液。予院内制剂化瘀消癥颗粒3盒口服。此后患者自行复查血β-hCG，随访得知其血β-hCG已转阴，2018年12月3日月经来潮。

按 患者初诊见下腹隐痛，阴道少量流血，血β-hCG低值且增幅缓慢，停经时间与B超图像不相符，高度提示异位妊娠可能。患者既往有不良妊娠史及宫腔操作史，堕胎致肾气损伤，无力运血；金刃损伤冲任、胞脉、胞络，离经之血内溢于少腹，终致冲任不畅，少腹血瘀。瘀血内阻，血不循经，血行不畅，故阴道不规则流血，量少，色暗；瘀阻冲任，气机阻滞，故下腹隐隐作痛；舌暗，尖有瘀点，脉沉，均为少腹血瘀之兆。治宜化瘀杀胚为主，兼以消癥。方用自拟化瘀消癥杀胚复方，使异位的胎元自殒，瘀血化而新血生。二诊加强化瘀之力，加入烫水蛭以破血逐瘀，加北沙参、麦冬以养阴润燥。三诊患者血 β-hCG 下降明显，子宫附件彩超提示附件包块较前缩小，结合舌脉，以防方药攻伐力强而伤脾胃，故加山药、薏苡仁以健脾渗湿。四诊患者阴道流血量明显增多，为杀胚治疗后激素水平下降出现的撤药性出血。此时因患者已初现阴伤之兆，故以初诊方合沙参麦冬汤加减，并去黄芪之燥，加五指毛桃、党参补气健脾，糯稻根养阴止汗。五诊后患者血 β-hCG 值已接近转阴，包块明显缩小，辅以院内制剂“化瘀消癥颗粒”，终收全效。

（邱嫔，李安，吴晓贞，等. 2021. 邓高丕辨治早期输卵管妊娠经验[J]. 广州中医药大学学报，38（3）：603-606.）

五、思考与启发

输卵管妊娠临证时应注意什么？

输卵管妊娠若发生破裂出血时将会发展为妇科急危重症，临证之时应注重疾病的早期识别。若患者出现停经、尿/血 β-hCG 阳性，妇科 B 超子宫内未见妊娠囊时应动态监测血 β-hCG 水平及复查妇科 B 超。诊疗时综合患者病史、症状、体征、辅助检查结果进行病情判断与治疗方案制订。

一旦患者确诊为输卵管妊娠，急危重症者行手术治疗。输卵管妊娠若盆腔 B 超提示附件区包块内可见原始心管搏动，虽暂无腹腔内出血，也应手术治疗。非急危重症者方能药物保守治疗。药物保守治疗时首辨疾病分期，再辨中医证型，把握其少腹血瘀实证的病机本质，掌握气血的辨证关系分型论治，亦可内外合治。《血证论》言：“运血者，即是气。”治疗时可行气活血化瘀、益气活血化瘀，应注重不同时期化瘀药物与调气药物的配比，以防攻伐过度损伤正气，亡伤阴血。治疗期间应监测血 β-hCG 及 B 超，结合患者停经时间、腹痛症状等情况，予以动态评估，适时调整中医药治疗，或中西医结合药物治疗，或手术治疗的方案。由于重复输卵管妊娠发生率约为 12%，因此，有生育要求的患者再次受孕前应行输卵管通畅度检查。

（郜　洁）

第三节　胎漏、胎动不安、滑胎

妊娠期间出现阴道少量流血，时下时止，或淋漓不断，而无腰酸腹痛小腹下坠者，称为“胎漏”，亦称“胞漏”或“漏胎”等。妊娠期间出现腰酸腹痛或小腹下坠，或伴有少量阴道流血者，称为“胎动不安”。胎漏、胎动不安经及时有效的治疗，多可以继续妊娠。但治疗不当或胎元不健者，则可进一步发展为堕胎、小产。若胎元自然殒堕连续发生 3 次或以上者，称为“滑胎”，亦称“数堕胎”。

胎漏、胎动不安相当于西医学之“先兆流产”，滑胎相当于西医学之“习惯性流产”。近年来国内外部分学者主张，将连续自然流产 2 次或以上者称为“复发性流产”，以强调流产的连续性及重视流产的再发风险。

早在汉代《金匮要略·妇人妊娠病脉证并治》中便有记载因“癥痼”而致胎漏。隋代《诸病源候论·妊娠胎动候·妊娠漏胞候》分列病源，讨论了“劳役气力”、“触冒冷热”、“饮食不适”、“居处失宜”等病因，指出“轻者止转动不安，重者便致伤堕”，已认识到胎动不安可发展为堕胎，提出“其母有疾以动胎，治母则胎安；若其胎有不牢固致动以病母者，治胎则母瘥”的论治原则。

唐代《备急千金要方》附录有北齐徐之才“逐月养胎说”及保胎方药二十余首。宋代《妇人大全良方·妊娠门》有“胎动不安”、“妊娠胎漏下血”等方论，进一步归纳、阐述了外感、饮食起居、跌仆击触、七情失宜、脾气虚弱等病因。金元时期《丹溪心法·产前九十一》立“黄芩、白术乃安胎圣药”之说。明代，妇产科有了较大发展，如李梴《医学入门·妇人门》提出“若冲任不充，偶然受孕，气血不足荣养其胎，宜预服八珍汤补养气血以防之，免其坠堕”的预防性措施。《景岳全书·妇人规》强调辨证论治安胎，指出小产堕胎“下次之堕必如期复然”的堕胎规律，倡导“凡治堕胎者，必当察此养胎之源，而预培其损”的预防性治疗措施。清代《傅青主女科》广泛论述安胎七法，王清任重视祛瘀安胎，《叶氏女科证治·安胎上·滑胎》载：“有屡孕屡堕者……名滑胎”，又名“数堕胎”，提出“保胎以绝欲为第一要策”。民国张锡纯创制的寿胎丸，成为当代安胎首选方剂。

滑 胎

一、病 因 病 机

主要病机是冲任损伤，胎元不固，或胎元不健，不能成形，故而屡孕屡堕。

（1）肾虚 父母先天禀赋不足，精气亏虚，两精虽能相合，致胎不成实；或因孕后房事不节伤肾，以致肾气亏虚，冲任不固，系胎无力，而致滑胎；或大病久病伤肾，肾精匮乏，胎失濡养，而致滑胎。

（2）气血虚弱 素体脾胃虚弱，气血不足；或饮食、劳倦伤脾，气血化源不足；或大病久病，耗气伤血，致气血两虚，冲任失养，故使屡孕屡堕而为滑胎。

（3）血瘀 母体胞宫原有癥瘕，瘀滞于内，冲任损伤，气血不调，且瘀滞日久伤肾，胎元失养不固，遂致滑胎。

二、诊 断

（1）病史 堕胎或小产连续发生 3 次或 3 次以上者，且多数发生在同一个妊娠月。应注意其连续性、自然性和应期而下的发病特点；注意是否合并全身性疾病，如高血压、慢性肝肾疾病、血栓性疾病等。

（2）症状 孕前多有腰酸乏力的症状。孕后可无明显症状，或有腰酸腹痛，或阴道有少量流血等胎漏、胎动不安的症状。子宫颈内口松弛的中晚期流产者，多无自觉症状，突然阵发腹痛，胎儿随之排出。

（3）体征 检查全身情况，测血压；妇科检查可见宫颈过短、陈旧性宫颈裂伤；子宫增大、有包块、压痛；双侧附件区增厚、包块、压痛。

（4）辅助检查

1）影像学检查：妇科超声、磁共振成像、子宫输卵管造影可以明确有无子宫发育异常或生殖器官器质性病变。

2）宫腹腔镜联合检查：可以明确有无宫腔粘连、子宫肌瘤尤其是黏膜下肌瘤、纵隔子宫、子宫内膜息肉、盆腔包块等。

3）绒毛染色体检查：可以明确病因，排除胎元因素导致的滑胎。

4）其他：血常规，凝血，生化，血型，甲状腺功能，血栓前状态检查，免疫功能检查，性激素，优生五项，夫妻双方的染色体核型分析，白带生殖道衣原体、支原体检查，丈夫精液检查等。

三、辨证论治

本病主要以滑胎者伴随的全身症状、舌脉象为其辨证要点，根据相关检查，排除男方因素或女方非药物所能奏效的因素，针对病因辨证论治。

治疗以“预防为主，防治结合”。孕前需检查相关流产原因，治疗以补肾健脾、益气养血、调理冲任为主，预培其损。经不调者，当先调经；若因他病而致滑胎者，当先治他病。一旦妊娠或怀疑有孕，应按“胎动不安”治疗。

（一）孕前预培其损

1. 肾虚证

［证候］ 屡孕屡堕，甚或应期而堕；月经过少、后期，甚或闭经，色暗淡，质稀；精神萎靡，目眶暗黑，或面色晦暗，头晕耳鸣，腰酸膝软，小便频数。舌暗淡，苔白，脉沉弱。

［治法］ 补肾益气固冲。

［方药］ 补肾固冲丸（《中医学新编》）。

菟丝子　续断　巴戟天　杜仲　当归　熟地黄　鹿角霜　枸杞子　阿胶　党参　白术　大枣　砂仁

［加减］ 若肾阳虚甚者，兼见畏寒肢凉，小腹冷感，性欲低下，带下清冷；舌暗淡，苔白滑，脉沉迟无力，治宜温肾壮阳，固冲安胎，方可用肾气丸（《金匮要略》）加菟丝子、杜仲、覆盆子、鹿角霜、金樱子，偏肾阴虚，兼见形体消瘦，颧红唇赤，心烦少寐，便结溲黄，舌体瘦小；舌质红，少苔，脉沉细数者，治宜清热养血固冲，方用保阴煎（《景岳全书》）加阿胶；若兼少气乏力懒言者，为脾肾两虚，加黄芪、人参、山药、紫苏梗健脾益气。

2. 气血虚弱证

［证候］ 屡孕屡堕，月经延后，色淡质稀，经行小腹绵绵作痛；头晕眼花，神倦乏力，心悸气短，面色苍白。舌质淡，苔薄白，脉细弱。

［治法］ 益气养血固冲。

［方药］ 泰山磐石散（《景岳全书》）。

人参　黄芪　当归　续断　黄芩　川芎　白芍　山药　熟地黄　白术　炙甘草　砂仁　糯米

［加减］ 若小腹空坠不适，加升麻、柴胡以升阳举陷；若心悸失眠，加酸枣仁、夜交藤以养心安神；若腰酸痛者，合寿胎丸以固肾安胎。

3. 血瘀证

［证候］ 素有癥瘕伤胎，屡孕屡堕；经量过多或行经时间延长，色紫暗有块，或经行腹痛；时有少腹刺痛或胀痛，肌肤无华、甲错。舌质紫暗或有瘀斑，苔薄，脉细弦或涩。

［治法］ 祛瘀消癥固冲。

［方药］ 桂枝茯苓丸（方见胎漏、胎动不安）。

（二）孕后安胎

孕后立即参照“胎动不安”辨证安胎治疗。对于宫颈功能不全者，可在孕前或孕后 12～14 周行宫颈内口环扎术，配合补肾健脾，益气固脱治疗。务求治疗期限超过既往胚胎、胎儿自然殒堕的时间。

四、其他疗法

（1）中成药治疗　滋肾育胎丸，适用于肾虚和脾肾两虚，或用于孕前“预培其损”治疗，每次

5g，每日 2 次；孕康颗粒，适用于脾虚、脾肾两虚，或兼虚热，每次 1 包，每日 3 次。

（2）针灸 在孕前施行针灸治疗，主穴取肾俞、关元；若合并血瘀证者，加膈俞；合并脾虚者，加任脉、阳明经穴等。

五、名家学术思想

（一）夏桂成

夏老对于复发性流产、滑胎的调治，重视益肾补气的同时不忘滋阴养血安胎。《傅青主女科》中云："大凡妇人之怀妊也，赖肾水以荫胎，水源不足，则火易沸腾……水火两病，胎不能固而堕矣。"夏老宗此学说，强调妊娠需要有肾精充实、血海满盈、阴津润泽、阳气健旺等，才能协助构精成胎；若肾气虚弱，肾阴亏损，则精卵不实；冲任受损，血海不能满盈，自然不足以养胎安胎。治疗宜重补肝肾，大补奇经，涵养冲任，充盈血海。常用大补奇经之法，方如滋阴固宫汤等，善用炙鳖甲、炙龟甲、牡蛎、阿胶、紫河车等，酌情选择二三。这些药物有时过于滋腻碍胃，应当注意运化脾胃，务使药达病所，发挥作用；此外，注重宁心安神，调节情志，心肾相济，以稳固胎元。胎漏患者大多有多次流产病史，所以受孕后心理特别紧张，心烦不安，夜不能寐，以致心肾不能相济，子宫失于固藏。可见心-肾-子宫轴系统的平衡和协调是安胎的前提，若这一系统功能失常，则发生胎漏、胎动不安和滑胎，且在安胎治疗过程中，如不能调整好心肾与子宫的关系，不能保持良好的心态，保胎也难以成功。因此夏老提出心-肾-子宫轴功能失常是流产病机关键；顽固性胎漏，审因论治，通因通因：常采用寿胎丸、胶艾四物汤、泰山磐石散、胎元饮等方变通，保胎患者无论是否具有脾虚症状，均需适当加入健脾和胃之品，既可旺后天生化之源，以补养先天，又有利于心肾交济，还有助于药食的充分消化吸收，常加用的健脾和胃药物有党参、黄芪、白术、茯苓、砂仁、苏梗、佛手等，根据脾胃虚弱的轻重程度选择其中 1～3 味加入方中则疗效更佳。

（二）朱南孙

朱老认为治疗本病，要掌握三个原则：一是补气益血。小腹重坠，为中气不足、带脉失固，可用黄芪、太子参补气。益血乃是养胎助育之需，习用熟地黄、阿胶。二是益肾固胎。肾气不足则胎元不固，胎动不安或胎漏下血，应补益肾气以强冲任，使胞胎稳固，杜仲、续断为其常用之品。三是健运脾胃，因脾胃为水谷之海，生化之源，消化吸收，输布津液，与母胎的营养和健康关系密切。朱氏安胎常用方药为太子参、炒白术、白芍、阿胶、杜仲、续断、桑寄生、藕节、苎麻根。此外，朱老于临证间亦善于体察妇人之情及致病之由，提出安胎还须使孕妇神志安宁，善在安胎药中妙加钩藤、首乌藤各 15g，钩藤性凉味甘，清热平肝安胎；首乌藤性味甘平，养血安神，二药相伍，共奏清热平肝、宁神定志以安胎元之功。

（三）柴松岩

柴松岩教授治疗滑胎主张：一是孕前调整。堕胎或小产恢复期，治以补肾养阴，疏肝解郁，常用药物柴胡、炒白芍、益母草、女贞子、墨旱莲、百合、香附、桑寄生；准备妊娠之排卵前期，治以补肾健脾，常用药物熟地黄、太子参、茯苓、续断、桑寄生、菟丝子、山药等；准备妊娠之排卵后期，治以清热补肾固冲，常用药物柴胡、黄芩、荷叶、椿皮、地骨皮、墨旱莲、覆盆子、百合、藕节、香附等。二是孕后安胎。补肾养血、固冲安胎，常用药物覆盆子、菟丝子、墨旱莲、桑寄生、续断、阿胶、女贞子；健脾益气、固冲安胎，常用药物太子参、山药、白术、益智仁、莲须、砂仁；清热凉血、固冲安胎，常用药物黄芩、黄连、莲须、椿皮、藕节、苎麻根、侧柏炭、荷叶等。以上安胎之法，以补肾养血、固冲安胎为重，须始终贯以补肾养血、固冲安胎之法。对于不同之其他证候，随证加减，兼而治之，或佐以健脾益气，或佐以清热凉血。

（四）何嘉琳

何嘉琳教授结合前人经验并传承发展创新，在补肾益气的基础上，选用养血、活血药治疗胎漏、胎动不安。《景岳全书·妇人规》谓：“凡妊娠胎气不安者，证本非一，治亦不同。盖胎气不安，必有所因，或虚或实，或寒或热，皆能为胎气之病，去其所病，便是安胎之法。故安胎之方不可执，亦不可泥其月数，但当随证、随经，因其病而药之，乃为至善。”养血活血安胎法是在长期临床实践中探索的针对存在血瘀特定病情下，提高保胎成功率的有效方法。妊娠期血瘀产生原因众多，治疗各异。气虚推动无力或气机阻滞日久而致瘀者，可用太子参、黄芪益气之余加入枳壳、佛手、川芎、丹参等理气行气；肾阳亏虚或寒气凝集胞宫而致瘀者，可用党参、桑寄生、巴戟天等温补肾阳并加入赤芍、当归、枳壳等活血行气；热灼津血而致瘀者，在石斛、麦冬、黄芩等滋阴凉血之余加入牡丹皮、当归等清热凉血、活血散瘀；跌仆损伤致瘀者可在寿胎丸基础上加入三七、丹参等活血化瘀。上述药为妊娠慎用之品，既不可滥用，又不可过于忌讳而不用，谨守“有故无殒”大法方为上策。而如蜈蚣、全蝎、桃仁、附子等有毒药物，紫草、天花粉、穿山甲、益母草等明确有抗早孕、引产作用的药物俱为禁用药物，切不可使用。

夏桂成医案

患者，女，35岁，工人。初诊日期：2011年10月31日。

主诉：患者自然流产6次，清宫5次，月经量少1年。检查提示子宫内膜菲薄。周期5/28天，末次月经为2011年10月20日，刻下症：周期第12天，白带尚少，腰部作酸，两少腹时有隐痛，夜寐多梦，二便尚调。脉弦，舌红苔腻。经后中期论治，二甲地黄汤合菟蓉散加减。处方：炙龟甲10g，赤白芍（各）10g，怀山药10g，山萸肉9g，牡丹皮10g，茯苓10g，川续断10g，菟丝子10g，杜仲10g，肉苁蓉10g，炙鳖甲10g，荆芥6g，莲子心5g。5剂。此后连续服用补天种玉丹。处方：丹参10g，赤白芍（各）10g，怀山药10g，山萸肉9g，牡丹皮10g，茯苓10g，川续断10g，菟丝子10g，杜仲10g，鹿角霜10g，五灵脂10g，荆芥6g。12剂。

二诊至七诊历时5个月，连续就诊，按照周期进行治疗，经期以五味调经散加减，经后期治宜滋阴养血，大补肝肾为治疗大法，其中经后期早期用归芍地黄汤合补天种玉丹加减，经后中期，拟滋肾生肝饮加钩藤汤，经后中末期以补天种玉丹加钩藤汤出入，肝肾两虚兼夹脾胃失于健运时，以二甲地黄汤加香砂六君丸加减；经前期则益肾助阳，拟右归饮加减，痰湿偏重时结合越鞠丸，心肝火旺时配以钩藤汤加减调治。

八诊（2012年2月22日）：停经35天，小腹不适，无腰酸，无阴道出血，略有乳胀，夜寐欠安，夜尿1次，大便调和，舌红苔腻，脉弦略滑。查血 E_2 522ng/L，P 40ng/ml，β-hCG 200mU/ml。初步诊断：①早孕，②异位妊娠待除外。拟养血补肾、清心安胎之法，急当固摄胎元以治之。处方：白芍10g，怀山药10g，黑当归10g，山萸肉9g，杜仲15g，桑寄生10g，菟丝子10g，苏梗6g，苎麻根30g，炙龟甲10g（先煎），五味子5g，莲子心5g，生黄芪15g。7剂。

九诊（2012年3月29日）：停经42天，复查 E_2 607pg/ml，P 23.1ng/ml，β-hCG 22705mU/ml，两腰作酸，夜寐欠安，二便尚调，白带略有，纳谷欠香，时常恶心，胃部不适，出现嘈杂，心理负担极大，呈惊恐状。舌质偏红，苔腻，脉滑带弦。再拟养血补肾清心，顾护胎元。处方：白芍10g，山药10g，山萸肉10g，茯苓神（各）10g，杜仲10g，桑寄生10g，菟丝子10g，炙龟甲10g，苎麻根15g，覆盆子10g，黄连3g，炒白术10g，莲子心5g，苏梗6g。8剂。

十诊（2012年4月5日）：停经49天，E_2 1015ng/L，P 22.54ng/mL，β-hCG 66870mU/ml，未见乳胀，呕吐不著，纳谷欠香，无阴道出血，小腹隐痛，略有腰酸，二便调。舌红苔腻，脉滑带弦。拟益气补肾、清心安胎法治之。处方：太子参30g，白芍10g，生黄芪25g，山萸肉9g，菟丝子10g，桑寄生10g，杜仲15g，茯苓神（各）10g，莲子心5g，苏梗6g，苎麻根15g，广陈皮6g，炒香谷芽10g，钩藤10g，蚕茧壳7枚。14剂。

十一诊（2012年4月20日）：早孕65天，称服上药2周后自觉紧张情绪缓解，夜寐稍安，今因家事心情波动，午后出现小腹隐痛，带下咖啡色，舌红苔黄腻，脉见弦滑细数。急来诊，以益肾清心，固摄胎元为法，选择清心固宫汤加减。处方：炙龟甲10g，怀山药10g，山萸肉10g，茯苓神（各）10g，苎麻根20g，钩藤12g，莲子心 5g，黄连 5g，青龙齿 10g（先煎），炒芡实 10g。服用 12 剂，带下色淡黄，小腹略胀，腰部稍酸。B 超检查：宫内早孕（妊娠囊 4.0cm×2.6cm，内见胚胎回声及胚心搏动），心情缓解，能够安然入睡。此后保胎治疗至妊娠 90 天，转入产科行围生期各项检查，妊娠足月分娩一子。

按 胞脉与心肾经络上相连，功能上相互为用，夏老认为，心肾相交，水火相济，胞宫才能正常藏泄，胞脉胞络才有制约，妊娠后胞宫方得安宁，胚胎才能生长发育。胎漏患者大多有多次流产病史，所以受孕后心理特别紧张，心烦不安，夜不能寐，以致心肾不济，子宫失于固藏。心肾交济，阴阳平衡和协调，是安胎的前提，这一系统功能失常，易发生胎漏、胎动不安和滑胎，在安胎治疗过程中，如不能调整好心肾与子宫的关系，缺乏良好的心态，保胎也难以成功。因此夏老认为心-肾-子宫轴功能失常是流产病机的关键。养血补肾安胎必与心主血和心藏神功能相关。孕后阴血下聚胞宫，以养胎元，心血相对不足，心血不足则心火上炎，心神不宁，心肾不能相交，水火不能相济，则子宫失于固藏，临床见大多患者孕后心情紧张，胸闷心慌，心烦不寐，时见少量阴道出血、小腹抽痛、腰酸等流产先兆。故夏老强调，在养血补肾的同时，注意宁心安神，调节情志，稳定心理，使心肾相交，水火相济，胎元才能得以安固。自创清心固宫汤，即在补肾的同时加入钩藤、莲子心、黄连、炒酸枣仁、茯神、青龙齿等宁心安神之品，在服药的同时尤其注重心理疏导，情志调节，心身同治。

（谈勇，胡荣魁. 2015. 夏桂成国医大师调治复发性流产经验探赜[J]. 江苏中医药，47（9）：1-4.）

朱南孙医案

患某，女，32 岁，运动员。初诊：1970 年 4 月 8 日。素有痛经。30 岁结婚，已流产 3 次，均在孕 2 个月左右流产。今又怀孕一月半，时感小腹作胀，腰脊酸坠，心烦梦扰，口干纳呆泛恶，梦交频作，脉弦滑而数，寸脉独强，舌淡紫，苔薄。问知 3 次孕后均有梦交，乃肾阴不足，心肝火旺，神不守舍，相火妄动。以防覆辙，治宜平肝清心，补肾安胎。处方：生地黄 12g，白芍 6g，淡芩 4.5g，钩藤 15g（后下），首乌藤 15g，合欢皮 12g，莲子心 9g，朱茯神 9g，川续断 12g，杜仲 12g，桑寄生 12g，左金丸 4.5g（5 剂）。

二诊（1970 年 4 月 12 日）：药后睡眠略安，心烦好转，梦交亦减，仍口干泛恶，腰膝酸软，脉弦滑数，舌偏红，苔薄。心火渐平，肾虚待复，再宗前法，继上方 7 剂。

三诊（1970 年 4 月 19 日）：精力渐增，心静寐安，梦交未作，食纳已馨，唯觉腰酸，脉舌如前，治以补肾宁心，和胃安胎。处方：生地黄 12g，淡芩 6g，钩藤 15g（后下），首乌藤 15g，合欢皮 12g，莲子心 9g，川续断 12g，杜仲 12g，桑寄生 12g，枸杞子 12g，女贞子 12g，左金丸 4.5g，（7 剂）。

按 患者述及 3 次受孕后均发梦交，遂腹痛、阴道出血。此次受孕后惧恐再次流产，情绪紧张，心烦梦扰，复加夜寐梦交，其脉弦滑而数，寸脉独强，参见腰膝酸坠，证属肾水不足，心阴失济，心火亢盛，心肾失交则神摇魄荡，梦扰不宁；阳强精不内守，则发梦交。肾水亏少，冲任失养；心火内炽，相火妄动，则胎受煎迫而欲堕。《诸病源候论·妇人杂病诸候》曰："然妇人与鬼交通者，脏腑虚，神中弱。"梦交一症，虚证居多。如《女科经纶》谓"人有五脏，有七神，脏气盛则神强，外邪鬼魅不能干犯，若摄理失节，血气虚衰，鬼邪便伤，故妇人多与鬼魅交通。治宜滋肾泻火，静心宁神，水火既济，精藏于内，梦交可止，胎元得养"。该患者经治梦交未发，神安胎固，随访至足月生产一女婴。梦交一症，难以启齿，患者每每欲言又止，医者需细心询问。审因论治，方能奏效。

（朱南孙. 1994. 朱南孙妇科临床秘验[M]. 中国医药科技出版社.）

柴松岩医案

患某，女，31 岁，1991 年初诊。曾连续流产 4 次，每次均在孕期 4 个月左右。此次是在上次流产后调养 1 年后怀孕，孕期已 3 个多月，见腰腹坠痛，阴道少量出血症状，兼有口苦，急躁，睡眠不佳，便秘，诊其舌红苔黄，脉滑数。证属血海热盛，胎元不安。治宜清热安冲，固肾安胎。处方：菟丝子 12g，黄芩炭 10g，侧柏炭 12g，白芍 12g，柴胡 5g，藕节 20g，莲须 10g，瓜蒌 20g，覆盆子 10g，枸杞子 10g，首乌藤 12g，百合 12g。每日 1 剂，水煎服。服上方 5 剂，腰腹坠痛减轻，阴道出血止，眠佳，大便正常。前方减去瓜蒌、首乌藤、百合又进 4 剂，症状消失，每隔一周在原方基础上加减用药 1 剂至怀孕 6 个月。后足月生一男婴。

（滕秀香. 2013. 柴松岩妇科思辨经验录[M]. 人民军医出版社.）

何嘉琳医案

患者，女，30岁，教师。初诊时间：2014年4月12日。

主诉：胚胎移植术后74天，阴道反复出血 50 余天。患者 2014 年1月28日因“原发不孕”在省妇保医院行“体外受精-胚胎移植术（IVF-ET）”，植入冻胚3枚。术后予“阿司匹林肠溶片、黄体酮针、芬吗通片、戊酸雌二醇片”支持治疗。2月20日无明显诱因出现阴道少许咖啡色分泌物，时断时续，时多时少。2月24日B超提示宫内早孕（双胚囊，未见胚芽），宫腔积液（大小1.0cm×1.5cm×0.4cm）。入住我院，予“阿司匹林肠溶片、黄体酮针、芬吗通（雌二醇片/雌二醇地屈孕酮片）、戊酸雌二醇片、中药补肾安胎止血”保胎治疗。由于患者阴道出血时间较长，予抗生素预防感染、氨甲环酸止血、硫酸镁抑制宫缩治疗，效果均不理想。患者阴道出血仍时多时少，下腹胀痛，腰酸隐隐，舌质红，苔薄腻略黄，脉细滑。4月6日B超提示宫内双活胎，孕约3个月（A胎胚囊大约9.4cm×4.9cm×2.8cm，囊内顶臀径5.4cm；B胎胚囊大约7.8cm×6.7cm×4.5cm，囊内顶臀径5.3cm），宫腔积血（范围约8.7cm×6.0cm×2.3cm）。血常规、C反应蛋白、前降钙素均正常。患者阴道出血日久，湿热下注胞宫，拟凉血燥湿、止血安胎。处方：黄芪15g，太子参30g，知母10g，黄柏6g，牡丹皮10g，生白芍30g，生地炭15g，藕节15g，仙鹤草30g，制大黄10g，黄芩10g，焦山栀15g，三七粉3g（吞服），白及粉9g（吞服），苎麻根15g，龙骨15g，煅牡蛎18g，银花炭15g，杜仲15g，桑寄生15g，甘草3g。7剂。陈年阿胶10g每日隔水炖服，分2次冲服。

二诊（2014年4月18日）：患者服药后腹痛减轻，阴道出血量减少，大便略溏。故上方去制大黄，续服7剂。

三诊（2014年4月25日）：患者于4月23日晚一阵阴道出血量增多，约15ml，暗红色，无腹痛腰酸。急查B超：宫内中孕，双活胎，大小与孕周相符，宫腔积血（4.3cm×2.0cm×1.6cm）。血常规、C反应蛋白、前降钙素仍在正常范围。D-二聚体1850μg/L，偏高。上药去黄柏、知母，加玄参10g，玉竹15g，连服10天。

四诊（2014年5月4日）：患者阴道出血明显减少，擦拭即净。偶有腰酸，进食生冷水果后大便溏稀，上药去银花炭、玄参、玉竹，加党参15g，炒白术10g，山药15g，广木香5g，加减服药后诸证皆除。5月7日B超提示宫内双活胎，大小与孕周相符，未见宫内液性暗区。电话随访，患者足月产子，母女均安。

按 患者行IVF-ET术后，初诊时阴道出血已50余天，先后用抗生素预防感染，氨甲环酸止血，黄体酮针、硫酸镁抑制宫缩，补肾止血安胎中药等皆不效。殊不知气乃血之卫，血赖气以固。妊娠血证日久者，气血亏虚，燥急必生邪热。血热则动，动则外出血流不止。故用药以黄芪、太子参等补气之不足；生地黄炭、黄芩、黄柏、制大黄凉血清热燥湿，泻火之有余；桑寄生、杜仲等取寿胎丸之意以安胎；三七粉、白及粉一散一收，止血而无留瘀之弊。患者虽然炎症指标正常，但仍有宫内感染之虞，故在苎麻根、藕节等止血之中加入银花炭、焦山栀、制大黄等清热解毒以止血。尤其阿胶一味，养血止血、益气养胎疗效甚佳，但必须用陈年阿胶，去其火性，以防火毒。患者虽然阴道出血时间长、宫腔积液范围大，只要辨证恰当，用药相应，亦可药到病除。何老指出试管婴儿，尤其是首次移植，胚胎雌孕激素水平往往较高，因此我们辨证时不单纯考虑肾虚失固，还应考虑湿热挟瘀的感染因素。应注意的是，试管婴儿先兆流产患者大多精神较为紧张，必须予以充分的心理疏导。临床可见部分患者阴道出血量多如月经，或出血持续时间长，应告知患者其阴道出血量与胚胎发育好坏并无必然联系。何老认为IVF-ET术后先兆流产，治疗还应着重在植入前调理，根据患者的不同病情，孕前分别以滋肾健脾、益气补血、养阴清热或活血化瘀等调理，使脾肾强健，冲任气血旺盛，血海充盈，从而为胞宫受孕打好物质基础。临床上也应借鉴现代医学的检测指标，结合中医辨证的方法，两者相参，一方面我们要把现代医学的检查方法视为中医望诊、切诊的延续，充分利用现代医学的检测手段；另一方面决不能丢掉传统的中医辨证论治的精华。中西医结合的目的是取得更满意的疗效。

（赵宏利，章勤，何嘉琳．2018．何嘉琳妇科临证实录[M]．北京：中国医药科技出版社，181-182.

六、思考与启发

1. 黄芩非安胎圣药，辨证看“胎前宜凉”

“黄芩、白术乃安胎圣药”盖缘起于《丹溪心法·产前九十一》之论，“产前安胎，白术、黄芩为妙药也”，更说“条芩安胎圣药也，俗人不知，以为害而不敢用，反谓温热之药可养胎。殊不知产前宜清热，令血循经而不妄行，故养胎”。朱丹溪此论对后世医家影响极大，胎前宜凉之说，由此而盛。部分医家持此二药为安胎所必用，甚者执于“胎前一盆火”，胎前长期大量应用清热药物。

医圣仲景在《金匮要略·妇人妊娠病脉证并治》载“妇人妊娠，宜常服当归散主之”、“妊娠养胎，白术散主之”，这是仲景罕有的针对不同体质开具的预防性处方，而且适用于妊娠期长期服用。其中，当归散适用于热性体质，用了黄芩；白术散适用于寒性体质，没有黄芩，有蜀椒。值得注意的是，两个长期服用的处方，均有白术。仲景论述提示，妊娠期有寒有热，治疗至少要分寒热虚实，不能一概而论“胎前宜凉”，黄芩仅适合热性体质，白术适应面更广，寒热体质均适合。

张景岳在《景岳全书》，论述较为精当，“凡妊娠胎气不安者，证本非一，治亦不同……但当随证随经，因其病而药之，乃为至善，若谓白术、黄芩乃安胎之圣药，执而用之，鲜不误矣”。临床上看，妊娠期容易出现热证，确实较为常见，但绝不能心有所执，按图索骥，脱离辨证论治这个永恒不变的法则。

2. 重视景岳“预培其损”，指导滑胎临床诊治

“预培其损”首见于《景岳全书》，是张景岳对《内经》治未病思想的继承与发扬。《素问·四气调神大论》载“圣人不治已病治未病，不治已乱治未乱，此之谓也”，首次提出治未病思想，对后世影响深远。《景岳全书·妇人规·数堕胎》则首次提出“预培其损”以防滑胎，“故凡畏堕胎者，必当察此所伤之由，而切为戒慎。凡治堕胎者，必当察此养胎之源，而预培其损，保胎之法无出于此”，通过孕前“察此所伤之由，而切为戒慎”，辨证知“其损”，辨证治疗而“预培”，从而达到防病治病的目的，这是治未病理论在妇科上的拓展运用。

对于滑胎涉及遗传、解剖、内分泌、免疫、血栓前状态等多方面病因，当代医学非常重视病因筛查，景岳提出的“预培其损”理念与现代医学相通，可以将中西医有机地结合在一起，发挥中西医各自优势，针对性治疗，使得“男精壮而女经调”，脏腑气血阴阳调和，从而提高胚胎的质量，使胎元稳固而不致轻易堕胎，治疗期限应超过以往堕胎之孕周，方能无虞。

3. 正确把握“有故无殒”，提高临床疗效

妊娠特殊生理期，用药宜慎重，是为历代医家所重视的。历代中医著作中，记载了大量的妊娠期禁用药物。为了平衡安全与疗效的关系，《素问·六元正纪大论》提出了“有故无殒”的理论，“黄帝问曰：妇人重身，毒之何如？岐伯曰：有故无殒，亦无殒也。帝曰：愿闻其故何谓也？岐伯曰：大积大聚，其可犯也，衰其太半而止，过者死”。

有病病受之，无病人受之，仲景在《金匮要略·妇人妊娠病脉证并治》运用含有桃仁、牡丹皮的桂枝茯苓丸治疗妊娠期癥瘕病，运用大辛大热的附子治疗“腹痛恶寒，少腹如扇”，运用干姜人参半夏丸治疗妊娠呕吐等，均取得了非常好的疗效，是运用“有故无殒”思想的典范。

当代教材、论著中对妊娠禁用、慎用药的论述也是有较大差异，这个问题需要当代中医重新审视《内经》“有故无殒”的学术思想，准确评价不同古代文献的证据等级，开展严谨的文献和临床探索，从而在保证临床安全的基础上，不断提高临床疗效。

（赵宏利）

胎漏、胎动不安

一、病因病机

本病主要病机是冲任损伤，胎元不固。母体和胎元的异常均可导致胎元不固。母体方面可由肾虚、气血虚弱、血热和血瘀所致。

（1）肾虚 素禀肾气不足，或孕后房事不节，或因惊恐伤肾，损伤肾气，肾虚冲任不固，胎失所系，以致胎动不安。

（2）气血虚弱 素体气血虚弱，或劳倦过度，饮食不节，或孕后恶阻所伤，或因他病损伤气血，致脾虚气弱，化源不足；气虚胎失所载，血虚胎失所养，胎元不固而致胎漏、胎动不安。

（3）血热 素体阳盛，或孕后七情郁结化热，或孕后过食辛热，或外感邪热，或素体阴虚内热，孕后阴血下以养胎，使阴血更虚，血热更重，迫血妄行，以致胎漏，损伤胎气，以为胎漏、胎动不安。

（4）血瘀 素有癥瘕瘀血占据胞宫，有碍胎元，或手术损伤胞宫冲任，瘀血停留，或跌仆闪挫、劳力过度，伤及胎元，均可致胎元失固，导致胎漏、胎动不安。

胎漏、胎动不安既有单一的病机，又有脏腑、气血、经络同病，虚实错杂的复合病机，如气血虚弱或脾肾阳虚或肾虚血瘀或肾虚湿热，临证时必须全面分析，动态观察病机的兼夹及其变化。

二、诊断及鉴别诊断

（一）诊断

（1）病史 有停经史，或有早孕反应。常有人工流产、自然流产史，精神创伤史或素有癥瘕史，孕后房室不节史，过度劳累史，跌仆闪挫史等。

（2）症状 妊娠期间出现腰酸、腹痛、下腹坠胀，或伴有少量阴道流血。

（3）体征 妇科检查宫体大小与停经月份相符。

（4）辅助检查

1）血β-hCG：于受精后第7天可测到，以后每1.7～2天上升1倍，8～10周达到高峰，而后迅速下降至峰值的10%。

2）B超检查：提示宫内妊娠，胚胎大小符合孕周，孕7周左右可见胚胎原始心管搏动。

（二）鉴别诊断

（1）其他妊娠病 妊娠期有阴道流血的病症还有堕胎、小产、胎死不下、异位妊娠、葡萄胎等。胎漏、胎动不安可与其他妊娠病相鉴别（表6-2）。

表6-2 胎漏、胎动不安与其他妊娠病的鉴别诊断

主要症状	胎漏/胎动不安	胎堕难留	堕胎/小产不全	堕胎	胎死不下	异位妊娠	葡萄胎
	先兆流产	难免流产	不全流产	完全流产	稽留流产		
阴道流血	少量	增多	少量淋漓或大出血	少或停止	无或如咖啡色	少量褐色	不规则流血或大出血
下腹痛	无或轻	加剧	减轻	消失	无	少腹隐痛、突发剧痛	不明显或为胀痛

续表

主要症状	胎漏/胎动不安	胎堕难留	堕胎/小产不全	堕胎	胎死不下	异位妊娠	葡萄胎
	先兆流产	难免流产	不全流产	完全流产	稽留流产		
组织物排出	无	无	部分	全部	无	无或有蜕膜样组织	无或有葡萄状胎块
妇科检查宫颈	未扩张	已扩张，或已破膜	已扩张或有组织物堵塞	已闭	闭或松	口闭、举摆痛	或有葡萄状胎块堵塞
宫体大小	与孕周相符	相符或小于孕周	小于孕周	正常或略大	较孕周小	明显小于孕周	多大于孕周
附件包块	无	无	无	无	无	一侧包块，触痛	多为双侧，无触痛
血 β-hCG	正常妊娠水平	低于正常	明显下降	明显下降接近未孕	低于正常	绝对值和增长曲线均低于正常妊娠	多高于正常妊娠水平
B超	宫内胚囊胚胎发育符合孕周，有胎心	宫内胚囊胚胎发育小于孕周，无胎心	宫内部分残留组织	无胚胎	胚囊变形，无胎心	宫内无胚胎，宫外包块或有胚囊	完全性葡萄胎：宫内无胚囊及胎心，可呈“落雪征”、“蜂窝状”；部分性葡萄胎：可见部分绒毛水泡样变，有时可见胎儿或羊膜腔

（2）激经 二者均有妊娠后阴道出血史。激经者以阴道出血量少并有明显的周期性，至孕 3 个月后自行停止，通常不影响胚胎的正常生长发育，无需特殊治疗。胎漏、胎动不安者阴道出血没有规律周期性，时作时止，治疗不及时或可发展为堕胎、小产。

（3）崩漏 可通过尿妊娠试验、血清 β-hCG 测定、B 超检查等加以鉴别。

（4）各种原因所致的宫颈出血 如宫颈赘生物、急性炎症（急性宫颈炎）、宫颈上皮内瘤变、宫颈癌等，或有妊娠后阴道出血的情况；但妇科检查多可见宫颈活动性出血或赘生物接触性出血，必要时进一步行液基薄层细胞学检查（TCT），对于液基薄层细胞学检查结果为高级别鳞状上皮内病变的妊娠期女性，则由经验丰富的医师进行阴道镜下活检并送病理检查，以进一步明确诊断。

三、辨 证 论 治

根据腰酸、腹痛的性质，阴道流血的量、色、质及全身症状，舌脉，以分虚实、寒热、气血，积极进行安胎治疗。阴道出血量少，色淡暗，质稀薄，伴腰酸软者，多属肾虚；阴道出血量少，色淡红，质稀薄，伴神疲肢倦，面色㿠白，心悸气短者，多属气血虚弱；阴道出血量少，色鲜红或深红，质稠，伴渴喜冷饮，小便短黄，大便秘结者，多属实热；阴道出血量少，色鲜红，质稀，伴五心烦热，咽干少津者，多属虚热；阴道不时出血，色暗红，常有腰酸、下腹刺痛，或妊娠期不慎跌仆闪挫、劳力过度者，多属血瘀。

本病治疗以安胎为大法。依据不同证型，采用固肾、益气、清热、化瘀等法。经治疗，若阴道出血迅速得到控制，腰酸腹痛症状好转，多可继续妊娠；若症状进一步加重，发展为胎殒难留则应下胎益母。治疗过程中若有他病，应遵循治病与安胎并举的原则。

1. 肾虚证

［证候］ 妊娠期阴道少量出血，色淡暗；腰膝酸软，腹痛下坠，或曾屡孕屡堕；或伴头晕耳鸣，小便频数，夜尿多。舌淡，苔白，脉沉滑尺弱。

［治法］ 补肾益气，固冲安胎。

［方药］ 寿胎丸（《医学衷中参西录》）加党参、白术。

菟丝子 桑寄生 续断 阿胶

［加减］ 若腰痛明显，加杜仲、补骨脂以补肾安胎；若小腹下坠明显，加黄芪、升麻益气安胎；若阴道出血偏寒者加艾叶炭、鹿角胶，偏热者加苎麻根、女贞子、墨旱莲，止血安胎；若小便频数或夜尿多，加山药、益智仁、覆盆子补肾缩泉；若心神不宁，加莲子、生龙骨以宁神安胎。

若偏肾阴虚者，兼有手足心热，面赤唇红，口燥咽干，舌红，少苔，脉细滑而数，酌加石斛、生地黄、熟地黄、桑叶、地骨皮等，以滋阴清热，固冲安胎。

若偏肾阳虚者，兼有畏寒肢冷，小便清长，面色晦暗，舌淡，苔白滑，脉沉细而迟，酌加鹿角胶、巴戟天、肉苁蓉、补骨脂等，以补肾助阳，固冲安胎。

2. 气血虚弱证

［证候］ 妊娠期阴道少量出血，色淡红、质稀薄；小腹空坠而痛，腰酸肢倦；或神疲乏力，面色㿠白，心悸气短失眠；舌质淡，苔薄白，脉滑无力。

［治法］ 益气养血，固冲安胎。

［方药］ 胎元饮（《景岳全书》）。

人参 白术 当归 白芍 熟地黄 杜仲 陈皮 炙甘草

［加减］ 若小腹下坠，加黄芪、升麻益气固冲安胎；若纳呆、便溏，舌苔白腻、齿痕明显，加砂仁、山药、白扁豆健脾理气安胎。若阴道流血量多者，酌加阿胶、艾叶炭、藕节炭、棕榈炭收敛止血；若腰酸明显，或有堕胎史，可合用寿胎丸。

3. 血热证

（1）实热证

［证候］ 妊娠期阴道少量流血，色鲜红或深红，质稠；腰酸、小腹灼痛，伴渴喜冷饮，小便短黄，大便秘结。舌红，苔黄而干，脉滑数或弦数。

［治法］ 清热凉血，固冲止血。

［方药］ 阿胶汤（《医宗金鉴》）去当归、川芎。

黑栀子 侧柏叶 黄芩 白芍 熟地黄 阿胶 当归 川芎

［加减］ 若阴道流血量多，热盛迫血者，加苎麻根、椿根皮、藕节炭、棕榈炭清热收敛止血；若腰酸明显，可合寿胎丸以补肾安胎；若热扰心神，失眠多梦，加黄连、莲子清心安神。

（2）虚热证

［证候］ 妊娠期阴道少量出血，色鲜红，质稠；腰酸腹痛，五心烦热，咽干少津，便结溺黄。舌红，少苔，脉细数。

［治法］ 滋阴清热，养血安胎。

［方药］ 保阴煎（方见月经过多）。

［加减］ 若出血量多，加苎麻根、阿胶、生地黄、墨旱莲等，增加养阴止血之力；腰痛甚者，酌加菟丝子、桑寄生、石斛固肾安胎；若肝郁化火，横克脾胃，恶心呕吐者，酌加白芍、竹茹、绿萼梅以清肝和胃；若肺肾阴虚，咽干时痛者，加北沙参、麦冬、五味子润燥安胎。

4. 血瘀证

［证候］ 宿有癥积，孕后常有腰酸，下腹刺痛，阴道不时流血，色暗红；或妊娠期不慎跌仆闪挫，或劳力过度，或妊娠期手术创伤，继之腰酸腹痛，胎动下坠或阴道少量流血；大小便正常。舌暗红，或有瘀斑，苔薄，脉弦滑或沉弦。

［治法］ 活血化瘀，补肾安胎。

［方药］ 桂枝茯苓丸（《金匮要略》）合寿胎丸去桃仁。

桂枝 芍药 桃仁 牡丹皮 茯苓

［加减］ 若肌瘤较大者，酌加生牡蛎、浙贝母等软坚散结；若瘀而化热，加黄芩、地骨皮清热安胎；若脾气亏虚，加党参、白术、黄芪以益气安胎；若血虚血瘀，加当归、阿胶珠；若腰酸痛者，加桑寄生、菟丝子固肾壮腰安胎止痛。

若因跌仆闪挫或劳力过度，继而腰腹疼痛，胎动下坠，阴道流血者，治宜益气养血，固肾安胎。可用加味圣愈汤（《医宗金鉴》）。

当归 白芍 熟地黄 川芎 党参 黄芪 杜仲 续断 砂仁

若阴道流血量多者，酌减当归、川芎之辛窜动血，可加阿胶、艾叶炭止血安胎。

四、其他疗法

（1）穴位贴敷 取穴气海、关元、肾俞、神阙、涌泉穴。

（2）灸法 艾灸取穴：双内关、巨阙、神阙、肾俞、足三里、腰阳关等。

（3）食疗方

1）阿胶粥（《圣济总录·食治门》）：治妊娠胎动不安。阿胶一两捣碎炒令黄燥捣为末，糯米半升。先取糯米煮作粥，临熟即下胶搅匀，温食之。

2）鸡子羹（《圣济总录·食治门》）：治妊娠胎动不安。鸡子一枚，阿胶炒令燥一两。以清酒一升，微火煎胶令消后，入鸡子一枚盐一钱和之，分作三服。

第四节 妊娠郁证

妊娠期间出现以情绪低落、精神抑郁、烦闷焦虑为主要症状的病症，称为“妊娠郁证”。本病是妊娠期妇女的心理疾病，常发生在妊娠 6～10 周及即将分娩前。妊娠郁证可能导致孕产妇及其子代的不良结局，尤其是增加心理健康不良事件的发生。因此，应给予足够的关注和重视，尽早诊断并及时干预。

中医古籍中关于妊娠郁证的论述见于“子烦“、“妊娠脏躁”、“孕悲”、“妊娠苦烦闷”、“郁证”等疾病中。《经效产宝》有“妊娠常苦烦闷，此是子烦”的记载。《评注胎产心法·胎前门·孕悲》云：“孕妇无故悲泣，为脏躁也。”病因病机上，隋代巢元方《诸病源候论·妊娠子烦候》提到：“脏虚而热气乘于心，则令心烦。停痰积饮，在于心胸，其冲于心者，亦令烦也。若虚热而烦者，但烦热而已；若有痰热而烦者……以其妊娠而烦，故谓之子烦也。”《沈氏女科辑要笺正》云：“子烦病因，曰痰、曰火、曰阴亏。”《重订严氏济生方》曰：“妊娠……四月受少阴君火气以养精，六月受少阳相火气以养气，所以如是。又有不拘此两月，而苦烦闷者，由母将理失宜，七情伤感，心惊胆怯而然也。”提到因七情内伤而致妊娠苦烦闷。在症状及治法方药上，明代徐春甫《古今医统大全·善悲证》提到：“妊娠四五个月，脏躁善悲伤，每昼日惨戚泪下，数欠申，象如神灵，祷与医皆无效，用仲景甘麦大枣汤，一投而愈。”清代唐容川《血证论·胎气》曰：“子烦者，血虚也。血者心之所主，血足则心不烦，胎既耗血，胎中之火，又上与心火相合，火扰其心，是以虚烦不能眠，酸枣仁汤治之，朱砂安神丸亦治之。”

西医学妊娠期抑郁，又称孕期抑郁症、产前抑郁症，可参照本节辨治。

一、病因病机

妊娠郁证与妊娠期阴血聚于冲任以养胎，孕妇机体处于阴血偏虚、阳气偏亢的特殊生理状态，以及胎体渐长影响气机升降，导致气机阻滞的生理改变有关。这些生理变化多数孕妇能适应，如素体脏腑功能偏盛偏衰，则可导致妊娠郁证发生。妊娠郁证主要病机为肝气郁结、心脾两虚和痰热互结。

（1）肝气郁结 素性抑郁，情志不畅，肝气郁结，孕后阴血不足，郁结更甚，肝郁血虚，心神失养，发为郁证。

（2）心脾两虚 忧思伤脾，脾气虚弱，气血化生不足，所思不遂，心阴暗伤，妊娠期血聚养胎，加重其虚，心神失养而发病。

（3）痰热互结 素有痰饮积于胸中，孕后阴血不足，阳气偏盛，阳盛则热，痰阻加剧，痰热互结，上扰于心，心神失守，发为郁证。

二、诊断及鉴别诊断

（一）诊断

（1）病史 有家族或个人抑郁史；或有不孕症、滑胎及其他不良孕产史；妊娠期生活应激事件或压力性生活事件等。

（2）症状 妊娠期间出现情绪低落，精神抑郁，失眠多梦，疲劳乏力，食欲不振，缺乏安全感，或悲伤哭泣，焦虑，易激怒，绝望，严重者可产生自伤、自杀或伤害他人意念或行为。

（3）体征 产科检查多无明显异常发现。

（4）辅助检查 对妊娠郁证筛查一般是早期妊娠，必要时可进行多次筛查，采用相关抑郁量表，如爱丁堡产后抑郁量表（Edinburgh postnatal depression scale，EPDS）或9个条目的患者健康问卷（Patient health questionnaire-9，PHQ-9）进行抑郁症筛查，可对妊娠郁证患者进行评分，协助诊断。

（二）鉴别诊断

反应性精神病 是由于剧烈或持续的精神紧张性刺激直接引起的疾病。其临床表现的主要内容与精神创伤密切相关，并伴有相应的情感体验。致病因素一旦消除或环境改变，经适当的治疗，精神状态即可恢复正常，且一般不再复发。

三、辨证论治

妊娠郁证主要根据患者妊娠期情绪表现，结合全身症状、舌脉进行辨证。妊娠期间精神抑郁，情绪不宁，心烦不安，夜不能寐，胁肋胀痛者，多为肝气郁结证；妊娠期间多思善疑，精神萎靡，情绪低落，悲伤欲哭，心悸健忘，失眠多梦，面色萎黄，神疲倦卧，纳少便溏者，多为心脾两虚证；妊娠期间精神抑郁，心胸烦闷，头晕心悸，胸脘满闷，恶心呕吐，不思饮食者，多为痰热互结证。

治疗以理气开郁、宁神定志为主。正如《证治汇补·郁证》所云：“郁证虽多，皆因气不周流，法当顺气为先。”

1. 肝气郁结证

［证候］ 妊娠期间精神抑郁，情绪不宁，心烦不安，夜不能寐；胸膈满闷，胁肋胀痛，脘闷嗳气，大便不畅。舌质淡红，苔薄白或薄腻，脉弦滑。

［治法］ 疏肝解郁，养血安神。

［方药］ 柴胡疏肝散（《景岳全书》）去枳壳。

柴胡　陈皮　川芎　香附　芍药　甘草　枳壳

［加减］ 若心烦不得眠者，酌加炒栀子、牡丹皮、酸枣仁清热除烦安神；若口干、舌红者，酌加石斛、玉竹以养阴清热；便秘者，酌加柏子仁、胡麻仁养心安神、润肠通便。若兼神疲乏力，面色萎黄，纳少便溏，属肝郁脾虚之证，可选用逍遥散加酸枣仁，抑肝和脾，养心安神。

2. 心脾两虚证

［证候］ 妊娠期间多思善疑，精神萎靡，情绪低落，悲伤欲哭；心悸健忘，失眠多梦，面色萎黄，神疲倦卧，纳少便溏。舌质淡红，苔薄白，脉细弱而滑。

［治法］ 健脾益气，养心安神。

［方药］ 归脾汤（《正体类要》）。

人参 黄芪 白术 当归 白茯苓 酸枣仁 远志 龙眼肉 木香 炙甘草 生姜 大枣

［加减］ 若见头晕耳鸣，烦躁难寐，心悸不宁者，酌加麦冬、百合、石斛、枸杞子滋肾养心安神；若见精血亏损严重者，可加紫河车、阿胶以补肾益精养血。

3. 痰热互结证

［证候］ 精神抑郁，心胸烦闷，头晕心悸，胸脘满闷，恶心呕吐，不思饮食。舌红，苔黄而腻，脉滑数。

［治法］ 清热涤痰，解郁安神。

［方药］ 竹沥汤（《备急千金要方》）。

竹沥 麦冬 黄芩 茯苓 防风

［加减］ 若心烦甚，酌加浙贝母、炒栀子清热化痰解郁；失眠甚者，酌加酸枣仁、柏子仁宁心安神。

四、其他治法

心理治疗 是治疗本病的重要手段，包括心理支持与社会干预等。通过心理支持与疏导，解除致病的心理因素，同时为孕妇提供更多的感情支持及社会帮助，降低孕妇可能出现的焦虑不安情绪，消除孕妇紧张心理。指导孕妇对情绪和生活进行自我调节，增加分娩信心，缓解郁证。

五、名家学术思想

（一）朱小南

朱小南认为脏躁一证，有频频呵欠者，有心惊胆怯者，有喃喃自语者，有坐立不安者，形形色色，不一而足。归纳可分两类：一为感觉减退，如视而不见，听而不闻，记忆力减退；另一为感觉亢进，如哭笑无常，情绪过敏，时易激动等。前者宜甘草丸（《备急千金要方》）。后者宜甘麦大枣汤（《金匮要略》），该证多有内热，口干苔黄，心颇惊悸，泛恶不舒，故酌加焦山栀、竹茹，以甘松香合陈皮尤为治本病之验方，甘松香具有镇静作用，其气味芳香，宽胸开胃，止呕化郁，用量一般宜 3g 左右，用量过多，易引起口干咽燥之弊。同时朱老认为，女子素性多郁，肝郁化火，加之孕后阴血聚养胎儿，阴虚内热，故治宜育阴潜阳，清热除烦。

（二）韩百灵

韩百灵认为妊娠心烦者诚如古言“胎气有热而不安者，其证必多烦热，或渴或燥”，治疗以滋阴降火为主，切忌苦寒伤阴。韩老治疗该病，根据病因病机，辨证施治，以养阴除烦汤用治阴虚火旺者（知母、麦冬、黄芩、生地黄、白芍、茯苓、竹茹、淡豆豉、石菖蒲各 15g）；清热除烦汤用治痰火内蕴者（竹茹 15g，陈皮 15g，茯苓 15g，麦冬 10g，竹沥 15g，黄芩 15g，知母 15g，加栀子 15g，莲子心 15g）；调肝理气汤用治肝经郁火者（当归 15g，白芍 15g，柴胡 10g，茯苓 15g，白术 15g，牡丹皮 15g，香附 15g，瓜蒌 10g，怀牛膝 10g，川楝子 15g，王不留行 15g，通草 10g，甘草 5g）。

（三）吴熙

全国名中医吴熙认为妊娠郁证核心病机是肝脾失调，脾虚生痰，肝郁化热，热甚阴伤，根据患者临床证候不同分型论治。阴虚内热证者予黄连阿胶汤加淡豆豉、龙骨、牡蛎、百合、五味子滋阴清热除烦；痰火证者予温胆汤加黄芩、黄连、川贝母理气化痰，和胃利胆；肝郁证者予柴胡疏肝散去川芎、升麻加白芍疏肝行气、活血止痛、养阴除烦；脾虚证者予归脾汤加柏子仁、知母益气补血，健脾养心。

哈荔田医案

聂某，女，25岁，已婚。初诊：1978年3月24日。素性易怒，现妊娠7个月，头晕目眩，肢麻掣动，烦躁不安，夜寐不实，目赤口苦，溲如茶汁，大便燥，下肢微肿，舌红苔黄稍腻，脉弦数有力。血压180/100mmHg。此系肝郁化火，扰动心神，阴虚火炽，风阳上旋，乃欲发子痫之兆。亟须力挽狂澜之施，法拟息风清热，安神除烦。处方：嫩钩藤15g，白蒺藜9g，明天麻4.5g，东白薇15g，赤芍、粉丹皮、女贞子各9g，龙胆草、川黄连各6g，首乌藤、云茯苓各12g，炒酸枣仁9g，天竺黄6g。3剂，水煎服。

二诊（1978年4月1日）：前方连服2剂，眩晕已减，肢掣渐平，烦闷臻止，夜寐尚安，惟大便不畅，舌苔薄黄，脉现弦滑略数，血压160/90mmHg。前方既效，当锲而不舍。处方：嫩钩藤12g，明天麻4.5g，白蒺藜9g，东白薇15g，龙胆草4.5g，淡条芩9g，粉丹皮9g，女贞子、云茯苓各12g，首乌藤、决明子各9g，炒神曲9g。3～6剂，水煎服。服药尽剂，诸症悉已。停药后血压正常，足月产一子，情况良好。

按 《济阴纲目》谓："产宝云：大凡妊娠之人，既停痰积饮，又寒热相杂，气郁不舒，或烦躁，或呕吐涎沫，转则胎动不安，均为子烦也。"子烦表现多端，非只烦闷懊侬者也。病因上沈尧封以痰、火、阴虚而蔽之，确属扼要。本例因气郁化火，血养胎元，阴虚火炽，厥阴风动，上扰心神，已成子痫前兆。以钩藤、天麻、白蒺藜等潜阳息风；白薇、女贞子、粉丹皮等滋阴凉血，以止晕定搐，彻热除烦。加黄连、龙胆草、黄芩等釜底抽薪，泻肝降逆；酸枣仁、首乌藤、云茯苓等安神益智，以舒心脾；天竺黄配合芩、连以清上焦痰热。方中赤芍通经活血，虽为妊娠所禁，结合临床用于风阳上扰、气血逆上之眩晕，肢麻掣动等症具有缓急舒筋、活络定搐之功，于妊娠抽搐、昏冒之子痫证，每多应用，常获捷效，未见不良反应。

（哈荔田. 2014. 哈荔田妇科医案医论选[M]. 中国医药科技出版社：91-92.）

孙浩铭医案

陈某，女，40岁，已婚。1964年12月4日初诊。主诉：妊娠7个月，心中烦闷2周。胸窒痰黄，夜寐不安，口干心悸，腰酸，下肢筋惕，小便短赤，面赤唇红，舌红苔薄黄，脉滑数。揣其病因，胎火夹痰上扰所致。治以清热化痰，以安胎元。处方：枯黄芩6g，麦冬9g，大乌豆24g，杭白芍6g，新竹茹15g，忍冬藤15g，赤小豆9g，苦参片9g，金狗脊9g。服3剂后，心中烦闷大瘥。续服5剂，烦闷心悸均除。

按 本案患者妊娠7个月，时时心中烦闷明显，夜寐不安、心悸等症。此为胎火痰热，上乘于心，故予清热化痰。方中以枯芩、杭芍、乌豆、苦参清泄内热，麦冬去心中烦热，竹茹一味即《妇人大全良方》竹茹汤，解肝郁，清痰热，利胸膈；除心烦，使热解郁伸，则心气清和，而心烦自退。

（福州市人民医院. 1978. 孙浩铭妇科临床经验[M]. 福建人民出版社：82-83.）

朱小南医案

叶某，女，27岁，已婚。1981年5月24日初诊。患者素性易怒，现妊娠6个月，心烦不宁，坐卧不安，胸胁胀满，气逆喘促，口舌咽干，面红唇焦，渴不多饮，伴潮热盗汗，手足心热，溲赤便艰。舌干红无苔，脉弦细数。方用养阴除烦汤，处方：生地黄9g，白芍9g，知母9g，麦冬9g，女贞子12g，生龙骨、生牡蛎各15g，竹茹9g，黄芩9g，水煎服。

二诊（1981年6月3日）：服上方3剂，烦闷大减，寐食尚可。守原方继服3剂，诸症悉平。

按 本案为妊娠心烦，又称子烦。其主要病机是火热乘心，热邪扰心，则神明不宁。本案为阴虚之火，与其素性易怒有关，郁怒伤肝，肝郁化火为诱发因素，孕后阴血聚养胎儿，心火偏亢，热扰心胸，而致心烦，坐卧不安；阴虚内热，故午后潮热，手足心灼热，火热内炽，耗损津液，故口舌咽干，唇焦，渴不多饮，小溲短黄；舌红，无苔，脉弦细而数，皆为阴虚内热之候。治宜育阴潜阳，清热除烦。方中生地黄滋肾益阴以济心火；麦冬养心除烦、润肺生津，知母泻肾火，使水火既济，黄芩、竹茹清热除烦，白芍养阴柔肝，女贞子滋肾阴，龙骨、牡蛎滋阴潜阳。上药共奏清热养阴、宁心安神之效。

（杨援朝. 2004. 妇科[M]. 西安：陕西科学技术出版社：196.）

六、思考与启发

1. 治疗妊娠郁证用药应注意哪些事项?

治疗的关键是早发现、早治疗，以免病情加重，影响胎元发育，甚至造成母胎伤害。妊娠用药需谨慎，凡峻下、滑利、祛瘀、破血、耗气、散气及一切有毒药品，都应该慎用或禁用。西医抗抑郁药物，对胎儿发育及新生儿有一定的不良影响，特别是妊娠早期，有可能增加致畸风险，对于轻、中度的抑郁患者，主要以中医辨证论治和心理治疗为主，以疏肝解郁、养血安神为法，佐以清热、化痰、健脾宁心、滋肾，标本兼治。治疗期间，注意治病与安胎并举，酌情予中药以安胎治疗。重症者需妇产科和精神科医生合作治疗，对有自杀等倾向者，要采取防范措施。对于既往有抑郁症病史的患者，应在妊娠前及孕早期提前干预。

2. 若妊娠郁证已消，如何积极善后调理?

妊娠郁证的发生多由郁怒、思虑、悲哀、忧愁等情志刺激所致，因此要注意对患者的情志调护，指导正确对待客观事物，使其心情开朗、精神愉快，积极配合治疗。妊娠郁证经治疗后虽诸症已消，但因处于妊娠期，难免或多或少存在气血亏虚、脏腑虚弱，提倡积极善后调理，保持情志舒畅，以防复发。可根据患者情况，选用一些平和补益药进行调理，促进脏腑功能恢复，且临证应区分病在气血、阴阳和脏腑之不同，适时调整；但要避免大补、蛮补、呆补。总之，应三因制宜，辨证施治，难有绝对固定治疗方案，尚需灵活变通。

（王小红）

第七章 产　后　病

产妇在产褥期内发生与分娩或产褥有关的疾病，称为“产后病”。从胎盘娩出至产妇全身各器官（除乳腺外）恢复至孕前状态的一段时期，称为“产褥期”，一般需6～8周。产后7日内，称为“新产后”。

《金匮要略》对于产后疾病的认识有专篇论述，之后医籍论述日渐广泛。产后急危重症古医籍多有记载，《金匮要略·妇人产后病脉证并治》说：“新产妇人有三病，一者病痉，二者病郁冒，三者大便难。”三者证候各异，但均因亡血伤津而发。《张氏医通·妇人门》明确指出产后“三冲”病机皆由败血上冲所致，并指出其预后凶险：“大抵冲心者，十难救一；冲胃者，五死五生；冲肺者，十全一二。”该书又提出产后多虚，若再患“三急”，则重伤津液，使阴血暴亡、阳气易脱，“产后诸病，惟呕吐、盗汗、泄泻为急，三者并见必危”。随着医学的发展，产后“三病”、“三冲”、“三急”中有些病证已称不上急危重症，但它却概括了西医学的羊水栓塞、妊娠期高血压、产后出血、妊娠合并心脏病等产科急危重症的部分证候，其治法、方药都值得深入研究。

产后病的病因病机，可以概括为四个方面：一是亡血伤津。由于分娩用力、出汗、产创出血，导致阴血暴亡，虚阳浮散，易致产后发热等。二是元气受损。由于产时用力耗气，或产程过长、耗气更甚，或失血过多、气随血耗，或产后操劳过早，导致气虚失摄，冲任不固，易致产后发热、产后恶露不绝、产后自汗等。三是瘀血内阻。分娩创伤，脉络受损，血溢脉外，离经成瘀；产后百脉空虚，起居不慎，寒热入侵，寒凝血瘀或热灼成瘀；元气亏虚，运血无力，血滞成瘀；情志所伤，气机不畅，气滞成瘀；胞衣残留，瘀血内阻，败血为病，易致产后发热、产后恶露不绝、产后身痛、产后郁证等。四是外感六淫或饮食房劳所伤。产后元气受损，气血俱伤，腠理疏松，卫表不固，所谓“产后百节空虚”，稍有不慎或调摄失当，便可发生产后发热、产后恶露不绝、产后身痛等。总之，产后病以“虚”、“瘀”居多，故形成了产后“多虚多瘀”的病机特点。

产后病的诊断，在辨证论治基础上，还须根据新产后的生理、病理特点注意“三审”，即先审小腹痛与不痛，以辨恶露有无停滞；次审大便通与不通，以验津液之盛衰；再审乳汁的行与不行和饮食多少，以察胃气的强弱。必要时配合妇科检查及辅助检查，进行全面综合分析，才能做出正确诊断。

产后病的治疗原则：应根据产后“多虚多瘀”的病机特点，本着“勿拘于产后，亦勿忘于产后”的原则，结合病情进行辨证论治。具体治法有补虚化瘀、益气固表、清热解毒、调理肾肝脾等。补虚化瘀以补益气血为主，佐以化瘀，使瘀去血生；益气固表，以补肺健脾为主，佐以调和营卫，使卫气固、腠理实；清热解毒，以清泄产后邪毒感染为主，佐以凉血化瘀，使邪毒无法深入营血；调理肾肝脾，佐以调和气血，以恢复肾肝脾之功能，使气血充盈、调顺。掌握补虚不滞邪、攻邪不伤正的原则，勿犯虚虚实实之戒。选方用药，必须兼顾气血，行气勿过于耗散，化瘀勿过于攻逐；寒证不宜过用温燥，热证不宜过用寒凉；解表不过于发汗，攻里不过于削伐。同时应掌握产后用药“三禁”，即禁大汗以防亡阳，禁峻下以防亡阴，禁通利小便以防亡津液。此外，对产后急危重症，如产后发热等，须及时明确诊断，必要时中西医结合救治。

产后病的调护：居室宜寒温适宜，空气流通，阳光充足；衣着宜温凉合适，厚薄得当，以防受凉或中暑；饮食宜清淡，富含营养，容易消化，不宜过食生冷、辛辣、肥腻和煎炒之品；注意劳逸结合，以免耗气伤血；保持心情舒畅，以防情志致病；产后百日内不宜交合，以防房劳所伤；保持外阴清洁，以防邪毒滋生。此外，对于哺乳期的产妇，应避免使用对新生儿有影响的药物，必要时权衡利弊应用。

第一节 产 后 发 热

产后发热是指产褥期内，出现发热持续不退，或低热持续，或突然高热寒战，并伴有其他症状者。

产后 1～2 日内，由于产妇阴血骤虚，营卫暂时失于调和，常有轻微发热，不兼有其他症状者，属生理性发热，一般能在短时间内自退。亦有在产后 3～4 日泌乳期间有低热，俗称“蒸乳”，也非病态，在短期内会自然消失。

本病以产后发热持续不退，且伴有小腹疼痛或恶露异常为特点，可见于西医学的产褥感染、产褥中暑、产褥期上呼吸道感染等。产褥感染严重者常可危及产妇生命，应当引起高度重视。

本病最早见于《素问·通评虚实论》，“帝曰：乳子而病热，脉悬小者何如？岐伯曰：手足温则生，寒则死”。以脉象、手足寒温判断产后发热的转归与预后。宋代《妇人大全良方》首次提出“产后发热”之病名。隋代巢元方《诸病源候论》最早论述本病病因病机，提出产后发热病因有风邪、阴阳不和、寒伤、热伤、瘀血等，病机为“阳盛则热，阴盛则寒，阴阳相加”，清代《医宗金鉴·妇科心法要诀》总结前人经验并加以发挥，确立了外感、血虚、血瘀、伤食等产后发热证治的病因病机。在治疗方面汉代《金匮要略·妇人产后病脉证并治》在“产后中风发热”中分列大承气汤、竹叶汤与阳旦汤治之，唐代《千金翼方》记载了五首治疗产后烦热的方剂，明代吴有性《温疫论》中选用热入血室的代表方小柴胡汤治疗产后发热，温病学家为产后发热感染邪毒证提供了有实践意义的施治原则和用药准绳。现代医家对理论与临床进行深入研究，明确了外感邪毒发热的卫气营血传变的证治观念，使产后发热的病因病机、辨证论治提高到一个新水平。

一、病 因 病 机

本病发病机制与产后多虚多瘀的特殊生理状态密切相关。产后胞脉空虚，感染邪毒，入里化热；或外邪袭表，营卫不和；或阴血骤虚，阳气外散；或败血停滞，营卫不通。常见的病因有感染邪毒、外感、血瘀、血虚。因情志、外感、瘀血内阻而发多为实，因素体虚弱、产后出血而发多为虚。

（1）感染邪毒 产时产后胞脉空虚，元气受损，血室正开，若产时接生不慎，消毒不严，或产后护理不当，邪毒乘虚侵入，直犯冲任、胞宫，正邪相争而致发热。若邪毒炽盛，热入营血，逆传心包，则易发为险症。

（2）外感 产后耗伤气血，百脉空虚，腠理不密，卫阳不固，以致风寒暑热之邪，乘虚而入，正邪相争，营卫不和，因而发热。如明代龚信《古今医鉴·产后》曰：“产后荣卫俱虚，腠理不密，若冒风发热者，其脉浮而微，或自汗。”

（3）血瘀 产后情志不遂，或为寒邪所客，瘀阻冲任，恶露不下，败血停滞，阻碍气机，营卫不通，而致发热。如《陈素庵妇科补解·产后众疾门》云：“产后瘀血陆续而至，十日外血海未有不净者。若气血虚损，或淋漓不止，连至二十余日者亦有之。一遇风冷外袭，则余血凝结，闭而不行，身即发热，所谓血瘀发热也。”

（4）血虚 素体阴血不足，加之产时、产后失血过多，阴血骤虚，阳无所附，阳浮于外而热。如清代沈又彭《沈氏女科辑要笺正》云：“新产发热，血虚而阳浮于外者居多。”

二、诊断及鉴别诊断

（一）诊断

（1）病史 患者多有素体虚弱，营养不良，孕期贫血，孕晚期不禁房事；或分娩产程过长，胎膜早破，产后出血，剖宫产、助产手术及产道损伤或胎盘、胎膜残留，消毒不严，产褥不洁等；或产时、产后当风感寒，不避暑热，或情志不畅等病史。

（2）症状 主要症状表现为产褥期内持续发热。寒战高热多属感染邪毒；恶寒发热多属外感；寒热时作多属血瘀发热；低热不退多属血虚发热。

（3）体征 体温升高，脉搏增快，下腹部可有压痛，炎症波及腹膜时，可出现腹肌紧张及反跳痛。下肢血栓静脉炎患者局部静脉压痛，或触及硬索状，下肢水肿，皮肤发白，习称“股白肿”。

（4）妇科检查 外阴感染时，会阴切口或裂伤处可见红肿、触痛，或切口化脓、裂开；阴道、宫颈感染时黏膜充血、溃疡，脓性分泌物增多；宫体或盆腔感染，双合诊检查子宫有明显触痛，大而软，宫旁组织明显触痛、增厚或触及包块，有脓肿形成时，肿块可有波动感。

（5）辅助检查

1）血液检查：血常规检查可见白细胞计数及中性粒细胞升高；血培养可发现致病菌，并进行药敏试验。检测血清 C 反应蛋白＞8mg/L（速率散射浊度法），有助于早期诊断产褥感染。

2）宫颈分泌物检查：分泌物检查或培养可发现致病菌，并进行药敏试验。

3）B 超检查：有助于盆腔炎性肿物、脓肿或胎盘、胎膜残留的诊断。

4）CT、磁共振检查：能对感染形成的包块、脓肿及静脉血栓的定位和定性进行协助诊断。

（二）鉴别诊断

（1）产后淋证 主要表现为尿频、尿急、尿痛，可有发热，或伴小腹疼痛等症。尿常规检查可见红细胞、白细胞。

（2）产后乳痈 表现为乳房局部红肿热痛，或有硬块，甚至破溃化脓，可触及腋下肿大、压痛的淋巴结。

（3）产后痢疾 临床表现为大便次数增多，里急后重，脓血便，可有腹痛、肛门灼热等。便常规检查可见红细胞、白细胞或脓细胞。

（4）伤食发热 有饮食不节史，常伴胸脘胀闷，或作痛、嗳腐恶食，或吞酸、吐泻，妇科检查无异常。

三、辨 证 论 治

产后发热虚实轻重有别，临证应根据发热的特点，恶露、小腹痛等情况及伴随的全身症状，综合分析明辨。其中感染邪毒证，相当于西医的产褥感染，属于急危重症。若正不胜邪，热入营血，高热不退，心烦汗出，斑疹隐隐，可见于产褥感染的脓毒血症；若热入心包，持续高热，神昏谵语，甚则昏迷，面色苍白，四肢厥冷，脉微欲绝，热深厥深，可见于败血症、感染性休克。

本病的治疗总以扶正祛邪、调气血、和营卫为主。感染邪毒者，宜清热解毒，凉血化瘀；外感风寒者，宜养血祛风，散寒解表；外感风热者，宜辛凉解表，疏风清热；血瘀发热者，宜活血祛瘀，和营除热；血虚发热者，宜养血益气，和营退热。治疗时要注意辨轻重缓急，若失治、误治，病情传变，可危及生命，须采取中西医结合方法积极救治。

1. 感染邪毒证

［证候］ 产后发热恶寒，或高热寒战，小腹疼痛拒按，恶露初时量多，继则量少，色紫暗，质如败酱，其气臭秽，心烦不宁，口渴喜饮，小便短赤，大便燥结。舌红，苔黄而干，脉数有力。

［治法］ 清热解毒，凉血化瘀。

［方药］ 解毒活血汤（《医林改错》）加金银花、黄芩。

连翘 葛根 柴胡 枳壳 当归 赤芍 生地黄 红花 桃仁 甘草

［加减］ 若高热不退，烦渴汗多，尿少色黄，脉虚大而数，为热入气分、耗气伤津之候，应于上方加入石膏、北沙参、石斛或配合白虎加人参汤（《伤寒论》），以清热养阴生津。若症见壮热不退，下腹胀痛，痛而拒按，恶露不畅，秽臭如脓，苔黄而燥，脉弦数，此乃热毒与瘀血互结胞中阳明腑实，治宜清热解毒，化瘀通腑，方用大黄牡丹皮汤（《金匮要略》）加蒲公英、败酱草、连翘。若正不胜邪，热入营血，高热不退，心烦汗出，斑疹隐隐，舌红绛，苔黄燥，脉弦细数，治宜清营解毒，凉血养阴，方用清营汤（《温病条辨》）加蒲公英、败酱草、紫花地丁以增强清热解毒之功。若热入心包，持续高热，神昏谵语，甚则昏迷，面色苍白，四肢厥冷，脉微欲绝，热深厥深，治宜凉血解毒，清心开窍，方用安宫牛黄丸（《温病条辨》）或紫雪丹（《温病条辨》）。若热深厥脱，冷汗淋漓，四肢厥冷，脉微欲绝，为阴竭阳亡，生命垂危，急当回阳救逆，方用生脉散（《内外伤辨惑论》）、参附汤（《世医得效方》）。若产后1～2周寒战、高热反复发作，见下肢肿胀发硬，皮肤发白，下肢及足底疼痛与压痛，甚者痛不可着地，舌暗，脉弦，可按“脉痹”论治，此为热毒、瘀血与湿邪留滞经脉肌肤，治宜清热解毒，活血化瘀，祛湿通络，方选抵当汤（《金匮要略》）合四妙勇安汤（《验方新编》）加减。

2. 外感证

（1）外感风寒证

［证候］ 产后恶寒发热，头痛身痛，鼻塞流涕，咳嗽，无汗。舌淡，苔薄白，脉浮紧。

［治法］ 养血祛风，散寒解表。

［方药］ 荆穗四物汤（《医宗金鉴》）加苏叶。

荆芥穗 川芎 当归 白芍 熟地黄

（2）外感风热证

［证候］ 产后发热，微汗或汗出恶风，头痛，咳嗽或有黄痰，咽痛口干，口渴，恶露正常，无下腹痛。舌红，苔薄黄，脉浮数。

［治法］ 辛凉解表，疏风清热。

［方药］ 银翘散（《温病条辨》）。

金银花 连翘 竹叶 荆芥穗 牛蒡子 薄荷 桔梗 淡豆豉 甘草 芦根

［加减］ 若外邪客于少阳之半表半里，症见往来寒热，胸胁痞满，口苦，咽干作呕，舌苔薄白，脉弦，治宜和解表里，方用小柴胡汤（《伤寒论》）。若外感暑热者，症见身热多汗，口渴心烦，倦怠乏力，舌红少津，脉虚数，治宜清暑益气，养阴生津，方用清暑益气汤（《温热经纬》），并立即改善居处环境，降温通风。若咽喉肿痛者，酌加板蓝根、大青叶、射干、马勃清热解毒，祛痰利咽。大便干燥者，酌加黄芩、瓜蒌、玄参清肺热，润肠通便。目赤、头眩者加桑叶、菊花疏散风热，清肝明目。

3. 血瘀证

［证候］ 产后乍寒乍热，恶露不下，或下亦甚少，色紫暗有块，小腹疼痛拒按。舌紫暗，或有瘀点瘀斑，苔薄，脉弦涩有力。

［治法］ 活血祛瘀，和营除热。

［方药］ 生化汤（《傅青主女科》）加牡丹皮、丹参、益母草。

全当归 川芎 桃仁 炮姜 炙甘草

［加减］ 若恶露臭秽，感染外邪者，酌加金银花、连翘清热解毒。神疲乏力，气短懒言者，酌加黄芪、党参健脾益气。小腹胀痛明显者，酌加枳壳、广木香、延胡索行气止痛。瘀块留滞，腹痛明显者，酌加蒲黄、五灵脂、延胡索祛瘀止痛。

4. 血虚证

［证候］ 产时产后失血过多，身有微热，头晕眼花，心悸少寐，恶露或多或少，色淡质稀，小腹绵绵作痛，喜按。舌淡红，苔薄白，脉细弱。

［治法］ 养血益气，和营退热。

［方药］ 八珍汤（见异位妊娠）加枸杞子、黄芪。

熟地黄　当归　白芍　川芎　人参　白术　茯苓　炙甘草

［加减］ 若血虚阴亏者，症见午后热甚，两颧红赤，口渴喜饮，小便短黄，大便秘结，舌嫩红，脉细数，治宜滋阴养血清热，方用加减一阴煎（《景岳全书》）加白薇。若偏气虚，见气短懒言，神疲自汗，面色不华，舌淡，苔薄白，脉虚细，治宜补中益气，和营退热，方用补中益气汤（《脾胃论》）。若少寐多梦者，酌加酸枣仁、远志、合欢皮安养心神。

四、其他疗法

1. 中药保留灌肠

赤芍 30g，龙葵 10g，三棱 15g，莪术 15g，蒲公英 25g，丹参 30g，牡丹皮 15g，细辛 3g，生甘草 15g。浓煎至 150ml，保留灌肠，每天 1 次，适用于邪毒感染证。

2. 针灸治疗

（1）体针 实证发热针刺可取关元、中极、血海、曲池、合谷，取任脉、手阳明经穴为主，用泻法，日一次。虚证发热可灸百会、关元、神阙穴，采用补法，日一次。

（2）耳针 肺、神门、内分泌、皮质下、肾上腺、大肠，用王不留行子行耳穴贴压。

3. 中药外敷法

艾叶、透骨草、当归、柴胡、川芎、败酱草、桂枝、丹参、茯苓、延胡索、川楝子、杜仲、莪术、赤芍、香附、红花、白芷等中药研末后，与适量生姜共捣成泥状进行热敷外贴，每次 30 分钟，一日一次。

五、名家学术思想

（一）刘奉五

中医妇科名家刘奉五认为产后发热，西医多指产褥热，系因产后感染所引起的发热。产后发热的原因很多，可以分为外感、血瘀、食滞和气虚、血虚、阴虚等。单纯血瘀或里虚证，多为低热；而外感及食滞发热则可有高热，其中尤以外感证多见。一般产后多虚，喜汗出，正如《金匮要略》中云："所以产妇喜汗出者，亡阴血虚，阳气独盛，故当汗出，阴阳乃复。"产后出汗多，是正常的生理现象，但是，由于血虚和汗出腠理不闭，外邪极易入侵而引起外感病证；同时产后体虚习惯于"食补"者居多，因而恣食肥甘，或操劳倦怠，脾运失健，胃肠易于蓄热，所以产后外感发热，多见表里同病，这是产后发热的特点。对于产后外感的辨证应当注意风寒、风热的鉴别，不能一见发热就用辛凉解表或苦寒清热，应当根据其外邪性质及病位的深浅相应处理。若属风寒束表，宜辛温解表；若属风热束表，宜辛凉解表；若属风寒束表，而夹有里热者，宜先解其表，后清其里；若属表里俱热，则表里双解；若属外有表寒，而内夹食滞者，则表里双解，内外兼治。在邪实的情况下，不要顾虑体虚而忽略了祛邪的重要性，因为邪去才能正安，或于祛邪之后再扶正。总之，应当寒热分清，表里详辨。

（二）刘云鹏

中医妇科名家刘云鹏行医济世数十年，认为产后发热虽有外感、感染邪毒、血瘀、血虚之分，但临床以外感、感染邪毒二者为主，其血虚、血瘀多为兼证。以邪客少阳、湿热中阻为多见，前者师仲景法，后者宗鞠通方。有肝郁脾虚，邪入少阳者；有湿热内蕴，复感外邪者；有湿热中阻，邪毒直犯阴中，冲任合病者。

（1）正虚邪实——和解少阳 肝郁脾虚之人，产后复感外邪，易入少阳而发病。此因肝主疏泄，性喜条达，若多郁善怒，则肝气郁结，横逆犯脾，以致脾虚，生化失职，气血不足，适值产后，气血更亏，阴虚阳弱，营卫失养，腠理空虚，卫外不固，易感外邪。肝胆乃表里之脏腑，腑为外邪出入之通路，邪气入侵，客于少阳，邪在半表半里。临床热型以往来寒热为特点，常伴有口苦咽干，心烦欲呕，胸胁乳胀，或腰腹胀痛，或恶露不尽，舌质淡红或红，舌苔薄黄，脉弦软数。治当扶正祛邪，和解少阳，方用小柴胡汤加减。胸胁乳房胀痛甚者，加郁金 9g，香附 12g 以增强疏肝解郁之力；恶寒甚则加荆芥 9g，防风 9g 以助其疏散表邪；热势甚加金银花 15g、蒲公英 15g 以清热解毒；血虚腹痛加白芍 15～24g 和营止痛；血瘀腹痛，恶露不净者，加蒲黄炭 9g，五灵脂 12g，益母草 15～30g 以祛瘀生新。

（2）内外湿热——表里分消 湿热之体，产后易感湿热之邪而发热。此因素体脾虚，或久居潮湿之地，湿困中焦，郁而化热，或过食膏粱厚味，脾胃受损，脾湿胃热内郁，复因产后外感湿热之邪，内外合邪而发病。若起病之初，其病偏表，多湿热阻于经络。临床热型以恶寒发热，汗出热解继而复热为特点，伴有头昏头重，身重肢软，胸闷呕吐，小便短黄，舌质红，苔薄黄而滑，脉软滑数。治当表里分消，清利湿热，方用黄芩滑石汤化裁。方药组成：黄芩 9g，滑石 18g，厚朴 9g，大腹皮 9g，通草 6g，竹叶 9g，茯苓皮 15g，藿香 9g，牛膝 9g，乌药 9g。

（3）瘀热互结——泻热化瘀 产后血室正开，或热郁于内，或产时金创产伤，邪毒乘虚侵入胞宫、冲任，与血相合而发病，成瘀热蕴结胞中之势。冲为血海，隶于阳明，若所感为湿热之邪经冲脉上犯，易形成湿热中阻证。其病偏里，热甚于湿。临床热型以持续高热，日轻夜重为特点，伴见胸闷脘痞，恶心呕吐，腹痛，恶露不尽，舌暗红，苔黄腻，脉滑数等。治宜清热利湿，活血化瘀，以刘老自拟芩连半夏枳实汤加味治之。方药组成：半夏 9g，黄芩 9g，黄连 6g，枳实 9g，杏仁 9g，陈皮 9g，郁金 9g，厚朴 9g，当归 24g，川芎 9g，桃仁 9g，蒲黄 9g，益母草 15g。兼恶寒、头痛、鼻塞者可加柴胡 9g，苏叶 9g，荆芥 9g 等以轻宣解表；热甚伤津，舌红口渴者，加石斛 15g，玉竹 12g，天花粉 12g 以清热生津止渴；心慌气短，舌淡脉弱者，酌减厚朴、陈皮，再加党参 15g，甘草 6g 以益气扶正；兼食积纳呆者加焦山楂 12g 以消食导滞；大便秘结者，加大黄 9g 以泄热通便；恶露已尽，无腹痛等瘀血证候者去当归、川芎、桃仁、益母草等。

刘奉五医案

案 1 程某，女，30 岁。剖宫产 2 周，恶露已净，自乳不多，突发高热，迄今未退，头胀少汗，苔白腻尖边红，脉软略数。诊断为产后发热。

证属暑湿内滞，热蕴不化。治宜清宣肺胃，解暑化湿。药用焦薏苡仁、鲜荷叶、鲜荷叶梗各 30g，云茯苓 12g，淡豆豉、黑山栀、青蒿、赤芍、鲜藿香、鲜佩兰、连翘各 9g，香薷、制川厚朴各 6g，川黄连 3g，每日 1 剂，水煎服。服 2 剂热退身安。

按 产后感受时邪，高热持续不退，屡用抗生素等未效。兹值盛暑，气阴不足，又经剖宫产术，气血骤伤，最易感邪。患者高热头涨无汗，脉软略数，苔白腻，尖边红，可见暑湿留恋，未能通达。历代妇科医家对产后发热曾谆谆告诫"多属虚寒"、"一切病多是血虚，皆不可发表"。然暑热鸱张，湿郁肺胃，若大补气必恋邪助火，若大剂清热亦难免湿遏热伏，贻误病机，治当清宣肺胃，解暑化湿，畅达气分，迫邪外解。可见先哲之言也不可偏信，是当"随证随人，辨其虚实以常法治疗"。方用栀豉汤清气透卫；合黄连香薷散加青蒿、藿香、佩兰、荷叶梗清热解暑和中；薏苡仁、云茯苓健脾化湿，所谓"湿去则热无以依"；加赤芍、连翘以清泄里热，亦防产后伏热挟瘀之变。药后热退病愈。

案 2 韩某，女，28 岁。产后第 29 日，突然高热已 2 日。患者第 2 胎足月顺产，产后一般情况良好，恶露未净，量少。前日突发高热（体温 38.9℃），伴有恶寒，头痛头晕，流清涕，全身酸痛，不能入睡，心慌气短，纳差，口干渴，有汗，尿黄，大便自调；舌质淡，舌苔薄黄；脉沉滑数。诊断为产后发热。

证属产后血虚，外感风寒。治宜解表散寒，养血清热。药用荆芥穗、当归、益母草、黄芩各 9g，川芎、防风、甘草、杏仁各 6g，羌活、桔梗、薄荷（后下）各 3g，生姜 3 片，每日 1 剂，水煎服。

服 1 剂后，寒热未解，体温 39℃，头痛流涕已减，微咳，已见汗出，口干渴，大便 2 日未解。改用清气退热，凉血调中为法。药用生石膏 45g，连翘、金银花各 30g，石斛 12g，知母、黄芩、炒莱菔子、炒枳壳、鸡内金、焦神曲、地骨皮各 9g，牡丹皮、赤芍各 6g，甘草 3g。

服 1 剂后，热退，头疼，流涕已减轻，大便已解，微有咳嗽，纳食不香，汗出，舌质暗红、苔白黄，脉沉细数。

继服上方 1 剂，仍有头痛，头晕，心悸，失眠，胆怯，口干思饮，动则汗出，恶露未净；舌红，少津，脉沉细无力。辨为热后伤阴，改用滋阴清热，佐以安神为法。药用首乌藤 30g，阿胶、沙参各 15g，石斛、生地黄各 12g，炒酸枣仁、炒白芍、麦冬、五味子各 9g，甘草 6g，黄连 3g。

服上方 3 剂后，症状已除，临床痊愈。

按 本案系产后 29 日，恶露未净。两日来，以突然高热、恶寒、头痛、流清涕、全身酸痛为主证，辨为风寒束表，但是见有口干渴、有汗、纳差、尿黄、舌苔薄黄，说明有里热。风寒外感一般应当无汗，而脉浮紧，但是，患者产后血虚卫表不密，故汗自出。汗出而热不解，是正虚而里热盛之故。血虚兼见内热，故见脉沉滑而数。实属表里同病，理当表里双解。可是刘老医生体会，内有热而外感风热，或风寒已化热，见有表里俱热证时，才能用表里双清解法，而本例内有热，外感风寒，应当先用辛温解表，待表邪疏解之后，再清其里。因为，伤寒表未解时，若误下必成结胸；若误用苦寒，则肌表闭塞，表邪更难宣解，所以，一见感冒发热，不辨病因就用辛凉解表是不够全面的。目前，患者为产后血虚，外感风寒，病程仅有两日，虽有里热，但是表寒未解，故用荆防败毒散为主方，以荆芥穗、防风解表散寒；川芎、羌活、生姜散风祛湿，重点解其表寒；配合当归、益母草、川芎养血活血以扶正；佐以苦杏仁、桔梗、薄荷、黄芩宣肺清热。1 剂药后，头痛、流涕已减，说明表邪已疏解，但是发热未退，口干渴，大便 2 日未解，说明里热仍盛，进而改用清气解热、凉血调中之法。以白虎汤为主方，加金银花、连翘、黄芩清热解毒；赤芍、石斛、麦冬、牡丹皮、地骨皮凉血活血，生津益阴；炒枳壳、炒莱菔子、鸡内金、焦神曲宽中下气、和胃调中，以清热为主，行气导热为辅。药后发热退，大便通。患者原为产后血虚之体，蕴热感寒，经治后，虽然热已尽除，但是产后阴血虚亏之体，加之热后灼耗，余热未净，阴血虚亏之象显现，故见心悸、失眠、胆怯、头痛、头晕、口干思饮、动则汗出、舌红少津，脉见沉细无力。遂以滋阴清热，佐以安神为法，用增液汤、黄连阿胶汤合方加减，调理善后。

（北京中医医院，北京市中医学校. 1982. 刘奉五妇科经验[M]. 北京：人民卫生出版社，3.）

六、思考与启发

1. 产后发热的临证用药特点是什么？

产后发热的治疗，应遵“勿拘于产后，勿忘于产后”的原则，根据产后“多虚多瘀”的特点，谨守病机，知常达变，祛邪不忘扶正，补虚不忘化瘀，以治病为主，凡病情需要，麻黄、石膏、大黄也不禁用，“有病则病受之”、“中病即止”。治疗务必果断，“除恶务尽”，不留病根。

祛邪之法可仿效“开鬼门，洁净府”。凡外感发热者，多以辛散发汗解表为主，常用荆芥、连翘、柴胡、青蒿等，少用麻黄、桂枝。若邪毒入胞，一治宜清热解毒、凉血化瘀，贯穿始终，清热解毒常用五味消毒饮（《医宗金鉴》）之辈，少用芩连之苦寒，以避其滞气滞血及苦能化燥之嫌；凉血化瘀药具有抑菌、杀菌、消炎作用，能使败露畅行，毒随瘀去，常用牡丹皮、赤芍、桃仁、益母草等清热凉血，活血化瘀之品。二应通利二便。瘀热、瘀脓互结胞中，热毒俱盛，腹胀腹痛，燥屎内结，阳明腑实，不畏攻下，应予通腑，可用承气汤（《伤寒论》）类，燥屎下，腑气通，瘀热随其而解。承气汤是外科急腹症常用方，具有改善循环、消炎杀菌之功，中病即止。败露为余血浊液，脓血亦为湿浊之物，治宜清利，引湿浊之邪从小便而解，常用茯苓、薏苡仁、冬瓜仁、车前子等淡渗利湿之品。以上祛邪之法，已犯“三禁”，然不祛邪正何以安？犹败血不去，新血不生，但仍应遵“勿忘于产后”，扶正以敌邪，双管齐下。

在治疗妇人产后发热病证时要注意顾护阴血，以期达到治病而不伤正的效果。补虚之法为益气养阴、健脾护肾，常用西洋参、沙参、白芍、白术、当归、生地黄之类。祛邪以安正，扶正以敌邪，相辅相成，自有良效。

临床上还要注意热毒引起的络脉病变，如下肢血栓性静脉炎，宜活血化瘀、清热解毒，用加味桂枝茯苓丸（桂枝茯苓丸加金银花、蒲公英、当归、水蛭等）。盆腔血栓性静脉炎为热毒与瘀血互结，宜清热解毒、活血化瘀，如加味勇安汤（玄参、当归、金银花、赤芍、甘草、牡丹皮、桃仁、川芎、红花、紫花地丁）。若产褥感染引起的腹膜炎属热毒犯脾，治疗应清热解毒，化瘀通腑（金银花、连翘、生地黄、蒲公英、知母、紫花地丁、牡丹皮、赤芍、大黄等）。

2. 感染邪毒所致产后发热的临证思路是什么？

感染邪毒所致的产后发热，是产科急危重症，若治疗不当或延误治疗可使病情进一步发展，邪毒内传，热入营血，或热陷心包，甚则发展至热深厥脱危重之候。此时，应参照西医“产褥感染”，积极进行中西医救治。对于热入营血者，治宜清营解毒、凉血养阴，予清营汤（《温病条辨》）加味，或用清开灵注射液滴注；热入心包者，治宜凉血解毒、清心开窍，清营汤送服安宫牛黄丸（《温病条辨》）或紫雪丹（《温病条辨》），或醒脑静静脉滴注；热深厥脱急当回阳救逆，方用独参汤、生脉散（《内外伤辨惑论》）或参附汤，或用参附注射液肌内注射或静脉滴注，回阳救逆，益气固脱。

预测产后发热病情的轻重和转归，不能以发热的轻重、体温的高低为唯一标准。年轻初产，体质壮实者，邪实正盛，体温常比较高；而年长、多产、体质虚弱、产后出血多者，正虚无力与邪抗争，体温未必高，有时火毒淫邪乘虚长驱直入，传变极快，迅速发展为中毒性休克。同时病情轻重与机体对入侵病原体的反应，与病原体的种类、数量、毒力及机体的免疫有关，即取决于“正邪”两个方面，故必须综合分析，方不致误。

此时病情复杂，势急症重，必须根据病情，配合西医治疗，采用支持疗法，加强营养，增强全身抵抗力，纠正水、电解质紊乱，必要时多次少量输血；按药敏试验选用广谱高效抗生素，注意需氧菌、厌氧菌及耐药菌株问题；中毒症状严重者，可短期加用肾上腺皮质激素，提高机体应激能力；对血栓性静脉炎患者，在应用大量抗生素的同时，可加用肝素，并监测凝血功能；子宫感染严重者，经治疗无效，炎症持续扩展，出现不能控制的出血、败血症及脓毒血症时，应及时行子宫切除术，清除感染源，挽救患者生命。

（王　昕）

第二节　产后恶露不绝

产后血性恶露持续 10 天以上，仍淋漓不尽者，称为“产后恶露不绝”，又称“产后恶露不尽”、“产后恶露不止”。

本病始见于汉代《金匮要略·妇人产后病脉证治》，该书云：“产后七八日，无太阳证，少腹坚痛，此恶露不尽，不大便……宜大承气汤。”隋代《诸病源候论·妇人产后病诸候》首列“产后血露不尽候”，认为“新产而取风凉，皆令风冷搏于血，致使血不宜消，蓄积在内，则有时血露淋沥下不尽”的病机。又列《产后崩中恶露不尽候》云：“产伤于经血，其后虚损未平复，或劳役损动而血暴崩下……若小腹急满，为内有瘀血，不可断之，断之终不断。”归纳本病可由“风冷搏于血”、“虚损”、“内有瘀血”所致，明确本病的病因病机，尤对血瘀提出“不可断之，断之终不断”的观点，颇有临床指导价值。宋代《妇人大全良方·产后恶露不绝方论》更有病机及治法方药的详细记载，如“夫产后恶露不绝者，由产后伤于经血，虚损不足；或分解之时，恶血不尽，在于腹中，而脏腑夹于宿冷，致气血不调，故令恶露淋沥不绝也”，提出用牡蛎散、独圣汤等方药以治之。明代《景岳全书·妇人规》指出产后恶露可由血热、损伤冲任之络、肝脾气虚、气血俱虚、肝火、风热所致，并出具方药。清代《胎产心法》又指出“产后恶露不止……由于产时损其气血，虚损不足，不能收摄，或恶血不尽，则好血难安，相并而下，日久不止”，或“火动病热”，即可归纳为气虚、血瘀、血热三个方面。对于治疗又指出“不可轻而用固涩之剂，造成败血聚内，后患无穷”。清代《医宗金鉴·妇科心法要诀》提出根据恶露的色、质、气味辨虚实的原则。《傅青主女科·产后》立加减生化汤为治。

西医学因产后子宫复旧不全、胎盘胎膜残留、子宫内膜炎所致晚期产后出血，以及中期妊娠引产、人工流产、药物流产后表现为恶露不尽者，均可参照本病辨证治疗。

一、病因病机

本病的发病机制主要为冲任不固，气血运行失常，胞宫藏泻失度。恶露乃血所化，出于胞中而源于脏腑冲任。气虚冲任不固，血失统摄；血热损伤冲任，迫血妄行；或瘀阻冲任，血不归经，均可导致恶露不绝。

（1）气虚 素体虚弱，产时气随血耗，其气益虚，或产后操劳过早，劳倦伤脾，中气不足，冲任不固，血失统摄，以致恶露日久不止。

（2）血热 产妇素体阴虚，因产亡血伤津，营阴更亏，阴虚则内热；或产后感受热邪；或因情志不遂，肝郁化热，热扰冲任，迫血妄行，而致恶露不绝。

（3）血瘀 产后胞宫、胞脉空虚，寒邪乘虚而入，血为寒凝，结而成瘀；或七情内伤，气滞而血瘀，瘀阻冲任，血不归经，以致恶露淋漓不尽。

二、诊断及鉴别诊断

（一）诊断

（1）病史 素体虚弱；或产时感邪、操作不洁；或有产程长，胎盘、胎膜残留，产后子宫复旧不良等病史。

（2）症状 产后或各种原因终止妊娠后，血性恶露持续 10 天以上仍淋漓不尽，或时断时续，或突然大出血，并有色、质、味的异常，或血性恶露停止后又有脓性分泌物流出。可伴有腰痛，下腹坠胀，或小腹疼痛。

（3）体征 子宫复旧不良、可见子宫较同期正常产褥子宫大而软，或伴压痛。胎盘残留者，有时可见胎盘组织堵塞于子宫颈口处。

（4）辅助检查

1）血常规及凝血功能检测：了解有无继发贫血、炎症等，且需排除凝血功能障碍。

2）B 超检查：了解子宫复旧情况及有无胎盘、胎膜残留。

3）血 hCG 测定：可排查有无胎盘、蜕膜残留，并除外滋养细胞肿瘤。

4）诊断性刮宫：刮出子宫内容物送病理检查以进一步诊断。

（二）鉴别诊断

产后恶露不绝应与子宫黏膜下肌瘤、凝血障碍性疾病、胎盘部位滋养细胞肿瘤等所致的出血相鉴别。

（1）子宫黏膜下肌瘤 孕前即有黏膜下子宫肌瘤，产后表现为阴道出血淋漓不尽，妇科检查示子宫增大或B超提示有黏膜下肌瘤。

（2）凝血障碍性疾病 原有凝血障碍性疾病，如血小板减少症、再生障碍性贫血等，多数在妊娠前即存在，可通过血液检查明确诊断。

（3）胎盘部位滋养细胞肿瘤 本病继发于足月产、流产、葡萄胎后，表现为不规则阴道出血，常伴有贫血、子宫均匀增大或不规则增大，血β-hCG和人胎盘催乳素轻度升高。B超检查、诊断性刮宫有助于诊断。

三、辨证论治

产后恶露不绝是产后常见病，病因病机有气虚、血热、血瘀的不同，临证应详细询问患者病史及恶露特点、伴随症状，结合体格检查、妇科检查及辅助检查等以明确诊断。

辨证应以恶露的量、色、质、气味为重点，并结合伴随症状辨别寒、热、虚、实。如恶露量多，色淡，质稀，无臭气者，多为气虚；色红或紫，黏稠而臭秽者，多为血热；色暗有块，小腹疼痛者，多为血瘀。治疗应遵循虚者补之、热者清之、瘀者攻之的原则分别施治，且不可轻用固涩之剂，以致助邪，变生他病。

1. 气虚证

［证候］ 产后恶露过期不止，量多，色淡红，质稀，无臭味，面色㿠白，精神倦怠，四肢无力，气短懒言，小腹空坠。舌淡，苔薄白，脉缓弱。

［治法］ 益气摄血固冲。

［方药］ 补中益气汤（方见月经先期）。

［加减］ 若恶露量多不止，加阿胶、艾叶、乌贼骨养血止血；若伴腰膝酸软，头晕耳鸣者，加菟丝子、金樱子、续断、巴戟天等补肝肾，固冲任；若血块较多，加三七、炒蒲黄活血止血。

2. 血热证

［证候］ 产后恶露过期不止，量较多，色鲜红，质稠黏；口燥咽干，面色潮红。舌红苔少，脉细数无力。

［治法］ 养阴清热，凉血止血。

［方药］ 保阴煎（方见月经过多）。

［加减］ 若恶露较多，色红，加煅牡蛎、地榆以固涩止血；若恶露臭秽伴小腹痛，加忍冬藤、败酱草清热通络止痛；若兼乳房、少腹胀痛，心烦易怒，恶露夹血块者，丹栀逍遥散加生地黄、旱莲草、茜草疏肝清热、凉血止血。

3. 血瘀证

［证候］ 产后恶露过期不止，淋漓量少，或突然量多，色暗有块，或伴小腹疼痛拒按，块下痛减。舌紫暗，或有瘀点，苔薄，脉弦涩。

［治法］ 活血化瘀，理血归经。

［方药］ 生化汤（方见产后发热）。

［加减］ 若血瘀较重，加益母草、茜草、三七、蒲黄以增强活血化瘀之力；若兼口干咽燥，舌红，脉弦数者，加地榆、黄柏以清热止血；若气虚明显，伴小腹空坠者，加党参、黄芪补气摄血；若瘀久化热，恶露臭秽，口干咽燥，加紫草、马齿苋、蒲公英清热化瘀；若为胞衣残留者，视具体情况，可行清宫手术，并配合中西药物治疗。

四、其他疗法

1. 中成药治疗

（1）加味生化颗粒 每次1袋（10g），每日3次，温水冲服，适用于血瘀证。

（2）葆宫止血颗粒 每次1袋（15g），每日3次，温水冲服，适用于血热证。

2. 针灸治疗

（1）体针 气虚型取关元、足三里、三阴交，用补法。血瘀者取气海、中极、石门、地机等穴，用泻法。血热者取中极、次髎、中都、行间、阴谷，用泻法。以上针刺得气后，留针30分钟，每日1次。

（2）耳针 取子宫、神门、交感、内分泌、脾、肝、肾、皮质下，每次选2～4穴，毫针中等刺激，留针15～20分钟，每日1次。

（3）艾灸 取脾俞、神阙、气海、足三里（双）、血海（双）、三阴交（双），每次灸30分钟，每日1次。

五、名家学术思想

朱南孙

国医大师朱南孙教授认为产后恶露不绝多以虚、瘀、热为其主因，治疗上以“审因辨证，治病求本”为原则，提出治疗恶露不绝应通补结合，动静并用，祛瘀为先，用药喜用党参、生黄芪、当归益气养血，蒲黄炭、花蕊石、益母草活血化瘀；同时权衡清补，兼以疏肝，用药常选用二至丸、淡黄芩、牡丹皮，佐以柴胡、青皮、陈皮等；待恶露尽后，则重在调体以复旧善后，气血纯虚者，善以健壮不力膏为代表方；阴血偏盛者，善以二至丸滋阴益肾，酌加生地黄养阴生津、益气健脾之品；血瘀者多选用失笑散化裁而来的将军斩关汤，奏活血清热止痛之功。

朱南孙教授强调，对于晚期产后出血的患者必须衷中参西，先以现代医学检查技术排除肿瘤、子宫黏膜下肌瘤、子宫切口裂开等相关因素，再施以中医治疗。对于中药治疗效果不明显，日久不愈或出血量多，甚至引起贫血、晕厥等急症者，应及时西医就诊，必要时手术治疗，以免延误病情。

朱南孙医案

李某，女，35岁。初诊：2015年4月15日。主诉：产后恶露不净2个月。现病史：患者于2015年2月6日孕39周行剖宫术产一子。产后恶露至今未净，色暗红，点滴而下，时觉腰酸，无发热，无腹痛，现已停哺乳，平素胃纳馨，寐安，大便干结、日一行。脉沉细无力，舌偏红苔薄。辅检：2015年4月14日B超：子宫（45mm×41mm×43mm），内膜5mm，提示子宫肌层回声不均匀。卵巢、盆腔未见异常。经带胎产史：既往月经尚规律，已婚，1-2-2-1。中医诊断：产后恶露不绝。证候诊断：气血亏虚，瘀阻胞宫。西医诊断：产后子宫复旧不全。治法：益气养血，化瘀止血。处方：生蒲黄18g，茜草炭18g，女贞子9g，菟丝子9g，墨旱莲18g，续断12g，杜仲12g，仙鹤草30g，生地黄9g，鹿角霜18g，柏子仁12g，制香附9g，14剂。

二诊（2015年4月29日）：药后恶露已净，畏热汗出，纳呆，寐安，二便调，脉弦细，舌红苔薄。治拟健脾益肾，扶正化瘀，以求巩固。处方：生黄芪18g，太子参18g，焦白术9g，山药18g，生茜草18g，益母草9g，炒地榆12g，女贞子9g，墨旱莲18g，鹿衔草18g，炮姜炭6g，续断12g，14剂。

按 患者行剖宫术后阴道连续出血2个月，属于产后恶露不绝之范畴。病机常责之于虚实二端，因产后伤其气血，气虚无力行血，瘀血留滞胞宫，损伤冲任，本病证属气虚血瘀，中药治拟益气养血，化瘀止血，调理冲任。方中生蒲黄、茜草炭、仙鹤草既能活血以祛瘀，又能止血以塞流，3味相配，通补兼施；二至丸和生地黄滋阴养血生津，清养肝肾，佐以香附行气通络；瘀血停滞不通，应适当佐以温通之品以助血行，故用菟丝子、续断、杜仲、鹿角霜温摄冲任。患者大便干结，予柏子仁活血通便。二诊后恶露已止，瘀阻已除。此期则重在复旧善后，重在调体。患者畏热汗出，纳呆，查其舌脉，考虑其产后气血大伤，肝肾亏，脾气虚，重在调体，以健脾益肾为主。虽恶露已止，恐再出血，伍以生茜草、益母草、炒地榆以活血止血，待气血充实，邪祛正复，以助子宫复旧。

（蔡颖超，谷灿灿，何珏，等.2017. 朱南孙教授辨治产后恶露不绝[J]. 吉林中医药，37（5）：453-456）.

六、思考与启发

如何理解治疗产后恶露不绝患者应辨虚实，审因论治，不可见血止血。

恶露指新产后有余血浊液经阴道从子宫排出，此血为旧血、多余之血，又名恶血，属离经之血。正常情况下产后胞宫自身不断排出余血浊液，使得瘀血祛，出血止而子宫复旧，旧除而新生。此瘀血包括了残留的胎盘胎膜及宫腔内积血。子宫乃排异器官，通过自身的肌肉收缩以增加宫腔内压力，促进残留物排出，残留物去则内膜修复血止。虚、热、瘀作为产后恶露不绝三大主要病因，治疗原则为虚则补之、热者清之、瘀者化之，无论何种病因引起的恶露不止，皆不可见血止血，应辨证论治，宫腔内余血浊液顺利排出则恶露自止。

（李　颖）

第三节　缺　　乳

缺乳指的是哺乳期内，产妇乳汁甚少，或无乳可下，又称“乳汁不足”、“乳汁不行”。多发生在产后2～3日至半个月内，也可发生在整个哺乳期，是常见的产后病。

早在隋代《诸病源候论·妇人产后病诸候》即列有“产后乳无汁候”，认为其病因系“既产则血水俱下，津液暴竭，经血不足”使然。唐代著名医家昝殷的《经效产宝·产后乳无汁方论》提出“气血虚弱，经络不调”是缺乳的主要病因。唐代孙思邈《备急千金要方·妇人方》列出了“治妇人乳无汁共21首下乳方”，其中所用的通草、漏芦、猪蹄、鲫鱼等药物和食物一直沿用至今。南宋时期陈无择的《三因极一病证方论·下乳治法》指出“产妇有两种乳脉不行，有气血盛而壅闭不行者，有血少气弱涩而不行者，虚当补之，盛当疏之”。金代张子和《儒门事亲》云：“妇人有本生无乳者不治，或因啼哭、悲、怒、郁结，气溢闭塞，以致乳脉不行。”情绪不畅、气机郁闭可导致乳汁运行受阻致缺乳。元代朱丹溪《格致余论·乳硬论》提出：“乳子之母，不知调养，怒忿所逆，郁闷所遏，厚味所酿，以致厥阴之气不行，故窍不得通而汁不得出。”阐述了产后进食膏粱厚味之品导致痰湿阻滞乳络亦为产后缺乳的病因病机。明代张景岳《景岳全书·妇人规》云：“若产后乳迟乳少者，由气血之不足，而犹或无乳者，其为冲任之虚弱无疑也。”清代《傅青主女科·产后》言：“夫乳乃气血之所化而成也，无血固不能生乳汁，无气亦不能生乳汁。”从气血论治缺乳，分虚实治疗，“阳明之气血自通，而乳亦通矣”。综上所述，各家学说认为产后缺乳多与气、血、痰湿、冲任失调有关。

西医学产后缺乳、泌乳过少等可参照本病辨证治疗。

一、病 因 病 机

缺乳的主要病机为乳汁化源不足，无乳可下；或乳络不畅，乳汁运行受阻，乳不得下。常见病因有气血虚弱、肝郁气滞、痰浊阻滞。

（1）气血虚弱　素体气血亏虚，或脾胃虚弱，气血生化不足，或产后操劳过度，耗伤气血，复因分娩失血耗气，以致气血虚弱，不能化生乳汁，因而乳汁甚少或无乳可下。

（2）肝郁气滞 素性抑郁，加之产时失血，肝失所养，肝郁更甚；或产后情志不遂，肝失条达，气机不畅，致乳络不通，乳汁运行不畅，因而缺乳。

（3）痰浊阻滞 素体肥胖痰湿内盛或产后过食膏粱厚味，脾失健运，聚湿成痰，痰浊阻滞乳脉、乳络，无力行乳，遂致缺乳。

此外，精神紧张、劳逸失常、营养不良或哺乳方法不当等，均可影响乳汁分泌。

二、诊断及鉴别诊断

（一）诊断

（1）病史 素体气血不足，或脾胃虚弱，或素性抑郁，或产后情志不遂，或产时、产后失血过多等。

（2）症状 哺乳期乳汁甚少，不足以喂养婴儿，或乳汁全无，或原乳汁分泌正常，情志过度刺激后突然缺乳。

（3）体征 乳腺发育正常，乳房柔软，不胀不痛，挤出乳汁点滴而下，质稀；或乳房胀满而痛，挤压乳汁难出，质稠；或有乳腺发育不良者。此外，还应注意有无乳头凹陷和乳头皲裂造成的哺乳困难而致乳汁壅塞不通。

（4）辅助检查 血常规检查以了解有无贫血及感染。

（二）鉴别诊断

本病应与乳痈相鉴别。乳痈有初起乳房红、肿、热、痛，恶寒发热，继之化脓成痈等特征，缺乳无此类症状，可资鉴别。

三、辨证论治

本病有虚实两端，应根据乳汁清稀或稠、乳房有无胀痛，结合舌脉及其他症状以辨虚实。乳汁甚少而清稀，乳房柔软，属虚证，多为气血虚弱；若乳汁少而不清稀，属实证，其中乳汁浓稠，伴乳房胀硬疼痛，胸胁胀满，多为肝郁气滞，乳汁不稠，伴乳房硕大或下垂不胀满，多为痰浊阻滞。

治疗以调理气血、通络下乳为主。虚者补气养血，实者疏肝解郁，健脾化痰，均宜佐以通乳之品。同时，要指导产妇正确哺乳，保证产妇充分休息，保持心情愉悦，摄入充分的营养和水分。

1. 气血虚弱证

［证候］ 产后乳少，甚或全无，乳汁清稀，乳房柔软，无胀感；面色少华，倦怠乏力，神疲食少。舌质淡，苔薄白，脉细弱。

［治法］ 补气养血，佐以通乳。

［方药］ 通乳丹（《傅青主女科》）。

人参 黄芪 当归 麦冬 木通 桔梗 猪蹄

［加减］ 若食少便溏者，加炒白术、茯苓、炒扁豆健脾渗湿止泻；头晕心悸者，加阿胶、白芍、鸡血藤养血生血；失眠较重者，加合欢皮、夜交藤、珍珠母、酸枣仁、柏子仁安神定志；便秘者，加火麻仁、郁李仁以润肠通便。

2. 肝郁气滞证

［证候］ 产后乳少，甚或全无，乳汁浓稠，乳房胀硬、疼痛；胸胁胀满，情志抑郁，食欲不振。舌质正常，苔薄黄，脉弦或弦数。

［治法］ 疏肝解郁，通络下乳。

［方药］ 下乳涌泉散（《清太医院配方》）。

柴胡 青皮 当归 白芍 川芎 生地黄 天花粉 漏芦 木通 通草 桔梗 白芷 穿山甲 王不留行 甘草

［加减］ 若乳房胀痛甚者，酌加橘络、丝瓜络、香附以增强理气通络，行气止痛之效；乳房胀硬疼痛，局部有热感，触之有块者，加蒲公英、夏枯草、赤芍、路路通以清热散结通络；若乳房红肿掣痛，伴高热恶寒，或乳房结块有波动感者，应按"乳痈"诊治。

3. 痰浊阻滞证

［证候］ 乳汁甚少或无乳可下，乳汁不稠，乳房硕大或下垂不胀满；形体肥胖，胸闷痰多，纳少便溏，或食多乳少。舌淡胖，苔腻，脉沉细。

［治法］ 健脾化痰，行滞通乳。

［方药］ 苍附导痰丸（方见月经后期）合漏芦散（《太平惠民和剂局方》）。

漏芦 炙蛇蜕 瓜蒌

［加减］ 若气虚明显者，加黄芪、党参、白术健脾益气，以治生痰之源。

四、其他疗法

1. 中成药治疗

（1）补血生乳颗粒 每次 4g，每日 2 次，温开水冲服，5 天为 1 个疗程，适用于气血虚弱者。

（2）下乳涌泉散 每次 1 袋（30g），水煎 2 次，煎液混合后分 2 次口服，适用于肝郁气滞者。

（3）针灸治疗

主穴：膻中、乳根（温灸）；配穴：少泽、天宗、合谷。气血虚弱证加足三里、脾俞、三阴交穴；肝郁气滞证加太冲、内关、期门穴；痰浊阻滞证加脾俞、足三里、丰隆穴。实证用泻法，虚证用补法，虚实夹杂用平补平泻法。

2. 局部熏洗

局部用橘皮煎水外敷乳房；或用热水、葱汤熏洗乳房，以宣通气血。

3. 饮食疗法

1）猪蹄 2 只，通草 24g，同炖，去通草，食猪蹄饮汤。

2）生黄芪 30g，当归 9g，炖猪蹄。

3）鲫鱼汤：豆芽 60g，生南瓜子 30g，鲫鱼 100g，通草 20g，炖汤，食肉饮汤。

4. 推拿按摩

按摩前，应先热敷乳房，尤其是有硬块处，可以减少按摩时的疼痛；用香油或润肤露涂抹双手和乳房，可以防止摩擦所致的皮肤损伤。

（1）乳房周边的按摩 四指指腹或掌根环形按揉乳房周边皮肤 2 分钟，五指相撮以指腹轻轻抓揉乳房 10～20 次，然后以手掌托住乳房轻轻振抖 1 分钟；自上而下直推胸骨，分推膻中至乳头各 10 遍；最后采用梳篦法，即左手托住乳房，右手四指分开成梳子状，顺着乳腺导管的生长方向，从乳房根部向乳头方向轻拉 3～5 分钟。

（2）乳头的按摩 压迫法，一手向上托住乳房，另一手拇指、食指、中指抓住乳头、乳晕处向中心部分轻压；纵向按摩法，以拇指、食指、中指抓住乳头、乳晕处，由乳晕上方朝下轻轻地边拉边揉 3～4 次；横向按摩法，一手向上托住乳房，另一手拇指、食指、中指抓住乳头、乳晕处横向轻轻揉捏；伸展练习，将两拇指平行放在乳头的两侧，慢慢地由乳头向两侧外方拉开，牵拉乳晕皮肤及皮下组织，使乳头向外突出，再将两拇指分别放在乳头上、下侧，由乳头向上、下纵向拉开。

（3）按揉穴位 用手指点揉乳头及乳上、下、左、右 4 个部位；中指或拇指按揉胸部的缺盆、膻中、乳中、乳根、气户、库房、屋翳、膺窗穴，可配合其他部位的少泽、中脘、足三里等穴位。

五、名家学术思想

肖承悰

国医大师肖承悰教授认为产后缺乳多责之于“虚”和“郁”，两者又常相兼为病。虚者，气血亏虚，脾胃化源不足；郁者，肝血不足，肝气郁滞。脾为后天之本，胃为水谷气血之海，脾胃为气血生化之源。脾胃功能正常，气血化生充足，乳汁生化盛达；脾主升清，脾气健运，才可将水谷精微转化而上输于乳络。肝所藏之阴血，赖气运行并化生乳汁，并由肝之疏泄泌出。产后阴血骤虚，肝血不足，肝本体阴而用阳之脏，血虚肝体失养，失于疏泄，由虚致郁，乳络不通，乳汁不下；产后劳倦忧思过度，脾胃本已受累，加之木郁克土，纳谷不馨，致生化乏源，乳汁缺少，因郁更虚，形成恶性循环。故肖老认为，脾胃虚弱、气血亏虚、肝郁气滞相互影响，常常并见于产后缺乳之病机之中。治疗上以“补化源而兼通利”为主要原则，尤其重视脾、胃、肝三脏的调理。肖教授临床以加味谷神增乳汤为经验方治疗产后缺乳。加味谷神增乳汤药物组成：炒谷芽15～30g，砂仁5g（后下），麸炒白术15g，炙甘草6g，黄芪15g，大枣10g，熟地黄15g，鸡血藤15g，佛手10g，炒王不留行10g，通草5g。全方紧扣病因病机，补“虚”通“郁”。炒谷芽、砂仁、麸炒白术、炙甘草为叶天士《本草经解》谷神丸组成，原方主治脾胃不健、食少纳呆等；黄芪、大枣、熟地黄、鸡血藤此四味补气养血并兼具他效，体现“一药多用”的组方特色。

肖承悰医案

患者，女，32岁，2019年3月20日初诊。主诉：产后乳汁量少4日。剖宫产术后第4天，生命体征平稳。查体：术口伤口愈合良好，轻度疼痛，但不敢翻身，食欲差；双乳柔软，泌乳畅，乳量少，质稀，婴儿需添加奶粉喂养；子宫复旧良好，宫底于脐下三指可触及，无压痛；会阴无肿痛，恶露量少，无异味。二便正常。舌淡红、苔薄白，脉沉细。血常规：白细胞计数6.65×10^9/L，血红蛋白122g/L，血小板计数118×10^9/L。中医诊断：产后缺乳。辨证：脾胃虚弱，气血不足。治法：健脾益气，疏肝解郁，补血通乳。处方：炒谷芽20g，砂仁5g（后下），麸炒白术15g，炙甘草6g，黄芪20g，熟地黄15g，白芍15g，鸡血藤15g，大枣10g，炒王不留行10g，通草5g，佛手10g。7剂，每日1剂，水煎分早晚两次口服。服用7剂后食欲佳，乳汁渐增，守方继续服药14剂。产后42天复查，诉乳汁量多，质正常。

按 产后缺乳是一种发生于特定时间、特定人群的常见疾病，诊治时应注意明确原因，针对治疗。有些因素难以纠正，如先天性乳腺发育不良、乳头凹陷、缺乳家族史等，药物治疗效果较差，正如张从正《儒门事亲》所指出“妇人有本生无乳者不治”。乳母产生乳汁的量与种族、营养、环境等多种因素有关，所以乳汁分泌的多寡应以是否满足婴儿所需为标准，通常产后1周内可知乳汁充足与否。恶露与乳汁皆由血化，故产后缺乳应重点观察有无恶露，胃气强弱。该患者恶露量少，又因术后伤口疼痛影响食欲，进食少，脾胃受损；又术中骤然失血，伤血耗气，应增加补气养血之力，正如《傅青主女科》所言“夫乳乃气血之所化而成也……然二者之中，血之化乳，又不若气之所化为尤速”，故加重加味谷神增乳汤中黄芪用量。余听鸿《外证医案汇编》认为气病则乳病，“若治乳从一气字着笔，无论虚实新久，温凉攻补，各方之中，挟理气疏络之品，使其乳络疏通”，故方中以谷神丸健脾开胃；大枣、熟地黄、鸡血藤、白芍补养阴血以滋化源，其中白芍兼柔肝体，鸡血藤又可疏肝通络；佛手醒脾又疏肝，王不留行、通草通络下乳。大补气血则胃气平复，水谷之精得以化生新血，血充乳汁之来源丰富，佐以疏肝通络，则乳汁自下。全方选药平淡，药性平和，虽药少却切中病机，补“虚”通“郁”，故收效甚佳。此外还需注意，此类患者不应拘泥于餐次，应少食多餐，保证进食总量，同时适当增加汤汁类的摄入。

（闫清雅，王春梅，张彩霞，等. 2021. 肖承悰“补化源而兼通利”治疗产后缺乳经验[J]. 中医杂志，62（12）：1024-1026.）

六、思考与启发

如何理解“夫乳乃气血所化而成也，无血固不能生乳汁也，无气亦不能生乳汁”？

“夫乳乃气血所化而成也，无血固不能生乳汁也，无气亦不能生乳汁”出自《傅青主女科》。傅氏尤为重视气血在生乳过程中的主导作用，气能生津、行津和摄津，乳汁的化生主要依赖气的生化与推动，化源得充，推动得力，则乳汁自畅。《傅青主女科》云：“然二者之中，血之化乳，又不若气之所化为尤速……乳全赖气之力，以行血而化之也。”气与血二者都来源于脾胃化生的水谷精微，在生理上无形之气与有形之血相互生化，相互为用。《素问·六节藏象论》云：“气血和，而津液相成，神乃自生。”乳汁的化生是气血津液、经络、脏腑共同参与的结果，其中，乳汁的生成与气血关系尤为密切。气血旺盛是乳汁生成的根本，血是乳汁生成的物质基础，气是血变乳汁的动力，乳汁源于中焦脾胃所运化的水谷精微，气血化生充足，则乳汁生化盛达。气血在生理上密切相关，在病理上互相影响，一旦发生病变，无论气病及血，还是血病及气，多表现为气血同病。若平素气血亏虚或脾胃虚弱，加之分娩失血耗气，则会导致乳汁化源不足出现乳汁少或无。产后妇女气血俱虚，二者相互影响，互为因果，一者有病则必定影响另一者，长此以往，构成了乳汁难下的恶性循环状态。

在气和血之间，气为阳，具有不断运动的特点，气旺则血生，气推则血行，所以气较血化生乳汁的速度要快。产妇生产过程中，流失大量血，产后自身血本已不足，不能化生乳汁，产后乳汁生成全靠气的生化推动，气旺则血生，气行则血行。

傅氏又说：“气旺则乳汁旺，气涸则乳汁亦涸……无血则乳无以生。”气充足则乳汁分泌旺盛，气损伤则乳汁点滴，气衰竭则乳汁断流，是必然之势。如不知气血津液的关系，不懂得无气则乳汁缺乏生化之源、运行之力，无血则乳汁难以产生，生化乏源之理；治疗上不懂补益气血，而一味通乳，则未必奏效。此病机印证了气血津液间的关系，“气为血之帅，血为气之母”、“津血同源，津血互生”、“气能生津、行津、摄津，津能载气、养气”。

（王瑞霞）

第四节　产 后 郁 证

产后郁证，是指产妇在产褥期内出现的以情绪低落、精神抑郁为主要症状的病证。若不及时诊治，产妇可出现自杀或杀婴倾向，严重影响产妇身心健康及婴幼儿的健康成长，应引起重视，尽早发现，尽快治疗。

中医古籍中没有“产后抑郁症”病名之记载，根据其症状表现可归属于“郁证”、“脏躁”等范畴。《金匮要略·妇人产后病脉证治》描述产后病证的条文中，仲景多次提到“烦满”、“烦躁”、“谵语”、“心下闷”等症状。《诸病源候论·产后风虚瘀狂候》云：“产后血气俱虚，受风邪入并于阴，则癫忽发……邪入并于阳则狂……”宋代陈自明《妇人大全良方·产后门》针对产后精神异常进行了较广泛论述，分列有“产后癫狂、产后狂言谵语如有神灵、产后不语、产后乍见鬼神”等方论。《万氏妇人科·产后章》中云：“心主血，血去太多，心神恍惚，睡梦不安，言语失度，如见鬼神。”论述了因血气虚弱，心神失养所致的产后乍见鬼神病机，并以茯神散治疗。《傅青主女科·产后编》曰：“由产忧惊劳倦，去血过多，则心中跳动不安，谓之怔忡；若惕然震惊，心中怯怯，如人将捕之状，谓之惊悸。”清代《医宗金鉴·妇科心法要诀》记载：“产后血虚，心气不守神志怯弱，故令人惊悸，恍惚不宁。宜用茯神散。若因忧愁思虑，伤心脾者，宜归脾汤加朱砂、龙齿治之。”丰富了本病的辨证论治。

西医学之产褥期抑郁症（puerperal depression，PPD），可参照本节辨证治疗。对于PPD起病时间的界定，美国精神病学会制订的《精神障碍诊断与统计手册》第5版诊断标准，将本病标注为“伴围产期起病”，起病时间由“产后2周”改为“妊娠期及产后4周内”，其诊断与抑郁症的诊断标准相同。目前我国临床仍将本病习惯性称为“产后抑郁症”。

一、病因病机

本病发生与产褥期的生理和病理有关，病本在气血亏虚，又与瘀血、情志刺激相关。

（1）心脾两虚　产后思虑太过，所思不遂，心血暗耗，脾气受损，心脾两伤，气血生化不足，气虚血弱，血不养心，心神失养，而致产后郁证。《圣济总录·产后门》载：“论曰愁忧思虑则伤心，心虚故邪从之，新产之人，内亡津液，而血虚志弱。使人精神昏乱，语言错谬，恍惚不宁，甚者变狂癫之证。”

（2）肝气郁结　素性忧郁，胆怯心虚，气机不畅，产后复因情志所伤，或突受惊恐，魂不守舍，易出现心悸恍惚等产后郁证。

（3）瘀血内阻　产后元气虚损，或复因劳倦耗气，气虚无力运血，血滞成瘀，或产后胞宫瘀血停滞，败血上攻，闭于心窍，神明失常，而致产后郁证。《卫生家宝产科备要》载：“产后败血冲心，心不受邪触，被败血蒸熏，心闷，蒸热，烦渴至，躁言语颠狂。”

二、诊断及鉴别诊断

（一）诊断

（1）症状　产后2周开始出现精神抑郁，情绪低落，伤心落泪，悲观厌世，失眠多梦，易疲乏；或内疚，焦虑，易怒；或默默不语，不愿与人交流。严重者处理事情的能力低下，不能照顾婴儿，甚至有伤婴者或反复出现自杀的想法。

（2）体征　多无明显异常变化。

（3）常用心理评估量表　最常用的是爱丁堡孕产期抑郁量表（EPDS），其次有产后抑郁筛查量表（PDSS）、医院焦虑抑郁量表（HADS）等，其他常用量表如贝克抑郁量表（BDI）、抑郁自评量表（SDS）、患者健康问卷抑郁量表（PHQ-9）、汉密尔顿抑郁量表（HAMD）和蒙哥马利抑郁量表（MADRS）。

PPD的诊断主要建立在对症状学（横断面）与病程（纵向）的分析之上，缺乏客观性的躯体、实验室或影像学检查作为依据。迄今为止，尚无针对PPD的特异性检查项目。

（二）鉴别诊断

（1）产后神经衰弱　主要表现为失眠、多梦、记忆力下降及乏力等，经充分休息，可较快恢复。

（2）产后抑郁综合征　多发生于产后7天以内，以产后3日内发病居多，又称为产后轻度抑郁、产后哭泣等。为短暂的阵发性哭泣及忧郁状态，起病急，病情轻，病程短，90%患者仅持续 1～3天，具有自限性，通常不需要特殊干预，但需心理疏导。

（3）产后抑郁性精神病　多发生于产后2周，属精神病学范畴，有精神分裂症表现，如语言行为混乱、妄想、狂躁、幻觉，有自杀行为等，是产后郁证的进一步发展变化。

（4）继发性抑郁障碍　脑器质性疾病、躯体疾病、某些药物和精神活性物质等均可引起抑郁情绪，被称为继发性抑郁障碍。与 PPD 的鉴别要点：①前者有明确的器质性疾病、某些药物或精神活性物质应用史，体格检查有阳性体征，实验室及物理检查有相应指标改变；②前者可出现意识障碍、记忆障碍及智力障碍，后者一般则无；③前者的症状随原发疾病病情的相应好转而好转；④前者既往无抑郁障碍的发作史，而后者可有类似的发作史。

三、辨 证 论 治

根据产后多虚多瘀及气血变化的特点、抑郁程度、全身症状、恶露及舌脉，本病当辨明虚实及在气在血，分而治之。一般而言，产后情绪低落，忧郁焦虑，悲伤欲哭，心神不安，失眠多梦，气短懒言，舌淡，脉细者，多属虚；产后忧郁寡欢，默默不语，失眠多梦，舌暗有瘀斑，苔薄，脉弦或涩者，多属实。产后心情抑郁，胸闷纳呆，善太息，夜不入寐，或噩梦纷纭，惊恐易醒，苔薄，脉弦者，多属气滞；产后抑郁寡欢，面色晦暗，恶露色紫暗有块，舌暗有瘀斑，苔白，脉弦或涩者，多属血瘀。

产后郁证以虚证多见，即便是实证，也多为虚实夹杂之证。治疗以调和气血、解郁安神为主，同时配合心理治疗。临证需细心观察早期情志的改变，以防病情加重。

1. 心脾两虚证

［证候］ 产后情绪低落，精神萎靡，心神不宁，失眠多梦，伴有神疲乏力，面色萎黄，纳少便溏，脘闷心悸；恶露色淡，质稀。舌淡，苔薄白，脉细弱。

［治法］ 健脾益气，养心安神。

［方药］ 归脾汤（方见妊娠郁证）合甘麦大枣汤（《金匮要略》）。

浮小麦 大枣

［加减］ 若脾虚夹痰者，加石菖蒲、半夏；惊悸不宁者，加龙齿、琥珀镇心安神；纳谷不香者加炒麦芽、鸡内金、陈皮消食和胃；心神不宁、失眠多梦者，加合欢皮解郁安神。

2. 肝气郁结证

［证候］ 产后情绪抑郁，烦躁易怒，心神不安，惊恐不寐，伴有胸胁苦满，善太息：恶露或多或少，色紫暗有块。舌红，苔薄白，脉弦。

［治法］ 疏肝解郁，宁心安神。

［方药］ 逍遥散（方见月经先后无定期）。

［加减］ 临证方中可加广郁金、合欢皮解郁安神；加石菖蒲开窍醒神，若烦热口苦者，加牡丹皮、栀子清泻肝火；自汗者，加黄芪、太子参益气固表止汗；盗汗者，加女贞子、旱莲草、浮小麦养阴敛汗。

3. 瘀血内阻证

［证候］ 产后抑郁寡欢，默默不语，失眠多梦，神志恍惚，伴有面色晦暗，小腹疼痛；恶露淋漓日久，色紫暗有块；舌暗有瘀斑，苔白，脉弦或涩。

［治法］ 活血化瘀，开郁安神。

［方药］ 安神生化汤（《傅青主女科》）。

当归 川芎 姜炭 桃仁 炙甘草 陈皮 柏子仁 茯神 人参 益智仁

［加减］ 若心烦者，加朱砂清心安神；兼有热结，大便燥坚者，加炒枳实、大黄泻下攻积；惊悸不安者，加煅龙骨、煅牡蛎重镇安神。

四、其 他 疗 法

（1）体针 主穴可选四神聪、神门、百会、太冲、内关、合谷、三阴交、足三里等，配穴可选心俞、巨阙、肝俞、期门、脾俞、章门等。实证用泻法，虚证用补法。

（2）耳穴电针、耳穴压豆 耳穴电针可取穴肝、心、神门、内分泌、皮质下、交感等，耳穴压豆可取穴肝、胆、脾、胃。

（3）艾灸 常规取穴关元、神阙、三阴交等，用艾条温和灸。

五、名家学术思想

褚玉霞

国家级名老中医褚玉霞教授认为治疗产后病既要重视其气血亏损、百脉空虚的特点，亦不可忽视产后病多有实证，不可因强调虚证而徒用补法，也不可为治疗实证而滥用攻伐。产后病应根据亡血伤津、瘀血内阻、多虚多瘀的特点，本着“勿拘于产后、勿忘于产后”的原则进行治疗。产后气血尚未调和，治疗产后病无论虚实，总以调和气血为要，用药不可过偏，宜恰当治疗。

在治疗产后郁证时，褚玉霞教授多考虑产妇产后因情志不畅而致郁，加之产时产后失血伤津耗气，导致气血俱虚，而出现情志异常，如心悸恍惚、失眠多梦、眩晕健忘等产后抑郁症状。故在治疗产后抑郁时褚玉霞教授采用健脾益气、疏肝解郁、宁心安神之法，同时根据不同患者的病因病机进行辨证论治，常用主方为归脾汤、逍遥散、桂枝汤合甘麦大枣汤加减，药物组成：炒白术、党参、黄芪、当归、茯神、柴胡、白芍、生麦芽、桂枝、炙甘草、石菖蒲、郁金、莲子心、生姜、大枣等。其中随症加减：心慌胸闷，失眠多梦者，加百合、合欢皮等；肝郁化火者，加栀子、牡丹皮、知母等；肝气犯胃、胃失和降，脾失健运者，加厚朴、木香、大腹皮、莱菔子等；肝肾不足，伴有腰痛者，加续断、桑寄生等；痰气郁结者，加佛手、半夏等；肢体麻木疼痛不适者，加桑枝、伸筋草、全蝎、地龙、怀牛膝等。

褚玉霞医案

患者，女，37岁，2016年6月28日初诊，产后56天，抑郁烦躁，平素月经规律，2016年5月3日顺娩一活男婴，产程较长，现患者诉全身乏力，心情抑郁，烦躁易怒，易劳累，头痛，惊恐易醒，多梦，胸闷纳呆，善太息，无阴道出血及腹痛，舌质暗，苔薄，脉弦，二便正常。诊为产后抑郁，辨证：气虚肝郁。治法：健脾益气，疏肝解郁。方药：黄芪30g，当归15g，太子参10g，炒白术10g，茯苓15g，陈皮12g，柴胡12g，白芍20g，乌药10g，天花粉30g，砂仁6g（后下），藿香10g，木香6g，炙甘草6g，附子9g，郁金12g，5剂，水煎服，日1剂，分早晚温服。

二诊：自述病情，服药后纳食转馨，抑郁稍舒，末次月经：2016年7月11日—现月经第1天，见极少量褐色分泌物，余无不适。前次月经：2016年6月29日—1天净，量极少（护垫即可），色暗，无血块，无痛经，余同前。白带正常，纳眠可，二便正常。守上方的基础上木香加至10g，加枳实10g，生姜9g，取10剂，水煎服，日2次，早晚温服。半个月后其夫来述，症状消失。

按 其患者平素忧郁，胆怯心虚，烦躁抑郁，《古今医统大全》曰：“郁为七情不舒，遂成郁结，即郁之久，变病多端。”七情内伤，肝气郁结，忧思恼怒，脾失健运，肝脾不和，心神被扰而发为本病。褚老治以健脾益气，疏肝解郁，采用逍遥散加减。方中黄芪健脾益气；当归甘辛苦温，养血和血，且其味辛，乃血中气药可以行气，味甘可以缓急，更是肝郁之要药；白芍酸苦微寒，养血敛阴，柔肝缓急；白术、茯神健脾去湿，使运化有权，气血有源；太子参健脾益气；炙甘草益气补中，缓肝之急，且使营血生化有源；另加天花粉滋阴清热止渴；砂仁健脾祛湿和胃，藿香、木香芳香化湿理气；附子温补肾阳；郁金疏肝理气，以助柴胡理气之功；诸药合用肝脾同调，以疏肝为主；气血兼顾，以理气为先，使肝郁达之。诸药合用共奏健脾益气、疏肝解郁之功，取得了显著的临床疗效。

（赵婷婷，李晖. 2018. 褚玉霞教授治疗产后病验案二则[J]. 中医临床研究，10（24）：9-11.）

六、思考与启发

如何理解产后郁证与肝、脾的关系？

中医认为人的情志活动与内脏有密切关系，《素问·阴阳应象大论》提出：“人有五脏，化五气，以生喜、怒、悲、忧、恐。”又云：“肝在志为怒，心在志为喜，脾在志为思，肺在志为忧，肾在志为恐。”即在外界精神因素作用下，人的情志活动是通过机体相关脏器表现出来的。精神因素的刺激，能影响脏腑的功能，而脏腑功能的失调也会引起精神症状的发生。现代医学提到的抑郁症等心理疾病归根到底就是由于五脏气机失调，从而引起的一系列症状。因为五脏气机主宰着人的神志活动。产后抑郁属于中医产后情志异常，中医认为本病主要机制是素体血虚，加之产时失血过多，心血不足，心神失养；或因产时感寒，瘀血内停，又气虚血行不畅而停瘀，以致血瘀气逆，扰乱神明；或素体抑郁，产后情志所伤，肝郁化火，上扰神明，又产后失血，肝血不足，肝不藏魂，神魂颠倒所致。

“肝主疏泄”的功能包括调畅精神情志、维持气血运行和生殖功能等。《读医随笔》言：“凡脏腑十二经之气化，皆必藉肝胆之气化以鼓舞之，始能调畅而不病。”因此，肝脏得以正常疏泄，则肝气升发，全身气机畅达、气和志达、气血得以运行，脏腑功能协调正常。肝气不舒，气机不畅而好发肝郁病证。PPD 主要与肝主疏泄功能失常密切相关，张景焘《馤塘医话》谓：“妇人善怀而多郁，又性喜偏隘，故肝病尤多。”产后耗伤气血津液，血府失充失养，虚火内动，上扰神明；情志不畅，肝失疏泄，则肝气郁结；产后多瘀，血行不畅，影响脏腑生理功能，从而导致郁证。

脾胃为后天之本，运化水谷精微以濡养四肢百骸，产后思虑善感，劳伤脾气；加之气血衰败，化生乏源，并有瘀血内阻脉道，新血难生，故产后脾虚最为常见。《内经》所论脏腑与情志配属中，“脾在志为思”，思考、思虑之意。《灵枢·本神》载：“因志而存变谓之思。”即思是在志的基础上对认识事物的进一步思考，属人体心理活动范畴，认知与情志活动密切相关，思之所以在情志活动中占据重要地位，因脾居诸脏腑中央以灌溉四旁，为五脏气机升降之枢纽，《金匮钩玄·六郁》曰：“郁结，结聚而不得发越也。当升者不得升，当降者不得降，当变化者不得变化也。”就是对情志伤脾及其发病的论述，说明脾土具有调节其他情志活动的重要作用，与人的神志活动密切相关。

（洪艳丽）

第五节 产 后 身 痛

产妇在产褥期内，发生肢体关节酸楚疼痛，麻木重着者，称为“产后身痛”，又称“产后关节痛”、“产后遍身疼痛”、“产后痹证”或“产后痛风”。

本病始见于隋代《诸病源候论·妇人产后病诸候》，认为其病因为产后脏腑气血亏虚，外感邪气所致，并描述了“疼痹不仁”的主要症状。唐代《经效产宝·产后中风方论》亦云“产伤动血气，风邪乘之”，并列方论治之。至宋代《当归草堂医学丛书·产育保庆集方》中首见“产后遍身痛”之病名。清代《医宗金鉴·妇科心法要诀》谓：“产后遍身疼痛，多因去血过多，荣血不足，或因风寒外客，必有表证……若面唇紫色，身胀痛者，必是停瘀所致。”概括其病因多由血虚、外感与血瘀所致。清代《沈氏女科辑要笺正》则从病因、治法方面进一步论述：“产后遍身疼痛，多血虚，宜滋养。或有风寒湿三气杂至之痹，则养血为主，稍参宣络，不可峻投风药。”后世医家遂多从血虚、外感及血瘀方面论治。

一、病 因 病 机

产后百脉空虚，气血不足为其发病的重要内在因素，风、寒、湿之邪乘虚而入，为其外在因素。主要病机为产后气血虚弱，经脉失养，“不荣则痛”；或风、寒、湿之邪乘虚而入，经脉痹阻，“不通则痛”。

（1）血虚 素体血虚，产时、产后失血过多，四肢百骸空虚，筋脉关节失之濡养，而致肢体酸楚、麻木、疼痛。

（2）血瘀 产后多虚多瘀，若恶露余血未净，瘀血滞留经络、筋骨之间，气血运行不畅，而致遍身疼痛。

（3）外感 产后百节空虚，卫表不固，风寒湿邪乘虚而入，客于经络、肌肉、关节，经脉气血痹阻，瘀滞作痛。

（4）肾虚 素体肾虚，复因产伤动肾气，耗伤精血，经络失养，则腰腿疼痛，足跟作痛。

二、诊断及鉴别诊断

（一）诊断

（1）病史 产时、产后血去过多，或产褥期汗出过多，或当风感寒，或居处环境潮湿阴冷，或有痹证史。

（2）症状 产褥期间出现肢体关节酸楚、疼痛、麻木、重着，甚至屈伸不利，关节肿胀；或痛处游走不定，或关节刺痛，或腰腿疼痛。可伴面色不华，神疲乏力，或恶露量少色暗，小腹疼痛拒按，恶风畏寒等。

（3）检查

1）体格检查：可有痛处关节活动受限，或关节肿胀，按之疼痛，日久不愈者，可见关节变形，肌肉萎缩等。

2）辅助检查：血常规、血钙、血沉、抗链球菌溶血素 O 及类风湿因子有助于明确有无风湿或类风湿；必要时可查 X 线摄片、静脉血管超声等，以明确有无骨关节疾病及血栓性静脉炎等。

（二）鉴别诊断

本病应与内科痹证相鉴别。产后身痛外感风寒所致者与痹证的发病机制相近，临床表现也相类似。但产后身痛发生在产褥期，与产褥病理状态有关，痹证则任何时候均可发病。若产后身痛日久不愈，迁延至产褥期后，则不属于产后身痛，当以痹证论治。

三、辨证论治

本病辨证首以疼痛的部位、性质为主要依据，结合兼症与舌脉。肢体酸痛、麻木者，多属血虚；疼痛游走不定者，为风；冷痛而得热痛减者，为寒；肿痛灼热者，为热；重着而痛者，多湿；若疼痛较重，痛有定处，麻木，发硬，重着，屈伸不利，属血瘀；若产后腰酸，足跟疼痛，伴头晕耳鸣，属肾虚。

本病的治疗以调理气血为主，若兼有风寒湿邪，也应以养血为主，稍加通络，不可过于攻伐。

1. 血虚证

［证候］ 产褥期遍身疼痛，肢体麻木，关节酸楚；面色萎黄，气短乏力，头晕眼花，心悸失眠。舌质淡，苔薄白，脉细弱。

［治法］ 补血益气，通络止痛。

［方药］ 黄芪桂枝五物汤（《金匮要略》）。

黄芪 桂枝 白芍 生姜 大枣

［加减］ 若遍身酸痛明显，加秦艽、当归、丹参、鸡血藤以养血活血，通络止痛；若关节疼痛较重兼有外邪者，加威灵仙、羌活、独活以疏风活络止痛；若偏于上肢疼痛者，加桑枝宣络止痛；若偏于下肢疼痛者，加怀牛膝补肝肾、强筋骨，引药下行。若头晕乏力较重，加大黄芪用量，加党参、白术以补气生血。

2. 血瘀证

［证候］ 产褥期遍身疼痛，或四肢关节刺痛，屈伸不利，按之痛甚；或伴恶露淋漓量少，下而不畅，或突然量多，色暗红有块，小腹疼痛拒按。舌紫暗，苔薄白，脉弦涩。

［治法］ 养血活血，通络止痛。

［方药］ 身痛逐瘀汤（《医林改错》）。

川芎 桃仁 秦艽 红花 甘草 羌活 没药 当归 香附 五灵脂 牛膝 地龙

［加减］ 若遍身疼痛，屈伸不利较重，加毛冬青、忍冬藤、益母草、木瓜以化瘀活络止痛；若痛处不温，加姜黄、桂枝以温经散寒止痛；若小腹疼痛拒按，加炮姜、益母草、泽兰以温经活血通络；若小腹疼痛较重，加生蒲黄、延胡索以化瘀止痛。

3. 外感证

［证候］ 产褥期遍身疼痛，项背不舒，关节不利，或痛处游走不定，或疼痛剧烈，恶风畏寒，或关节肿胀、重着，或肢体麻木。舌质淡红，苔薄白或白腻，脉浮紧。

［治法］ 养血祛风，散寒除湿。

［方药］ 独活寄生汤（《备急千金要方》）。

独活 桑寄生 细辛 肉桂 防风 秦艽 杜仲 怀牛膝 当归 白芍 干地黄 川芎 人参 茯苓 甘草

［加减］ 若关节疼痛恶风，游走不定者，加羌活祛风通络；若关节重着麻木明显者，酌加苍术、土茯苓、木瓜以除湿通络；若关节冷痛明显者，加川乌以散寒止痛；若关节疼痛，屈伸不利者，加青风藤、伸筋草、路路通以宣络止痛。

4. 肾虚证

［证候］ 产褥期腰背疼痛，艰于俯仰，或足跟疼痛，下肢无力，头晕耳鸣，夜尿多。舌质淡暗，苔薄白，脉沉细。

［治法］ 补肾填精，通络止痛。

［方药］ 养荣壮肾汤（《叶氏女科证治》）。

当归 川芎 独活 肉桂 防风 杜仲 续断 桑寄生 生姜

［加减］ 若腰背酸痛明显，加熟地黄、秦艽、山茱萸以补肾填精止痛；若夜尿频多，加桑螵蛸、金樱子、覆盆子以固精缩尿；若腰膝冷痛较重，加狗脊、鹿角霜以温补肾阳；若足跟痛甚，加枸杞子、黄精以益肾填精。

四、其他疗法

（1）针刺治疗 常用主穴选取：五脏背俞穴、膈俞、大椎穴。根据疼痛关节部位，选择相应腧穴，如手、足关节疼痛，取八风、八邪、内庭、太冲、中渚、合谷、后溪、申脉；肘、膝关节疼痛，取曲池、手三里、犊鼻、鹤顶、委中；颈、肩关节疼痛，取大杼、风池；腰、髋关节疼痛，取腰阳关、命门、秩边等，此法用于各型产后身痛。

（2）灸法治疗 常取经络：督脉、膀胱经、胃经，常用穴位：足三里、大椎、肾俞、命门、关元、血海等。此法有祛风散寒、行气通络、温经止痛等作用，用于外感证产后身痛。

（3）推拿治疗 常用穴位：百会、关元、血海、足三里、三阴交、手三里、内关、合谷、委中、肩俞、大杼、中府、率谷等穴，以点按、拿法、弹推、擦法、揉法等为主，实证用泻法，虚证用补法，以疏经通络、温阳逐湿、活血化瘀。

（4）耳针 常规选穴：脾、肾、肾上腺、神门、皮质下及相应部位取穴；若兼血虚型加心、肝；兼风寒型加风溪；兼湿热型加耳尖、三焦；兼肾虚型加膀胱；血瘀型加子宫。用于各型产后身痛。

（5）中药熏蒸 可予方药独活寄生汤加减：艾叶、鸡血藤、杜仲、当归、桂枝、益母草、黄芪、羌活、独活、透骨草各 15g（热敷患处）。此法用于虚实夹杂证的产后身痛。

五、名家学术思想

（一）夏桂成

国医大师夏桂成教授认为产后身痛主要由虚、寒、瘀等因素导致，多采取补虚、温养、化瘀等治法。扶正补虚以调肝脾、补气血为重，脾胃为气血生化之源，肝气疏泄有度则气血和畅，疏肝健脾调节气机之升降，有利于营血化生，以调整脏腑气血阴阳。化瘀生新以动静升降为要，夏师对产后运用生化汤有着独到的见解，指出生化汤除在“化瘀浊生新血”方面疗效显著之外，亦可“于血中推动升降”以扶正补虚。方中当归、川芎为血中之气药，行气活血，可助脾气之升清；桃仁、当归有润下之性，有利于胃气之通降；配以甘草、炮姜温中健脾，使中焦之气血生化有源。祛湿散寒以温经络、行气血为主，产后营卫不足，腠理、百节虚损，风寒湿邪易乘虚而入。夏老在临证中多予黄芪桂枝五物汤以益气养血、温经通络。若兼肾虚之证，腰背酸疼者可予独活寄生汤加减治之，以祛风寒湿之邪、补益肝肾气血。同时夏师强调心（脑）-肾-子宫轴在诊治产后身痛中的调节作用，“诸痛痒疮皆属于心”，心气不舒，血脉不和，则加重身痛症状，夏师在临证中注重补肾养心，交通心肾，加强心理疏导，多用清心滋肾、养心安神等药物，“主明”则“下安”。

（二）马大正

全国名老中医马教授认为，产后气血两亏，百节空虚，胞脉失养，不荣则痛，则见身痛；且易受外邪侵袭，阴阳失调，不通则痛，亦见身痛。强调以中医“治未病”思想指导产后身痛诊治，预防为要，预培其损，宜用药平和，不宜大攻大补，以扶助正气。清代傅山指出“凡病起于血气之衰，脾胃之虚，而产后尤甚”，故后世医家均以益气养血为要。《万氏妇人科》亦载“产后之病，不可枚举，总以补气补血为先”，而中焦脾土为后天之本，阳明胃经为多气多血之经，补气养血，应以健运脾胃为旨，调补血气，固护胃气。另谨记“勿拘于产后，不忘于产后”的治则，马教授在临证中重视辨证施治，审慎诊察，准确判断病机，谨守“三禁”原则，即一禁大汗，以防亡阳；二禁峻下，以防亡阴；三禁利小便，以防亡津液。常用桂枝汤合参苓白术散加减以调和营卫、健脾益气；兼风湿之证，用炒薏苡仁、天麻、防风、独活等祛风利湿之品。

（三）张奇文

张奇文教授指出产后元气亏虚，百脉气血不足，外邪易侵犯机体。产后之病，其病机有以正虚为主，虚实夹杂的特点。治疗应谨守病机，以别阴阳，辨清虚实。遣方用药须遵循法度，酌用攻补，药味、剂量要与患者病情轻重相一致，都应中病即止。张奇文教授治疗产后身痛重在益气养血、扶正祛邪，常以当归补血汤化裁，并灵活重用炙黄芪补气、生黄芪固表，为防气血亏虚而生内热之虞，加用炒黄柏、石斛、麦冬、乌梅等以养阴清热。此外，在产后身痛诊治过程中，张奇文教授强调需要始终遵循三个先决条件，即辨证论治正确，药品质量上乘，煎煮需要得法。古方今方应加减得当，组方必合医理，临床中数次验证，方能言效与不效。

夏桂成医案

洪某，女，37 岁。初诊日期：2008 年 9 月 4 日。主诉：产后 4 个月，腰酸背痛 2 个月。病史：患者产后 4 个月，近 2 个月劳累后自觉腰酸背痛，双下肢僵硬乏力，后背不舒。舌色红苔白腻，脉细弦。西医诊断：产后关节痛；中医诊断：产后身痛，肾虚血亏证。治以补肾养血，祛风通络。予以独活寄生汤加减，方药：黄芪、鸡血藤各 15g，杜仲 12g，赤芍、白芍、怀山药、川续断、骨碎补、桑寄生、独活、石楠叶、怀牛膝、威灵仙各 10g。14 剂。水煎服。

二诊（2008年9月25日）：患者服药后腰酸背痛明显缓解，但停药后复发，乳汁少，腰背、双下肢关节疼痛，屈伸不利，舌色红苔白腻，脉细弦。继以前法处方加减：去石楠叶，加红花5g，14剂。

三诊（2008年10月25日）：患者偶感后背酸疼，余无不适。继以前方加减：去独活、石楠叶、黄芪，加制狗脊10g，熟地黄10g，砂仁5g（后下），制苍术10g，14剂。

按 本例属肾虚血亏之产后身痛，《金匮要略》最先予“黄芪桂枝五物汤”治之，而《经效产宝》以“趁痛散”主之，此皆从气血论治。《沈氏女科辑要》曰：“薛立斋云：以手按之痛甚者，血滞也，按之痛缓者，血虚也。”血滞者重在活血通络止痛，血虚者重在养血止痛。明清以来，医家开始重视以肾虚经络失和、肾虚夹之风湿的病机变化。夏师指出产后身痛多为肾虚之证，临床上多予养荣壮肾汤、独活寄生汤之类。方中独活、威灵仙祛风利湿、通络止痛；石楠叶补肾益气、舒筋通痹；杜仲、骨碎补、川续断、怀牛膝、桑寄生补益肝肾、强筋壮骨；鸡血藤、赤白芍补血活血、行气止痛；黄芪、怀山药补脾益气。全方共奏补肾养血、祛风湿、止痹痛之效。若有剧痛者，可加全蝎、蜈蚣等。二诊服药后身痛缓解，但停药后复发，肢体关节屈伸不利，多为瘀血阻滞经络，故去石楠叶，加红花以活血行气、祛瘀止痛。三诊病情明显好转，夏师考虑其产后精血虚损，则在前方基础上去独活、黄芪，加制狗脊、熟地黄补肾益精，砂仁、制苍术健运脾胃，以助气血化生，调和阴阳，病遂痊愈。

（胡艺，胡荣魁. 2021. 国医大师夏桂成调治产后病经验探赜[J]. 江苏中医药，53（12）：9-12.）

马大正医案

患者，32岁。初诊日期：2014年12月10日。因“产后周身酸痛32天”就诊。患者于2014年11月8日在温州市人民医院顺产一足月婴儿，产后母乳喂养至今。偶有盗汗，头眩，脚冷，腰背不适，时有抽搐，四肢关节酸痛，膝部尤甚（2年前因盘状半月板撕裂，关节腔内有积液），纳眠可，二便调；舌淡红，苔薄白，脉细。生育史：2-0-0-2（2次均为顺产）。中医诊断：产后身痛（阴阳两虚证），治则：调和阴阳，利湿通络。予以桂枝加龙骨牡蛎汤（桂枝6g，炒白芍10g，炙甘草6g，龙骨30g，牡蛎30g，生姜3片，大枣6枚）加炒薏苡仁30g，天麻20g，杜仲12g，7剂。常法煎服。

二诊：患者服药后腰背酸楚，头眩，盗汗好转，余无不适。易方：予独活寄生汤加减（独活10g，桑寄生10g，杜仲10g，牛膝10g，细辛3g，秦艽9g，茯苓10g，肉桂心3g，防风9g，川芎9g，党参10g，生甘草5g，当归9g，炒白芍10g，干地黄9g）加薤白10g，7剂。常法煎服。1周后患者诉身痛缓解大半，夜尿频，舌脉如前。遂守方3周，身痛告愈。

按 宋代《妇人大全良方》载：“产后百节开张，血脉流散，遇气弱则经络、分肉之间血多流滞；累日不散，则骨节不利，筋脉急引。”陈氏认为产后身痛多由气弱血滞所致。而本案患者除在产后有周身酸痛之外，亦兼有头眩，脚冷，腰背不适，时有抽搐。此为阴阳俱虚之证，气虚以致阳虚，故见足冷畏寒；血虚兼见阴虚，故见盗汗、头眩。此时风寒湿邪乘虚而侵犯人体，客于经络筋脉，气血痹阻，故见肢体酸痛，腰背抽搐。马教授初诊以桂枝加龙骨牡蛎汤为基本方，此方见于《金匮要略》，以治失精、盗汗、梦交等虚劳阴阳两虚之疾病。桂枝汤有调和营卫之效，加龙骨、牡蛎益阴收涩，沟通心肾，调理阴阳；加炒薏苡仁祛湿行水，舒筋通络；天麻活血行气，利湿止痛；杜仲益肝肾，强筋骨。患者服药后盗汗、乏力、腰背酸楚缓解，痹痛仍在。

二诊予独活寄生汤以祛湿通痹、补肝益肾，本方攻补并用，补泻兼备，为千古名方。唐代孙思邈指出“夫腰背痛者，皆由肾气虚弱、卧冷湿地当风得之”，以此方治疗“新产后腹痛，腰脚挛痛不得屈伸”之疾；清代陈修园《医医偶录》中亦用该方治疗“产后腰痛，上连脊背，下连腿膝”。本方治疗产后身痛，扶正兼以祛邪，补血亦可活血，与产后“多虚多瘀”之特点相契合，服药7剂后身痛好转大半，守方3周，随证加减，身痛消失。

（高楚楚，马大正. 2019. 马大正治疗产后病经验撷菁[J]. 中华中医药杂志，34（6）：2508-2510.）

张奇文医案

刘某，女，31岁。2017年9月23日初诊。主诉：产后14天，腰腿疼痛10天。患者因瘢痕子宫，经剖宫产分娩。产后感腰腿疼痛，手部酸麻胀痛，伴多汗口干，面色萎黄，恶露偏少，色暗，睡眠差。舌色暗红，苔薄白，脉虚缓。中医诊断：产后身痛，证属气血两虚证。治法：益气养血、祛风通络。处方：炙黄芪45g，白芍、夜交藤各 30g，桂枝、酒当归各 15g，荆芥、防风、赤芍、川芎、全蝎、南沙参、铁皮石斛、乌梅、炙甘草各 10g，蜈蚣 3 条。10 剂，常法煎服。

二诊（2017 年 10 月 3 日）：服药后腰腿疼痛消失，手酸麻胀痛仍在，多汗口干，睡眠稍好转，恶露偏少，舌质暗红，苔黄，左脉滑数。处方：生黄芪 40g，茯苓、生薏苡仁、熟地黄、蒲公英各 30g，白术、炒苍术、生蒲黄（包煎）、炒五灵脂、炒川续断、补骨脂各 15g，柴胡、炒黄柏各 10g，七叶一枝花、鱼腥草各 20g，升麻、炙甘草各 6g。8 剂，常法煎服。

按 《医宗金鉴·妇科心法要诀》指出产后身痛之病因多为血虚、外感与血瘀。临证中须以补气血、益肝肾为治则，兼以活血止痛、祛风通络。张教授认为患者分娩损耗精气血，腰为肾之府，肾精血亏损，腰腿、上肢筋脉失养，则见腰腿疼痛，手酸麻胀痛；血虚不能濡养头面、心神，故面色萎黄，失眠；气虚则腠理不固，而见多汗，津伤故见口干；舌暗红，苔薄白，脉虚缓，均为气血两虚的表现。治以益气养血、祛风通络。临证中常以黄芪桂枝五物汤为底，合之当归补血汤、玉屏风散等补气养血之品化裁。张教授用药尤擅于重用炙黄芪以补气、生黄芪以固表；血虚则用南沙参、铁皮石斛、乌梅滋阴养血；虑其气血亏虚而内生虚热，故用养阴清热之品。

（张晓斐. 2021. 张奇文辨治产后病验案四则[J]. 中医文献杂志，3：72-82.）

六、思考与启发

1. 怎样理解产后身痛病因病机之“卫虚荣不足”？

“卫虚荣不足”其理论基础为“荣卫学说”，最早见于《内经》，书中所载的“荣气”即“营气”。《灵枢·营卫生会》曰：“人受气于谷，谷入于胃，以传于肺……其清者为营，浊者为卫。”这段原文一方面阐明了“荣卫”二气发挥生理功能的过程；另一方面指出“荣卫”既能维持人体的基本活动，也可推动、调节脏腑功能活动。《灵枢·邪客》云：“荣气者，泌其津液，注之于脉，化以为血，以荣四末，内注五脏六腑。”说明“荣气”与“精血”的化生密切相关，能化血、化精、化神，从而濡养全身脏腑、经络。《医旨绪余·宗气营气卫气》曰“卫气者，为言护卫周身，温分肉，肥腠理，不使外邪侵犯也”，说明“卫气”具有温养、固护、统摄、防御等功能。“荣主血，卫主气”，荣卫亏虚，即“卫虚荣不足”，气血运行失常，则致皮肤、筋骨、肌肉失去濡养，从而失去其生理功能而发生“不仁”或者“不用”；“卫虚荣不足”还易致邪气入侵，经络痹阻，气血凝滞，运行失常，日久则“不仁”甚至“不用”。

产后身痛之“卫虚荣不足”，其中“荣不足”为该病发病之根本，产后多以本虚为主，尤其是血虚、肾虚，吴谦《医宗金鉴·妇科心法要诀》载：“产后身疼荣不足，若因客感表先行。”《女科精要》云：“产后身痛者，是血虚而不能荣也。手足走痛者，是气血不能养荣四末。”“卫虚”为发病之关键，妇女产后阴液极度亏损，气血津液耗损严重，即“荣不足”，卫气失于濡养，导致“卫虚”，卫表失于温养、防御和固摄，腠理疏松，风、寒、湿等外邪乘虚而入，浸淫痹阻于肌肤、筋骨、关节等处，导致肢体关节活动不利，伴随遍身疼痛、肿胀、麻木等症。《内经》云：“荣气虚则不仁，卫气虚则不用，荣卫俱虚则不仁且不用。”由于“荣气”主滋养、濡润人体脏腑、四肢百骸，“卫气”主温养、滋润皮肉及筋骨关节，因此，“荣气”虚则皮肤、筋肉失养，“不荣则痛”；“卫气”虚，则失于防御、邪气内侵，痹阻筋肉、关节，致“不通则痛”，最终形成产后身痛。

历代医家对“荣卫学说”的本质进行了百般探讨，结合近现代研究，可把“卫”与机体的免疫系统相对应，“荣”与机体的营养代谢系统相对应来看，即“荣卫学说”与现代西医学的“代谢-免疫学说”的相关作用机制具有高度的一致性，女子产后体虚易感外邪，即身体免疫力低下，不能抵御各种病邪的侵袭，从而发病。

2. 产后身痛与痹证的治疗区别

产后身痛与痹证在症状上极为相似，但是在治疗当中应抓住其核心病因病机，虽临证中大多数患者会表现出以实证为主的疼痛症状，但究其根源，不外乎产后气血耗伤，体质羸弱，不能御邪外侵，外邪与气血搏结，瘀血阻滞经络而发为痛证。正如《内经》云："正气存内，邪不可干。"《妇科玉尺》亦言："产后真元大损，气血空虚。"而痹证多因初病外感风、寒、湿、热或体质阴虚筋脉失养、久病痰瘀混处经络等所致，临床治疗上主要以扶正祛邪、通经活络、活血止痛以祛邪实为主。对于产后身痛以补益气血为主，然后再针对所犯邪气配以祛风寒、利湿热等治法。正如《沈氏女科辑要笺正》所云："此证多血虚，宜滋养，或有风、寒、湿三气杂至之痹，以养血为主，稍参宣络，不可峻投风药。"遣方用药的同时，补益气血除了常规的滋补阴血类药物，还可辅以一些健脾益气的药物。一方面，脾胃为气血生化之源，脾健则气血自生；另一方面，脾主运化，脾健则气血运行调畅，故《傅青主女科》明确指出："凡病起于血气之衰，脾胃之虚，而产后尤甚。"此外，产后子门正开，血室空虚，邪气容易入侵，若摄生不慎、冒雨涉水，易感受寒凉或寒湿之邪，而寒主凝滞收引，寒邪侵袭，凝滞血脉，血液运行受阻，易致瘀血内生，故也可适当投以温经活血之品，以避免瘀血存留，日久成癥。总之，对于该病的治疗，应结合"产后多虚多瘀"的特点，不要一味驱邪以防过于伐伤正气，谨遵"扶正为主、祛邪为辅、标本同治"的原则。

3. 产后气血虚弱，外感风寒湿邪，对于虚实夹杂之证如何论治？

"虚实"一词最早见于《素问·玉机真脏论》。《素问·通评虚实论》云"邪气盛则实"、"精气夺则虚"，指出了实与虚病机的实质。"实"，主要指邪气亢盛，其病机多由外感六淫侵袭，或由痰、食、瘀、水等滞留于体内所致。"虚"，主要指正气亏虚，包括人体气血、阴阳、津液等的亏虚。"虚"多由先天禀赋不足、素体虚弱，或久病重病、大汗等损伤人体正气而引起。因此，对于"虚实"辨证的准确与否，关系到疾病的诊治是否得当及有效。邪正斗争的消长盛衰，不仅可以产生单纯的虚、实病机变化，还可以产生虚实错杂的病机变化。从先后次序上看，虚实夹杂证有因虚致实、因实致虚、虚实错杂之分；在量化角度上，有虚实夹杂以虚为主，或以实为主，或虚实并重之分，《景岳全书》中指出"凡欲查虚实者，为欲知根本之何如，攻补之宜否耳"。然而对于产妇而言，唐代孙思邈《备急千金要方》载："妇人产讫，五脏虚羸"。《经效产宝》曰："产伤动血气，风邪乘之"、"产后中风，身体酸痛，四肢痿弱不遂。"指出产后"亡血伤津，瘀血内阻，多虚多瘀"，正虚为发病基础，腠理不固，邪气侵袭，气血不通瘀阻脉络，总属本虚标实证，治疗上应扶正祛邪，标本兼顾，可使气血充而风湿除。

（李 燕）

第六节 产 后 汗 证

产后汗证指产后汗液排泄异常，包括产后自汗和产后盗汗两种。产妇于产后出现涔涔汗出，持续不止者，称为"产后自汗"；若寐中汗出湿衣，醒来即止者，称为"产后盗汗"。产后自汗、盗汗均以在产褥期内汗出过多，日久不止为特点。严重者影响产妇日常生活。

西医认为该现象属于机体自我调节，是将受孕时体内潴留水分排出体外所致，并不需要特殊处理。但临床上产后多汗症常常会影响产妇日常生活，出现乏力、纳差、乳汁不行等不适，对此，中医中药的应用有良好的效果。

有关产后汗证的记载，最早见于汉代《金匮要略·产后病脉证治》中的论述"新产血虚，多汗出，喜中风，故令病痉"。《金匮要略·妇人产后病脉证并治》有"新产血虚，多汗出，喜中风，故令病痉"的论述，并把多汗视为产后三病的病因病机之一。隋代《诸病源候论·妇人产后病诸候》中首立"产后汗出不止候"，指出其发病主要为产时伤血致"阴气虚而阳气加之，里虚表实，阳气独发于外"。唐代《经效产宝·产后汗不止方论》以玉屏风散加味治疗，为后世奠定了治疗产后汗证的方药基础。宋代《校注妇人良方·产后门》明确提出"产后自汗、盗汗"病名。气血调和，阴平阳秘则安然无恙，故若阴阳有所偏盛，阴虚则阳凑之而阴泄汗出；阳虚则阴乘之，卫阳不固而汗出，可见汗是发于阴而出于阳，其物质基础，或者本源是机体内在的营血，其发病在于阳的卫气不固。故产后气血耗伤，阴阳不调，营卫不和，则令汗出。清代《医宗金鉴·妇科心法要诀》亦言："产后血去过多则阴虚，阴虚则阳盛。若微微自汗，是荣卫调和，故虽汗无妨。若周身无汗，独头汗出者，乃阴虚阳气上越之象。若头身俱大汗不止，则恐有亡阳之虑也。"

一、病 因 病 机

气虚、阴虚为本病主因。多由素体虚弱，产后耗气伤血，气虚腠理不密；或阴血骤虚，阳气外越，迫津外泄而致。

（1）气虚 素体虚弱，复因产时伤气耗血，气虚益甚，卫阳不固，腠理不实，阳不敛阴，阴津外泄，乃致自汗不止。

（2）阴虚 营阴素亏，加之因产时失血伤津，阴血益虚，阴虚内热，寐时阳乘阴分，迫津外泄，致令盗汗。醒后阳气卫外，充腠理，实皮毛而汗自止。亦有因气随血伤，醒后卫阳仍不固而自汗不止者。

二、诊断及鉴别诊断

（一）诊断

（1）病史 注意询问患者平素体质情况，有无结核、贫血等慢性病史。

（2）症状 产后出汗量过多或持续时间长。产后自汗者，白昼汗多，动则益甚；产后盗汗者，寐中汗出，醒后自止。

（3）辅助检查 产后盗汗疑有肺结核者，应进行肺部 X 线检查。

（二）鉴别诊断

本病应与产后发热、产后中暑等所致的出汗相鉴别，应结合病史、病情缓急、有无发热等作出鉴别诊断。

（1）产后发热 高热伴见多汗，汗出热退为特征，伴有腹痛及阴道分泌物的色、质、量、气味等异常，起病急，病程短。产后自汗、盗汗为汗出过多而无发热。

（2）产后中暑 产时正值炎热酷暑之季，感染暑邪，以骤然高热、汗出、神昏，甚则躁扰抽搐为特征。产后自汗、盗汗无明显季节性，无发热及神志改变。

三、辨 证 论 治

本病以产后出汗量多和持续时间长为特点。根据出汗发生时间之不同分为自汗和盗汗。白昼汗多，动则尤甚为气虚自汗；寐中出汗，醒后即止为阴虚盗汗。

治疗产后自汗、盗汗，气虚者，治以益气固表，和营止汗；阴虚者，治以益气养阴，生津敛汗。

1. 气虚证

[证候] 产后汗出过多，不能自止，动则加剧；时有恶风身冷，气短懒言，面色㿠白，倦怠乏力；舌质淡，苔薄白，脉细弱。

[治法] 益气固表，和营止汗。

[方药] 黄芪汤（《济阴纲目》）。

炒黄芪 炒白术 白茯苓 炒甘草 前胡 人参 川芎

［加减］ 若汗出过多，可加浮小麦、麻黄根、五味子固涩敛汗；若头晕心悸，唇甲苍白者，加党参、阿胶益气养血。

2.阴虚证

［证候］ 产后睡中汗出，甚则湿透衣衫，醒后即止；面色潮红，头晕耳鸣，口燥咽干，渴不思饮；或五心烦热，腰膝酸软；舌质红，苔少，脉细数。

［治法］ 益气养阴，生津敛汗。

［方药］ 生脉散（《内外伤辨惑论》）加煅牡蛎、浮小麦、山茱萸、糯稻根。

人参 麦冬 五味子

［加减］ 若口燥咽干甚者，加石斛、玉竹生津滋液；五心烦热甚者，加白薇、地骨皮、生地黄、栀子滋阴清热除烦。

四、名家学术思想

（一）梅国强

国医大师梅国强教授认为，产后汗出总责之于营卫失调，然营卫失调又有营卫气弱和营卫运行不畅之分。气血耗伤所致营卫气弱产后汗出病机，前人均有描述，此处不再赘述。营卫运行受阻，主要责之于湿（痰）热邪气。《素问·痹论》云："营者，水谷之精气也……卫者，水谷之悍气也。"营卫之气来源于中焦脾胃运化的水谷精微。《素问·天元纪大论》曰："太阴之上，湿气主之……阳明之上，燥气主之。"太阴脾运化不及易生湿邪，阳明胃易从燥化，加之现代生活条件普遍得到改善，产后饮食不节，盲目进补，中焦易生湿（痰）热邪气；营卫之气、湿热同出于中焦，或素体即为脾胃湿热体质，则营卫运行尤易受湿（痰）热邪气阻滞。营卫运行不畅，湿热弥漫三焦，向外蒸腾，迫津外泄，故见自汗或盗汗。《景岳全书·汗证》云："湿气乘脾者，亦能作汗。凡证有身重困倦……多属湿证。"薛生白《湿热病篇》曰："湿热证，始恶寒，后但热无寒，汗出胸痞，舌白，口渴不引饮。"分别从内伤杂病和外感温病角度说明了湿（痰）热邪气能致汗出的观点。

（二）夏桂成

国医大师夏桂成教授通过总结前人观点及长期临床经验认为，女性产后多气血亏损，精气亏虚，常兼瘀血为患，且容易受寒邪侵袭。俗语有"产后一块冰"之说，临产努责过度，必然耗气，且亡血伤津，亦必伤及气，气虚阳弱，阳气偏虚，故易出现寒变。因此，夏师认为产后病与虚、瘀、寒三个方面有关，多采用补虚、化瘀、温养等方法治疗，进而调整脏腑气血阴阳。在掌握辨证论治的原则性与灵活性的基础上，扶正补虚以肝脾血气为重，生新化瘀以动静升降为要，温养祛寒以活血通络为旨。更重要的是，肾主生殖，女子孕时耗损肾精，产后气血虚弱，调摄失宜，心神失养，易致心肾失交，影响胞宫复旧，致藏泻失职，留瘀为患。因此，夏师强调在心（脑）-肾-子宫轴的理论指导下，注重补肾养心，交通心肾，加强心理疏导，调理产后诸疾。

梅国强医案

患者，女，32岁。初诊：2021年9月24日。主诉：产后汗出伴燥热感1月余。患者顺产后44天，汗多怕热，头汗、下半身汗出较多，上半身燥热感明显，体温正常。伴有指关节晨僵，子宫脱垂。平素饮食尚可，大便1天2次，偶尔不成形。舌红，苔白厚，脉缓。诊断：产后汗出（湿热弥漫三焦，上蒸头颈，热郁胸膈）。治法：清利湿热，分消走泄，清透郁热。方拟温胆汤合凉膈散加减：法半夏10g，陈皮10g，茯苓30g，枳实20g，石菖蒲10g，远志10g，郁金10g，连翘10g，竹叶10g，荷叶20g，丝瓜络10g，浮小麦50g，麻黄根10g，煅龙骨、煅牡蛎各30g，14剂，水煎，每日1剂，分3次温服。

二诊（2021 年 10 月 1 日）：燥热感、汗出减轻，手腕及颈部刺痛，无压痛。基于初诊方加刘寄奴 20g，徐长卿 20g。7 剂，煎服法同前。

三诊（2021 年 10 月 8 日）：汗出不明显，右手指关节仍晨僵，身痛，晨起口苦，打喷嚏，流涕（既往有过敏性鼻炎病史），大便日 1～2 次，不成形；舌质绛，苔白略厚，脉缓。基于二诊方加苍耳子 10g，红景天 20g，14 剂，煎服法同前。

按 本案患者产后汗多，伴有燥热感，为体内湿热邪气弥漫三焦，向上蒸腾，热扰胸膈所致。头为诸阳之会，湿热向上蒸腾，两阳相加，故见头汗多；湿邪趋下，见下半身出汗也多。湿性黏滞，热扰胸膈，阻滞营卫气血运行，故见上半身燥热感、怕热，而体温正常。梅教授认为，产后汗出、燥热，看似属肾阴津不足，由阴虚火旺、迫津外泄所致，治当滋阴清热。然阴虚火旺者，其舌苔应薄而干，或少苔，舌红，燥热亦多见于午后，而此患者舌虽红，但苔白厚，"白苔绛底者，湿遏热伏也"，故不能诊断为阴虚火旺证。否则，用滋阴生津药治之，则湿热病邪愈重。治以清化湿热、分消走泄、清透郁热，处方以温胆汤合凉膈散加减，前者清利湿热、分消走泄，后者清透胸膈之热，除上半身燥热。石菖蒲、远志、郁金亦能化湿清心凉血，荷叶、丝瓜络化湿通络。最后佐以浮小麦、麻黄根、煅龙骨、煅牡蛎收敛止汗以治标。二诊时患者诉燥热感、汗出减轻，手腕、颈部刺痛，效不更方，按一诊方加刘寄奴、徐长卿祛风除湿、活血止痛。三诊时汗出不明显，说明患者病情已好转，身痛，晨起口苦，为湿热阻滞经络之象，继用前方；伴打喷嚏、流涕症状，加苍耳子以通鼻窍、红景天益气活血扶助正气。

（黄蓓，周健华，曾祥法. 2022. 国医大师梅国强治疗产后汗出经验撷华[J].
湖南中医药大学学报，42（8）：1238-1241.）

夏桂成医案

江某，女，39 岁。2021 年 1 月 8 日初诊。主诉：产后汗多 4 天。病史：患者于 2020 年 1 月 5 日行剖宫术产一女，体重 3.25kg，身长 49cm。刻下：汗多，夜间明显，恶露量不多，色红伴少许血块，腰腹酸胀，大便秘结，睡眠欠安，胃口尚可，无头晕，乳汁浓厚，不畅，量可。西医诊断：褥汗；中医诊断：产后自汗（气阴不足，瘀血阻滞）。治以益气滋阴，化瘀止血。予以杞菊地黄汤合加味失笑散化裁。处方：枸杞子 10g，赤白芍（各）10g，炒怀山药 10g，山萸肉 9g，莲子心 5g，茯苓神（各）10g，炒当归 10g，炒五灵脂 10g（包），蒲黄炭 10g（包），焦山楂 15g，益母草 15g，马齿苋 15g，炒川续断 10g，生薏苡仁 15g，桑寄生 10g，生白术 12g，7 剂。常法煎服。

二诊（2021 年 1 月 15 日）：产后 11 天，恶露时多时少，色红，少许血块，腰酸，出汗多，乳汁尚可，不畅，纳欠佳，小腹酸胀，大便稀，舌红、苔腻，脉弦。拟方清心健脾汤。处方：钩藤 10g（后下），莲子心 5g，炒牡丹皮 10g，青龙齿 10g（先煎），党参 10g，生炒白术（各）10g，广陈皮 6g，广木香 6g，五味子 6g，茯苓神（各）10g，合欢皮 10g，焦山楂 10g，浮小麦 30g，益母草 15g，巴戟天 6g，7 剂。

三诊（2021 年 1 月 25 日）：产后 21 天，恶露少量，色鲜红，少许血块，腹痛，腰酸，汗多，胸前明显，夜寐尚可，大便溏，日均 2 次，矢气多，舌质紫暗、苔腻。予以参苓白术散化裁。处方：炒党参 12g，生炒白术（各）10g，茯苓神（各）12g，广木香 12g，砂仁 3g（后下），建莲肉 10g，钩藤 10g（后下），酸枣仁 15g，陈皮 10g，炒牡丹皮 10g，生黄芪 10g，浮小麦 15g，炒川续断 10g，桑寄生 10g，益母草 10g，10 剂。

四诊（2021 年 2 月 5 日）：产后 32 天，恶露少许，色鲜红，呈水样，腰骶酸痛，汗多，前胸明显，夜寐尚可，大便时干时稀，日均 1～2 次，矢气多，乳汁略少，舌红、苔腻。予二诊方去焦山楂、益母草、巴戟天，加酸枣仁 20g，砂仁 3g（后下），炒川续断 10g，桑寄生 10g，怀山药 10g，焦建曲 10g，生黄芪 15g，15 剂。

五诊（2021 年 2 月 26 日）：产后 53 天，恶露已净 2 周，动辄汗出较前好转，乳汁尚可，夜寐欠安；夜间哺乳，需醒 2～3 次，大便时干时稀，日均 1～2 次，腹胀矢气，舌红、苔腻，脉细弦。四诊方去炒牡丹皮，加黄连 3g，炮姜 5g，灵芝粉 6g，21 剂。

按 产后多汗的病因主要为生产耗气伤血，卫外不固。产后气虚失摄，卫外失固，腠理不密，故汗出；汗为心之液，出汗过多则损伤心神故睡眠欠安；胞宫瘀血阻滞故有少量恶露伴血块。因初诊时患者为初产后，恶露不净，故当化瘀止血为先，方选杞菊地黄汤合加味失笑散化裁。方中五灵脂、蒲黄炭重在化瘀；炒当归、赤芍理气活血；益母草化瘀生新；焦山楂行气化瘀；枸杞子、白芍、川续断、桑寄生滋养肝肾；山药补益脾阴；茯苓、生白术健脾和胃；莲子心、茯神清心安神；生薏苡仁、马齿苋清利湿浊。二诊时患者汗出过多，心阴受损，心火内生，且脾虚失运出现大便溏、舌苔腻等表现，应心脾同治，正如《傅青主女科·产后编》曰："妇人产多汗，当健脾以敛水液之精，益荣卫以嘘血归源，灌溉四肢，不使妄行。"方中钩藤、莲子心、青龙齿清心降火；茯神、合欢皮、五味子、浮小麦养心安神、收敛止汗；党参、白术、陈皮、茯苓健脾利湿，生化气血以养阴，固表和卫以止汗；陈皮、木香理气健脾；巴戟天温肾壮阳，以火暖土，有助于脾阳之运；焦山楂、益母草活血化瘀；牡丹皮清退瘀热。三诊患者症情较前好转，大便溏等脾虚表现明显，方选参苓白术散加减，心脾同治，以治脾为主。方中党参、白术、茯苓、广木香、砂仁、建莲肉、陈皮健脾养血、渗湿止泻；钩藤、酸枣仁、茯神清肝养血、宁心安神；生黄芪、浮小麦益气固表、收敛止汗；炒川续断、桑寄生滋养肝肾；炒牡丹皮、益母草活血散瘀。四诊患者恶露将净，予二诊方去焦山楂、益母草、巴戟天；大便时干时稀，加砂仁、怀山药、焦建曲健脾和胃；腰骶酸痛明显予川续断、桑寄生补肾壮腰；心胸汗多，加生黄芪、酸枣仁增强固表敛汗之效。五诊时患者症状基本好转，予四诊方去牡丹皮，加黄连清降心火，炮姜入血收敛浮阳，灵芝粉健脾养心。夏师认为虽产后自汗当治以益气固表，但脾胃为气血生化之源，故扶正补虚固表以健脾为要，同时治疗过程中要密切关注气与血的关系，即气为血之帅、血为气之母，阴阳互根，本案中兼顾自汗与恶露，清心与健脾同治，即体现气血同治、阴阳同调之思想。

（胡艺，胡荣魁. 2021. 国医大师夏桂成调治产后病经验探赜[J].江苏中医药，53（12）：9-12.）

五、思考与启发

产后"三禁"中，为何产妇"勿汗"？

易再染风寒。发汗，作为中医治法之一，仅适用于表证，即通过汗法让外邪从体表而出，并且以微微汗出为宜。产妇在分娩时期，筋骨大开，腠理开泄，身体虚弱，邪气本就极易侵入。因此此时发汗，易招致外邪入侵。《女科经纶》中言："朱丹溪云：产后一切病，皆不可发表。"《伤寒论译释》中也说"真气疏泄太猛，邪反得以逗留"。

易亡血伤津。血与津液都是由中焦水谷精微化生的，津液和调变而为血，津液渗出皮毛则为汗，血、汗、津液，三者异名同源，故有"津血同源"或"血汗同源"之称。《灵枢·痈疽》言："津液和调，变化而赤为血。"若血有所伤，津液亦耗，若此时再行发汗，必更伤其血与津液，重伤其阴。产后气血大亏，不可再汗。《灵枢·营卫生会》言"夺汗者无血"、"夺血者无汗"。医圣张仲景在《伤寒论》中云："亡血家不可发汗"、"衄家不可发汗"。

易津脱亡阳。津能载气。《素问·评热病论》曰："汗者，精气也。"汗是津液所化生的，如果汗出过多，津液损伤。而津能载气，津液受损，导致气无所依附，气随津脱，甚至出现津脱阳亡之危候。气亦能摄津。气对津液是有固摄作用的。发汗太过，耗气伤津，气的固摄作用被削弱了。气的力量不足，毛孔关闭失司，所以就会出更多的汗。此时的汗，是漏汗。汗为心之液，《素问·宣明五气论》言："五脏化液，心为汗。"若漏汗严重者，大汗淋漓不止，出现亡阳，临床上可见休克，心搏骤停，危及生命。

（马红霞）

第八章 妇科常见疑难疾病

本章节纳入了具有中医诊疗特色和优势的妇科临床常见疑难疾病，包括不孕症、盆腔炎性疾病、子宫内膜异位症与子宫腺肌病、多囊卵巢综合征、复发性流产、卵巢储备功能减退、外阴色素减退性疾病及辅助生殖技术的中医药治疗。

目前临床常见的盆腔炎性疾病、子宫内膜异位症、子宫腺肌病、多囊卵巢综合征、卵巢储备功能减退和外阴色素减退性疾病等，虽在中医古籍中未有专篇记载，但随着中医妇科学的发展和临床经验的不断积累，其中医理论认识和临床诊治被不断深入研究；同时，随着社会的发展和生育政策的调整，中医药在诊治不孕症、复发性流产以及在辅助生殖过程前后的作用优势也获得充分显现。

妇科疑难疾病的病因病机较为复杂。素体禀赋不足，或起居不慎、感受外邪，或房劳多产、情志内伤、环境因素等均可致病。其病机主要是肾、肝、脾功能失常，阴阳气血失调，直接或间接造成冲任、胞宫、胞脉、胞络损伤而发病。

妇科疑难疾病的病情多变，临床表现复杂，诊断时应根据病史和症状，结合妇科检查和必要的辅助检查，进行准确诊断。证候多属本虚标实，虚实夹杂，临证当谨守病机，综合四诊信息悉心详辨。

妇科疑难疾病的治疗须以脏腑、经络、气血为核心辨证施治，重在整体调补肾、肝、脾功能，恢复阴阳气血平衡，调节冲任督带、胞宫的生理功能。常用治法有补肾、疏肝、健脾、益气、行气、活血、祛瘀、化痰、消癥、散结、止痛、清热解毒、甘润滋养及外用杀虫止痒等。疾病大多病程日久，经年累月，治疗难图速愈，临证时需辨证论治，随证加减，灵活变通。

总之，妇科疑难疾病大多病程缠绵日久，其诊治应遵循整体观念、辨证论治的总则，辨病辨证相结合，内外并重，身心同治，必要时中西医结合治疗，方可获效。

第一节 不 孕 症

凡婚后未避孕、有正常性生活、同居 1 年而未受孕者，称为不孕症。我国目前不孕不育发病率为 7%～10%，不孕因素可能在男方、女方或男女双方，本节仅介绍女性不孕症。从未妊娠者为原发性不孕，《备急千金要方》称为“全不产”，有过妊娠者为继发性不孕，《备急千金要方》称为“断绪”。

《周易》记载“妇三岁不孕”，首先提出了不孕病名。《素问·上古天真论》首先提出了“天癸至，任脉通，太冲脉盛，月事以时下，故有子”的受孕机制。《金匮要略·妇人杂病脉证并治》载有温经汤“亦主妇人少腹寒，久不受胎”，是现有文献记载的第一条调经种子方。《诸病源候论》专设“无子候”，分列“月水不利无子”、“月水不通无子”、“子脏冷无子”、“带下无子”、“结积无子”等“挟疾无子”病源，明确指出不孕症是许多妇产科疾病引起的后果。《备急千金要方·求子》首先提出“凡人无子，当为夫妻俱有五劳七伤、虚羸百病所致”之病因和“全不产”、“断绪”分类，把不孕原因归为夫妻双方。《妇人大全良方》内设“求嗣门”。《丹溪心法·子嗣》中提出了肥盛妇人痰湿闭塞子宫和怯瘦妇人不能怀孕的证治。《广嗣纪要》提出了“五不女”和“五不男”。《万氏妇人科》中指出“女子无子，多因经候不调……此调经为女子种子紧要也”。《景岳全书·妇人规·子嗣类》特别强调治疗不孕应辨证论治，“种子之方，本无定轨，因人而药，各有所宜”，还提出“情怀不畅，则冲任不充，冲任不充则胎孕不受”的七情内伤导致不孕的机制。《傅青主女科》强调从肝肾论治不孕症，创制的养精种玉汤、温胞饮、开郁种玉汤、宽带汤等沿用至今。

一、病因病机

（一）中医病因病机

女子不孕，除先天病理因素影响外，主要是后天脏腑功能失常，气血失调而致冲任病变，胞宫不能摄精成孕。本病常见的病因有肾虚、肝郁、痰湿、血瘀等。

1. 肾虚

肾藏精，精化气，肾精所化之气为肾气。肾中精气的盛衰主宰着人体的生长、发育与生殖。肾主生殖，肾气旺盛，精血充沛，天癸泌至，任通冲盛，两精相搏，才能受孕。

（1）肾气虚　先天禀赋不足，肾气不充，或后天房事不节、久病大病、反复流产损伤肾气，肾气虚，则冲任虚衰不能摄精成孕。

（2）肾阴虚　素体肾阴虚，或房劳多产、失血伤津，精血两亏，耗损真阴，天癸乏源，冲任血海空虚或阴虚生内热，热扰冲任血海，均不能摄精成孕。

（3）肾阳虚　素体阳虚或寒湿伤肾或阴损及阳等导致肾阳虚弱，命门火衰，冲任不足，胞宫失于温煦，有碍子宫发育或不能触发氤氲乐育之气，不能摄精成孕。

2. 肝郁

若素性忧郁，或七情内伤，或素体肝血不足，情怀不畅，忧思郁怒，导致肝气郁结，疏泄失常，气血不调，冲任失和，不能摄精成孕；或有盼子心切，焦躁不安，肝郁不舒，久而不孕；又肝郁克脾，脾伤不能通任脉而达带脉，任、带失调，胎孕不受。

3. 痰湿

素体肥胖或脾肾不足，或劳倦思虑过度，或肝木犯脾，或肾阳虚不能温脾，脾虚则健运失司，水湿内停，肾阳虚则不能化气行水，导致湿聚成痰，痰湿内蕴，阻滞冲任胞宫，不能摄精受孕。或嗜食膏粱厚味，痰湿内生，躯脂满溢，遮隔子宫，不能摄精成孕。或痰阻气机，气滞血瘀，痰瘀互结，冲任瘀阻致不孕。《女科经纶·嗣育门》引朱丹溪云：“肥盛妇人，禀受甚厚，恣于酒食，经水不调，不能成孕，以躯脂满溢，湿痰闭塞子宫故也。”

4. 血瘀

经期产后余血未净，或因摄生不当，邪入胞宫，或寒湿及湿热邪毒久恋下焦，日久成瘀，瘀血阻滞。瘀血既是病理产物，又是致病因素。寒、热、虚、实、外伤均可致气血瘀滞，冲任不畅，胞宫、胞脉阻滞不通而致不孕，且瘀积日久可成癥块。

除上述因素外，还有一些因素直接损伤冲、任、督、带，均可以导致不孕。近代由于环境的污染、人们工作节奏的加快以及心理压力的增加，影响到脏腑、气血、冲任、胞宫的生殖功能，导致不孕症的发生。

（二）西医发病机制

1. 卵巢功能障碍

（1）排卵障碍　无排卵病因可以出现在中枢神经系统、下丘脑、垂体和卵巢，如排卵障碍性异常子宫出血、高催乳素血症、卵巢储备功能下降、卵巢早衰等，此外还有多囊卵巢综合征，未破裂卵泡黄素化综合征，甲状腺、肾上腺皮质功能失调和一些全身性疾病均可导致排卵障碍。

（2）黄体功能不全 黄体功能低下，致使子宫内膜发育迟缓，则不利于受精卵的植入而导致不孕。

2. 输卵管因素

输卵管形态的异常、输卵管的发育不良、非特异性炎症、子宫内膜异位症、输卵管手术、输卵管的周围病变如手术后的粘连及肿瘤等，均可影响输卵管的功能，致输卵管阻塞、影响输卵管的蠕动功能或伞端的拾卵功能而导致不孕。

3. 子宫因素

子宫发育不良、子宫畸形、盆腔结核、盆腔炎性疾病、子宫肌瘤、子宫腺肌病等均可以导致受精卵植入和胚胎发育障碍，引起不孕。子宫内膜受损，如子宫内膜息肉、宫腔粘连、慢性子宫内膜炎、子宫内膜结核等，导致子宫内膜对胚胎的接受能力差。宫颈因素包括宫颈的发育异常，先天性宫颈管狭窄或闭锁，炎症，宫颈的肿物如肌瘤、息肉、宫颈癌等均影响宫颈黏液的性状，或是改变了宫颈管的结构，从而影响受孕。

4. 外阴、阴道因素

处女膜发育异常、阴道部分闭锁、阴道瘢痕狭窄、阴道纵隔等，影响性生活和精子的摄入而致不孕。

5. 免疫因素

引起不孕的免疫因素包括同种免疫和异体排斥，相关抗体主要有抗精子抗体、抗子宫内膜抗体、抗卵巢抗体、抗 hCG 抗体、抗透明带抗体、抗滋养层细胞抗体、抗心磷脂抗体、免疫细胞因子、封闭抗体等，影响了孕育的诸多环节，最终导致不孕。

6. 认知、精神、心理因素

夫妇双方性知识的缺乏，或对孕育的强烈期望以致精神高度紧张也可以导致不孕。

二、诊断及鉴别诊断

（一）诊断

通过不孕症相关病史、体格检查、辅助检查等找出病因是诊断疾病的关键所在。但是，不孕症的各种病因可能同时存在，因此，应根据患者病情，全方位询问和检查以明确诊断。

1. 病史采集

主要针对月经情况及相关的影响因素、婚育史、可能影响输卵管通畅度和盆腔环境的高危因素进行询问，初步判断是否存在排卵障碍或盆腔因素可能。

2. 体格检查

（1）全身检查 包括体格发育及营养状况，如身高、体重、体脂分布特征、第二性征发育、有无甲状腺肿大、皮肤改变等，以便鉴别多囊卵巢综合征、甲状腺相关疾病等。

（2）妇科检查 了解患者子宫、附件情况，阴道有无异常分泌物，是否有宫颈病变，是否有子宫肌瘤，附件区有无增厚、包块和压痛，直肠子宫陷凹及宫骶韧带处有无结节和触痛，下腹有无包块、压痛和反跳痛等，以便查找可能导致不孕的相关因素。

3. 辅助检查

（1）盆腔超声检查 检查子宫、卵巢的发育，盆腔是否有肿物、包块，是否有子宫肌瘤、子宫腺肌病、子宫内膜息肉、宫腔粘连、宫颈管息肉、卵巢囊肿、子宫内膜异位囊肿、输卵管积水等。

（2）卵巢功能检查 可采用基础体温测定、性激素测定、宫颈黏液检查、阴道细胞学检查、超声下卵泡监测、诊断性刮宫或子宫内膜活组织检查等，以了解卵巢有无排卵、黄体功能状态及卵巢储备情况。

（3）输卵管通畅试验　检查时注意观察宫腔形态，输卵管走行、形态、位置，以及盆腔内造影剂的弥散情况，用于评估通畅程度和输卵管阻塞的部位，有无子宫畸形、黏膜下肌瘤，以及子宫内膜或输卵管结核等。

（4）宫腔镜检查　了解宫腔内情况，是否存在宫腔粘连、黏膜下肌瘤、子宫内膜息肉、子宫畸形等与不孕有关的情况。

（5）腹腔镜检查　直接观察子宫、输卵管、卵巢有无病变和粘连，直视下行输卵管通液观察输卵管是否通畅。

（6）免疫学血清检查　包括血抗精子抗体、抗子宫内膜抗体、封闭抗体、抗心磷脂抗体等检查，以明确诊断。

（7）其他　如存在盆腔包块、肿瘤或其他占位性病变，可行 CT 或 MRI 检查；对疑有甲状腺功能异常者应做有关甲状腺功能的检查；如怀疑垂体病变，应做蝶鞍摄片、磁共振检查、血催乳素测定等；如怀疑肾上腺疾病时，则应做血皮质醇等相关测定。

（二）鉴别诊断

不孕症应与暗产相鉴别。暗产是指早早孕期，胚胎初结而自然流产者。此时孕妇尚未有明显的妊娠反应，一般不易觉察而误认为是不孕。可进行 BBT、早孕试验及病理学检查等。

三、辨 证 论 治

不孕症严重影响女性生殖健康，其病因复杂，临床表现纷繁多样，可由多囊卵巢综合征、子宫内膜异位症、高催乳素血症及盆腔炎性疾病后遗症等妇科疾病导致，亦与多种内、外科疾病密切相关。需详问病史，认真查体，明辨病因，分析病位。临床还要重视男方因素，提倡夫妇同诊。不孕症辨证需审脏腑、冲任、胞宫之病位，辨气血、寒热、虚实之变化，还要辨病理产物之痰湿、瘀血的不同。重视辨病与辨证相结合。

1. 肾气虚证

［证候］　婚久不孕，月经不调或停闭，量多或少，色淡暗质稀，腰膝酸软，头晕耳鸣，精神疲倦，小便清长。舌淡，苔薄白，脉沉细，两尺尤甚。

［治法］　补益肾气，调补冲任。

［方药］　毓麟珠（《景岳全书》）。

当归　熟地黄　酒白芍　川芎　人参　白术　茯苓　炙甘草　菟丝子　杜仲　鹿角霜　川椒

［加减］　若经来量多者，加阿胶、炒艾叶固冲止血；若经来量少不畅者，加丹参、鸡血藤活血调经；若心烦少寐者，加柏子仁、夜交藤养心安神；若腰酸腿软者，加续断、桑寄生补肾强腰；若头晕耳鸣甚者，加枸杞子、女贞子补肾益精血。

2. 肾阳虚证

［证候］　婚久不孕，初潮延迟，月经后期，量少，色淡质稀，甚至停闭，带下量多，清稀如水，腰膝酸冷，性欲淡漠，面色晦暗，大便溏薄，小便清长。舌淡，苔白，脉沉迟。

［治法］　温肾助阳，调补冲任。

［方药］　温胞饮（《傅青主女科》）。

巴戟天　盐补骨脂　菟丝子　肉桂　附子　杜仲　白术　山药　芡实　人参

［加减］　若小便清长，夜尿多者，加益智仁、桑螵蛸补肾缩小便；若小腹冷甚者，加淫羊藿、紫石英温肾散寒；若性欲淡漠者，加鹿茸、肉苁蓉填精益髓；若失眠健忘者，加柏子仁、酸枣仁养血安神；血肉有情之品如紫河车、龟甲等，具有补肾之阴阳，通补奇经之效，可适时加味。

3. 肾阴虚证

［证候］ 婚久不孕，月经先期，量少，色红质稠，甚或闭经，或带下量少，阴中干涩，腰酸膝软，头晕耳鸣，形体消瘦，五心烦热，失眠多梦。舌淡或舌红，少苔，脉细或细数。

［治法］ 滋肾养血，调补冲任。

［方药］ 养精种玉汤（《傅青主女科》）。

当归　白芍　熟地黄　山茱萸

［加减］ 若胁肋隐痛，两目干涩者，加女贞子、旱莲草柔肝养阴；面色萎黄，头晕眼花者，加龟甲、紫河车填精养血；五心烦热，午后潮热者，加地骨皮、牡丹皮、知母滋阴清热；大便干结者，加生地黄、玄参润肠通便；若咽干口渴，加麦冬、石斛养阴生津。

4. 肝气郁结证

［证候］ 婚久不孕，月经周期先后不定，量或多或少，色暗，有血块，经行腹痛，或经前胸胁、乳房胀痛，情志抑郁，或烦躁易怒。舌淡红，苔薄白，脉弦。

［治法］ 疏肝解郁，理血调经。

［方药］ 开郁种玉汤（《傅青主女科》）去天花粉。

当归　白芍　牡丹皮　香附　白术　茯苓　天花粉

［加减］ 若痛经较重者，加延胡索、生蒲黄、山楂化瘀止痛；心烦口苦者，加栀子、夏枯草清泄肝热；胸闷纳少者，加陈皮、砂仁健脾和胃；经前乳房胀痛明显者，加橘核、青皮、玫瑰花理气行滞；腰骶酸痛者，加桑寄生、续断补肾强腰。

5. 痰湿内阻证

［证候］ 婚久不孕，月经后错，甚或闭经，带下量多，色白质黏，形体肥胖，胸闷呕恶，心悸头晕。舌淡胖，苔白腻，脉滑。

［治法］ 燥湿化痰，理气调经。

［方药］ 苍附导痰丸（方见月经后期）。

［加减］ 若带下量多者，加芡实、金樱子固涩止带；胸闷气短者，加瓜蒌、石菖蒲宽胸利气；心悸者，加远志祛痰宁心；月经后期、闭经者，加丹参、泽兰养血活血通经；纳呆便溏者，加山药、扁豆以健脾燥湿。

6. 瘀滞胞宫证

［证候］ 婚久不孕，月经后错，量或多或少，色紫黑，有血块，可伴痛经，平素小腹或少腹疼痛，或肛门坠胀不适。舌质紫暗，边有瘀点，脉弦涩。

［治法］ 活血化瘀，止痛调经。

［方药］ 少腹逐瘀汤（方见痛经）。

［加减］ 若小腹冷痛者，加吴茱萸、乌药温经散寒；经血淋漓不止者，加茜草、三七粉化瘀止血；下腹结块者，加鳖甲、浙贝母散结消癥；带下量多，加苍术、白术以利湿止带；胸胁胀痛者，加郁金、柴胡以疏肝理气止痛。

四、其他疗法

（1）体针　对排卵障碍所致不孕症，应用针灸促进卵泡发育及排卵。体针取关元、中极、三阴交、子宫、气海、足三里等穴，随症加减。

（2）耳针　常规取穴肾、肾上腺、内分泌、卵巢、神门。每次选4～5个穴位，每周2～3次。

（3）外治　中药外敷热熨、肛门导入、穴位离子导入及导管介入等疗法，对不孕症因输卵管慢性炎症及阻塞或盆腔粘连所致不孕有较好疗效，临证多以内治法与外治法联合应用。

（4）灸法　以艾灸为主，取神阙、关元等为主穴。

（5）心理治疗　情怀不畅则冲任不充，冲任不充则胎孕不受，古有“嫉妒不孕”之说。针对不孕症的病因，应辅以心理咨询及心理治疗，以身心并治。

五、西医治疗要点

（1）一般治疗　加强锻炼，保持良好乐观的生活态度。对于肥胖、消瘦、有不良生活习惯或环境接触史的患者需首先改变生活方式。宣教性生活知识，帮助患者了解排卵规律，调节性生活频率和时机以增加受孕机会。

（2）纠正盆腔器质性病变

1）输卵管病变：输卵管成形术适用于输卵管周围粘连、远端梗阻和轻度积水，可通过腹腔镜下输卵管造口术、周围粘连松解术和输卵管吻合术等，恢复输卵管及周围组织正常解剖结构，改善通畅度和功能。

2）子宫病变：对于子宫黏膜下肌瘤、较大的肌壁间肌瘤、子宫内膜息肉、宫腔粘连和纵隔子宫等，若显著影响宫腔形态，应采取手术治疗。

3）卵巢肿瘤：对非赘生性卵巢囊肿或良性卵巢肿瘤，有手术指征者，可考虑手术予以剥除或切除性质不明的卵巢肿块，应先明确诊断，必要时行手术治疗。

4）子宫内膜异位症：可通过腹腔镜进行诊断及治疗，但对于复发性内异症或卵巢功能明显减退的患者应慎重选择手术时机。中重度患者术后辅以药物治疗 3～6 个周期后，可尝试 3～6 个月自然受孕，如仍未妊娠，需积极行辅助生殖技术助孕。

5）生殖器官结核：活动期应先行规范抗结核治疗，药物作用期及药物敏感期需避孕。对于盆腔结核导致的子宫和输卵管后遗症，可在评估子宫内膜情况后决定是否行辅助生殖技术助孕。

（3）诱导排卵　适用于排卵障碍性不孕，常用药物包括氯米芬、来曲唑、注射用尿促性素（hMG）及注射用绒促性素（hCG）等。

（4）辅助生殖技术　包括人工授精、体外受精-胚胎移植及其衍生技术等。详见本章第七节（辅助生殖技术的中医药治疗）。

六、名家学术思想

（一）刘敏如

（1）衷中参西，审因为先　刘敏如教授认为治疗不孕症时应审因为先，注重借助现代医学检查手段，寻求病因，明辨其属子宫因素、内分泌因素、输卵管不孕、免疫性不孕或由于其他因素，有针对性地前瞻预后，确定治疗方法。如果发现男方也有问题，必须同时治疗。排除解剖结构上畸形等非药物可治的因素后，针对性进行中医辨病辨证论治，必要时配合现代医学手段（如输卵管疏通术、辅助生殖技术等）。

（2）补肾填精，以左归丸为主　根据“肾主生殖”理论，刘教授认为补肾法应贯彻治疗不孕症之始终，提出补肾以营脑髓、资天癸、养精血、调冲任，肾气为根，保阴为本的学术观点，临床常用左归丸，其组成药物及其他补肾中药如淫羊藿、肉苁蓉、五子衍宗丸等，为常用或核心药物。

（3）病证结合，随证化裁　刘教授强调不孕症治疗需辨证与辨病相参，病证结合，临床审清原因后则对因立法，如功能性无排卵以肾精不足为主；多囊卵巢综合征引起的不孕以肾虚为本，兼有痰湿阻滞；子宫肌瘤或子宫内膜异位症多因气滞血瘀；输卵管不通以湿浊阻滞为主等。治疗上，以补肾填精为主，仍需随证化裁，或填补肝肾，或祛痰化湿，或养血活血，或疏肝理气，或清热利湿，或健脾益气等。兼夹脾虚或痰湿阻滞者，刘教授喜用参苓白术散、温胆汤、三仁汤等；兼夹肝郁者，喜用四逆散、逍遥散等；兼夹湿热者，喜用知柏地黄汤、四妙丸、三仁汤等；兼夹血虚者，喜用四物汤。补肾方面，刘教授除喜用左归丸，亦推崇用五子衍宗丸，取其补中有行，无补而留邪之嫌，亦灵活选用二至丸、六味地黄丸、归肾丸、右归丸、寿胎丸等，选加淫羊藿、肉苁蓉、鹿角霜等。

（4）顺应月经，择期论治 不孕应顺应月经周期分期治疗，补肾气之法贯穿于整个治疗之中。月经干净后（卵泡期）：此期女性一般处于血海空虚，阴阳气血不足的身体状况，应平补肾阴肾阳，以促精血恢复，肾气充盛，主方：左归丸。两次月经之间时（排卵期）：是阴阳转化、排卵的重要阶段，当平补肾阴肾阳，以促天癸充盛，佐以活血化瘀通络，促进阴阳转化，帮助排卵，用归肾丸加淫羊藿、王不留行、皂角刺、丝瓜络、葛根等。月经来潮之前（黄体期）：阴阳气血俱盛，为孕育提供条件，当补肾健脾为主，予以寿胎丸合四君子汤加淫羊藿、熟地黄、山茱萸、黄精、肉苁蓉等，有利于提升受孕成功率，但这个周期的阶段切忌轻投活血化瘀之品，避免可能已受孕而使早期胎元受损。月经来潮：是血室正开，排出经血的阶段。如无明显不适，月经期可停药。若明显痛经或经血量多，则以痛经或妇科血证论治。此期若出现异于平常的阴道出血或腹痛，尤当注意早孕或激经的可能性。

（5）精血同源，肝肾同治 刘教授在治疗不孕症上，以补肾益精为主，也重视养肝补血，以肝肾同治，精血并补。刘敏如教授治疗不孕症，以左归丸为主方，辅以四物汤、生地黄、阿胶、桑椹、大枣、鸡血藤等养血之品。喜用补阴以补血，气阴双补达到养血之功，如用山茱萸、西洋参、北沙参、麦冬、石斛、玉竹、黄精、生脉散等。

（二）夏桂成

夏桂成教授认为女性体内存在三大节律：月经周期节律、生殖节律和生命节律，这三大节律相互影响，相互制约，生殖节律是建立在月经周期规律演变的基础之上的，月经的调畅是孕育的先决条件和必要条件，健康的精卵顺利结合，孕卵着床稳定，才能逐月生长发育直至分娩。

夏桂成教授治疗不孕症，始终贯穿其所创制的补肾调整月经周期节律法，表面为调整月经周期，实则调整体内阴阳，使其达到阴平阳秘的状态，调整月经周期的同时，调整脏腑功能，顾及肾、心、肝、脾各脏之间的关系，并且调畅气血，使气血运行不悖，气血流通。在调周的基础上，进一步辨证分析，对症下药。其将月经周期分为行经期、经后初期、经后中期、经后末期、经间排卵期、经前期、经前后半期这 7 个时期，分别分期调节。

行经期以调经为主，重在除旧，以利新生，治疗上着重于活血化瘀，选用五味调经散、通瘀煎等，根据患者经期特点可配以温阳、疏通、下降、利湿、宁心、益肾等法。经后初期以滋阴养血为主，重在恢复所失之阴血，根据阴虚程度的轻重分别选择归芍地黄汤、二至地黄汤、二甲地黄汤等，然阴虚常伴有火旺，治疗上可配合滋阴降火，根据心火、肝火、肾火的不同，选取滋阴清火法、清肝养阴法、滋肾降火法，脾胃虚弱不宜过用滋阴药，当健脾和胃，防止滋腻过重。经后中期滋阴助阳，补阳的目的是促动，促进阴长，遵循圆运动规律，治疗上以滋阴养血，佐以助阳为主，可用归芍地黄汤稍加助阳药，阳虚明显者用菟蓉散，阴虚火旺者用知柏地黄汤，脾虚者用参苓白术散合滋阴助阳药，肝郁者用滋肾生肝饮。经后末期滋阴与助阳并重，使阴长至重，为重阴转阳作好准备，治疗上选用补天五子种玉丹，此方由五子补肾丸和归芍地黄汤相合，阴阳合治，临床上根据阴虚火旺、脾虚肝郁的实际情况予以加减。经间排卵期重在活血补肾促排卵，遵循重阴必阳的规律，处理好动静、升降、藏泻三大矛盾，以及痰、湿、气、血四大兼症，治疗上可选用补肾促排卵汤。经前期以补阳为主，前半期最常用的是血中补阳，即补阳的同时配合滋阴，阴中求阳，常用毓麟珠；经前后半期冲任气血旺盛，肝气失于条达，木旺克土，脾气亏虚，治疗上可选用丹栀逍遥散、七制香附丸、越二陈汤等。

（三）肖承悰

肖承悰教授根据女性的生理周期特点，认为女性性周期的调节是以大脑皮质-下丘脑-垂体卵巢间的正负反馈为轴心的，从中医学角度来说，女性生殖生理的调节依赖于肾-天癸-冲任-胞宫间的动态平衡，在这套系统里，基于肾主生殖的传统认识和现代研究，肾是生殖轴中的核心和主导，天癸非此不能化生，冲任二脉非此不能通盛，故曰“经水出诸肾”。整个月经周期的表现可以看作是肾中阴阳精气消长内在变化的外部表现，经后期阴长阳消，经间期重阴为阳，经前期阴消阳长。

肖教授治疗不孕症融入现代医学思维，辨证与辨病相结合。对于多囊卵巢综合征所致不孕，肖老认为此病虽有多种临床表现，但其发生机制主要在肾、肝、脾。肾虚卵泡发育停滞，则不能摄精成孕；肾虚不能化生精血、滋养冲任，诸经之血不能汇集而下，则月经稀发。肝气郁结，气血失调，可致月经失调，气滞血瘀，冲任气血不通可致卵子运行不畅。脾失健运，痰浊内生，壅塞冲任，气血运行受阻，血海不充致不孕、肥胖。故多囊卵巢综合征治宜补肾健脾，化瘀通络，并按月经周期特点有所偏重，自拟经验方，分期用药，并告以适时同房。基础方：紫石英、石楠叶、淫羊藿、桑寄生、续断、杜仲、川牛膝、白术、茯苓、女贞子、枸杞子、鸡血藤各 15g，随月经周期加减运用。对于黄体功能不健所致不孕，现代医学认为本病是由于黄体发育不全而致过早萎缩，此类患者一般月经基本按期而至，BBT 双相，但高温欠稳定，缓慢上升或提前萎缩，而且大多数伴有低温相延长，同时查性激素六项 P、E_2 偏低。肖教授认为此类患者均具有腰膝酸软，易于腹胀、便溏，尤其在行经期大便易溏，中医辨证属肾阳不足，导致宫寒不孕。治宜温肾阳健脾，并配合口服黄体酮胶囊（月经第 18 天，即 BBT 升高第 3 天），每次 2 粒，每天 2 次，共服 5～7 天。

刘敏如医案

季某，女，32 岁，已婚，初诊：2016 年 3 月 16 日。已婚 4 年，未避孕不孕 3 年余，月经 2～3 个月一行 1 年余，经量逐渐减少。16 岁月经初潮，4～5 天/37～40 天，末次月经：2016 年 2 月 16 日，G0（孕次）。现月经周期第 29 天，排除妊娠，平素情绪急躁，易疲倦，口干不苦，纳可眠佳，面部、背部痤疮严重，经前加重，体多毛，大便偏干，1～2 日/次，小便调。舌红苔白腻，脉滑。检查：2013 年月经第三天查血激素示 FSH 7.72mU/ml，LH 21.86mU/ml，糖耐量检查偏高。超声示双侧卵巢增大呈多囊样变。诊断为 PCOS，服用克龄蒙、补佳乐半年。中医诊断：不孕症；西医诊断：原发性不孕症，多囊卵巢综合征；辨证：痰湿互结，冲任瘀滞证；治则：软坚散结、行气活血、调理冲任。处方：西洋参 10g，麦冬 10g，北五味子 6g，枳壳 12g，王不留行 12g，夏枯草 20g，莪术 10g，橘核 15g，荔枝核 15g，山楂 15g（带核），皂角刺 12g，车前子 15g，生牡蛎 15g，益母草 15g，三七粉 3g（分三次冲服）。14 剂，嘱服药期间暂避孕，待月经来潮停药，经净后续服余药。

二诊（2016 年 4 月 24 日）：服上方月经来潮，末次月经时间为 2016 年 3 月 28 日，量少，3 天净。现月经周期第 27 天，BBT 单相，2016 年 4 月 24 日超声示右侧卵巢见 1.6cm×1.2cm 优势卵泡，面油、痤疮严重，纳眠可，大便偏干，舌红苔黄腻，脉滑尺沉。治法同前，守上方去牡蛎，加土茯苓 20g，14 剂。排卵同房后禁服，余药待经净后续服。

三诊（2016 年 5 月 20 日）：末次月经：2016 年 5 月 11 日，5 天净，量较前增多。2016 年 5 月 19 日超声卵泡监测见左侧卵巢卵泡最大约 0.8cm×0.6cm，上周期 BBT 双相，痤疮较前好转，舌红苔白，脉沉。治以补肾调冲为主，兼行气活血，处方：淫羊藿 15g，山茱萸 12g，当归 6g，川芎 6g，菟丝子 15g，枸杞子 10g，鹿角霜 10g，荔枝核 15g，枳壳 15g，莪术 12g，车前子 15g，皂角刺 12g，仙鹤草 15g，薏苡仁 20g，王不留行 10g，10 剂，服法同前，嘱超声监测排卵。

四诊（2016 年 6 月 29 日）：停经 49 天，测尿 hCG 阳性，时恶心，无腹痛、无阴道流血，舌红苔白、脉滑。诊断：早孕；辨证：脾胃不和、肾气虚证。治以健脾益肾，和胃安胎，处方：北沙参 15g，麦冬 10g，北五味子 6g，竹茹 10g，紫苏叶 10g，陈皮 10g，炒白术 10g，砂仁 6g，淫羊藿 12g，山茱萸 12g，菟丝子 15g，杜仲 15g。后电话随访顺利生产。

按 此病以肾虚为本，常表现为本虚标实之证，故当视其轻重缓急，治法与选方用药不拘常法，而在“补肾益肾”大法中，一般采用标本同治，攻补兼施，以补肾益肾为主，辅以祛痰化湿、行气活血、软坚消脂、清热解毒、扶正益气随证施治以治标。比如有言“肾无实证”、“肾宜补不宜攻”，而治此病变化多端，疗程漫长，选方用药须灵活有所侧重。此案中患者以不孕未避孕3年，月经稀发1年就诊，兼有痤疮、多毛诸症，舌红苔白腻，超声示双侧卵巢增大呈多囊样变，故先治以软坚散结，行气活血通经。用方中橘核、荔枝核、枳壳疏肝行气散结，使诸药直达病所；王不留行、莪术、皂角刺、三七粉活血消癥，夏枯草、牡蛎软坚散结，清热利湿，车前子、益母草利水，使湿邪有出路，水出血利。二诊患者服药后月经来潮，超声监测发现优势卵泡，故守前方去牡蛎，因其痤疮严重，加土茯苓清热解毒。三诊患者诉月经周期逐渐恢复，基础体温呈双相，痤疮较前减轻，苔腻渐退，知其湿脂之邪渐消，因其本虚在肾，故当顾肾，淫羊藿、山茱萸、菟丝子、枸杞子、鹿角霜补肾助阳，佛手散和血调冲，仙鹤草、薏苡仁为刘教授经验用药，用以消癥，橘核、枳壳、皂角刺、王不留行行气活血，车前子利湿，同补药齐用补而不滞。四诊后发现早孕，现症虽无肾虚证表现，以其有孕当故本，故治法亦当补肾健脾为主，方中以淫羊藿、山茱萸、杜仲、菟丝子益肾固胎，竹茹、陈皮、白术、砂仁健脾和胃安胎，生脉散益气养阴。

（冯凯. 2018. 刘敏如国医大师诊治不孕症学术思想探微——附43例跟诊病案整理[D].成都中医药大学:63-65.）

夏桂成医案

何某，女，28岁，南京人，2009年11月10日初诊，因"未避孕2年未孕"来诊。月经史：12岁初潮，8～9/23～27天，末次月经：2009年11月3日，量中，色红，夹少量血块，痛经隐隐；生育史：0-0-0-0。妇科B超：子宫、附件未见明显异常；输卵管碘油造影：双侧通畅；月经周期第3天晨血：LH 2.22mU/ml，FSH 10.02mU/ml，PRL 15.4ng/ml，T 0.26ng/dl，E_2 78ng/L。初诊时经周第8天，量少未净，咖啡色，无乳胀，无腰酸，食纳可，二便尚调，易心烦，寐欠安。舌红，苔略腻根微黄，脉细弦。

诊治经过：周期第8天，月经未净，按经后初期论治：滋肾清心，大补肝肾，佐以疏肝解郁，方用"二甲地黄汤合越鞠丸"加减：炙龟甲（先煎）、炙鳖甲（先煎）各10g，莲子心5g，山萸肉9g，怀山药、怀牛膝、牡丹皮、茯苓、茯神、川续断、菟丝子、广郁金、合欢皮各10g，水煎7剂。后按经后末期、间期论治，滋阴助阳，补肾活血，方取"补天五子种玉丹合滋肾清心汤"加减：丹参、赤白芍、怀山药、怀牛膝、牡丹皮、茯苓、川续断、杜仲、菟丝子、鹿角霜、五灵脂、炙鳖甲（先煎）、合欢皮各10g，莲子心5g，山萸肉9g，荆芥6g。

二诊（2009年11月27日）：月经周期第24天，阴道点滴流血，色红，双乳略胀，无腹痛腰酸，食寐可，二便调。诉见经间期锦丝带下，量不多，BBT高相缓慢下降。舌红，苔薄，脉细弦。按经前后半期论治：补肾助阳，补理兼施，方取"毓麟珠合钩藤汤"加减：黑当归、白芍、怀山药、炒牡丹皮、茯苓、川续断、杜仲、鹿角霜、五灵脂各10g，荆芥6g，太子参15g，钩藤10g（后下），水煎7剂。月经来潮，按行经期论治，活血调经，方取"越鞠丸合五味调经汤"加减：制苍术、制香附、生山楂、丹参、赤芍、川牛膝、泽兰叶、川续断、茯苓、五灵脂、生茜草各10g，益母草15g，艾叶6g。经净之后，仍按补肾宁心调周法调理。

三诊（2010年1月22日）：末次月经：2009年12月24日，就诊时：月经周期第30天，血E_2 356ng/L，P 39.98ng/ml，β-hCG 319.0mU/ml，2010年1月21日彩超提示妊娠，按养血补肾，清心理气处方保胎3个月告痊。

按 肾虚偏阴，癸水不足，心肝郁火，神魂失于安宁，夹有瘀浊。肾虚偏阴，癸水不足则精卵、血海难以滋养成熟，故未避孕2年未孕，排卵期锦丝带下量少，阴阳转化不协调致经前期肾阳不足，证见月经周期偏短、BBT高相缓慢下降、经前漏红；肾阴不足，胞宫血海不能修复充盈，故见月经淋漓不尽。肾阴偏虚，心肝郁火，心神不宁则见舌质偏红，苔根微黄腻，脉细弦，经前期乳房作胀，夜寐不安。病久致瘀，故见月经有血块、痛经，阻碍血海生新，月经点滴不净。本案周期中阴阳消长转化虽有所不足，但尚能按期进行，BBT亦证实了表面上月经尚正常，实质阴阳各有所不足，虚（肾虚偏阴）实（心肝郁火，夹有瘀浊）兼夹，影响到周期中阴阳转化，故治以肾中阴阳消长转化运动为主导而采用"补肾宁心调周法"，治疗时重视经后期滋阴降火，宁心安神。"欲补肾者，先宁心，心神安定，则肾水充足"，在调周方中多用重镇之品，如龟甲、鳖甲滋阴降火、大补肝肾、滋阴养血；钩藤为手足厥阴之药，通心包于肝木，风静火息则诸症自除；山萸肉入肝肾敛阴，并加用莲子心、合欢皮、茯神、牡丹皮等宁心安神，降火除烦，使之在"静"的前提下恢复肾阴。周期中亦并兼顾疏解肝郁及化瘀利浊。本患者查血 FSH 偏高，但并不过高，所以在补肾宁心调周法治疗后而获佳效。

（陈赟，钱菁，卢苏，等. 2012. 初探夏桂成教授治疗卵巢储备功能低下性不孕症临证经验[J]. 辽宁中医药大学学报，14（11）：66-68）

肖承悰医案

翁某，30岁，2007年5月21日初诊。主诉：结婚4年未孕。现病史：平素月经2～3天/40～90天，末次月经为2007年3月25日。外院诊断为多囊卵巢综合征，病史5年，间断治疗，配偶精液常规正常。检查性激素六项：E_2 42pg/ml，P 0.93mg/ml，T 60.07ng/dl，PRL 12.73ng/ml，FSH 4.2mU/ml，LH 11.73U/L。B超：子宫内膜 0.6cm，右卵巢 4.2mm×2.2cm，右卵巢内可见多个大小不等无回声，沿卵巢周边分布，较大直径 0.9cm；左卵巢 3.8mm×2.2cm，左卵巢内可见多个大小不等无回声，沿卵巢周边分布，较大直径 0.9cm。BBT 单相。诊见：自觉腰困，无力，舌淡暗胖大，边有齿痕、苔薄，脉沉细滑。中医诊断为不孕症。证属脾肾阳虚夹血瘀。治宜补肾健脾、化瘀贯穿始终。处方：紫石英、石楠叶、淫羊藿、桑寄生、续断、杜仲、川牛膝、白术、茯苓、女贞子、枸杞子、鸡血藤、鸡内金、昆布、牡丹皮各15g。5剂，每天1剂，水煎服。

二诊：BBT 无明显双相。遂序贯以下两个处方：处方一，紫石英、石楠叶、淫羊藿、桑寄生、续断、杜仲、川牛膝、白术、茯苓、女贞子、枸杞子、鸡血藤、狗脊各15g，巴戟天12g。12剂。处方二，紫石英、石楠叶、淫羊藿、桑寄生、续断、杜仲、川牛膝、白术、茯苓、女贞子、枸杞子、鸡血藤、苏木、土鳖虫各15g。3剂。

三诊：6月11日月经来潮，量少。处方：处方一，紫石英、石楠叶、淫羊藿、桑寄生、续断、杜仲、川牛膝、白术、茯苓、女贞子、枸杞子、鸡血藤各15g。3剂，经期服。处方二，上方加何首乌、生地黄、熟地黄、黄精各15g，香附10g。12剂，月经第4天服。序贯服二诊处方5剂，BBT 升高即服二诊处方二10剂。BBT 升高超过14天停药复诊，如 BBT 单相则继服三诊处方3剂。此后以此序贯治疗，经潮2次。

四诊：2007年9月16日 BBT 升高14天未降，测血 hCG 38.2mU/ml，P 27.60ng/ml。诊见：自觉恶心，腰困，大便偏稀，舌淡、苔薄，脉滑微数。处方：桑寄生、续断、菟丝子、山茱萸、山药、白术、白芍、党参、黄芪各15g，紫苏梗10g，砂仁（后下）、炙甘草各6g，莲房炭12g。10剂，每天1剂，水煎服。1周后复查 hCG 1377.1mU/ml，P 28.82ng/ml。2个月后查B超，胎儿发育良好。

按　多囊卵巢综合征所致不孕症为功能性不孕，大多与肾虚有关，其中肾阳亏虚，宫寒不孕是主要原因。肖教授在中药运用中强调关注月经周期的变化，随经期加减运用，把握“真机期”，如真机期有阴阳交合，后期用药应补肾益脾、固冲安任。遵循辨证与辨病相结合的原则，分期论治，补肾助阳方法贯穿始终。自拟经验方中紫石英、石楠叶、淫羊藿、巴戟天温肾助阳，暖宫助孕；桑寄生、续断、杜仲、川牛膝平补肝肾，女贞子、枸杞子滋补肝肾；鸡血藤活血补血通络；白术、茯苓健脾化湿。并按月经周期不同，经后期为阳消阴长期，加何首乌、生地黄、熟地黄、黄精以加强滋肾阴的作用，促进阴阳转化，并促进卵泡发育成熟，子宫内膜生长；排卵期加鸡内金、昆布、牡丹皮以软坚散结，活血化瘀，促使卵子从卵巢表层突破而出，达到促排卵的目的；经前期为阴消阳长期，加巴戟天、狗脊补肾助阳升温，健黄体，因黄体功能的健全是孕育胎儿的关键；经前后半期加苏木、土鳖虫化瘀通络，因势利导，促进子宫内膜剥脱，使月经按期而至。整个治疗周期用药灵活，活中有补，补中有活，动静结合，补而不滞，温而不燥，标本兼治。

（张春花，肖承悰. 2009. 肖承悰教授补肾助阳法治疗不孕症举隅[J]. 新中医，41（5）：118-119.）

七、思考与启发

1. 宫寒与不孕的关系如何?

临床上常有患者问及“宫寒”，认为自己不孕乃宫寒作祟。实不尽然。宫寒全称为“胞宫寒冷”，也称“子宫寒冷”，“宫”和“寒”都有狭义和广义之分。狭义的“宫”即是指“子宫”；广义的“宫”包括女性内生殖器官中的子宫、输卵管、卵巢等，中医所称的“胞宫”、“血室”、“胞脏”等均属于此。狭义的“寒”即子宫受寒，感受寒邪；广义的“寒”可理解为女性生殖系统等阴寒内盛、阳气不足、肾阳虚衰的寒。

中医学对宫寒的研究早在 2000 多年前即有记载，最早可见于《神农本草经·上品》，“紫石英味甘温，主心腹咳逆邪气，补不足，女子风寒在子宫，绝孕十年无子”。此后诸多古医籍均有与“宫寒”相关的资料记载，如《金匮要略·妇人杂病脉证并治》有“胞门寒伤，经络凝坚”的叙述；《妇人大全良方》载：“寒气客于血室，以致血气凝滞。”《景岳全书·妇人规》中有“调经种子之法，亦惟以填补命门，顾惜阳气为主”的记载；《傅青主女科·种子门》载：“妇人有下身冰冷，非火不暖，交感之际，阴中绝无温热之气，人以为天分之薄也，谁知是胞胎寒之极乎!”并提出“夫寒冰之地，不生草木，重阴之渊，不长鱼龙，今胞胎既寒，何能受孕……方用温胞饮”。因饮食冰冷、摄生不慎，寒邪客于胞宫，或素体阳虚无以温煦，筋脉、腰府失于温养，见腰膝酸软冷痛；肾居下焦，阳气不足，不能温养下元，故两下肢冷尤甚；胞宫失于温煦，可致子宫虚寒，出现带下清冷质稀，小腹冷痛等。肾主生殖，肾阳虚衰，生殖功能减退，则可见不孕不育。

现代研究通过对腹部红外图像建模识别发现，宫寒型不孕症患者腹部温度分布不均匀，温度差异大，下腹部出现明显凉斑，温度相对育龄女性下腹部温度偏低。也有研究通过经阴道三维超声评价宫寒型不孕症患者子宫内膜容受性及血流参数变化发现，卵泡期及排卵期宫寒型不孕症组患者子宫内膜厚度及容积小于正常组，内膜的血管化指数（VI）、血流指数（FI）、血管化血流指数（VFI）明显偏低，而子宫螺旋动脉搏动指数（PI）、阻力指数（RI）偏高。由此可见，宫寒不孕有一定的理论基础及现代研究证据。

然而，不孕并非全由“宫寒”所致，“宫寒”亦非不孕的唯一病因。

2. 高龄女性不孕的中医药辨治应注意什么？

近年来，随着女性生育年龄的推后及国家对生育政策的调整，有生育需求的高龄女性人数不断增多。而随着年龄的增长，卵巢功能逐渐下降，加上子宫肌瘤、瘢痕子宫、盆腔炎症等发生率显著增加，不孕症的发生率逐渐增加，妊娠率和活产率显著下降，各种妊娠合并症、并发症及新生儿出生缺陷的发生风险不断上升。但无论是自然受孕还是采用辅助生殖技术治疗不孕症，年龄依然是影响成败的首要因素。

《素问·上古天真论》中记载：“女子……二七而天癸至，任脉通，太冲脉盛，月事以时下，故有子……五七阳明脉衰，面始焦，发始堕……七七任脉虚，太冲脉衰少，天癸竭，地道不通，故形坏而无子也。”肾为先天之本，藏精、主生殖，精血同源，肾精是产生月经的物质基础。肾精不足，精亏血少，则冲任不足，冲任精血亏虚，则胞宫胞脉失养，经水渐断。由此可见，肾中精气精血衰少是卵巢功能下降的根本原因。《临证指南医案·调经》中曰：“女子以肝为先天，阴性凝结，易于怫郁，郁则气滞血亦滞。”肝主藏血，精血同源，故肝血可涵养女性生殖之精；肝主疏泄，可调畅冲任，影响月事。又肝体阴而用阳，然而女子有月事、孕育及哺乳等特殊生理，数伤于血，于高龄女性，气血暗耗，肝血愈加亏虚，失其涵木、柔肝之能，易引发肝气不畅，失于条达，冲任血海失养，致月事失常甚或不孕。所以在中医药辨证治疗时，应当重阴精，填补肝肾精血，谨守阴阳平衡、气血平和，重视卵泡和内膜的生长。

现代研究表明，补肾填精类药物具有促进卵泡生长发育并提高卵巢储备的作用，补肾温阳药能够降低卵巢间质血流搏动指数和阻力指数，促进围排卵期卵泡的增长速率，降低血清基础 FSH 水平，改善生殖内分泌激素环境，协调下丘脑-垂体-卵巢轴的作用，减缓颗粒细胞凋亡。对于行 IVF-ET 的女性，填补精血类药物可以减少外源性性激素 r-FSH 的用量，提高卵细胞质量，提高妊娠率，改善 E_2 水平、子宫内膜厚度等，从而提高子宫内膜容受性，使获卵数、优质卵细胞率、受精率、获胚数和临床妊娠率上升。但是，在用药时也要考虑到患者血海失养，不可妄动真阴，需勿过用活血、温阳、散阳药，以免出现耗气伤阴伤精之弊，以固护阴血、调补冲任为要。

（王铁枫　王瑞霞　郑凌琦）

第二节　盆腔炎性疾病及盆腔炎性疾病后遗症

盆腔炎性疾病

盆腔炎性疾病（pelvic inflammatory disease，PID）指女性上生殖道及其周围组织的一组感染性疾病，主要包括子宫内膜炎、输卵管炎、输卵管卵巢囊肿、盆腔腹膜炎。炎症可局限于一个部位，也可几个部位同时累及，以输卵管炎、输卵管卵巢炎最常见，大多发生在育龄期妇女。严重的盆腔炎性疾病可引起弥漫性腹膜炎、败血症、感染性休克，甚至危及生命。

中医古籍无盆腔炎性疾病病名记载，根据其症状特点，归属于“热入血室”、“妇人腹痛”、“带下病”、“产后发热”、“癥瘕”等范畴。《金匮要略·妇人杂病脉证并治》云：“妇人中风，七八日，续得寒热，发作有时，经水适断者，此为热入血室，其血必结，故使如疟状，发作有时。”为盆腔炎性疾病相关症状的最早记载。《景岳全书·妇人规·癥瘕类》曰：“瘀血留滞作癥，唯妇人有之，其证则或由经期。或由产后，凡内伤生冷，或外受风寒，或恚怒伤肝，气逆而血留……总由血动之时，余血未净，而一有锁逆，则留滞日积，而渐以成癥矣。”本病临床常见，中西医结合诊治优势互补，现已成为中西医通用的病名之一。

一、病 因 病 机

本病的主要病机为湿、热、毒交结，邪正相争于胞宫、胞脉，或在胞中结块，蕴积成脓。

（1）热毒炽盛　经期、产后（包括流产后）或胞宫手术后血室正开，若摄生不慎，或房事不节，邪毒乘虚内侵，直中胞宫，客于冲任、胞宫、胞脉，化热酿毒，或蕴积成脓而发病。

（2）湿热瘀结　经行、产后，血室正开，余血未净，若摄生不慎，或不禁房事，则湿热之邪乘机内侵，瘀结于冲任、胞宫、胞脉，或留滞于少腹而发病。

二、诊断及鉴别诊断

（一）诊断

（1）病史　多有妇产科手术史；或经期、产后摄生不慎，或不洁性史；或既往有慢性生殖器官炎症史。

（2）症状　可因炎症轻重及范围大小而有不同的临床表现。轻者无症状或症状轻微。常见症状为下腹部疼痛、阴道分泌物增多；腹痛为持续性，活动或性交后加重；若病情严重可出现发热甚至高热、寒战、头痛、食欲下降；月经期发病可出现经量增多、经期延长。若有腹膜炎，可伴有消化系统症状如恶心、呕吐、腹胀、腹泻等。伴有尿路感染可有尿急、尿频、尿痛症状。若有脓肿形成，可有下腹部包块及局部压迫刺激症状。

（3）辅助检查

1）妇科检查：阴道可见脓臭分泌物，阴道壁黏膜充血；宫颈举痛或充血，或见脓性分泌物从宫颈口流出；子宫体可增大，压痛明显，或活动受限；附件区压痛明显，甚至触及包块；盆腔脓肿形成位置较低者则后穹隆饱满，有波动感。

2）全身检查：轻者无明显异常发现；严重者呈急性病容，体温升高，心率加快，伴腹膜炎时，下腹部有压痛、反跳痛及腹肌紧张。

3）辅助检查：①血常规检查，白细胞总数及中性粒细胞数百分比增高；②血沉＞20mm/h，C

反应蛋白升高；③阴道、宫颈管分泌物检查，可作病原体检测、培养及药敏试验；④B超检查，可见盆腔积液或包块；⑤后穹隆穿刺，若B超检查显示直肠子宫陷凹积液，穿刺抽出脓液即可确诊，穿刺出物质可涂片检查或细菌培养明确病原体；⑥腹腔镜检查，可见输卵管表面明显充血，输卵管管壁水肿，输卵管伞端或浆膜面有脓性渗出物等盆腔炎性疾病征象。

（4）诊断标准［美国疾病控制与预防中心（CDC）诊断标准，2015年］

1）最低标准：子宫压痛或附件压痛或宫颈举痛。

2）附加标准：①口腔温度≥38.3℃；②子宫颈或阴道脓性分泌物或脆性增加；③阴道分泌物显微镜检查有白细胞增多；④血沉升高；⑤血C反应蛋白水平升高；⑥实验室检查证实有宫颈淋病奈瑟球菌或沙眼衣原体感染。

3）特异性诊断标准：①子宫内膜活检组织学证实子宫内膜炎；②阴道超声或磁共振检查显示输卵管增粗，输卵管积液，伴或不伴盆腔积液、输卵管或卵巢肿块；③腹腔镜发现盆腔炎性疾病征象。

（二）鉴别诊断

盆腔炎性疾病应与急性阑尾炎、异位妊娠、卵巢囊肿蒂扭转、子宫内膜异位囊肿破裂等相关疾病相鉴别。

（1）急性阑尾炎 两者均可存在身热、腹痛、血白细胞升高；但盆腔炎性疾病痛在下腹部，病位较低，常伴有月经异常，带下增多；而急性阑尾炎多局限于右下腹，有典型的麦氏点压痛、反跳痛，可作腰大肌和闭孔内肌试验，以资鉴别。

（2）异位妊娠 异位妊娠者多有停经、下腹疼痛、阴道不规则流血，尿、血hCG阳性，阴道后穹隆穿刺可吸出不凝血；而盆腔炎性疾病小腹痛的同时，常伴发热，血中白细胞明显升高，阴道后穹隆穿刺可抽出脓液或淡黄色积液，可资鉴别。

（3）卵巢囊肿蒂扭转 本病常突发下腹痛，逐渐加重，与体位改变有关，可伴有恶心呕吐；平素有附件包块病史；B超、妇科检查可资鉴别。

（4）子宫内膜异位囊肿破裂 本病常突发剧烈腹痛，与性生活等腹压增加有关，伴恶心呕吐和肛门坠胀；平素有子宫内膜异位囊肿病史，妇科检查、B超、经阴道后穹隆穿刺，可资鉴别。

三、辨证论治

本病起病急、病情重、病势凶险，必要时需中西医结合治疗。西医学以抗生素治疗为主，必要时采取手术治疗。中医药治疗应以“急则治其标”为原则，临证需根据发热特点，下腹部疼痛、带下异常情况，结合全身症状、舌脉综合分析。辨证以热毒、湿热证为主，治以清热解毒利湿，凉血行气止痛以祛邪泄实；合并癥瘕脓肿者，又当解毒消肿排脓，活血消癥散结。

1. 热毒炽盛证

［证候］ 下腹胀痛或灼痛剧烈，高热，或壮热不退，恶寒或寒战，带下量多，色黄或赤白杂下，味臭秽；口苦烦渴，精神不振，或月经量多，或崩中下血，大便秘结，小便短赤。舌红，苔黄厚或黄燥，脉滑数或洪数。

［治法］ 清热解毒，凉血消痈。

［方药］ 五味消毒饮（《医宗金鉴》）合大黄牡丹汤（《金匮要略》）。

金银花　野菊花　蒲公英　紫花地丁　紫背天葵子　大黄　芒硝　桃仁　牡丹皮　冬瓜子

［加减］ 带下臭秽者，加椿根皮、黄柏、茵陈清热利湿止带；腹胀满者，加厚朴、枳实以理气消胀；盆腔形成脓肿者，加红藤、皂角刺、白芷消肿排脓。

2. 湿热瘀结证

［证候］ 小腹胀痛，或伴腰骶部胀痛，发热，热势起伏或寒热往来，带下量多，色黄味臭；或

经期延长，或淋漓不止，口腻纳呆，小便黄，大便溏或燥结。舌红，苔黄厚，脉滑数。

［治法］ 清热利湿，活血止痛。

［方药］ 仙方活命饮（《校注妇人良方》）去穿山甲、当归、皂角刺，加蒲公英、败酱草、薏苡仁、土茯苓。

金银花　防风　白芷　当归　陈皮　皂角刺　穿山甲　贝母　赤芍　甘草　天花粉　乳香　没药

［加减］ 若低热起伏者，加茵陈、柴胡以除湿清热；月经量多或淋漓不止者，加马齿苋、贯众、炒地榆利湿凉血止血；形成癥瘕者，加夏枯草、三棱、莪术等消癥散结，化瘀止痛。

四、其他疗法

1. 中成药治疗

（1）妇科千金片　每次 6 片，每日 3 次，口服适用于湿热蕴结证、湿毒壅盛证。

（2）妇乐颗粒　每次 12g，每日 2 次，开水冲服，适用于热毒炽盛证。

（3）康复炎胶囊　每次 3 粒，每日 2 次，口服，适用于湿热蕴结证、湿毒壅盛证。

（4）金刚藤胶囊　每次 4 粒，每日 3 次，口服，适用于湿热蕴结证。

（5）康妇消炎栓　每次 1 粒，每日 1～2 次，直肠纳入，适用于湿热蕴结证、湿毒壅盛证。

2. 中药保留灌肠

中药外治仍需辨证论治。辨证选用中药，浓煎后，保留灌肠，或直肠滴入，每日 1 次。

3. 中药外敷

可选用大黄、黄芩、黄柏、泽兰叶各 30g，黄连 15g，冰片 3g，共研细末，以开水、蜂蜜调匀，外敷下腹部，每日 1 次。

附　盆腔炎性疾病的西医病因及治疗

一、病原体及其致病特点

（1）外源性病原体　主要为性传播疾病的病原体，如沙眼衣原体、淋病奈瑟球菌。其他有支原体，包括人型支原体、生殖支原体以及解脲支原体，其中以生殖支原体为主。

（2）内源性病原体　来自原寄居于阴道内的微生物群，包括需氧菌及厌氧菌，以二者混合感染多见。主要的需氧菌及兼性厌氧菌有金黄色葡萄球菌、溶血性链球菌、大肠埃希菌；厌氧菌有脆弱类杆菌、消化球菌、消化链球菌。

二、治　疗

盆腔炎性疾病主要予抗生素药物治疗，必要时可手术治疗。抗生素的治疗原则是经验性、广谱、及时和个体化。在盆腔炎性疾病诊断 48 小时内及时用药将明显降低后遗症的发生概率。

（1）门诊治疗　若患者一般情况好，症状轻，能耐受口服抗生素，并有随访条件，可在门诊给予非静脉应用（口服或肌内注射）抗生素，常见给药方案如下：

1）方案 A：头孢曲松钠 250mg，单次肌内注射；或头孢西丁钠 2g，单次肌内注射（也可选用其他三代头孢类抗生素，如头孢噻肟、头孢唑肟钠）。

为覆盖厌氧菌，加用硝基咪唑类药物：甲硝唑 0.4g，每 12 小时 1 次，口服 14 日。

为覆盖沙眼衣原体或支原体，可加用：多西环素 0.1g，每 12 小时 1 次，口服 10～14 日；或米诺环素 0.1g，每 12 小时 1 次，口服 10～14 日；或阿奇霉素 0.5g，每日 1 次，连服 1～2 日后改为 0.25g，每日 1 次，连服 5～7 日。

2）方案 B：氧氟沙星 400mg 口服，每日 2 次，连用 14 日；或左氧氟沙星 500mg 口服，每日一次，连用 14 日，同时加用甲硝唑 0.4g，每日 2～3 次，口服，连续 14 日。

（2）住院治疗 若患者一般情况差，病情严重，伴有发热、恶心、呕吐；或有盆腔腹膜炎；或输卵管卵巢脓肿；或门诊治疗无效；或不能耐受口服抗生素；或诊断不清，均应住院给予抗生素药物治疗为主的综合治疗。

1）支持疗法：卧床休息，半卧位有利于脓液积聚于直肠子宫陷凹而使炎症局限。给予高热量、高蛋白、高维生素流食或半流食，补充液体，注意纠正电解质紊乱及酸碱平衡。高热时采用物理降温。尽量避免不必要的妇科检查以免引起炎症扩散，有腹胀者应行胃肠减压。

2）抗生素治疗：给药途径以静脉滴注收效快，常用的方案有头孢素或头孢菌素类药物、克林霉素与氨基糖苷类联合方案、青霉素类与四环素类联合方案；氟奎诺酮类药物与甲硝唑联合方案等。

（3）手术治疗 主要用于抗生素控制不满意的输卵管卵巢脓肿或盆腔脓肿。手术可根据情况选择经腹手术或腹腔镜手术，也可行超声或CT引导下的穿刺引流。手术范围应根据病变范围、患者年龄、一般状态等全面考虑，原则以清除病灶为主。

盆腔炎性疾病后遗症

盆腔炎性疾病后遗症（sequelae of PID）是盆腔炎性疾病的遗留病变，以往称为“慢性盆腔炎”，多由于盆腔炎性疾病未能得到及时正确的治疗，迁延日久而来，临床缠绵难愈。主要病理改变为组织破坏、广泛粘连、增生及瘢痕形成，导致：①输卵管增生、增粗，输卵管阻塞；②输卵管卵巢粘连形成输卵管卵巢肿块；③若输卵管伞端闭锁、浆液性渗出物聚集形成输卵管积水或积脓，或输卵管卵巢囊肿的囊液吸收，被浆液性渗出物代替形成输卵管积水或输卵管囊肿；④盆腔结缔组织表现为主、骶韧带增生、变厚，若病变广泛，可使子宫固定。最终表现为不孕、输卵管妊娠、慢性盆腔痛、炎症反复发作等疾病，严重影响妇女的生殖健康和生活质量。

中医古籍无此病名记载，根据其临床表现，归属于“癥瘕”、“妇人腹痛”、“带下病”、“月经不调”、“不孕症”等范畴。《诸病源候论·积聚候》曰：“风冷搏于脏腑而生积聚也。妇人病积经久，则令无子，亦令月水不通。所以然者，积聚起于冷，结入子脏，故令无子；若冷气入于胞络，冷搏于血，血冷则涩结，故令月水不通。”《校注妇人良方·妇人积年血癥方论》载：“妇人积年血癥，由寒温失节，脾胃虚弱，月经不通，相结盘牢，久则腹胁苦痛，宜用三棱煎主之。”并进一步论述“前症多兼七情亏损，五脏气血乖违而致。盖气主煦之，血主濡之，脾统血，肝藏血，故郁结伤脾，恚怒伤肝者，多患之。腹胁作痛，正属肝脾二经症也。窃谓罗谦甫先生云：养正积自除。东垣先生云：人以胃气为本。治法宜固元气为主，而佐以攻伐之剂，当以岁月求之。若欲速效，投以峻剂，反致有误。”可以看出，积年血癥不仅与寒温失节、脾胃虚弱有关，而且与郁结伤脾、恚怒伤肝也有关系，薛氏尤其强调此证不可峻攻，当先扶正气、益脾胃、养正积自除。

一、病因病机

本病病因较为复杂，但可概括为湿、热、瘀、寒、虚等方面。湿热是本病主要的致病因素，瘀血阻遏为本病的根本病机。

（1）湿热瘀结 湿热内蕴，余邪未尽，正气已伤，气血阻滞，湿热与瘀血交结，阻滞冲任、胞宫、胞脉，不通则痛。

（2）气滞血瘀 素性抑郁，肝失条达，气机不利，气滞而血瘀，阻滞冲任、胞宫、胞脉，不通则痛。

（3）寒湿瘀滞 经行、产后，余血未尽，冒雨涉水，感寒饮冷；或久居湿地，寒湿伤及冲任、胞宫、胞脉，血行不畅，凝结瘀滞，不通则痛。

（4）气虚血瘀 素体虚弱，或大病久病，正气不足，余邪留恋或复感外邪，留着于冲任、胞宫、胞脉，血行不畅，瘀血停聚，不荣则痛。

（5）肾虚血瘀　素禀肾气不足，或房劳多产，损伤肾气，冲任气血失调，血行瘀滞，或久病不愈，肾气受损，瘀血内结而发病。

二、诊断及鉴别诊断

（一）诊断

（1）病史　大多有盆腔炎性疾病发作史，或宫腔、盆腔手术史，或不洁性生活史。

（2）症状　下腹部疼痛或坠胀痛，痛连腰骶，常在劳累、性交后及月经期前后加重，可伴有低热起伏，易疲劳，劳则复发，带下增多，月经不调，甚则可发不孕、异位妊娠等。

（3）检查

1）妇科检查：子宫常后倾后屈，压痛，活动受限或粘连固定；宫体一侧或两侧附件增厚，或触及呈条索状增粗的输卵管，或触及囊性肿块，压痛；宫骶韧带增粗、变硬、触痛。

2）辅助检查：①实验室检查，白带常规、细菌性阴道病（BV）检查、宫颈分泌物检测及血沉、血常规检查等，可有异常发现；②B 超检查，可有一侧或两侧附件炎性包块；③子宫输卵管造影检查，输卵管迂曲、阻塞或通而不畅；④腹腔镜检查，盆腔粘连、输卵管积水、输卵管伞端闭锁等。

（二）鉴别诊断

（1）子宫内膜异位症　常表现为痛经，且进行性加重；而盆腔炎性疾病后遗症疼痛不仅限于经期，平时亦有腹部疼痛，且可伴有发热；抗感染治疗有效。妇科检查、B 超检查、腹腔镜检查有助于诊断。

（2）盆腔淤血综合征　两者均表现为长期慢性下腹疼痛、腰骶痛。但盆腔淤血综合征者妇科检查多无明显异常，有时可见宫颈发绀或有举摆痛。腹腔镜检查及盆腔静脉造影，有助于诊断与鉴别诊断。

（3）卵巢囊肿　盆腔炎性疾病后遗症相关的输卵管积水或卵巢囊肿，除有盆腔炎病史外，肿块呈腊肠形，囊壁较薄，周围有粘连；而卵巢良性肿瘤以圆形或椭圆形较多，多为囊性，表面光滑，活动；卵巢恶性肿瘤在阴道后穹隆触及盆腔内硬结节，肿块多为双侧，呈实性或半实性，表面凹凸不平，不活动，常伴有腹水，晚期可有恶病质征象。

（4）慢性阑尾炎　常以右下腹疼痛为主，呈阵发性疼痛，疼痛不甚严重，但反复发作，可伴有恶心呕吐；妇科检查未见明显异常，但麦氏压痛点可阳性；彩超、磁共振、腹腔镜检查有助于诊断。

三、辨 证 论 治

本病主要是湿热毒邪留于冲任、胞宫，与气血相搏，聚结成瘀。故以血瘀为关键，病情缠绵，证候虚实错杂。临证需结合全身症状及舌脉辨别寒热、虚实。一般而言，本病以实证或虚实夹杂证多见。治疗以活血化瘀、行气止痛为主，配合清热利湿、疏肝行气、散寒除湿、补肾健脾益气等治疗。在内治法的基础上，配合中药直肠导入、中药外敷、中药离子导入等综合疗法，以提高临床疗效。

1. 湿热瘀结证

［证候］　少腹胀痛，或痛连腰骶，经行或劳累时加重，或有下腹癥块，带下量多，色黄；脘闷纳呆，口腻不欲饮，大便溏或秘结，小便黄赤。舌暗红，苔黄腻，脉滑或弦滑。

［治法］ 清热利湿，化瘀止痛。

［方药］ 银甲丸（《王渭川妇科经验选》）。

金银花 连翘 升麻 红藤 蒲公英 生鳖甲 紫花地丁 生蒲黄 椿根皮 大青叶 茵陈 琥珀末 桔梗

［加减］ 若湿邪甚，下腹胀痛者，加茯苓、厚朴、大腹皮行气祛湿；带下量多，黄稠如脓者，加黄柏、车前子清热利湿止带；便溏者，加炒白术、薏苡仁、白扁豆健脾燥湿。

2. 气滞血瘀证

［证候］ 下腹胀痛或刺痛，情志不畅则腹痛加重；经行量多有瘀块，瘀块排出则痛缓，胸胁、乳房胀痛，经前加重，或伴带下量多，色黄质稠，或婚久不孕。舌质紫暗或有瘀点，苔白或黄，脉弦涩。

［治法］ 疏肝行气，化瘀止痛。

［方药］ 膈下逐瘀汤（方见闭经）。

［加减］ 若下腹有癥块者，加三棱、莪术活血消癥；若郁久化热，出现烦躁易怒、口苦者，加栀子、夏枯草疏肝清热；若带下量多、黄稠者，加黄柏、薏苡仁、土茯苓利湿止带。

3. 寒湿瘀滞证

［证候］ 下腹冷痛或刺痛，腰骶冷痛，得温则减，带下量多，色白质稀；月经量少或月经错后，经色暗或夹血块，或婚久不孕，形寒肢冷，大便溏泄。舌质淡暗或有瘀点，苔白腻，脉沉迟或沉涩。

［治法］ 祛寒除湿，化瘀止痛。

［方药］ 少腹逐瘀汤（方见痛经）。

［加减］ 若下腹冷痛较甚，加乌药、艾叶温经止痛；大便溏薄者，去当归，加炒白术、山药健脾利湿；带下量多、质稀者，加芡实、金樱子、覆盆子以化湿暖宫止带。

4. 气虚血瘀证

［证候］ 小腹隐痛或坠痛，缠绵日久，或痛连腰骶，或有下腹癥块，带下量多，色白质稀；经期延长或量多，经血淡暗，伴精神萎靡，体倦乏力，食少纳呆。舌淡暗，或有瘀点，苔白，脉弦细或沉涩。

［治法］ 益气健脾，化瘀止痛。

［方药］ 理冲汤（《医学衷中参西录》）去天花粉、知母，加蒲黄、五灵脂。

生黄芪 党参 白术 生山药 天花粉 知母 三棱 莪术 生鸡内金

［加减］ 若下腹痛甚者，加延胡索、香附以行气止痛；若湿盛者，加薏苡仁、萆薢以利湿；若伴腹泻者，重用白术，加白扁豆。

5. 肾虚血瘀证

［证候］ 下腹绵绵作痛或刺痛，痛连腰骶，遇劳累则加重，喜温喜按；头晕耳鸣，畏寒肢冷，或伴月经后期或量少，经血色暗夹块，夜尿频多，或婚久不孕。舌质暗淡，苔白，脉沉涩。

［治法］ 温肾益气，化瘀止痛。

［方药］ 温胞饮（见不孕症）加蒲黄、五灵脂。

［加减］ 若肾阳虚明显者，可选内补丸（《太平圣惠方》，组成：黄连、当归、干姜、阿胶）加减；腹痛较甚者，加延胡索、苏木活血化瘀止痛；若兼见脾虚夹湿者，证见胸闷泛恶，倦怠乏力，加薏苡仁、炒苍术健脾燥湿。

四、其他疗法

（1）中成药治疗

1）妇科千金胶囊，每次2粒，每日3次，口服，适用于湿热瘀结证。

2）花红胶囊，每次 3 粒，每日 3 次，口服，适用于湿热瘀结证。

3）坤复康胶囊，每次 3 粒，每日 3 次，口服，适用于气滞血瘀证。

4）桂枝茯苓胶囊，每次 3 粒，每日 3 次，口服，适用于寒湿瘀滞证。

5）少腹逐瘀颗粒，每次 1 袋，每日 3 次，口服，适用于寒湿瘀滞证。

6）妇宝颗粒，每次 10g，每日 2 次，开水冲服，适用于肾虚血瘀证。

7）丹黄祛瘀片，每次 2～4 片，每日 2～3 次，口服，适用于气虚血瘀证。

（2）艾灸治疗 取关元、气海、中极、神阙等穴，每日或隔日 1 次。

（3）中药保留灌肠 盆腔炎性疾病后遗症，更适宜配合中药保留灌肠外治法，通过肠黏膜吸收，更接近病灶，有效发挥药效并可收到较好疗效。关于保留灌肠的几点建议：

1）治疗时间：一般在月经干净 3 天后，每个月经周期治疗 12～16 天；一般可连续治疗 3 个月经周期，尤其是因盆腔因素而致不孕症者。

2）操作方法：将中药按辨证处方煎制后，用一次性无菌导尿管经肛门插入直肠 14cm 以上，用无菌注射器将中药液缓慢注入即可。

3）药物温度及药量：药物的温度可选择在 37～40℃，接近肠道内的温度。因为温度过高、过低均可影响治疗效果。如药液温度过高，会使局部肠黏膜充血、水肿或烫伤；而药液温度过低，不利于药物的吸收，同时可能会刺激肠黏膜引起肠蠕动而不利于药物的存留。灌肠药物的药量可选择在 100～200ml，一般平均为 150ml 左右，若肠道刺激症状明显者，可再进一步将药液浓缩至 80ml 左右。

4）药物保留时间：灌肠后药液在肠道内的存留时间能保证超过 2～4 小时，即可使药效充分吸收；能及时排出已发挥完药效的残液，也是对肠道的冲洗，且有利于下一次的灌注。药物能充分吸收即可，未必刻意使药物在肠道存留更长时间。

（4）中药外敷

1）中药药包热敷：辨证选用中药，热敷于下腹部或腰骶部。

2）中药穴位敷贴或中药塌渍：辨证选用中药，研末或制成丸剂，贴敷于三阴交、气海、神阙、关元等穴位。

（5）中药离子导入 辨证选用中药浓煎后，通过中药离子光电导入仪导入，使药物通过局部皮肤直接渗透和吸收。

（6）物理治疗 可选择应用盆腔炎治疗仪及微波、超声、激光治疗仪等，配合药物治疗。

以上物理疗法，可以单独使用，亦可联合应用。

五、名家学术思想

（一）肖承悰

盆腔炎性疾病后遗症，既往称之为“慢性盆腔炎”，肖老将其命名为“妇人慢性腹痛”。女性生理以血为主、以血为用，而肝为藏血之脏，以气为用；冲为血海，隶属于肝，冲脉之血旺盛而流通有赖于肝之疏泄。故肖老认为本病的主要病机是肝郁，肝气郁结以致冲任失调而发病，故临证治疗注重从肝论治，兼顾脾肾。肝气疏泄有序，冲任和调则经行如期，通则不痛。临证常用治法：疏肝清热、疏肝健脾、养肝补肾。

1）疏肝清热法：肖老在治疗盆腔炎性疾病亚急性期、急性早期，常用经验方二草二花二藤汤加减，其药物组成：鱼腥草 15g，败酱草 15g，野菊花 15g，金银花 15g，大血藤 15g，忍冬藤 15g。全方共奏清热解毒、消痈通络、清肝止痛、祛湿止带之功。对于肝气不舒，郁久化火，湿邪外袭内蕴，久生湿热者，疗效笃定。

2）疏肝健脾法：肖老对于盆腔炎性疾病后遗症肝气郁结，乘侮脾土，肝脾失调，水湿内停者，主张疏肝止痛、健脾利湿。常用当归芍药散加减：当归 15g，芍药 15g，川芎 10g，白术 15g，茯苓 10g，泽兰 15g，马鞭草 15g，路路通 10g。

3）养肝补肾法：肖老认为，临床中一部分盆腔炎性疾病后遗症患者，常抗生素或者清热解毒中药连续或交替使用，效果不甚理想，致使病情反复发作、缠绵难愈，病久及肾。故肖老指出，肝肾同源、乙癸同源，精血同源于水谷精微，肝血不足则肾水不充，当益肾水，乃“虚则补其母”之法，临床常用桑寄生、续断、川牛膝养肝血，补肾气。

（二）夏桂成

1）夏老认为，盆腔炎当其急性发作时，应以湿浊热毒为主，瘀滞为次，所以治疗上也以清热解毒、利湿化浊为主，但需结合化瘀止痛；转变为慢性炎症时，应以瘀滞为主，湿热为次，但虚证逐步明显，故治疗上也以化瘀通络、理气化痰为主，佐以利湿，也有的以虚证为主，运用补肾疏肝法。所以夏老常用经方、古方加减治疗本病，如红藤败酱散、大黄牡丹皮汤、易黄汤、薏苡附子败酱汤、四妙丸、橘核丸等。

2）对盆腔炎性疾病后遗症所致输卵管阻塞性不孕症、慢性盆腔痛（包括输卵管积水、盆腔粘连等），夏老采用自己的经验方通管汤治疗。组成：山甲片 10g，天仙藤 15g，苏木 9g，炒当归、赤白芍各 12g，路路通 6g，丝瓜络 6g，鸡血藤 15g，川续断 12g，炒柴胡 5g，水煎服，每日 1 剂，早晚分服，经期停药。以活血化瘀、疏肝通络之功达到治疗目的。

肖承悰医案

患者，女，31 岁，已婚，2018 年 7 月 26 日初诊。主诉：下腹胀痛 4 个月，加重 4 天。病史：患者 4 个月前因下腹胀痛，彩超提示子宫后方不均质回声包块，大小 80mm×40mm×60mm，其后未进行治疗，2 个月前月经期后外阴反复瘙痒不适，白带量多，下腹胀痛，伴腰部酸痛。4 天前下腹胀痛加重，复查彩超提示包块较前明显增大，且发现多个包块。现症：下腹胀痛不适，伴腰酸痛，偶有外阴瘙痒不适，乏力，大便调，纳食夜眠可；查体：舌体胖，边有齿痕，舌质紫暗、苔根部略腻，脉沉略滑。既往史：末次月经为 2018 年 6 月 27 日，周期规律，28～32 天，经期 7 天；孕 1 产 1，无流产史。彩超检查：2018 年 7 月 22 日彩超提示右侧卵巢内见偏囊性回声，大小 36mm×33mm×27mm，内见细网格回声；子宫后方两卵巢间可见非均质回声，范围 46mm×48mm×19mm，内可见囊实性回声，较大囊腔直径 21mm，囊腔内可见密集细点状血流信号，周边可见点条状血流信号；子宫后方可见液性暗区，范围 98mm×90mm×59mm，形态不规则，内见分隔。提示：子宫后方非均质回声，右侧卵巢囊肿，子宫后方液性暗区（包裹性积液可能）。西医诊断：盆腔炎性疾病后遗症，中医诊断：腹痛（肝郁脾虚证）。治法：疏肝止痛，健脾利湿。处方：当归 15g，赤芍 15g，白芍 15g，川芎 15g，麸炒白术 20g，猪苓 15g，泽兰 15g，虎杖 15g，马鞭草 15g，黄芪 20g，益母草 15g，大血藤 15g，败酱草 15g，车前子 15g，党参 15g，大腹皮 15g，枳壳 15g。28 剂，每日 1 剂，水煎服，早晚各一次，并注意避孕。

二诊（2018 年 8 月 23 日）：服药后下腹胀痛明显好转，腰部仍酸痛，偶有乏力，带下量多，偶有外阴瘙痒不适，大便一日二行，不成形。查：舌体胖大、舌边有齿痕，舌质淡暗，苔薄白，脉沉细略弦。末次月经于 2018 年 7 月 29 日来潮，经量中等，色暗，有血块，无痛经。处方：以初诊方中麸炒白术减为 15g，大腹皮减为 12g，加防己 10g，茯苓 30g。28 剂，每日 1 剂，水煎服，早晚各一次，并注意避孕。同时给予保妇康栓（国药准字 Z46020058）2 盒，外用，每次 1 粒，每天 1 次。

三诊（2018 年 9 月 20 日）：服药后下腹胀痛明显好转，偶有腰酸，乏力好转，仍有外阴瘙痒，带下色青，大便一日二行，偶不成形；查：舌质淡暗，舌体胖大，边有齿痕，苔薄白，脉细弦。末次月经于 2018 年 8 月 30 日来潮，经量中等，色暗，有血块，无痛经。处方：大血藤 15g，忍冬藤 15g，败酱草 15g，鱼腥草 15g，茯苓 30g，土茯苓 15g，益母草 15g，大腹皮 12g，虎杖 12g，马鞭草 15g，鸡内金 15g，车前子 15g，麸炒白术 15g，党参 15g，泽兰 15g，黄芪 15g，续断 15g，枸杞子 15g。28 剂，每日 1 剂，水煎服，早晚各一次，并注意避孕。

四诊（2018 年 10 月 18 日）：患者诉偶有劳累后腹胀，无腰酸，无乏力，无外阴瘙痒，饮食、睡眠可，二便调。查：舌质淡暗，舌体胖大、边有齿痕，苔薄白，脉细弦。2018 年 10 月 10 日彩超显示右侧卵巢偏高回声 5mm，内可见点状血流信号，左卵巢多囊改变，子宫后方偏高回声 64mm×50mm×22mm。处方：以三诊方去枸杞子。28 剂，每日 1 剂，水煎服，早晚各一次，并注意避孕。嘱咐其定期复查子宫附件彩超，随访至 2019 年 1 月 10 日，病情稳定，未见复发。

按　患者初诊时，诊断为“盆腔炎性疾病后遗症”，辨证为肝郁脾虚证。患者对病情思虑过度，4 个月前查出盆腔肿物，过思伤脾，脾虚湿盛，忧虑伤肝，肝气郁结，气滞不通，不通则痛，治则疏肝止痛、健脾利湿，故选用当归芍药散为主方，考虑泽泻毒性，换泽泻为泽兰，加大祛湿之力，改茯苓为猪苓，并予以虎杖、马鞭草、大腹皮、枳壳等疏风利湿、利水通络。二诊时患者下腹胀痛明显好转，伴腰酸痛，偶有乏力，带下量多，水湿不利，脾气亏虚，加用茯苓、防己，加强祛湿利水之功，用当归芍药散养血调肝、健脾利湿。三诊时患者外阴瘙痒，带下色青，考虑为情志不畅，肝气郁滞，郁而化热所致，故改用二花二草二藤汤去金银花，加用茯苓、土茯苓健脾祛湿、清热解毒，亦不忘因祛湿利水太过导致阴液亏虚，故加用黄芪、党参等益气养阴；加用枸杞子、续断补肾养肝，滋水涵木。四诊时患者复查右侧卵巢囊肿明显变小，子宫后方包裹性积液明显减少，外阴瘙痒及带下色青明显缓解，以三诊方去枸杞子继续治疗。随访至 2019 年 1 月 10 日，诸症未复发。

六、思考与启发

1. 彩超检查发现之“盆腔积液”，是否都需要治疗？

在解剖学上，人体站立时直肠子宫陷凹是最低点，当机体盆腹腔有渗出液、漏出液或出血时，液体首先聚积于该处，彩超检查会提示“盆腔积液”。盆腔积液分为生理性和病理性两大类，生理性盆腔积液是指在排卵期、月经期前后会有少量积液，一般最大直径不超过 10mm，一般不需要治疗。病理性盆腔积液一般可见 4 种原因，包括盆腔炎、盆腔结核、异位妊娠、盆腔恶性肿瘤。就盆腔炎而言，单一盆腔积液亦并非都需要药物治疗，临床应注意以下几点：

（1）是否明确炎症原因？　腹痛是自觉症状，有些患者腹痛，往往是中医所述之感寒、劳累后，属于体虚敏感、亚健康状态，临床并非真正炎症渗出所致，可以进行热敷等生活调护，若症状严重，可以配合药物治疗。

（2）是否有临床症状？　盆腔炎性疾病的主要临床症状是腹痛、带下量多等，如果没有典型的临床表现，虽然检查可见盆腔积液，也可以暂不用药。

（3）是否已婚已产？　如果患者属于尚未生育者，盆腔积液量多，虽然没有临床症状，也应引起重视，查找发生积液的原因，积极处理或治疗，以免导致输卵管疾病的发生，乃至影响生育。

2. 有妊娠需求的盆腔炎性疾病后遗症患者怎样应用活血药？

有妊娠需求的患者，最好先避孕治疗盆腔炎性疾病。因妊娠期用药需谨慎，凡峻下、滑利、祛瘀、破血、耗气、散气及一切有毒药品，都应该慎用或禁用。而盆腔炎性疾病后遗症日久往往正气不足，表现病性为“本虚标实”，故治疗除补虚为主外，也会用到行气药、活血药、化瘀药、温通药、利湿药等具有动性的药物，这与妊娠患者用药宜静、宜养的思路有所背驰。所以对于有妊娠需求的盆腔炎性疾病后遗症患者，治疗时应更加小心谨慎。建议用药时间选在经后期，用和血活血药，避免应用破血活血、虫类活血药物及妊娠禁忌的药物；或者以中药外治为主，如中药保留灌肠或直肠栓剂等；在有同房而未避孕的月经周期，排卵 1 周后的经前期最好在检查血清 β-hCG 排除妊娠后再酌情用药，若已受孕，则应积极保胎治疗。

（凌　霞）

第三节　子宫内膜异位症与子宫腺肌病

子宫内膜异位症（endometriosis，EMS）简称内异症，是指具有生长功能的子宫内膜组织（腺体和间质）出现在子宫腔被覆内膜及宫体肌层以外的其他部位所引起的一种疾病，是引起盆腔痛与不孕的主要原因之一。异位内膜可侵犯全身任何部位，但绝大多数位于盆腔内，以子宫骶韧带、直肠子宫陷凹及卵巢最常见，其次为子宫浆膜、输卵管、乙状结肠、脏腹膜、阴道直肠隔等部位。卵巢子宫内膜异位囊肿俗称“巧克力囊肿”。本病多发于25～45岁，发病率为该年龄段妇女的10%～15%，是常见的妇科疾病。

子宫腺肌病（adenomyosis，AM）是指子宫内膜腺体及间质侵入子宫肌层中，伴随周围肌层细胞的代偿性肥大和增生，形成弥漫性病变或局限性病变的一种良性疾病，少数子宫内膜在肌层中呈局限性生长，形成结节或团块，称为子宫腺肌瘤，多发生于30～50岁经产妇，15%～40%同时合并子宫内膜异位症，约半数合并子宫肌瘤。子宫内膜异位症与子宫腺肌病两者临床上常可并存，但两者病因及组织发生不尽相同，临床表现亦有差异。

中医学古籍中没有“子宫内膜异位症”及“子宫腺肌病”的病名记载，根据其临床表现，可归属于“痛经”、“月经过多”、“经期延长”、“癥瘕”、“不孕”等病证中。

《金匮要略·妇人杂病脉证并治》载“带下，经水不利，少腹满痛，经一月再见者，土瓜根散主之”，指出瘀血内阻导致经行不畅，少腹满痛。《妇人大全良方》记载“夫妇人八瘕者，皆由胞胎生产，月水往来，血脉精气不调之所生也……若经血未尽而合阴阳，即令妇人血脉挛急，小腹重痛，支满，胸胁腰痛相引……结牢恶血不除，月水不时，或前或后，因生积聚如怀胎状……甚者，害于小便，小腹筑痛、淋漓，面色黄黑，则不复生子”，所述与子宫内膜异位症的临床表现有相近之处。《血证论》指出“吐衄便漏，其血无不离经。凡是离经之血，与荣养周身之血，已睽绝而不合。此血在身，不能加于好血，而反阻新血之化机，故凡血证总以去瘀为要”。《医林改错》所言“少腹积块疼痛，或有积块不痛，或疼痛而无积块，或少腹胀满，或经血见时，先腰酸少腹胀，或经血一月见三五次，接连不断，断而又来，其色或紫、或黑、或块、或崩漏，兼少腹疼痛，或粉红兼白带，皆能治之，效不可尽述”。由此可知，瘀血阻滞是导致子宫内膜异位症痛经的基本病机。瘀血既是子宫内膜异位症的病理产物，又是病机关键，瘀血日久则渐成癥瘕积聚。

一、病因病机

瘀血是子宫内膜异位症及子宫腺肌病的病理基础，多由外邪入侵、情志内伤、素体因素或手术损伤等原因，导致机体脏腑功能失调，气血失和，冲任损伤，致部分经血不循常道而逆行，以致“离经”之血瘀积，留结于下腹，阻滞冲任而发病。

（1）气滞血瘀　素性抑郁，或恚怒伤肝，气滞血瘀，留结于下腹，瘀阻冲任而发病。

（2）寒凝血瘀　经期、产后感受寒邪，或过食生冷，寒客冲任，与血相搏，气血凝滞不畅而发病。

（3）热灼血瘀　素体阳盛，或肝郁化热，或外感热邪，或过食辛辣，或湿蕴化热，热灼血脉，血溢脉外，凝聚而致血瘀，留结于下腹，瘀热阻于冲任而发病。

（4）气虚血瘀　素体脾虚，或因饮食、劳倦、思虑所伤，或大病、久病耗气，气虚运血无力而发病。

（5）肾虚血瘀　先天不足，或后天损伤，大病久病、房劳多产，损伤肾气，肾阳不足则血失温煦，运行迟滞，肾阴不足，虚火内生，热灼血瘀，瘀血结于胞宫而发病。

二、诊断及鉴别诊断

（一）子宫内膜异位症

1. 诊断

（1）病史　有下腹痛和痛经病史，或有不孕史，或有剖宫产术、宫腔操作手术史。

（2）症状　子宫内膜异位症常见的临床表现有盆腔疼痛、不孕和盆腔结节及包块。25%患者无任何症状。

1）盆腔疼痛：70%～80%的子宫内膜异位症患者均有不同程度的盆腔疼痛，与病变程度不完全平行，包括痛经、非经期盆腔痛、性交痛及肛门坠痛等。卵巢子宫内膜异位囊肿破裂可引起急性腹痛。

2）不孕：40%～50%的子宫内膜异位症患者合并不孕。

3）盆腔结节及包块：17%～44%的患者合并盆腔包块（卵巢子宫内膜异位囊肿）。

4）其他症状：子宫内膜异位症侵犯肠道可出现便频、便秘、便血、排便痛或肠痉挛，严重时可出现肠梗阻。子宫内膜异位症侵犯膀胱常出现尿频、尿急、尿痛甚至血尿。肺及胸膜内异症可出现经期咯血及气胸。剖宫产术后腹部切口、会阴切口内异症表现为瘢痕部位结节、切口处发生月经期密切相关的周期性疼痛。

（3）妇科检查　子宫多后倾固定，活动度差。可触及直肠子宫陷凹、宫骶韧带或子宫后壁下段等部位触痛性结节；可同时存在附件囊性、不活动包块。

（4）辅助检查

1）B 超检查：超声检查对诊断卵巢子宫内膜异位囊肿有价值，典型的卵巢子宫内膜异位囊肿的超声影像为无回声区内有密集光点。

2）实验室检查：内异症患者 CA125 可升高，尤其是中、重度患者，但一般为轻度升高，血清 CA125 正常的情况下，子宫内膜异位症也可能存在。子宫内膜异位症患者中 60%以上抗子宫内膜抗体阳性，诊断特异性可达 90%以上，但敏感性较低。

3）腹腔镜检查：是目前诊断内异症的最佳方法。通过腹腔镜检查获得组织病理诊断并明确分期，组织病理学是子宫内膜异位症确诊的基本依据。

子宫内膜异位症的临床分期我国目前多采用美国生育学会（American Fertility Society，AFS）于 1997 年提出的“修正子宫内膜异位症分期法”。此法需在腹腔镜下或剖腹探查手术时进行，要求详细观察并对病灶的部位、数目、大小、粘连程度等进行记录，最后进行评分（表 8-1）。

表 8-1　子宫内膜异位症 ASRM 分期评分表（分）

类别	异位病灶				粘连				直肠子宫陷凹封闭程度	
	位置	大小（cm）			程度	范围				
		＜1	1～3	＞3		＜1/3 包裹	1/3～2/3 包裹	＞2/3 包裹	部分	完全
腹膜	表浅	1	2	3						
	深层	2	4	6						
卵巢	右侧表浅	1	2	4	右侧，轻	1	2	4		
	右侧深浅	4	16	20	右侧，重	4	8	16		
	左侧表浅	1	2	4	左侧，轻	1	2	4		
	左侧深浅	4	16	20	左侧，重	4	8	16		

续表

类别	异位病灶				粘连				直肠子宫陷凹封闭程度	
	位置	大小（cm）			程度	范围				
		＜1	1～3	＞3		＜1/3 包裹	1/3～2/3 包裹	＞2/3 包裹	部分	完全
输卵管					右侧，轻	1	2	4		
					右侧，重	4	8	16		
					左侧，轻	1	2	4		
					左侧，重	4	8	16		
子宫直肠陷凹封闭									4	40

注：如果输卵管伞端完全粘连，评分 16 分；如果患者只有一侧附件，其卵巢及输卵管评分应乘以 2；内异症：子宫内膜异位症；ASRM：美国生殖医学学会

2. 鉴别诊断

（1）卵巢恶性肿瘤 早期无症状，有症状时多呈持续性腹痛、腹胀，病情发展快，一般情况差。超声图像显示包块为混合性或实性。血清 CA125 和 HE4 的表达水平多显著升高。腹腔镜检查或剖腹探查可资鉴别。

（2）盆腔炎性包块 多有急性或反复发作的盆腔感染史，疼痛无周期性，平时亦有下腹部隐痛，可伴发热和白细胞增高等，抗生素治疗有效。

（3）子宫腺肌病 痛经症状与内异症相似，但多位于下腹正中且更剧烈，子宫多呈均匀性增大，质硬。经期检查时，子宫触痛明显。此病常与内异症并存。

（二）子宫腺肌病

1. 诊断

（1）病史 有月经量多、进行性加剧的痛经病史，或有反复宫腔操作、分娩时子宫壁创伤和慢性子宫内膜炎病史。

（2）症状 主要表现为经量增多和经期延长，以及逐渐加剧的进行性痛经，多位于少腹正中，常在经前一周开始，至月经结束而停止。可有不明原因的月经中期阴道流血、性欲减退等症状。部分患者可无任何临床症状。

（3）妇科检查 可见子宫呈均匀性增大或局限性结节隆起，质硬，有压痛，经期子宫增大，压痛明显，月经期后可缩小。合并内异症时子宫活动度较差。合并子宫肌瘤时，则依子宫肌瘤的大小、数目、部位而异。双附件无明显异常。

（4）辅助检查

1）B 超检查：超声检查显示子宫增大，肌层增厚，后壁更明显，内膜线前移。病变部位为等回声或回声增强，其间可见点状低回声，病灶与周围无明显界限。

2）MRI 显示子宫内存在边界不清、信号强度低的病灶，T_2 加强影像可有信号强度高的病灶，内膜与肌层结合区变宽。

3）血清 CA125 水平多数可升高。

4）病理诊断是子宫腺肌病的金标准。

2. 鉴别诊断

本病除了与子宫内膜异位症相鉴别外，还要与子宫肌瘤相鉴别（表 8-2）。后者一般无明显痛经。B 超和 MRI 检查有助于鉴别。部分子宫腺肌病患者可合并子宫肌瘤。

表 8-2　子宫腺肌病与子宫肌瘤鉴别诊断

疾病名称	症状	妇科检查	B超
子宫肌瘤	可伴月经过多、经期延长等，痛经不明显	双合诊子宫增大，形态不规则，活动度好，无压痛。黏膜下子宫肌瘤患者子宫正常大小或均匀增大	多呈类圆形或椭圆形低回声的实性结节，单发或多发，大多边界清楚，肌瘤周围有较清晰的直条状血流
子宫腺肌病（腺肌瘤）	痛经且进行性加重，月经量多、经期延长、性交痛、肛门坠胀、不孕	子宫球形增大或有局限性结节隆起，质硬有压痛	子宫体积大，形态饱满，肌壁弥漫性增厚，病变回声不均且边界不清

三、辨证论治

本病以痛经、癥瘕、月经不调、不孕为主症，病因为瘀血，故病性属实或虚实夹杂。辨证需根据其临证表现，痛经发生的时间、性质、部位、伴随症状及体征，辨别寒热虚实。实证痛经常发生在经前期、经期，疼痛剧烈，拒按；虚证痛经常发生在经后期，疼痛绵绵，喜按。虚实夹杂者，疼痛剧烈，痛在经期，经后期痛势稍减。因寒而瘀，为冷痛、绞痛，得热而痛减；因热致瘀者，为灼痛，恶热拒按；因气滞者，坠胀作痛，血瘀甚者，则为刺痛。气滞或寒凝血瘀者，经量不多，色紫暗，有血块；因热或湿热而瘀者，月经量多，色红或深红，质稠或有血块；痰瘀互结者月经量少，色淡质黏或夹有血块；气虚血瘀者，月经量多或少，色淡质稀，或夹血块；肾虚血瘀者，月经量少，色淡暗，质稀。

在治疗方面，以活血化瘀为治疗总则，根据辨证结果，分别佐以理气行滞、温经散寒、清热除湿、补气养血、补肾、化痰等治法。结合病程长短及体质强弱决定祛邪扶正之先后，病程短，体质较强，属实证，以祛邪为主；病程较长，体质较弱，多为虚实夹杂证，或先祛邪后扶正，或先扶正后祛邪，亦可扶正祛邪并用。应结合月经周期不同阶段治疗，一般经前期宜行气活血止痛，经期以理气活血化瘀为主，经后期兼顾正气，在健脾补肾的基础上活血化瘀。同时注意辨病与辨证相结合，以痛经为主者重在祛瘀止痛；月经不调或不孕者要配合调经、助孕；癥瘕积块者要散结消癥。

1. 气滞血瘀证

[证候]　经前期或经期小腹胀痛或刺痛，拒按，甚或前后阴坠胀欲便，经行量或多或少，或行经时间延长，色暗有血块，块下而痛稍减，盆腔有包块或结节；经前期心烦易怒，胸胁乳房胀痛，口干便结。舌紫暗或有瘀斑瘀点，苔薄白，脉弦涩。

[治法]　理气活血，化瘀止痛。

[方药]　膈下逐瘀汤（见闭经）。

[加减]　若疼痛剧烈，加乳香、没药、三棱、莪术活血止痛；痛甚伴有恶心呕吐者，加半夏、白芍柔肝和胃止痛；月经量多夹块者，去桃仁、红花加生蒲黄、三七、益母草化瘀止血；肛门坠胀、便结者，加制大黄化瘀通腑；前阴坠胀者，加柴胡、川楝子理气行滞。

2. 寒凝血瘀证

[证候]　经前期或经期小腹冷痛或绞痛，拒按，得热痛减，经行量少，色紫暗有块，或经血淋漓不净，或见月经延后，盆腔有包块或结节；形寒肢冷，或大便不实。舌淡胖而紫暗，有瘀斑瘀点，苔白，脉沉迟而涩。

[治法]　温经散寒，化瘀止痛。

[方药]　少腹逐瘀汤（见痛经）。

[加减]　若恶心呕吐者，加吴茱萸、半夏、生姜温胃止呕；腹泻者，加肉豆蔻、藿香、白术健

脾止泻；腹痛甚，肢冷汗出者，加川椒、制川乌温中止痛；阳虚内寒者，加人参、附子、淫羊藿温补脾肾。

3. 热灼血瘀证

[证候] 经期或行经前后发热，腹痛拒按，痛连腰骶；口苦咽干，烦躁不宁，大便干结。舌质红，有瘀点、瘀斑，苔薄黄，脉细数。

[治法] 清热和营，活血祛瘀。

[方药] 小柴胡汤合桃核承气汤（《伤寒论》）。

半夏 人参 生姜 黄芩 桃仁 大黄 桂枝 芒硝 炙甘草

[加减] 若经行质稠，量多夹块者，加贯众、生蒲黄清热化瘀止血；下腹疼痛，有灼热感、带下黄稠者，加黄柏、土茯苓清热除湿。

4. 气虚血瘀证

[证候] 经期腹痛，肛门坠胀不适，经量或多或少，或经期延长，色暗淡，质稀或夹血块，盆腔有结节或包块，面色淡而晦暗，神疲乏力，少气懒言，纳差便溏。舌淡胖，边尖有瘀斑，苔薄白，脉沉涩。

[治法] 益气活血，化瘀止痛。

[方药] 血府逐瘀汤（《医林改错》）加党参、黄芪。

桃仁 红花 当归 生地黄 川芎 赤芍 柴胡 枳壳 甘草 桔梗 川牛膝

[加减] 若腹冷痛甚者，加艾叶、小茴香、吴茱萸、附片、干姜以温经止痛；腰腿酸软者，加续断、桑寄生补肝肾强筋骨。

5. 肾虚血瘀证

[证候] 经前或经期腹痛，月经先后不定期，经量或多或少，色暗有块，盆腔有结节或包块；腰膝酸软，腰脊刺痛，神疲肢倦，头晕耳鸣，面色晦暗，性欲减退，夜尿频。舌质暗淡，苔白，脉沉细涩。

[治法] 补肾益气，活血化瘀。

[方药] 归肾丸（见月经过少）加桃仁、生蒲黄。

[加减] 若经行淋漓不净，加茜草、乌贼骨化瘀止血；小腹冷痛喜温，畏寒肢冷者，加补骨脂、肉桂、艾叶温肾助阳；若颧红唇赤，手足心热者，加地骨皮、鳖甲养阴清热。

四、其他疗法

（1）中成药治疗

1）丹莪妇康煎膏，每次 15g，每日 2 次，口服适用于气滞血瘀证。

2）少腹逐瘀颗粒，每次 1.6g，每日 2～3 次，口服适用于寒凝血瘀证。

3）妇科千金片，每次 6 片，每日 3 次，口服适用于湿热瘀结证。

（2）中药外敷 选用活血化瘀、消癥散结药物，外敷下腹部。

（3）中药灌肠 选用理气活血消癥药物，保留灌肠。

（4）针灸 取中极、关元、足三里、三阴交、大横、天枢等穴。

五、名家学术思想

（一）朱南孙

国医大师朱南孙教授认为子宫内膜异位症的形成原因大约可分为以下几个方面：①产育过多，生育过密，冲任受损，产后失摄，六淫内侵，恶露留滞，结为瘕聚。②人工流产，清宫不慎，重伤冲任，以致血瘀胞宫、胞脉。③剖宫产史，剖宫产术，损伤胞宫，瘀滞残留胞宫、胞络，而为本病。④非时行房，多责之于妇女经期交合，败精瘀血混为一体，所谓“胞中有恶血，久则成瘕”也。而形成本病的主要病机是血瘀。关于本病的治疗，朱氏提出“活血化瘀、软坚散结、扶正祛邪、攻补兼施”的治疗原则，自拟血竭散作为主方，随症加减。组成：血竭粉 2g（吞服），生蒲黄 15g（包煎），炒五灵脂 15g（包），三棱、莪术、延胡索、川楝子各 9g，青皮、柴胡各 6g，生山楂 10g。破气行滞，活血化瘀止痛，且配合破血祛瘀、消积散结的药物灌肠治疗，临床疗效较好。

（二）罗元恺

罗元恺教授认为，因子宫内膜在女性激素周期性作用下产生局部异位病灶的出血与坏死，内膜碎屑脱落，中医称为“离经之血”。离经之血蓄积下焦而致病，因此“瘀”是产生子宫内膜异位症的主要原因。其发生的机制可因气滞、气虚、邪热、寒凝、手术等导致脏腑功能失调，气血不和，冲任不固，血液离经，瘀血留聚，结成包块，发为癥瘕。瘀血阻络，络脉不通，不通则痛，发为痛经。瘀滞日久，胞脉不通，阻碍两精相搏，发为不孕。因此，在治则上，罗老认为大体以活血化瘀为主。瘀血既去，则血脉通畅，其余诸症乃可缓解消去。但气为血之帅，血为气之母。因此血液壅滞而成瘀，则气亦必运行不畅，气滞血瘀，往往相互搏结，故化瘀方中，多须行气。另外，瘀血为有形之邪，容易结为肿块而成癥瘕，亦需兼用软坚散结之品。罗氏内异方药物组成：益母草、桃仁、土鳖虫、川芎、山楂、丹参、蒲黄、五灵脂、延胡索、乌药、牡蛎、海藻、浙贝母、乌梅等，遵循以活血化瘀为本，兼行气止痛、软坚散结的治法。方中益母草、桃仁、土鳖虫、川芎、山楂、丹参活血化瘀，为君药：益母草可活血化瘀调经，为妇科经产之要药；桃仁可活血祛瘀，润肠通便；川芎有活血行气、祛风止痛之效，为血中之气药，能“下调经血，中开郁结”；山楂有消食化积、行气散瘀之效；丹参活血调经，祛瘀止痛，凉血消痈，除烦安神，为调理血分之君药。蒲黄、五灵脂、延胡索、乌药为行气活血之臣药，蒲黄、五灵脂为失笑散，活血化瘀，散结止痛；延胡索能行血中气滞，气中血滞，故专治一身上下诸痛。瘀血为有形之邪，需佐以浙贝母、海藻、牡蛎等，以消癥散结。方中乌梅为使药，酸涩收敛，以防诸药过于走散而伤正，且有止血之效。

（三）夏桂成

夏桂成教授提出子宫内膜异位症是因肾虚气弱，正气不足，经产的余血留注于胞脉胞络之中，泛溢于子宫之外，随着肾阴肾阳的消长转化而发作。经产瘀血属阴，阴长则留瘀亦长，得阳长始有所化。夏老善用“月经周期节律调节法”治疗妇科相关疾病，根据月经周期的阴阳消长变化调整用药。随着夏老对易学研究的深入，在其原有的理论基础上对月经周期节律进一步探究，提出经后期阴长需要最基本的四阴（天癸之阴、精卵之阴、血海之阴、水液之阴），达重阴时有六阴（天癸之阴、精卵之阴、血海之阴、水液之阴、带火之阴、带阳之阴），在阳长的经前期，亦须有基本的四阳（天癸之阳、血海之阳、精阳、气中之阳），达重阳时有六阳（天癸之阳、血海之阳、精阳、气中之阳、命火之阳、脾胃之阳）以及重阴、重阳转化的经间排卵期及行经期。夏老认为子宫内膜异位症的发生是由于阳长的不足，经前末期不能达到重阳状态，命火之阳及脾胃之阳不佳，致痰、滞、瘀、浊、湿五大害不能所化而发为本病，临床可观察到子宫内膜异位症患者 BBT 高温相或缓慢上升，或高温相偏短，或高温相偏低，亦提示阳长不足。痰滞瘀浊湿日久则入血分，一则出现痰迷心窍、瘀阻脑络、湿邪侵脑等心脑症状；二则阴邪日久，进一步伤及肾阳及脾阳，心肾相交的相对平衡被打破及子病及母（脾病及心），从而影响心脑；且患者久病不愈，情绪悲戚、崩溃、郁怒，必将影响心脑功能。在子宫内膜异位症的治疗方面，夏老善用调节月经周期节律法。夏老将脾胃称为“第二大脑”，认为其居中焦，为上下升降之枢纽，通过健运脾胃调整肝脾气血之间的活动，能够纠正阴阳消长转化运动中的太过和不及，以保证阴阳运动的动态平衡，从而间接保证心肾之间的交合。同时夏老又结合“诸痛痒疮，皆属于心”之说，认为“心静则肾实”，喜用郁金、莲子心清心安神，远志、合欢皮、炒酸枣仁宁心安神，青龙齿和紫贝齿镇惊安神。故夏老在遣方用药上重视健脾、养心，治疗时机上尤重经间期重阴转阳及经前期阳长的阶段。

朱南孙医案

李某，女，33岁，已婚。初诊：2015年9月23日。主诉：痛经进行性加重2年。患者2年前因胚胎停止发育行清宫术。之后痛经进行性加重。2015年3月体检发现左侧卵巢内膜异位囊肿53mm×50mm×45mm。遂行腹腔镜下囊肿剥除术。术中探查：子宫前位，球形增大如孕8周大小。左侧卵巢见一囊肿，大小5cm左右，与左侧盆壁紧密粘连，囊液呈巧克力状。左侧输卵管伞端包裹。直肠子宫陷凹部分消失，盆腔多处见紫蓝色异位病灶。同时行通液术，左侧伞端未见亚甲蓝流出，术中诊断：子宫腺肌病，左侧卵巢异位囊肿，左侧输卵管不通。AFS分期：Ⅲ期（重度）。行卵巢囊肿剥除术+盆腔粘连分解术。术后病理：（左侧卵巢囊肿壁）子宫内膜样囊肿。术后予GnRH-a 3个月。现术后6个月，经未转。时感小腹胀痛隐隐，腰酸，大便偏稀。舌边尖红，边有瘀点，苔薄腻，脉沉细弦。辅助检查：B超提示子宫球形增大，UT：75mm×65mm×70mm，肌层回声不均。子宫腺肌病可能。右侧卵巢见一包块，大小35mm×45mm×30mm，内见点状细密回声。提示子宫腺肌病，右侧卵巢内膜异位囊肿可能。血清CA125 165.3U/ml。西医诊断：复发性子宫内膜异位症，子宫腺肌病，深部浸润型子宫内膜异位症。中医诊断：癥瘕病（瘀热互结）。证属热瘀交结，冲任不足，气机受阻。治拟清热化瘀，养血疏络。处方：生蒲黄15g，丹参20g，红藤15g，牡丹皮12g，生地黄15g，刘寄奴15g，王不留行子9g，柴胡、延胡索各6g，川楝子12g，炙乳香、没药各3g，三棱、莪术各12g，蒲公英15g。14剂，水煎服。

治疗半年，痛经明显缓解，复查B超子宫腺肌瘤、附件囊肿未见增大。

按 该患者子宫内膜异位症术后复发，异位灶深部浸润，病久伤正；加之手术金刃使冲任受损，体虚未复。脾肾损伤，营血不能资助先天肾气则见腰酸；脾虚运化失司则见便溏；久则身心受累，神疲乏力，久不能复。本病病机为湿热夹瘀日久，肝肾阴虚。故经前、经期重在治标，以清热化瘀利湿，疏利冲任，缓急止痛为法。方中红藤、蒲公英清热解毒。牡丹皮、丹参、生地黄活血凉血，柴胡、川楝子、延胡索、刘寄奴理气化瘀，疏络止痛。柴胡、延胡索配伍，疏肝理气，清肝止痛，是朱南孙教授止痛常用对药。热重则加知柏、青蒿、金银花。

（何珏，马立红，李娟，等. 2016. 朱南孙教授辨治复发性子宫内膜异位症经验[J]. 时珍国医国药，27（7）：1749-1751.）

罗元恺医案

谭某，女，28岁，已婚。初诊：1975年6月25日。主诉：痛经2年余。患者既往无痛经史，从1973年婚后不久呈渐进性痛经。疼痛时间以经前至经行中期为甚，腰腹和肛门坠痛难忍，剧痛时呕吐，出冷汗，甚至不能坚持上班。平素月经周期基本正常。从1975年2月开始，经量明显增多，经期延长达十余日，血块多，块出痛减。大便溏，有时每日大便3次。婚后2年余，同居未孕。曾在几家医院检查，均诊断为子宫内膜异位症，治疗未效。末次月经为6月10日。舌淡暗，边有小瘀点，苔薄白，脉弦细数。妇科检查：外阴呈已婚式，阴道通畅，宫颈有纳囊，白带较多，子宫体后倾，活动受限，较正常胀大，子宫后壁表面可触及几粒花生米或黄豆大的硬实结节，触痛明显。左侧附件增厚，有压痛；右侧附件可触及索状物，压痛。中医诊断：痛经、不孕症，中医辨证：气滞血瘀证。西医诊断：子宫内膜异位症、不孕症。治则：活血化瘀，行气止痛。处方：五灵脂10g，蒲黄6g，大蓟15g，茜根10g，九香虫10g，乌药12g，广木香6g（后下），益母草25g，3剂，每日1剂。

诊疗半年，随访2年，未复发。

按 中医古籍虽无子宫内膜异位症的病名，但根据其临床症状归属于痛经、月经过多及癥瘕范畴。其发病机制认为是气滞血瘀，阻滞胞中，恶血久积而致痛。气滞血瘀则冲任失调而月经过多、积瘀成癥等。方中以失笑散、田七、益母草等活血化瘀止痛药为主药，瘀既得化。佐以九香虫、乌药、广木香等行气止痛、温肾。同时常配伍芍药、甘草缓急止痛。待瘀消痛止后，以扶脾养血而善其后，使气调血旺而无留瘀之弊。

（罗颂平，张玉珍. 2005. 罗元凯妇科经验集[M]. 上海，上海科学技术出版社：149-150.）

夏桂成医案

患者，女，37岁，2020年9月24日初诊，因“左侧卵巢子宫内膜异位囊肿剥除术后10年，继发性不孕症8年”就诊。现病史：患者2010年因“左侧卵巢子宫内膜异位囊肿”在当地医院行“腹腔镜下左侧卵巢囊肿剥离成形术”，术中探查见：盆腔见膜样粘连，左侧卵巢囊性增大，直径5cm，与周围组织疏松粘连，子宫内膜异位症生育评分：4分。2012年结婚，婚后性生活正常，男方精液常规正常，2012年孕50天因“稽留流产”行“清宫术”，术后未避孕一直未再受孕。术后间断于外院门诊诊治，其间均未受孕。2020年7月在贵州省人民医院生殖中心行IVF-ET，未培育出可移植的囊胚。月经史：13岁初潮，周期24～26天，经期5天，经量中等，经前乳胀，经色暗淡，经行腹痛，以第2～3天明显，需口服止痛药，伴有腰酸及小腹下坠感。末次月经：2020年8月26日。妇科检查：子宫附件未触及明显异常。辅助检查：性激素（月经第3天）：E_2：162ng/L，T：1.41ng/dl，LH：5.61mU/ml，FSH：11.26mU/ml，AMH：0.83ng/ml；CA125：正常。B超：子宫腺肌病可能，双侧附件未见明显异常。刻下症：月经周期第30天，月经即将来潮，纳可，寐差，入睡晚，梦多易醒，二便正常。舌偏红，苔薄腻，脉细弦。病机分析：心肾阳虚，子宫失于温煦，痰脂瘀滞，故带下量少，不易孕育，生成痰脂。西医诊断：不孕症；子宫内膜异位症。中医诊断：不孕症（心肾阳虚）。运用宁心补肾调周理论论治。患者即将月经来潮，按行经期论治，越鞠二陈汤合痛经汤加减。处方：制苍、白术各10g，制香附10g，丹参10g，赤芍10g，广木香9g，延胡索12g，全蝎6g，肉桂5g，茯苓、茯神各10g，合欢皮10g，钩藤10g，炒五灵脂10g，益母草15g，炒川续断10g，泽兰叶10g。5剂。经后期予清心和胃汤。处方：钩藤10g，莲子心5g，炒牡丹皮10g，青龙齿10g，合欢皮10g，炒酸枣仁30g，茯苓、茯神各10g，太子参15g，生白术、炒白术各10g，广木香6g，广陈皮6g，佛手5g，甘松6g，灵芝粉6g，琥珀粉3g，炒川续断10g。

二诊：月经周期第15天，BBT未上升，白带偏少，未见明显带下，纳可，夜寐一般，大便溏泻，入睡困难，睡眠浅，醒后难再入睡，舌质淡，苔薄腻，脉细弦。患者现基础体温单相，仍处于经后期，治法：清心健脾汤，稍佐助阳之品。处方：前方加党参15g，炒怀山药10g，砂仁3g，炒扁豆10g，莲子肉10g，炒川续断10g，巴戟天6g等加强健脾温肾之功。经间期论治，补天五子种玉丹为主，再入调理心脾之品。

三诊：末次月经为10月19日。刻下症：月经周期第5天，量中，暗红，痛经明显好转，腹痛不显，纳可，夜寐安，大便偏稀，舌质淡，苔薄腻，脉细濡。经后期论治：清心健脾汤。清心和胃汤去掉太子参加党参、黄芪。

四诊：末次月经为11月10日。刻下症：正值经期，量中偏多，色暗红，纳可，夜寐安，大便不稀，矢气作胀，易疲劳，舌淡，苔薄腻，脉细弦。经后期论治：归芍地黄汤+香砂六君，并稍加灵芝粉、琥珀粉、牡蛎等清心安神。

五诊：末次月经为11月10日。刻下症：停经32天，无阴道流血，无腹痛，腰酸不显，大便正常，舌淡红，苔白腻，脉细滑。辅助检查：怀孕三项：E_2 12.09ng/dl，hCG 90.11mU/ml，P 31.39ng/dl。治法：健脾补肾，理气安胎。处方：太子参15g，生白术、炒白术各12g，炒怀山药10g，广陈皮6g，广木香6g，杜仲10g，桑寄生10g，菟丝子10g，巴戟天10g，鹿角霜10g，砂仁5g，茯苓、茯神各10g，灵芝粉6g，蚕茧壳7枚。后一直予以补肾安胎，清心和胃论治，患者症情稳定。

按　该患者宿有癥瘕，病程日久，瘀结于胞宫，久病入络，胞络瘀阻，胞宫失于温煦，则经期腹痛，痛甚难忍，胞宫寒冷，因而不孕，病情复杂，治疗棘手。依据四诊所见，患者平素畏寒怕冷，腰腹部冷，经期腹痛，经色暗淡，肾阳虚于下；加之久而未孕，心绪不宁，烦躁易怒，夜不得寐，心火炎于上，属上热下寒之错综复杂病症，治当灵活运用补肾调周理论。患者初诊之时正值经期，经行不畅，小腹冷痛，拘紧不舒，焦虑不安，因而因势利导，治以活血化瘀，解痉止痛，辅以宁心安神，方以内异止痛汤加减。药用丹参、赤芍、炒五灵脂、泽兰叶、益母草化瘀，促进瘀浊顺利排泄；延胡索、全蝎解痉止痛；茯苓、茯神、合欢皮及钩藤之品宁心安神，心静则痛缓。方中肉桂可补火助阳，散寒止痛，温经通脉，用之甚妙。二诊时患者进入经后期，阴长缓慢，治以归芍地黄汤加减，少佐助阳之品，如川续断，寓阴中求阳之意。三诊时患者基础体温开始上升，进入经间期，但高温相处于较低水平，带下量少，提示阳长不足，加之大便溏泻，脾阳亦不足，治以补肾助阳，清心健脾。方选温肾健脾汤，方中川续断、巴戟天、紫石英、菟丝子温肾助阳，亦有火中暖土之功；党参、白术、山药、茯苓健脾助阳；钩藤、莲子心、酸枣仁宁心安神；再入琥珀粉，此药入心、肝经，既有镇静安神之功，又可活血散瘀。四诊时处于经前期，此期需补肾助阳，以达重阳水平，利于行经期重阳转阴，方中选用补肾助阳之品，如川续断、巴戟天、肉桂、鹿角片，助力活血化瘀，控制疼痛。紫石英，填下焦，走肾及心包络，具有温肾暖宫之效。按此调治 2 个月经周期，患者即顺利受孕，实属不易，后 B 超提示宫内妊娠，见胎心搏动。

（郭红玉，任青玲，胡荣魁，等. 2022. 国医大师夏桂成辨治子宫内膜异位症不孕症经验[J]. 时珍国医国药，33（5）：1208-1210.）

六、思考与启发

1. 有妊娠需求的子宫内膜异位症患者怎样应用活血药？

有妊娠需求的患者用药需谨慎，凡峻下、滑利、祛瘀、破血、耗气、散气及一切有毒药品，都应该慎用或禁用。而子宫内膜异位症的基本病机为“血瘀”，故治疗内异症不可避免地会用到行气药、活血药、化瘀药、温通药、利湿药等具有动性的药物，这与妊娠患者用药宜静、宜养的思路有所背驰。所以对于有妊娠需求的内异症患者，治疗时应更加小心谨慎。首先，破血、逐瘀、耗气、峻下类药应禁用，此类药物药性峻猛，恐其伤正、碍胎；其次，滑利、散气、活血、化瘀类药物也应根据患者月经周期适当选用，非经期辨证求因以治本，在有同房而未避孕的月经周期，排卵 1 周后的经前期最好在实验室检查血清 β-hCG 排除妊娠后再酌情用药，若已受孕，则保胎治疗；行经期，则可加强行气活血、祛瘀止痛的药力。

2. 怎样理解子宫内膜异位症痛经之病机？

传统中医理论对于痛症的病机，主要概括为“不通则痛”和“不荣则痛”。早在《素问·举痛论》便有记载：“……经脉流行不止、环周不休，寒气入经而稽迟，泣而不行，客于脉外则血少，客于脉中则气不通，故卒然而痛。”指出气不通、卒然而痛是“不通则痛”的病机基础。后世便有医家提出“痛无虚证”。李东垣《医学发明·泄可去闭》有载“通则不痛，痛则不通”，王好古《此事难知·痛随利减》亦言“诸痛为实，痛随利减”，朱丹溪《丹溪治法心要·心痛》更有“诸痛不可补气”之论。血瘀是子宫内膜异位症的病理基础，多由外邪入侵、情志内伤、素体因素或手术损伤等，导致机体脏腑功能失调，气血失和，冲任损伤，使部分经血不循常道而逆行，以致“离经”之血瘀积，留结于下焦，阻滞冲任、胞宫、胞脉、胞络而发病。子宫内膜异位症痛经符合“不通则痛”之病机。那么子宫内膜异位症痛经有因气血虚导致“不荣则痛”的吗？《医宗金鉴》有“伤损之证，血虚作痛”之论；《灵枢·阴阳二十五人》亦有“血气皆少则喜转筋，踵下痛”之说。部分子宫内膜异位症患者有月经过多的症状，尤其是子宫腺肌症患者月经过多者多见，因月经过多导致血虚，虚、瘀同时存在，因“虚瘀交错”则“不通则痛”和“不荣则痛”两个病机同时存在。

（马小娜）

第四节　多囊卵巢综合征

多囊卵巢综合征（polycystic ovary syndrome，PCOS）是一种常见的妇科内分泌疾病。临床表现以雄激素过高、持续性无排卵、卵巢多囊改变为特征，常伴有胰岛素抵抗和肥胖。该疾病具有发病多因性、临床表现多态性、不可治愈性等特点。PCOS 是导致女性月经异常和无排卵性不孕的主要原因之一，会使妊娠后自然流产的风险增加。其远期并发症包括子宫内膜癌、糖尿病、代谢综合征、心血管疾病等。

作为现代疑难疾病的多囊卵巢综合征，中医学古籍中没有本病的记载，但根据其临床特征及表现，可归于"月经后期"、"闭经"、"崩漏"、"不孕症"等病症范畴。较早论述与本病相似病症的著作有元代《丹溪心法·子嗣》，"若是肥盛妇人，禀受甚浓，恣于酒食之人，经水不调，不能成胎，谓之躯脂满溢，闭塞子宫"。《医宗金鉴·妇人不孕之故》曰："不子之故伤任冲，不调带下经漏崩，或因积血胞寒热，痰饮脂膜病子宫。"《傅青主女科·肥胖不孕》中亦有"且肥胖之妇，内肉必满，遮隔子宫，不能受精，此必然之势也"的记载。

一、病 因 病 机

本病主要是肾-天癸-冲任-胞宫轴之功能失调，与肾、肝、脾三脏功能失常密切相关，临床多为虚实夹杂、本虚标实之证。

（1）肾虚　先天不足，禀赋素弱；或早婚房劳，肾气受损，天癸乏源，血海空虚，而致月经稀少，甚至经闭不行，亦不能摄精成孕。

（2）脾虚痰湿　素体肥胖，痰湿内盛；饮食劳倦，或思虑过度，损伤脾气，脾失健运，内生痰湿，阻滞冲任胞脉，而致月经稀少或经闭不行，不孕。

（3）气滞血瘀　精神抑郁，或暴怒伤肝，情志不畅，肝气郁结，气机运行不畅；或经期、产后调摄不慎，或房室所伤，邪气与余血搏结，瘀阻冲任，而致闭经或不孕。

（4）肝郁化火　素性抑郁，或七情内伤，情志不遂，郁久化火，冲任不调，气血失和，而致月经紊乱、不孕。

二、诊断及鉴别诊断

（一）诊断要点

1. 病史

多起病于青春期，初潮后渐现月经后期、量少，甚则闭经，或月经频发、淋漓不尽等。可伴有痤疮、肥胖、多毛等现象。

2. 症状

（1）月经失调　主要表现为月经稀发或闭经，闭经前常有经量过少或月经频发。也有表现为不规则子宫出血，月经周期或行经期或经量无规律性。

（2）不孕　生育期妇女因排卵障碍导致不孕。

3. 体征

（1）多毛　青春期前后毛发增粗、增多，尤以性毛为主，还可见口唇细须。部分患者伴有脂溢性脱发。

（2）痤疮　多见油脂性皮肤及痤疮，以颜面、背部较著。

（3）黑棘皮症 常在阴唇、项部、腋下、乳房下和腹股沟等皮肤皱褶部位出现灰褐色色素沉着，呈对称性，皮肤增厚，质地柔软。

（4）肥胖 多始于青春期前后，常见腹部肥胖（腰围/臀围≥0.80），体重指数 BMI≥25kg/m^2。

4. 检查

（1）体格检查 常有肥胖、多毛、痤疮及黑棘皮症等。

（2）妇科检查 外阴阴毛较长而浓密，可布及肛周、腹股沟及腹中线；阴道通畅；子宫体大小正常或略小；双侧或单侧卵巢增大，呈圆形或椭圆形，质坚韧。也有少数患者卵巢并不增大。

（3）辅助检查 根据病史及临床表现疑似 PCOS 者，可行下列检查。

1）基础体温：表现为单相型基础体温曲线。

2）超声检查：见双侧卵巢均匀性增大，包膜回声增强，轮廓较光滑，间质内部回声增强。一侧或双侧卵巢各可见 12 个以上直径为 2～9mm 无回声区围绕卵巢边缘，呈车轮状排列，称为“项链征”，和（或）卵巢体积≥10ml（卵巢体积按 0.5×长径×横径×前后径计算）。连续监测未见优势卵泡发育和排卵迹象。

3）内分泌测定：①血清雄激素，血清总睾酮水平正常或轻度升高，通常不超过正常范围上限 2 倍，可伴有雄烯二酮水平升高，脱氢表雄酮、硫酸脱氢表雄酮水平正常或者轻度升高。②抗米勒管激素，PCOS 患者的血清抗米勒管激素水平较正常明显增高。③血清 FSH、LH，卵泡早期血清 FSH 值偏低或者正常，而 LH 值升高，LH/FSH≥2。④血清雌激素，雌酮（E_1）升高，雌二醇（E_2）正常或者轻度升高，恒定于早卵泡期水平，无周期性变化，$E_1/E_2>1$，高于正常周期。⑤血清催乳素，20%～35%的患者可出现血清催乳素水平轻度增高。⑥尿 17-酮类固醇，正常或者轻度升高。正常时提示雄激素来源于卵巢，升高时提示肾上腺功能亢进。⑦代谢指标的评估，口服葡萄糖耐量试验，测定空腹血糖、服糖后 2 小时血糖水平；空腹血脂指标测定；空腹胰岛素水平及葡萄糖负荷后血清胰岛素；肝功能检查。注意结合糖尿病家族史。⑧其他内分泌激素，酌情选择甲状腺功能、皮质醇、肾上腺皮质激素释放激素等。

4）诊断性刮宫：月经前数日或者月经来潮 6 小时内进行，子宫内膜呈增生期或增生过长，无分泌期变化。对闭经或月经不规律者，可以了解子宫内膜增生情况。

5）腹腔镜检查：可见卵巢增大，包膜增厚，表面光滑，呈灰白色，有新生血管，包膜下显露多个卵泡，但无排卵征象（排卵孔、血体或黄体）。

（二）诊断标准

（1）育龄期及围绝经期 PCOS 的诊断 根据 2018 年《多囊卵巢综合征中国诊疗指南》的诊断标准，采用以下诊断名称。

1）疑似 PCOS：月经稀发或闭经或不规则子宫出血是诊断的必需条件。另外再符合下列 2 项中的 1 项：①高雄激素临床表现或高雄激素血症；②超声下表现为多囊卵巢。

2）确诊 PCOS：具备上述疑似 PCOS 诊断条件后还必须逐一排除其他可能引起高雄激素的疾病和引起排卵异常的疾病才能确定 PCOS 诊断。

（2）青春期 PCOS 的诊断 对于青春期 PCOS 的诊断必须同时符合以下 3 个指标，包括：①初潮后月经稀发持续至少 2 年或闭经；②高雄激素临床表现或高雄激素血症；③超声下有卵巢多囊表现。同时应排除其他疾病。

（三）鉴别诊断

（1）库欣综合征 是由多种病因引起的以高皮质醇血症为特征的临床综合征。约 80%的患者会出现月经周期紊乱，并常出现多体毛征。根据测定血皮质醇水平的昼夜节律、24 小时尿游离皮质醇、小剂量地塞米松抑制试验可确诊为库欣综合征。

（2）卵泡膜细胞增殖症　临床表现和内分泌检查与PCOS相仿但更严重，血清睾酮高值，血清硫酸脱氢表雄酮正常，LH/FSH值可正常。卵巢活体组织检查，镜下见卵巢皮质黄素化的卵泡膜细胞群，皮质下无类似PCOS的多个小卵泡。

（3）分泌雄激素的卵巢肿瘤　卵巢支持细胞-间质细胞肿瘤、卵巢门细胞瘤等均可产生大量雄激素，多为单侧、实性肿瘤。超声、CT或MRI可协助鉴别。

（4）肾上腺皮质增生或肿瘤　血清硫酸脱氢表雄酮值超过正常范围上限2倍时，应与肾上腺皮质增生或肿瘤鉴别。肾上腺皮质增生患者血17α-羟孕酮明显增高，促肾上腺皮质激素兴奋试验反应亢进，地塞米松抑制试验抑制率≤0.70。肾上腺皮质肿瘤患者则对这两项试验均无明显反应。

（5）甲状腺疾病　根据甲状腺功能测定和抗甲状腺抗体测定可诊断。建议疑似PCOS的患者常规检测血清促甲状腺素水平及抗甲状腺抗体。

三、辨证论治

本疾病为肾、脾、肝三脏功能失调为本，痰湿、血瘀为标，且二者互为因果作用于机体而致病，故临床上以虚实夹杂证多见。根据临床症状、体征与舌象、脉象为依据进行辨证。辨治分为青春期和育龄期两个阶段，青春期重在调经，以调畅月经为先，恢复周期为根本；育龄期有生育要求的患者以调经种子、助孕为治疗目标。“经水出诸肾”，肾主生殖，故临床上多以补肾为基础，再结合其他脏腑病变如是否存在脾虚、肝郁，分析寒热虚实、气血痰瘀，综合考虑，虚则补之、实则通之。本病病机复杂，容易反复，疗程较长。同时，需注重生活方式的调理，控制体重、积极运动对改善本病有积极的作用。治则以补肾治其本，健脾理气化痰，疏解肝郁泻火，活血化瘀调经治其标，标本兼治。同时还应根据月经周期的不同时期和患者的体质情况辨证论治，选方用药。

1. 肾虚证

（1）肾阴虚

[证候]　月经初潮迟至，月经后期，量少，色淡质稀，渐至闭经，或月经延期，崩漏不止；婚久不孕，形体瘦小，面额痤疮，唇周细须显现，头晕耳鸣，腰膝酸软，手足心热，便秘溲黄。舌质红，少苔或无苔，脉细数。

[治法]　滋肾填精，调经助孕。

[方药]　左归丸（方见崩漏）去川牛膝。

[加减]　若胁胀痛者加柴胡、香附、白芍疏肝解郁柔肝；若咽干，眩晕者，加玄参、夏枯草养阴平肝清热；若心烦失眠者，加五味子、柏子仁、夜交藤养心安神。

（2）肾阳虚

[证候]　月经初潮迟至，月经后期，量少，色淡质稀，渐至闭经，或月经周期紊乱，经量多或淋漓不尽；婚久不孕，形体较胖，腰痛时作，头晕耳鸣，面额痤疮，性毛浓密，小便清长，大便时溏。舌淡，苔白，脉沉弱。

[治法]　温肾助阳，调经助孕。

[方药]　右归丸（方见崩漏）去肉桂，加补骨脂、淫羊藿。

[加减]　若肾阴虚及阳，致肾阴阳两虚，恐其辛热伤肾，去附子，加阿胶；兼有月经不至或愆期，为痰湿阻滞脉络所致，可加半夏、陈皮、贝母、香附以理气化痰通络；兼见少腹刺痛不适，月经有血块而块出痛减者，为血滞，可酌加桃仁、红花以活血行滞。

2. 脾虚痰湿证

[证候]　月经后期，量少色淡，或月经稀发，甚则闭经，形体肥胖，多毛；头晕胸闷，喉间多痰，肢倦神疲，脘腹胀闷；带下量多，婚久不孕。舌体胖大，色淡，苔厚腻，脉沉滑。

[治法]　化痰除湿，通络调经。

［方药］ 苍附导痰丸（方见月经后期）。

［加减］ 若月经不行，为顽痰闭塞者，可加浙贝母、海藻、石菖蒲软坚散结，化痰开窍；痰湿已化，血滞不行者，加川芎、当归活血通络；脾虚痰湿不化者，加白术、党参以健脾祛湿；胸膈胀满者，加郁金、薤白行气解郁。

3. 气滞血瘀证

［证候］ 月经后期量少或不行，经行有血块，甚则经闭不孕；精神抑郁，烦躁易怒，胸胁胀满，乳房胀痛。舌质暗红或有瘀点、瘀斑，脉沉弦涩。

［治法］ 理气活血，祛瘀通经。

［方药］ 膈下逐瘀汤（方见闭经）。

［加减］ 若经闭不行者，可加牛膝、卷柏、泽兰等行血通经之品；若寒凝血瘀，见小腹凉，四肢不温者，酌加肉桂、巴戟天、石楠叶以温阳通脉。

4. 肝郁化火证

［证候］ 月经稀发，量少，甚则经闭不行，或月经紊乱，崩漏淋漓；毛发浓密，面部痤疮，经前胸胁、乳房胀痛，肢体肿胀，大便秘结，小便黄，带下量多，外阴时痒。舌红，苔黄厚，脉沉弦或弦数。

［治法］ 疏肝理气，泻火调经。

［方药］ 丹栀逍遥散（《内科摘要》）。

牡丹皮　栀子　当归　白芍　柴胡　白术　茯苓　煨姜　薄荷　炙甘草

［加减］ 若湿热之邪阻滞下焦，大便秘结明显者，加大黄清利通便；若肝气不舒，溢乳者，加夏枯草、炒麦芽以清肝回乳；胸胁满痛者，加郁金、王不留行以活血理气；月经不行者，加生山楂、牡丹皮、丹参以活血通经；若肝经湿热而见月经不行、带下多，阴痒者，可选龙胆泻肝汤。

四、其他疗法

（1）调整生活方式 加强锻炼，控制体重，缩小腰围，清淡饮食，戒烟戒酒；起居有节；调畅情志。

（2）周期联合俞募配穴针刺 卵泡期取穴为关元、气海、子宫、京门、天枢、归来、大赫、三阴交；排卵期取穴为关元、气海、子宫、期门、五枢、血海、阴陵泉、三阴交；黄体期取穴为关元、气海、子宫、中脘、水分、章门；俞募配穴：肝俞、脾俞、胃俞、肾俞、大肠俞。

五、名医学术思想

（一）班秀文

国医大师班秀文教授虽对多囊卵巢综合征无直接相关论述，但在其治疗月经后期、闭经、不孕症等医案中，有很多病例可归结为可疑多囊卵巢综合征的范畴。班秀文教授认为此病与肾虚不能作强，肝虚不能生发有关。经源于肾而生于胞宫，肾精亏虚，精不化血，肝血不足，血海不充，导致稀发排卵。肝与肾又存在开与合的关系，肝的疏泄与肾的封藏功能相互协调，则能按时排卵，如肾阳不足，不能下暖胞宫，或肝血亏虚，疏泄失常，最终导致藏泻无度，则卵泡的生发无能，出现月经后期、闭经甚或不孕。治疗上，班秀文教授主张“五脏并重肝肾为宗”、“从肾治经”，重视调补肝肾、平补阴阳，常以五子衍宗、归芍地黄汤等加减治之。但此类患者多虚实夹杂，阴阳相兼，纯阴纯虚者少，在用药之时，适当加入温化通行之品，如路路通、淫羊藿、巴戟天、红花、蛇床子等，盖气血以通行为贵，温则能生、能养、能开、能散、能行，则疗效尤佳。如属肾阳不足，阴寒内盛的月经后期、闭经者，则用附子汤或《金匮要略》温经汤等。如为肝血不足，则重在柔肝养肝以治肝体，常用一贯煎或归芍地黄汤酌加素馨花、合欢花、佛手花等，使之养中有疏，以防滋腻。其经验方温肾育卵汤在治疗排卵障碍性不孕中取得良好的临床疗效，方中以鹿角霜、仙茅、巴戟天、紫石英、蛇床子温肾助阳；菟丝子补益肝肾；当归身养肝血而活血；艾叶、小茴香、川椒温经理气散寒。通过临床研究表明，温肾育卵汤促排卵和助孕疗效比较显著，可促进患者卵泡生长发育及子宫内膜生长和增厚，使排卵功能得以恢复，并改善了多囊卵巢综合征的临床症状。

（二）刘敏如

国医大师刘敏如教授根据中医学“有诸内必形诸外”的认识观，通过观察多囊卵巢综合征临床上月经后期、闭经、不孕、肥胖等表现，建议将该病的中医病名命名为“胞中脂膜壅塞诸证”。“胞中”提示了病位（胞中即胞宫，现已定义为包括卵巢在内的女性内生殖器官），“脂膜壅塞”提示了病机。本病病机复杂，以肾虚、天癸失调为本，痰、湿、脂、瘀壅塞为标，始于先天而成于后天，“诸证”提示了临床表现为多症并见。先天遗传、饮食不节、滥用补药、起居劳逸、情志刺激等诸多因素，导致脏腑、气血失调，冲任胞宫病变发为诸症，具有先天性、多态性、难治性、复杂性的特征。其治法以顾护肾气、化瘀消脂、软坚散结为主。对于体形肥胖的 PCOS 患者，刘老认为在化瘀消脂、软坚散结的基础上，佐以活血理气、健脾化痰、补肾疏肝和清热解毒等法，且肥胖型 PCOS 患者需消脂减重，常选用薏苡仁、仙鹤草、生山楂、鸡内金、浙贝母、牡蛎、白豆蔻、淡竹叶等以化瘀消脂、软坚散结。针对“胞中脂膜壅塞诸证”卵巢增大、包膜增厚、卵泡不能正常排出等类似积聚的表现，多配伍“能散能行”的辛味药物治疗，如枳壳、王不留行、皂角刺、莪术、郁金、川芎、当归、夏枯草、桔梗等活血行气以解胞中气血瘀阻。若湿、痰、瘀停积日久，郁而化热，壅塞胞宫，应尽量将病理产物清除排出，多选用蒲公英、马齿苋、土茯苓、益母草、夏枯草、仙鹤草等清热消肿散结，排出痰湿瘀浊。同时，刘老认为种子为植物之精华所在，补肾益精，补而不滞，故益肾多选五子衍宗丸加减。

（三）柴嵩岩

国医大师柴嵩岩创立了以“肾之四最”、“二阳致病”、“补肺启肾”、“暗耗论”及“妇科三论”学说为核心的学术思想。柴老认为多囊卵巢综合征是水湿结聚之浊集聚胞宫成为致病之邪而成顽疾。又因湿乃阴邪，耗损阳气，阻遏气机，使气机升降失调，更易使经络不畅。若此湿邪滞留不去，可见血海之气血运化失常，然能得到脾之运化及肾阳之温煦则可愈矣。PCOS 患者 B 超所见之卵巢增大，内见多个小卵泡，实为内环境黏滞而卵泡得不到温养及发育，如果此湿邪存蓄日久，卵泡之发育更受阻遏，月经之规律性实无从谈及。PCOS 的病因，从中医学的认知和我们临床所见，为血海受痰湿、阴邪阻遏，阳气亏虚，血海运化无力而发。治则以温肾健脾，通达气血，化瘀调经为主，基础方由杜仲、白术、桂枝、郁金、当归、茜草、川芎、车前子、续断、菟丝子组成。方中杜仲性味甘温，补肝肾，强筋骨，性沉而降，取其走下之性，白术有除湿健脾、温中补阳之力，两者共奏温肾健脾之功，则阴湿得化，先后天之气得补，血海气机之平衡得以维护。当归、茜草、川芎、郁金活血化瘀，理气行血。续断、菟丝子助杜仲补养肝肾，车前子增白术利湿之功。高度异质性的 PCOS 临床难列出全面方药，需根据常见之兼证予以加减，以体现中医学辨证施治之理论原则。

班秀文医案

黄某，20 岁，未婚。初诊：1987 年 7 月 10 日。13 岁月经初潮，一向错后 10～15 天，量多，色淡红，质稀。自 17 岁之后，经行错后更长，往往 2～3 个月一行，量少，色淡质稀。18 岁之后，2 年多来，月经闭止不行，必须用雌二醇、黄体酮周期治疗，月经始行，否则闭止不通。现月经已半年不来潮，胸脘痞闷，纳食不香，时欲呕恶，痰多色白，全身困倦，四肢乏力，带下量多，色白，质稠如米泔，形体日益肥胖（由50kg增到60kg）。脉缓滑，舌苔白而厚腻，舌质淡嫩。证属痰湿壅滞，冲任不利，胞脉不通，治拟燥湿祛痰，佐以通络。方药：苍术10g，制香附9g，制半夏9g，白茯苓12g，制南星9g，炒枳壳6g，广陈皮6g，益母草12g，路路通10g，炙甘草5g，生姜6g，12剂。

二诊（1987年7月25日）：经水未行，少腹、小腹及乳房胀坠疼痛，腰酸膝软，似为月经将行之兆，脉濡滑，舌苔薄白，舌质淡嫩。拟用温经通行之法，促其来潮。方药：制附子10g（先煎），苍术6g，制香附6g，当归身12g，川芎9g，赤芍9g，肉桂3g（后下），益母草15g，川厚朴9g，枳实6g，怀牛膝6g，6剂。

三诊（1987年8月2日）：上方服到第5剂之后，7月30日月经开始来潮，量一般，色泽暗淡。脉虚缓，舌苔薄白，舌质淡嫩。拟益气养血，以助经行。方药：当归身12g，川芎9g，杭白芍6g，熟地黄15g，潞党参15g，炙北芪15g，益母草15g，路路通9g，王不留行9g，3剂。

四诊（1987年8月15日）：经行5天干净，现腰酸困，带下量多，色白，质如米泔，纳食不香，大便溏薄，每天1～2次。脉虚缓，舌苔薄白，舌质淡嫩。治宜温肾助阳、燥湿祛痰之法。方药：茯苓15g，炒白术12g，肉桂3g（后下），当归身9g，杭白芍9g，艾叶6g，香附6g，巴戟天10g，补骨脂10g，炙甘草6g，6剂。

五诊（1987年9月15日）：9月6日月经来潮，量一般，色泽暗红，持续5天干净。现除疲惫乏力，肢体软困之外，余无所苦。舌苔薄白，舌质淡，脉虚缓。仍用温肾健脾、益气养血之法，以善其后。方药：制附子9g（先煎），潞党参15g，炒白术9g，杭白芍6g，白茯苓6g，巴戟天9g，炙北芪15g，艾叶6g，炙甘草6g，6剂。

按 本例可归属于肥胖型多囊卵巢综合征。患者乃肥胖之体，多湿多痰，痰湿壅阻下焦，痰瘀互结，胞脉不利，冲任失调而导致月经后期甚至闭经。故首诊抓住其主要病机，以燥湿化痰为主要治疗方法，以苍附导痰丸为主方，并佐以化瘀通络之法。又根据月经周期的特点，结合中药调周方法，经前以温经通络以利于血脉的通行，促使月经来潮；经行之时以益气养血通络为法，以助经行。然肾虚为多囊卵巢综合征的主要病机，痰湿之本在肾而源于脾，故月经之后，以温肾健脾为根本，兼以燥湿化痰进行调治。整个治疗过程注意衡量轻重缓急，分清主次，补中有通，或通中有补，故能使患者月经复潮。

（班胜，黎敏，李莉. 2011. 国医大师班秀文[M]. 中国医药科技出版社：194-196.）

柴嵩岩医案

2007年9月28日初诊。患者述11岁初潮，即出现月经紊乱，月经量多，带经日久，间断口服中药治疗，2001年出现月经闭止。于2003年口服戊酸雌二醇蒙加甲羟孕酮治疗1年，停药后月经周期尚可，维持在7/25。60天左右；2004年初再次出现月经后错，甚至闭经，未进行系统治疗。此后闭经4年，于2007年4月在当地进行检查，诊为PCOS，经达英-35加二甲双胍治疗，末次月经为2007年9月26日（达英-35加二甲双胍），量少，色红。近半年体重上升3kg，决定停用激素改用中药治疗。现见月经后错、闭经，月经量少，色红。伴有口腔溃疡，腹胀，失眠多梦，纳可，二便如常，体重增加。舌暗红苔白干，脉细滑。诊其为闭经（PCOS），证属肝肾阴虚。处方：首乌藤15g，川续断15g，泽兰10g，女贞子20g，月季花5g，钩藤10g，丹参10g，香附10g，生甘草5g，冬瓜皮20g，郁金6g，茵陈10g，连服20剂。

二诊（2007年11月20日）：服药后，月经于2007年10月28日来潮，月经来潮前，基础体温不典型双相，纳可，二便调，口腔溃疡已愈。舌肥红、苔薄，脉细滑。处方：北沙参20g，玉竹10g，郁金6g，茵陈10g，丹参10g，三棱10g，熟地黄10g，月季花6g，旱莲草15g，丝瓜络10g，杜仲10g，连服20剂。

三诊（2007年12月18日）：末次月经为2007年10月28日，现BBT有上升但不典型，纳可，大便尚调，脉沉滑。处方：太子参12g，阿胶珠12g，女贞子15g，当归10g，天冬10g，熟地黄10g，扁豆10g，百合10g，香附10g，广木香3g，连服14剂，经期停药。

四诊（2008年3月18日）：末次月经为2008年2月21日，前次月经为2007年12月21日。月经2个月左右1次，色量如常，BBT均为双相。嘱患者停药观察。

按 PCOS以雄激素过多和持续无排卵为临床主要特征，以月经失调、不孕、肥胖、多毛等为主要临床症状。患者诊断符合以上特征。患者自初潮始即出现月经量多，带经日久，屡伤阴血，导致肝肾不足，阴血虚少，血海不充，后继乏源，故出现月经后错渐至闭经。阴血亏虚，心神失养，则出现失眠多梦；阴虚火旺，则出现口舌生疮；水不涵木，木郁土壅，脾气不足，运化失常，则出现腹胀。舌红、苔干均为阴虚有热之象。故临床多采用"滋补肝肾"法治疗。方中川续断、女贞子补肝肾养阴血；首乌藤、冬瓜皮、健脾以助化源；泽兰、丹参、月季花活血调经；郁金、香附理气解郁。全方共奏滋补肝肾、养血调经之效。

（华苓. 2011. 柴嵩岩治疗多囊卵巢综合征经验[J]. 北京中医药，30（7）：494-498.）

六、思考与启发

1. 怎样理解"脾肾两虚，痰湿血瘀互结"之病机？

肾为先天之本，主生殖，肾中之精是促进发育和生殖的重要物质基础。《内经》有云："二七而天癸至，任脉通，太冲脉盛，月事以时下，故有子。"指出了女性的月经和生殖根本在肾，肾中之精化生天癸，任脉气血充盈，冲脉广聚脏腑之血，冲任互资，血海满溢，经血得以按时下聚胞宫，形成规律月经，女子得以受孕。脾为后天之本，主运化水谷精微，是气血生化之源，经者血也，气血充沛为行经的物质基础。《女科经纶·月经门》说："妇人经血，由于饮食五味，水谷之精气所化。"脾肾二者相互资生、相互影响，脾肾的亏虚，先后天不足，天癸衰少，血海不充，胞宫失于阴血滋养，可导致卵泡难以发育成熟及排卵。

脾肾的亏虚，又导致痰湿血瘀的发生。《景岳全书》中云："五脏之病，虽俱能生痰，然无不由乎脾肾。盖脾主湿，湿动则为痰；肾主水，水泛亦为痰。故痰之化无不在脾，痰之本无不在肾。"肾虚无以制水，脾虚中焦不运，气不化津，清从浊化，水聚为痰，变生痰浊。痰湿困脾，进一步加重水液代谢的异常。水液运行障碍，痰滞冲任，胞宫气血不畅，痰湿与阴血凝结而成痰瘀互结的状态。痰瘀胶着日久而窠囊内结为病，故朱丹溪提出了"痰挟瘀血，遂成窠囊"。国医大师班秀文教授认为痰湿与瘀都是人体疾病过程中的病理产物，瘀血为有形之邪，积聚留着，难以速消；痰湿乃阴浊之邪，重浊黏滞，瘀血与痰湿之邪互结，合而致病，则胶结难解，缠绵难愈。痰湿泛溢肌肤则表现为形体肥胖；痰瘀阻塞肌肤则出现痤疮、多毛等高雄激素血症的表现；痰瘀致胞宫、冲任不畅，而出现月经稀发或闭经；窠囊为患，则卵巢包膜增厚、体积增大，不利于卵子的排出。

可见，多囊卵巢综合征以肾、脾功能失调为根本，痰瘀互结为标，导致肾-天癸-冲任-胞宫生殖轴功能紊乱，从而影响卵巢正常的功能，卵子不能正常发育、成熟、排出，病程缠绵难愈。

2. 肥胖型多囊卵巢综合征和非肥胖型多囊卵巢综合征辨证侧重有何不同？

多囊卵巢综合征临床多伴有肥胖，肥胖是导致多囊卵巢综合征患者出现内分泌代谢异常的关键因素之一。然而，对于非肥胖型（体质指数$<25kg/m^2$）多囊卵巢综合征的研究则相对较少，其临床特征与肥胖型有所不同，因此在辨证和治疗上应有所区别。将多囊卵巢综合征分为肥胖与非肥胖两型论治，既参考了西医对各型多囊卵巢综合征内分泌代谢特点的认识，也体现中医辨证施治的特点，使得治疗更有针对性，能取得更好的疗效。

肥胖之人多为痰湿体质，痰湿作为一种病理产物，影响气血津液运行。《丹溪心法·子嗣》中提出："若是肥盛妇人，禀受甚浓，恣于酒食之人，经水不调，不能成胎，谓之躯脂满溢，闭塞子宫。"脾肾亏虚导致水液输布失常，聚而成痰湿之患，反过来又会困遏脾气，影响脾肾的正常功能，又进一步加剧水液运行的障碍。痰湿泛溢肌肤可致形体肥胖，痰涎壅盛阻遏气机，瘀积于胞宫，故排卵及受精等功能受损，冲任血海不能如期而下，则月经后错甚则闭经。现代研究还表明，肥胖属慢性炎症，常常合并有糖脂代谢紊乱、胰岛素抵抗等代谢异常，以及炎症与异常的代谢指标，中医认为与痰湿最为密切，故痰湿为肥胖型多囊卵巢综合征常见的病因，临床上多用二陈汤、苍附导痰丸、清宫丸等方剂加减治之。

对于非肥胖型多囊卵巢综合征患者，则主要与肝肾的失调有密切关系。女子以肝为先天，肝藏血，肾藏精，精血同源，血海充盈，则卵泡能正常发育；肝主疏泄，肝气条达舒畅，则肝血能按时下注冲脉、胞宫，使卵泡成熟，按期排出，经血正常来潮。正如《格致余论·阳有余阴不足论》说："主闭藏者肾也，司疏泄者肝也。"如肾精亏虚，肾不藏精，天癸难以如期而至，冲任不能相资，或肝气郁结，肝失疏泄，气滞则血瘀，胞宫封藏无度，则可出现排卵推迟，经行不畅甚或闭经，如肝郁日久化火，则伤及肝肾之阴，使阴血愈亏，肝失濡养，形成恶性循环。现代研究发现，非肥胖型多囊卵巢综合征患者有更高水平的促黄体生成素及 LH/FSH，但是其糖脂代谢紊乱程度相对肥胖型 PCOS 轻，这一理化指标变化主要出现于肾虚肝郁、肾虚血瘀型多囊卵巢综合征中。因此，非肥胖型多囊卵巢综合征患者治疗多以补肾疏肝、化瘀通络为法。

（林寒梅）

第五节　复发性流产

复发性流产（recurrent spontaneous abortion，RSA）的定义，在国际上尚不统一，美国生殖医学学会的标准是 2 次或 2 次以上妊娠失败，英国皇家妇产科医师协会定义为与同一性伴侣连续发生 3 次或 3 次以上并于妊娠 24 周前的胎儿丢失。我国通常将 3 次或 3 次以上在妊娠 28 周之前的胎儿丢失称为复发性流产，但大多数专家认为，连续发生 2 次流产应重视并予评估，因其再次出现流产的风险与 3 次者相近。因此，2022 年我国《复发性流产诊治专家共识》建议，与同一配偶连续发生 2 次及以上在妊娠 28 周之前的妊娠丢失定义为 RSA，包括生化妊娠。

中医学中，连续发生 2 次及以上在妊娠 28 周之前的妊娠丢失尚无相对应的病名，建议将 RSA 归属于中医学"滑胎"范畴。"滑胎"又称"数堕胎"、"屡孕屡堕"。本病首见于《诸病源候论·妊娠数堕胎候》，"若血气虚损者，子脏为风冷所居，则血气不足，故不能养胎，所以致胎数堕，候其妊娠，而恒腰痛者，喜堕胎。"滑胎病名则始于清代。《医宗金鉴·妇科心法要诀》曰："无故而胎自堕，至下次受孕也复如是，数数堕胎，则谓之滑胎。"

一、病因病机

本病的主要发病机制是母体冲任损伤，胎元不固，或胎元不健，不能成形，故而屡孕屡堕。滑胎的病因临床常见有母体因素，如肾气虚、脾肾两虚、气血虚弱、血热，以及胎元因素。

（一）母体因素

（1）肾气虚　先天禀赋不足，或房劳多产，或久病、惊恐、孕后不节房事，耗伤肾气，肾虚冲任不固，系胎无力而致滑胎。

（2）脾肾两虚　素体脾肾虚弱或屡孕屡堕损伤肾脾。肾主先天，脾主后天，脾肾虚弱，不能养胎，遂致滑胎。

（3）气血虚弱　母体平素脾胃虚弱，气血不足；或饮食失宜、孕后过度忧思，劳倦损伤脾胃，脾虚胃弱气血化源匮乏；冲任不足，以致不能摄养胎元而发生滑胎。

（4）血热　素体阳盛血热，或孕后感受热邪，或肝郁化火，或阴虚内热。热扰冲任、胞宫，致胎元不固，屡孕屡堕。《景岳全书·妇人规》云："凡胎热者，血易动，血动者，胎不安。"

（5）血瘀　母体胞宫宿有癥疾，瘀滞于内，损伤冲任，使气血失和，胎元失养而不固，屡孕屡堕。

（二）胎元因素

父母一方或双方之精气不足，两精虽能相合，但胎元不健，禀赋薄弱，不能成实，则屡孕屡堕，尤其多见于女性年龄≥35岁者。

二、诊断及鉴别诊断

（一）诊断

（1）病史　与同一配偶连续发生2次及以上在妊娠28周之前的妊娠丢失（包括生化妊娠）即可诊断为RSA。

（2）症状　可无明显症状。或平素有月经后期、月经过少等症状。

（3）检查　应系统检查滑胎的原因，包括检查全身情况，夫妇双方染色体、地中海贫血等遗传因素；血型及血型抗体；男方精液分析；女方黄体功能、垂体和甲状腺功能；子宫等生殖器形态、大小与内膜情况；宫颈功能；免疫功能（封闭性抗体、细胞因子和自身抗体等）；凝血功能及同型半胱氨酸等血栓前状态相关检查；致畸因素（风疹、单纯疱疹、巨细胞病毒、B19微小病毒、弓形体等抗体）等。发生堕胎及小产时，可留取胚胎组织物作染色体检查。

子宫输卵管造影，B超检查，磁共振显像，宫、腹腔镜检查等有助于诊断生殖道畸形、子宫肌瘤、子宫腺肌病、宫腔粘连等情况。

（二）鉴别诊断

本病定义明确，易与其他疾病相鉴别。

三、辨 证 论 治

本病以“预防为主，防治结合”为治疗原则，采用中西医结合方法进行治疗。孕前干预去除病因联合孕后保胎是治疗RSA的关键。孕前应消除可能引起流产的因素，西医应针对病因类型进行相应治疗，如免疫治疗、激素治疗或抗凝治疗等；中医则以补肾健脾、益气养血、调理冲任为主，预培其损。经不调者，当先调经，若因他病而致滑胎者，当先治他病。一旦妊娠应立即予中西医药物治疗并用进行保胎治疗。治疗期限应超过以往殒堕两周，且无胎漏、胎动不安征象时，方可停药观察。中西医结合治疗RSA，可优势互补，缩短疗程，提高疗效。

1. 肾气虚证

［证候］　屡孕屡堕，甚或应期而堕，头晕耳鸣，腰膝酸软，月经后期或稀发，夜尿频多。舌质淡，苔薄白，脉沉细或细滑。

［治法］　温补肾阳，固冲安胎。

［方药］　肾气丸（《金匮要略》）去泽泻，加菟丝子、杜仲、白术。

干地黄　山药　山茱萸　牡丹皮　泽泻　茯苓　附子　桂枝

2. 脾肾两虚证

［证候］　屡孕屡堕，甚或应期而堕，腰膝酸软，头晕，神疲乏力，下腹坠胀，夜尿频多。舌淡胖，边有齿痕，脉沉缓无力。

［治法］　补肾健脾，养血安胎。

［方药］　安奠二天汤（《傅青主女科》）。

人参　熟地黄　白术　山药　山萸肉　炙甘草　杜仲　枸杞　扁豆

3. 气血虚弱证

［证候］　屡孕屡堕，神疲乏力，面色萎黄或苍白，月经量少或色淡质稀，气短懒言，头晕眼花。舌淡，苔薄白，脉细无力。

［治法］　益气养血，固冲安胎。

［方药］　泰山磐石散（方见滑胎）。

［加减］　若再次妊娠，有胎漏下血者，宜去川芎，加阿胶、菟丝子、覆盆子以固摄安胎。

4. 肾虚血瘀证

［证候］　屡孕屡堕，甚或应期而堕，腰膝酸软，头晕耳鸣，小腹疼痛或刺痛拒按，经血色暗有块。舌质紫暗，或有瘀斑瘀点，苔薄白，脉沉细。

［治法］　祛瘀消癥，固冲安胎。

［方药］　寿胎丸（方见胎漏、胎动不安）合四物汤（《太平惠民和剂局方》）。

熟干地黄　当归　白芍　川芎

［加减］　临证方中酌加香附、橘核以行气疏肝。若拟再次妊娠，宜停药观察。

5. 阴虚血热证

［证候］　屡孕屡堕，孕后阴道出血，色深红质稠；腰酸腹痛，面赤唇红，口干咽燥，便结溲黄。舌红苔黄，脉弦滑数。

［治法］　滋阴清热，养血安胎。

［方药］　大补阴丸（《丹溪心法》）。

黄柏（盐酒炒）　知母（盐酒炒）　熟地黄（酒蒸）　龟甲（酥炙）

［加减］　若孕后阴道出血，色鲜红者，加旱莲草、藕节炭、生地黄炭等凉血止血；出血量多者加白及粉收敛止血；阴道出血日久，加用大黄炭、银花炭、椿皮、煅龙骨、煅牡蛎清热化瘀，收敛止血安胎，同时预防宫内感染；气虚明显，阴道出血淋漓不净，加黄芪、太子参、党参益气固摄止血，必要时用野山参益气升提止血。阴虚火旺者，加西洋参、阿胶珠、麦冬、玉竹等滋阴益血，心神不宁、夜寐不安的患者，加夜交藤、黄连、酸枣仁、淡豆豉、焦山栀等宁心安神除烦。

四、其他治疗

（1）饮食疗法　辨证选用杜仲猪腰汤、糯米山药粥、黄芪阿胶粥、淮山枸杞排骨汤、阿胶鸡蛋羹、安胎鲤鱼汤等。

（2）贴敷疗法　根据病情需要选择中药贴敷肾俞穴、气海穴、脾俞穴、膈俞穴、关元穴等。

五、名家学术思想

（一）罗元恺

罗元恺教授认为，防治本病，须于下次未孕之前，加以调摄，俾能增强体质，预防再次流产。并要求从最后一次流产时算起，避孕一年，使子宫能有休养恢复机会，同时用药调理体质，至再次妊娠时，则应绝对禁止房事，兼用安胎之法调养，以保证疗效。防治之法，首重补肾以固本。肾藏精，主生殖，胞络者系于肾，肾气以载胎。本病病因，主要在于肾气不固，封藏失职，因而屡孕屡堕。故防治之法，应以固肾为主，所谓“肾旺自能荫胎也”。然肾气之滋长，又赖后天脾胃水谷之精气以滋养，故须辅之以健脾益气。妇女以血为主，经、孕、产、乳都以血为用。因此，除补肾健脾之外，仍须佐以养血，肾脾气血充沛，体质健壮，则胎元旺盛，便可发育成长。对本病，罗元恺教授创立“滋肾育胎丸”（方由菟丝子、续断、阿胶、熟地黄、鹿角胶、白术、人参、杜仲、杞子、巴戟天、当归头、砂仁、大枣等组成），效果满意。

（二）夏桂成

夏桂成教授认为，该病主要原因有肾虚子宫封藏失固，故屡孕屡堕，也有心肾失济，阴阳失衡，心肝之火扰乱胞宫，胞宫不宁而致屡孕屡堕，还有因肾气虚累及脾气亦虚，脾肾亏虚，后天不能及时补养先天而致屡孕屡堕。其次，精神刺激、工作压力以及家庭境遇等均可能作为导致脏腑功能失调的病因，使得胎失所系，胎堕难留。夏桂成教授注重3、5、7奇数律与养胎的关系，认为在妊娠50天、70天，甚至90天左右发生流产者居多，保胎治疗应关注这些关键时间。夏老对于RSA、滑胎的调治，在重视益肾补气的同时不忘滋阴养血安胎；更加注重宁心安神，调节情志，心肾相济，以稳固胎元；顽固性胎漏，审因论治，常采用寿胎丸、胶艾四物汤、泰山磐石散、胎元饮等方变通，保胎患者无论是否具有脾虚症状，均需适当加入健脾和胃之品，既可旺后天生化之源，以补养先天，又有利于心肾交济，还有助于药食的充分消化吸收。常加用的健脾和胃药物有党参、黄芪、白术、茯苓、砂仁、苏梗、佛手等，根据脾胃虚弱的轻重程度选择其中1～3味加入方中则疗效更佳。

（三）马宝璋

马宝璋教授认为，本病主要病机为肾气亏损，气血失调。故治疗以补肾培元为主，调气养血为辅。各型胎动不安的用药都可以在寿胎丸的基础上加减变化。寿胎丸有补肾固冲安胎之效。若肾阳虚者，酌加补骨脂、狗脊、杜仲、益智仁以温阳补肾，佐人参、白术以益气。若肾阴虚者，酌加山萸肉、熟地黄以填精补血，地骨皮、玄参以清虚热。若气虚者，酌加人参、白术、黄芪、升麻以补气升提，固摄安胎。若血虚者，酌加熟地黄、白芍、炒当归以补血，佐人参、白术以健脾养血。若血热者，酌加黄柏、黄芩、生地黄以清热凉血，佐白芍、熟地黄以养血益阴。若外伤者，因气血两伤，故宜上方酌加人参、白术、黄芪以补气，加熟地黄、白芍、炒当归以补血。每型胎动不安兼有流血者，均可酌加艾叶炭、旱莲草、炒地榆、苎麻根。其中艾叶炭配合阿胶止血甚效，但有热者不用。炒地榆止血效卓，各型均可应用，惟寒甚者宜慎。苎麻根对外伤挟瘀者止血效果好，旱莲草对阴虚血热者止血效果良，使用时俱当细辨。

夏桂成医案

吴某，女，39岁，已婚，公司职员。初诊日期：2012年1月5日。主诉：结婚16年，间断胚胎停育10次，末次胎停清宫术后，未避孕1年未孕。皆为孕35～70天间“胚胎停育”，保胎治疗无效，末次胚停行清宫术后，现未避孕1年未孕。月经史：初潮14岁，周期7/25天，经量中等，经色暗黑，有血块，痛经不著，经间期锦丝带仅3～4天。婚育史：0-0-10-0。末次月经：2011年12月15日。现周期第20天，基础体温未测，腰部时酸，时有大便偏软，经前乳胀，夜寐梦多，难以入睡，白带偏黄，烦躁易怒，脉象弦细，舌红苔腻。甲状腺功能正常。中医诊断：①不孕症，②滑胎；西医诊断：①继发性不孕，②习惯性流产。辨证属肾虚偏阴，心肝郁火，夹有血瘀。经前期予以补肾健脾，宁心安神论治，毓麟珠加减。处方：党参15g，苍白术（各）10g，茯苓10g，广木香9g，砂仁5g（后），赤白芍（各）10g，川续断10g，杜仲15g，鹿角霜10g，紫石英10g（先），五灵脂10g，制香附10g，乌药10g，莲子心5g，青龙齿10g（先），合欢皮10g。9剂。

二诊（2012年2月12日）：末次月经：2012年2月6日，经量中等，无血块及痛经，5天即净，白带量少，略感乳胀，二便尚调，夜寐尚安，情绪易怒，脉象弦细，舌红苔腻。封闭抗体检查均为阴性，未查宫腔镜。经后期予以滋阴益肾，疏肝解郁论治，滋肾生肝饮加减。处方：枸杞子10g，钩藤10g，白芍10g，怀山药10g，山萸肉9g，牡丹皮10g，茯苓10g，川续断10g，寄生10g，制苍白术（各）10g，广郁金10g，合欢皮10g，炙龟甲10g（先），生黄芪15g。8剂。此后继以补天五子种玉丹加减，处方：丹参10g，赤白芍（各）10g，怀山药10g，山萸肉9g，牡丹皮10g，茯苓10g，川续断10g，菟丝子10g，杜仲15g，鹿角霜10g，五灵脂10g，荆芥 6g。7 剂。

三诊（2012 年 2 月 28 日）：末次月经：2012 年 2 月 6 日，5 天已净。刻下：周期第 23 天，见拉丝样带下 3 天，BBT 高温相，烦躁，烘热汗出，腰部酸甚，胃胀嗳气，腹胀矢气，大便时溏，排出不爽，夜寐尚可，脉象细弦，舌红苔腻。经前期予以健脾益肾、行气和胃论治，健固汤合越鞠丸加减。处方：丹参 10g，党参 15g，苍白术（各）10g，茯苓 10g，广木香 9g，砂仁 5g（后），赤白芍（各）10g，川续断 10g，杜仲 15g，鹿角霜 10g，五灵脂 10g，制香附 10g，钩藤 10g，莲子心 5g，合欢皮 10g，佛手片 6g。6 剂。此后经期继以五味调经散加越鞠丸，处方：制苍术 10g，制香附 10g，生山楂 10g，丹参 10g，赤芍 10g，茯苓 10g，川续断 10g，川牛膝 10g，泽兰叶 10g，益母草 15g，五灵脂 10g，肉桂 5g（后），广木香 9g，延胡索 10g。7 剂。

根据该患者月经周期的变动，更换方药进治 9 个周期，于同年 11 月 16 日来诊：停经 45 天（末次月经：2012 年 10 月 2 日），昼间嗜睡，夜寐尚安，大便 2 日一行，胃纳不馨，查血 E_2 607pg/ml，P 23.1ng/ml，β-hCG 156.8mU/ml。诊为早孕。因既往曾于妊娠 50 日左右胚胎停止发育、自然流产，即刻拟养血补肾，和胃安胎。处方：白芍 10g，怀山药 10g，山萸肉 9g，炒川续断 10g，杜仲 10g，寄生 10g，菟丝子 10g，苎麻根 20g，竹茹 6g，佛手 6g，陈皮 6g，砂仁 5g（后）。7 剂内服。后根据患者临床症状，辨证施治，尤注重停经 30、50、70 天时随诊情况，保胎至 12 周，后足月分娩一子。

按 夏老认为，妊娠胎漏、胎动不安患者，在停经 30、50、70 天（包括 90 天）时发生流产堕胎的概率较大，3、5、7 奇数时刻是发病的关口，也是安胎的关键时期，即其所说的“3、5、7 奇数律”理论。我们从近年来收集的住院安胎病例中发现，患者出现阴道出血、腰酸、腹痛等先兆流产症状的时间，大多集中于这些奇数时刻，尤其是滑胎患者，甚至到妊娠 5 个月、7 个月左右也属危险时机。《妇婴至宝》有记载：“凡遇三、五、七月份尤易堕胎，下次复堕，辄亦如期。”《景岳全书·妇人规》在“数堕胎”门中亦提出：“所以屡见小产、堕胎者，多在三个月及五月、七月之间，而下次之堕必如期复然。”因此，我们在临床安胎治疗时，凡在停经逢 3、5、7 奇数时，尤其要关注妊娠患者的阴道出血量、色、质及伴随的腹痛、腰酸、恶心呕吐等症状以及心理情志变化，要注意激素水平的波动，调整安胎方药。一般加强药味、药量，严密观察激素水平的波动，若激素递减时，最好采取措施避开危险期，同时在此刻要进一步强调患者绝对卧床，安心静养，切记避免外界不良因素干扰。

（谈勇，胡荣魁. 2015. 夏桂成国医大师调治复发性流产经验探赜[J]. 江苏中医药，(47) 9：1-4.）

罗元恺医案

廖某，女，29 岁。于 1992 年 4 月 22 日初诊。

患者结婚 6 年，1987～1991 年间早期自然流产 4 次、葡萄胎 1 次。其中葡萄胎发生在 1989 年，避孕 2 年后，再次妊娠流产。末次自然流产 1991 年 4 月。屡次堕胎后，月经常后期而至，周期 37～40 余天，经期 5 天，量中，色红，有血块，经行下腹痛，腰酸。末次月经：3 月 13 日。头晕，纳差，睡眠梦多，口干，疲乏，二便调。面部暗斑，舌暗红，苔白，脉沉细。妇科检查未见异常。配偶精液常规检查各项正常。双方染色体正常。诊断：①滑胎；②月经后期。辨证：脾肾两虚，冲任不固。治法：补脾肾，养气血，调经固本。处方：菟丝子 25g，桑寄生 25g，川续断 15g，怀山药 20g，山萸肉 12g，熟地黄 15g，太子参 20g，炙甘草 9g，鸡血藤 30g，五味子 5g，玉竹 15g，酸枣仁 20g。每日 1 剂。

二诊（5 月 6 日）：4 月 25 日月经来潮，量中，无血块，无腹痛，仍疲乏，有夜尿。舌淡红，苔白，脉细。守前法继续调治。处方：菟丝子 20g，桑寄生 20g，川续断 15g，怀山药 20g，山萸肉 15g，熟地黄 15g，茯苓 15g，何首乌 30g，党参 20g，炙甘草 9g。每日 1 剂。

三诊（6 月 10 日）：末次月经：5 月 29 日，周期较准，无头晕、腰酸等症，纳可，口干，舌淡红，苔白，脉细。守上方，去茯苓、首乌，加肉苁蓉 20g，淫羊藿 10g。

四诊（12 月 9 日）：停经 40 余天，末次月经：10 月 25 日。现头晕，纳差，晨起呕恶，乳房胀，腰酸，舌尖红，苔白，脉细滑。妊娠试验阳性。诊为早孕。嘱卧床休息，禁房事，忌生冷之品及绿豆、薏苡仁。治法：补肾健脾安胎。处方：①菟丝子 25g，桑寄生 20g，川续断 15g，怀山药 25g，熟地黄 15g，茯苓 15g，党参 25g，白术 15g，阿胶 10g（另溶），杜仲 20g，枸杞子 15g。每日 1 剂。②滋肾育胎丸，每次 6g。每日 3 次。嘱服药安胎至怀孕 3 个月。

1993 年 1 月 23 日随访，已停经 12 周，B 超示子宫内妊娠，活胎。

按　此例滑胎 4 次，屡孕屡堕，肾脾大伤，以致冲任不充，月经后期。治疗当以固本调经为先。经两个周期的调理，月经周期恢复正常，数月后再次妊娠，孕后即予补肾健脾安胎治疗，用寿胎丸合四君子汤加味，并予滋肾育胎丸，用药至孕 3 月余，B 超证实胎儿正常发育。《景岳全书·妇人规》指出，妊娠数堕胎的治疗应"预培其损"。其具体应用就是在孕前调经固本，使脾肾健旺，孕后辨证安胎，治疗时间应超过以往滑胎的孕周，使冲任固、胎元健，则无殒堕之虞。

（罗颂平. 2001. 中国百年百名中医临床家丛书—罗元恺[M]. 中国中医药出版社：131-133.）

六、思考与启发

中医药治疗滑胎，如何理解及选用活血药？

历来医家对于妊娠用药均十分谨慎，安胎多以补为主，补肾、健脾、益气养血等，主张慎用活血化瘀药、禁用破血逐瘀药。然而滑胎患者中不乏存在血瘀证，单用常规补益方法，往往疗效欠佳。最早在张仲景的《金匮要略》中就有记载："妇人宿有癥病，经断未及三月，而得漏下不止，胎动在脐上者，为癥痼害也，所以血不止者，其癥不去故也，当下其癥，桂枝茯苓丸主之。"《三因极一病证方论·产科二十一论评》提出"或因顿仆惊恐，出入触冒，及素有癥瘕积聚，坏胎最多"的见解。此外还有《傅青主女科》中的救损安胎汤，《医林改错》中的少腹逐瘀汤等，皆主张活血化瘀以安胎。目前西医对于导致 RSA 的病因中，不乏免疫因素及血栓前状态导致的流产，治疗上推荐使用低分子量肝素及阿司匹林抗凝治疗改善血瘀状态以预防流产。但是西医抗凝药物的用药仍存在很多不足，如明确的用药指征、疗效监测、用药剂量调整、短期及长远效应等，且易引起反复阴道出血、宫腔积血、肝功能损害等问题。因此对于血瘀证的 RSA 患者的治疗，宜采用活血安胎，或以补肾养血活血，或以清热凉血活血，或以行气活血，使得冲任畅达，瘀祛而胎自安。临床常用活血药物：当归养血活血，川芎行气活血，丹参活血祛瘀，赤芍、牡丹皮凉血活血化瘀，三七粉活血化瘀止血。随症加减，严格把握用药剂量，中病即止，则能病去而胎安。正如《素问·六元正纪大论》曰："有故无殒，亦无殒也"、"中病即止"。

附 1　复发性流产的西医病因

RSA 的病因复杂，主要包括染色体或基因异常、解剖因素、免疫异常、血栓前状态、内分泌因素、感染因素及其他因素等。

（1）染色体或基因异常　包括胚胎染色体异常、夫妇染色体异常及基因异常。流产胚胎中的染色体异常比例达 50%～60%，随着年龄的增加（特别是＞35 岁），胚胎染色体异常概率明显升高，胚胎染色体异常是自然流产最常见的原因。

（2）解剖因素　包括先天性子宫畸形、子宫颈功能不全、宫腔粘连、子宫肌瘤、子宫腺肌病等。纵隔子宫和弓形子宫是常见的子宫畸形，RSA 人群的子宫畸形率约为 16%，明显高于正常人群。子宫颈功能不全患者主要临床表现为妊娠中晚期子宫颈管无痛性扩张，胎儿过早娩出，导致晚期流产和早产，是解剖因素导致晚期流产的主要表现形式。

（3）免疫异常　近年来，生殖免疫研究表明，RSA 的病因约半数以上与免疫功能紊乱有关。将免疫性流产分为自身免疫型 RSA 及同种免疫型 RSA 两种。

自身免疫型 RSA 包括：①组织非特异性自身抗体产生，如抗磷脂抗体、抗核抗体、抗 DNA 抗体等。②组织特异性自身抗体产生，如抗精子抗体、抗甲状腺抗体等。同种免疫型 RSA 包括：①固有免疫紊乱，包括自然杀伤细胞数量及活性升高、巨噬细胞功能异常、树突状细胞功能异常、补体系统异常等。②获得性免疫紊乱，包括封闭抗体缺乏、T 淋巴细胞异常、B 淋巴细胞异常、辅助性 T 淋巴细胞 Th1/Th2 细胞因子异常等。

常见的妊娠合并自身免疫性疾病包括抗磷脂综合征、系统性红斑狼疮、干燥综合征、类风湿关节炎、系统性硬化症及未分化结缔组织病等。目前，对同种免疫型 RSA 仍处于研究阶段，因此，常称之为“原因不明复发性流产”（unexplained recurrent spontaneous abortion，URSA）。目前认为，URSA 与母胎界面的免疫失衡有关，涉及子宫蜕膜间质细胞、滋养细胞与自然杀伤细胞、T 细胞、巨噬细胞等免疫细胞之间的相互作用关系，具体机制复杂，是近年来研究的热点。

（4）血栓前状态（pre-thrombotic state，PTS） 临床上的 PTS 包括遗传性和获得性两种类型。①遗传性 PTS 是由于与凝血和纤溶有关的基因突变所造成，如Ⅴ因子和Ⅱ因子（凝血素）基因突变，蛋白 S、蛋白 C 缺乏等。②获得性 PTS 主要包括抗磷脂综合征、获得性高半胱氨酸血症以及其他各种引起血液高凝状态的疾病。

（5）内分泌因素 包括甲状腺功能异常、高催乳素血症、糖尿病、黄体功能不全、PCOS 等。与 RSA 相关的甲状腺功能异常包括甲状腺功能减退症（甲减）、甲状腺功能亢进症（甲亢）及甲状腺自身抗体异常。研究发现，PCOS 与 RSA 患者的妊娠结局并无直接相关性，可能与 PCOS 的合并症（如肥胖、代谢综合征、高胰岛素血症及高雄激素血症等）有关。

（6）感染因素 伴有菌血症或病毒血症的严重感染可以导致流产的发生，但生殖系统局部病毒、细菌及其他病原体感染与 RSA 的关系尚不明确。

（7）其他不良因素 RSA 还与许多其他不良因素相关，例如有害化学物质的过多接触、放射线的过量暴露、不良心理因素、不良的心理刺激、过重的体力劳动及酗酒、吸毒等不良嗜好。

妊娠不同时期的 RSA，其病因有所不同，妊娠 12 周以前的早期流产多由遗传因素、内分泌异常、生殖免疫功能紊乱及血栓前状态等所致；妊娠 12～28 周之间的晚期流产且出现胚胎停止发育者，多见于血栓前状态、感染、妊娠附属物异常、严重的胎儿先天性异常（如巴氏水肿胎、致死性畸形等）；晚期流产但胚胎组织新鲜，多数是由于子宫解剖结构异常所致。

附 2 复发性流产的西医治疗

（1）染色体异常 对于染色体异常的 RSA 夫妻建议进行遗传咨询，可考虑行胚胎植入前遗传学检测，降低 RSA 患者的再次流产风险，抑或接受供卵或供精通过辅助生殖技术解决生育问题。

（2）解剖结构异常

1）子宫颈功能不全：明确诊断者通常在孕 12～14 周行预防性子宫颈环扎术。对于有典型子宫颈功能不全病史且经阴道环扎手术失败者，或广泛宫颈切除术后患者可考虑于孕前或孕 10～14 周行预防性经腹环扎术。对于多次宫腔操作的 RSA 患者，虽无明显子宫颈功能不全，但发生子宫颈功能不全的风险增加，孕期应加强子宫颈功能的动态监测，以便及时处理。

2）先天性子宫发育异常：双角子宫或鞍状子宫的 RSA 患者，可行子宫矫形术。子宫纵隔明显者可采用宫腔镜切除纵隔。

3）其他的子宫病变：对引起临床症状的宫腔粘连、子宫肌瘤，特别是影响生育者均应实施手术矫治。

（3）内分泌异常

1）甲亢：控制病情后受孕，孕期应加强监测，可应用丙硫氧嘧啶。

2）甲减：可给予甲状腺激素治疗，甲状腺功能正常 3 个月后妊娠，孕期严密监测甲状腺功能，2～4 周复查，依据促甲状腺激素（TSH）等指标变化及时调整甲状腺素剂量。亚临床甲状腺功能减退者酌情补充甲状腺素，并可适当补充碘剂。

3）糖尿病：计划妊娠前 3 个月控制血糖在正常范围，孕期改用胰岛素治疗。

4）多囊卵巢综合征：建议通过生活方式调整、药物干预等措施改善卵巢功能及糖脂代谢，目前是否导致 RSA 存在争议。伴有胰岛素抵抗的 RSA 患者孕前建议使用胰岛素增敏剂。

5）高催乳素血症（HPRL）：对于 HPRL 患者推荐溴隐亭治疗，建议催乳素控制在正常范围后可考虑受孕。对于伴有垂体微腺瘤或孕早期高水平催乳素的患者，孕期可以酌情使用溴隐亭。

6）黄体功能不全：排卵后即可进行黄体支持。

（4）感染 孕前根据病原体的类型给予针对性治疗，感染控制后受孕，尽量避免在孕早期使用全身性抗生素。对 URSA 患者，尤其是伴有晚期不良妊娠史如早产、胎膜早破等患者酌情进行宫颈分泌物解脲支原体、人型支原体、沙眼衣原体等相关感染指标的检测。

（5）免疫功能紊乱

1）自身免疫功能紊乱：①RSA 合并系统性红斑狼疮、干燥综合征等风湿免疫病，常规给予低剂量阿司匹林（LDA，≤100mg/d），免疫抑制剂的给药原则和方案遵循《复发性流产合并风湿免疫病免疫抑制剂应用中国专家共识》，低分子量肝素（LMWH）的给药原则和方案遵循《低分子肝素防治自然流产中国专家共识》；②RSA 合并抗磷脂综合征（APS），目前典型 APS 的标准治疗方案参照《产科抗磷脂综合征诊断与处理专家共识》，对于非典型 APS，应根据个体化风险评估结果单独使用 LDA 或联合使用 LMWH。

2）URSA（同种免疫型）的治疗：目前，URSA 的治疗缺少有效统一的方法，现有的治疗方案主要是根据生殖免疫学理论，针对母胎微环境的免疫因素进行的一些尝试。

（6）PTS 所致 RSA 遗传性 PTS 首选 LMWH 治疗，获得性 PTS，应联合使用 LMWH 和 LDA。对于获得性高同型半胱氨酸血症者，通过补充叶酸、维生素 B_{12} 可取得一定疗效。

（章　勤）

第六节　卵巢储备功能减退

卵巢储备功能减退（diminished ovarian reserve，DOR）是指卵巢内卵母细胞的数量减少和（或）质量下降，导致卵巢功能不足，引起生育能力下降，同时伴有抗米勒管激素（anti-Müllerian hormone，AMH）水平降低、窦卵泡数（antral follicle count，AFC）减少、基础促卵泡生成素（FSH）水平升高。DOR 分为与高龄相关的生理性 DOR 和与年龄不相符的病理性 DOR 两类，本章节重点阐述病理性 DOR。

女性卵巢功能减退是一个逐渐进展的过程，DOR、早发性卵巢功能不全（premature ovarian insufficiency，POI）、卵巢早衰（premature ovarian failure，POF）代表了卵巢功能逐渐下降的三个不同阶段。

针对 DOR 中医目前尚无统一的确定病名，根据其病机及临床表现，属“月经过少”“月经后期”“年未老经水断”“闭经”“不孕”等范畴。《傅青主女科》中言：“经云：女子七七而天癸绝。有年未至七七而经水先断者，人以为血枯经闭也，谁知是心肝脾之气郁乎……且经原非血也，乃天一之水，出自肾中……况心肝脾之俱郁，即肾气真足而无亏，尚有茹而难吐之势。矧肾气本虚，又何能盈满而化经水外泄耶！”提出了“经水先断”的病因病机是心、肝、脾之气郁。《石室秘录·子嗣论》云：“女子不能生子，有十病。”十病者为：胞宫冷、脾胃寒、带脉急、肝气郁、痰气盛、相火旺、肾水衰、督脉病、膀胱气化不利、气血虚。故可知本病往往累及多个脏腑，冲任气血不充，脏腑功能失调，最终导致经水断绝不行，胎孕不受。

一、病 因 病 机

DOR 的发生是肾-天癸-冲任-胞宫生殖轴失衡的结果，肾虚是其根本，心、肝、脾功能失调是重要因素。

（1）肾精亏虚 先天肾虚，或房劳多产，或久病、惊恐伤肾，可致肾精亏损，冲任不充，血海不能按时满溢。

（2）肝肾阴虚 素体精血亏虚，或房劳多产，数伤于血，或大病久病，营阴损耗，导致肾精不足，肝血亏虚。肝肾阴虚，精血不足，冲任失养，血海不能按时满溢，导致经水断绝不行。

（3）脾肾阳虚 感受寒邪，或过食寒凉生冷，损伤脾阳，脾阳不振，损及肾阳；或肾阳不足，命火虚衰，不能温煦脾阳，而致脾肾阳虚，冲任虚寒，胞宫失于温养，而致月经后期，甚则经闭不行。

（4）心肾不交 平素积虑伤心，或久病伤阴，导致阴精暗耗，肾水不足，不能上济于心，心火独亢，不能下交于肾，则致心肾不交，冲任失调，月事不节。

二、诊断及鉴别诊断

（一）诊断

（1）病史 多数患者无明显诱因。少数可有家族遗传史；自身免疫性疾病引起的免疫性卵巢炎病史；放化疗、服用免疫抑制剂及生殖器官手术等医源性损伤史；吸烟饮酒、有毒有害物质接触史；或在发病前有精神刺激史。

（2）临床表现 患者可能有以下一种或多种表现。

1）生育力减低：主要表现为不孕、受孕困难、易早期及反复流产、对促性腺激素（Gn）反应性不良、反复胚胎种植失败等。

2）月经紊乱：通常有规律的月经，但也可表现为各种月经紊乱，包括月经稀发或频发、经期延长或缩短、闭经、经量时多时少等。

3）性激素缺乏或波动的相关症状：表现程度不一，与围绝经期症状类似，但一般较轻或不明显。

（3）辅助检查

1）AMH：AMH＜1.1ng/ml。

2）AFC：两侧卵巢 AFC 总和＜5～7 枚。

3）基础 FSH 和 E_2：连续两个月经周期的基础 FSH≥10U/L，基础 E_2＞80pg/ml（293.8pmol/l）者。

4）遗传、免疫相关检测：染色体核型、甲状腺功能、肾上腺抗体检测等。

（二）鉴别诊断

（1）多囊卵巢综合征 可出现月经稀发或闭经、不孕，但以高雄激素血症、高胰岛素血症及代谢综合征为主要特征，血清 FSH 水平在正常范围，常伴有肥胖、多毛、痤疮及黑棘皮症。

（2）希恩综合征 产后大出血和休克持续时间过长导致脑垂体急性梗死和坏死，引起低促性腺激素性闭经，同时有肾上腺皮质、甲状腺功能减退。临床表现为闭经、脱发、阴毛和腋毛脱落、低血压、畏寒、嗜睡、贫血、消瘦等症状。

（3）高催乳素血症 临床表现是月经稀发、闭经及非哺乳期乳汁自溢。催乳素≥25μg/L。B 超可见卵巢内有发育的卵泡，血清 LH、FSH 及 TSH 的水平均正常。

（4）抵抗性卵巢综合征 又称卵巢不敏感综合征，亦属 FSH 升高之高促性腺激素性闭经。镜下卵巢形态饱满，具有多数原基卵泡及初级卵泡。

（5）中枢神经-下丘脑性闭经 包括精神应激、神经性厌食、体重下降、剧烈体育运动、药物等引起的下丘脑分泌促性腺激素释放激素功能失调或抑制而引发闭经。

三、辨 证 论 治

本病以肾精亏虚，天癸竭为发病根本，同时累及心、肝、脾等多脏。肾精亏虚、气血失调致肾-

天癸-冲任-胞宫生殖轴的生理功能难以正常运行，最终发展为月经失调、闭经及不孕。辨证论治可根据不同的月经表现，同时结合全身症状及舌脉辨明证型。

治疗原则以补益精血、养血活血贯穿始终，注意补中有通，通中有养，同时兼顾疏肝、健脾、活血、清心。早期以补益肝肾精血为主，出现围绝经期症状者以滋肾养阴、调和阴阳为主。

1. 肾精亏虚证

［证候］ 月经初潮较迟，月经后期或无定期，量少、色暗，甚至闭经，腰膝酸软，头晕耳鸣，健忘脱发。舌淡红，苔薄白，脉细弦或细弱，或沉弱。

［治法］ 补肾益精。

［方药］ 二仙汤（见绝经前后诸证）合二至丸（见经期延长）。

［加减］ 若见烘热汗出、胸闷叹息、胸胁胀痛、烦躁易怒、心情抑郁、舌暗淡、苔薄黄、脉弦细尺部无力等，属肾虚肝郁证，方选滋水清肝饮。药物组成：熟地黄、当归、白芍、酸枣仁、山茱萸、茯苓、山药、柴胡、栀子、牡丹皮、泽泻。

若见经暗有块、面色晦暗、口唇紫暗、舌紫暗边有瘀斑、脉沉涩等，属肾虚血瘀证，方选肾气丸（《金匮要略》）合失笑散（《太平惠民和剂局方》）。方药组成：地黄、山药、山茱萸、茯苓、牡丹皮、桂枝、泽泻、附子、五灵脂、蒲黄。

2. 肝肾阴虚证

［证候］ 月经后期或稀发，量少渐至闭经，腰膝酸软，头晕耳鸣，目涩，甚则可见两颧潮红，潮热盗汗，手足心热，心烦少寐，阴道干涩。舌红，苔少，脉细数。

［治法］ 滋补肝肾，养血调经。

［方药］ 左归丸（见崩漏）。

3. 肾阳虚证

［证候］ 月经后期或稀发，或月经量少渐至闭经，经色淡红或淡暗，腰膝酸软，头晕耳鸣，性欲减退，畏寒肢冷，小便清长，夜尿多，倦怠乏力。舌淡暗，苔白，脉沉迟。

［治法］ 温肾助阳，养血调经。

［方药］ 右归丸（见崩漏）。

［加减］ 寒客胞中见腰痛如折、小腹冷甚、脉沉迟者，加巴戟天、淫羊藿、仙茅等温肾散寒；伴倦怠乏力、纳差、便溏者，去熟地黄、白芍，加补骨脂、益智仁、芡实以温肾健脾；伴经行腹痛者，加延胡索、乌药、小茴香以温肾行气止痛。

4. 心肾不交证

［证候］ 月经周期延后，量少，闭经，心烦不寐，心悸怔忡，失眠健忘，头晕耳鸣，腰酸膝软，口燥咽干，五心烦热。舌尖红，苔薄白，脉细数或尺部无力。

［治法］ 滋阴养血，交通心肾。

［方药］ 天王补心丹（见绝经前后诸证）。

四、其他疗法

1. 中成药治疗

（1）**麒麟丸**　每次 6g，一日 2～3 次，口服，适用于肾精亏虚证。

（2）**妇科养荣胶囊**　每次 4 粒，一日 3 次，口服，适用于肾虚肝郁证。

（3）**定坤丹**　每次 1 丸，一日 2 次，口服，适用于肾虚血瘀证。

（4）**坤宝丸**　每次 50 丸，一日 2 次，口服，适用于肝肾阴虚证。

（5）**金凤丸**　每次 10 丸，一日 2 次，口服，适用于肾阳虚证。

（6）**天王补心丸**　每次 1 丸，一日三次，口服，适用于心肾不交证。

（7）滋肾育胎丸 每次5g，一日3次，淡盐水或蜂蜜水送服，适用于卵巢储备功能不全脾肾两虚证。

（8）坤泰胶囊 每次4粒，一日3次，口服，适用于心肾不交证。

2. 针灸治疗

（1）体针 主穴均取关元、三阴交、子宫。肝肾阴虚证加太溪、三阴交；肾虚肝郁证加太冲、太溪；肾阳虚证加肾俞、阳关；心肾不交证加神门。

（2）腹针 主穴：引气归原（中脘、下脘、气海、关元，深刺），腹四关（双侧滑肉门、外陵，中刺），气穴（双，中刺），水道（双，中刺），留针30分钟，隔日一次。

（3）耳穴压豆 使用王不留行子，主穴取心、肾、卵巢；肝肾阴虚证加耳穴肝、肾；心肾不交证加神门、交感、皮质下。

五、名家学术思想

（一）夏桂成

国医大师夏桂成认为正常的月经周期是心肾交合下女性体内阴阳消长转化的过程，并提出心（脑）-肾-子宫轴的概念。心（脑）者，君主之官、五脏六腑之大主，主宰调节脏腑经络生理功能。肾者，生殖之本、天癸之源、水火之宅。子宫者，奇恒之腑，主月经调畅和胎儿孕育。女性月经周期、生殖节律的变化受心肾主宰，并与心（脑）-肾-子宫轴的纵横反馈密切相关。夏老认为肾虚偏阴、癸水不足为DOR的发病基础，心肾失济、阴阳失衡为发病主因，最终导致心-肾-子宫轴功能紊乱，阴阳消长转化失常。基于上述病机，夏老认为DOR治疗应以补肾宁心调周为基础，心肾水火合治，同时结合滋阴降火、宁心安神的治法，自创经验方清心滋肾汤和养阴清心汤。

（二）肖承悰

国医大师肖承悰重视肾和冲脉在女性生理病理中的重要地位。肾藏精，主生殖，肾气充盛可以化生天癸；冲为血海，为十二经脉之海，广聚五脏六腑之血。冲脉起于胞中，与肾经合而盛大，谓之太冲，太冲脉盛，二七之时月事以时下，故肖老认为肾与冲脉在女性的月经和生殖功能中处于重要地位。肖老认为DOR其基本病机为肾虚、冲脉失调，临证应以益肾理冲为治疗原则，益肾即益肾填精、平补肾阴肾阳，理冲即补充和调畅冲脉之气血，自创七子益肾理冲汤。全方共奏益肾养肝、调理冲脉之功，以期肾精旺、肾气盛、肝血充，致冲脉血海满溢，月经调畅，孕育有期，体现“阴阳并用、补消结合”之法。

夏桂成医案

患者，女，36岁，2018年6月12日初诊。主诉：月经后期2年，烘热3个月。既往月经基本规律。2016年起出现月经后期，2～3个月一行，间断服用激素药物治疗。近3个月出现烘热汗出，紧张及情绪激动时明显。末次月经为2018年4月24日，4天净，量少，色暗。婚育史：1-0-1-1。刻下：时感烘热汗出，心烦易怒，腰膝酸软，带下量少，纳可，寐欠安，大便燥结，舌质红，苔薄少，脉细弦。2018年4月26日性激素：FSH 18.04mU/ml，LH 4.4mU/ml，E_2 30ng/L，AMH 0.86ng/ml。西医诊断：卵巢储备功能减退，中医诊断：月经后期病（心肾不交）。治方选清心滋肾汤加减：莲子心5g，黄连3g，钩藤15g（后下），青龙齿10g（先煎），山萸肉10g，菟丝子10g，川续断10g，牛膝10g，广郁金10g，茯苓10g，茯神10g，太子参15g，珍珠粉0.5g（另服）。28剂，日1剂，水煎服。

二诊（2018年7月25日）：时感心烦，偶有烘热汗出。入睡困难及大便干结明显改善，末次月经为2018年7月18日，5天净，量少色红。舌红苔薄，脉细弦。按调周法，属经后期，治以滋阴养血，佐以宁心安神。方选归芍地黄汤加减：炒当归10g，赤芍、白芍各10g，山药10g，山萸肉9g，菟丝子10g，钩藤10g（后下），合欢皮 10g，茯苓 10g，茯神 10g，牛膝 10g，太子参 15g。7 剂，日 1 剂，水煎服。

三诊（2018 年 8 月 5 日）：症状明显改善，腰酸时作。舌质偏红，苔薄白，脉细弦。按经前期论治，治疗上补肾助阳，扶助阳长。方用毓麟珠合钩藤汤加减：丹参 10g，赤芍、白芍各 10g，山药 10g，牡丹皮 10g，山萸肉 10g，川续断 10g，菟丝子 10g，紫石英 10g，钩藤 10g（后下），莲子心 3g，合欢皮 10g，茯苓 10g，广木香 9g。7 剂，日 1 剂，水煎服。经期以五味调经散加减：丹参 10g，赤芍 10g，五灵脂 10g（包煎），益母草 15g，艾叶 10g，制香附 10g，泽兰叶 10g，牛膝 10g，茯苓 10g，合欢皮 10g，苍术 10g。5 剂，经期每日 1 剂，水煎服。

按 本病为肾中阴阳失调，心肾失济是其发病关键。夏桂成教授认为心不宁则肾不实，治疗上清心安神以助肾阴癸水滋长，心肾同治，宁心补肾并用。一方面清心安神使心火下降，另一方面滋肾养阴使肾水上承，心肾相交。案中时时顾护心之调治，以钩藤、莲子心、黄连之清心，青龙齿之镇心，广郁金之舒心，珍珠粉之养心，茯神之宁心等，共奏心宁之态，以达肾实之功。

（尚玉洁，周惠芳. 2021. 国医大师夏桂成从心论治卵巢储备功能减退思想探赜[J]. 中华中医药杂志，36（3）：1426-1429.）

肖承悰医案

患者，女，28 岁，已婚。2015 年 4 月 21 日初诊。主诉：月经推迟 2 年余。病史：患者近两年来月经量减少，周期延长。平素月经周期 1～2 个月，行经时间 3～5 天，孕 1 产 0，工具避孕。末次月经：2015 年 2 月 20 日，5 天经净，经量少、色暗红，第 4、5 天月经色淡红，夹有血块，无痛经。末次前月经：1 月初（具体日期不详）。刻症：潮热汗出，心烦易怒，急躁，偶见头晕，夜寐差，纳可，二便可，舌红、苔白少津，脉细数。辅助检查：2015 年 4 月 18 日阴道超声提示：①双侧卵巢体积小，②盆腔积液。西医诊断：卵巢早衰；中医诊断：月经后期（肝肾阴虚型）。方用七子益肾理冲汤加减，处方：女贞子 15g，枸杞子 15g，覆盆子 15g，菟丝子 15g，香附 15g，沙苑子 15g，桑椹 15g，生地黄 15g，熟地黄 15g，巴戟天 15g，骨碎补 15g，葛根 15g，升麻 10g，鸡血藤 20g，郁金 15g，丹参 15g，黄芪 15g。14 剂，每日 1 剂，水煎服。并嘱患者进行性激素水平测定。

二诊（2015 年 5 月 5 日）：服上方 14 剂后月经仍未来潮，4 月 22 日性激素检测：E_2 40.58pmol/L，P 0.29nmol/l，T 0.68nmol/l，LH 44.03U/L，FSH 74.02U/L，PRL 12.49nmol/l。上方基础上加阿胶 10g，紫河车 10g，茯苓 20g。而后患者因为工作原因未再就诊，随访得知其于 2015 年 5 月 18 日月经来潮，并于 5 月 31 日复测性激素：E_2 105.1pmol/l，LH 3.44U/L，FSH 6.41U/L。复查阴道超声示左侧卵巢大小 2.6cm×1.1cm，右侧卵巢大小 3.1cm×1.4cm。随访至 2016 年 1 月，月经按时来潮，无明显不适症状。

按 本案患者正值四七身体盛壮之际，本应任通冲盛、月经正常，但因患者不良作息时间导致肾阴耗伤，肾阴虚则不能滋养肝木，水不涵木导致肝之阴液亏虚，最终形成肝肾阴虚，从而精不化血，冲血不足，血海不能按时满溢，以致月经后期。治疗当以滋阴补肾、养肝清热为主，用七子益肾理冲汤益肾填精、补血养肝、调理冲脉。因患者阴虚为重，故加入生地黄以滋阴清热，葛根鼓舞胃中清阳，升麻引清气上升，二者合用取“阳中求阴”之意。现代研究表明，葛根有雌激素样活性，对雌激素水平具有双向调节作用。郁金疏肝活血，并在二诊月经尚未来潮之时加入阿胶、紫河车等血肉有情之品，以充养血海。本方旨在益肾养肝，调理冲脉，使得精血充足，冲脉得养、得理，以期月事来潮。

（吴丽婷，石玥，刘雁峰，等. 2017. 肖承悰治疗卵巢早衰经验[J]. 中医杂志，58（2）：108-110.）

六、思考与启发

1. 为什么说 DOR 的核心病机是“肾虚”？

《素问·上古天真论》曰：“女子七岁，肾气盛，齿更发长；二七而天癸至，任脉通，太冲脉盛，月事以时下，故有子……七七任脉虚，太冲脉衰少，天癸竭，地道不通，故形坏而无子也。”对肾气、天癸、冲任诸要素在女性生长、发育与月经生理过程中的作用给予准确、生动描述，说明了女子一生的自然盛衰现象，正是肾气自然盛衰的外在表现。中医学认为，肾藏精，主生殖，为天癸之源，冲任之本。只有肾精足、肾气盛，肾中阴阳平衡，天癸才能泌至，冲任二脉才能通盛，经血方能注入胞宫成为月经，胞宫才能摄精成孕育胎。故肾中精气的盛衰变化反映于外，则表现为女性月经状况和生殖功能的改变。肾精匮乏、肾气不足，天癸乏源，冲任不充，直接影响到肾-天癸-冲任-胞宫生殖轴的功能状态，最终表现为月事不节、胎孕不受等 DOR 的典型临床症状，故 DOR 核心病机是“肾虚”。

2. 为什么临床重视 DOR 的尽早干预?

DOR 导致越来越多的年轻妇女过早出现了月经稀发，甚至闭经、不孕和流产，并且大大降低了辅助生殖技术的成功率。本病患者有一个共同的特点，即先有排卵功能障碍，当长时间不能排卵时，如不及时予以干预，卵巢逐渐萎缩而致卵巢早衰，这个过程一般需要 1～6 年，进而出现骨质疏松、心血管疾病等远期并发症。DOR 可认为是卵巢早衰的“未病”阶段，卵巢早衰是“已病”阶段。“早衰”一词早在 2000 年前的《素问》中提及“能知七损八益，则两者可调，不知用此，则早衰之节也。年过四十而阴气自半也，起居衰矣”，说明古人早有预防早衰、治未病的见解。而在《金匮要略》一书中更明确提出“上工治未病，见肝之病，知肝传脾，当先实脾”。因此，本着中医学“不治已病治未病”的预防思想，要积极治疗 DOR，防止其向卵巢早衰转变。

附 1　早发性卵巢功能不全

早发性卵巢功能不全（POI）指女性在 40 岁以前出现的卵巢功能减退，主要表现为月经异常（闭经或月经稀发>4 个月）、FSH 水平升高、雌激素水平波动性下降。发病率为 1%～5%，有增加趋势，报道的发病率可能低于实际发病率。

女性卵巢功能减退是一个逐渐进展的过程，POI 是卵巢功能减退至一定阶段所发生的疾病状态。与之相关的另外两个疾病状态分别是卵巢储备功能减退（DOR）和卵巢早衰。

诊　断

根据症状、体征，结合辅助检查作出诊断。

（1）诊断标准

1）年龄<40 岁。

2）月经稀发或停经至少 4 个月及以上。

3）至少 2 次血清基础 FSH>25U/L（间隔>4 周）。

亚临床期 POI：FSH 值 15～25U/L，属高危人群。

（2）病因诊断　结合病史、家族史、既往史、染色体及其他辅助检查结果进行遗传性、免疫性、医源性、特发性等病因学诊断。

卵巢早衰

卵巢早衰是指女性 40 岁以前出现闭经，FSH>40U/L，雌激素水平降低，并伴有不同程度的围绝经期症状，是 POI 的终末阶段。

卵巢早衰的病因病机、鉴别诊断、辨证论治均可参考卵巢储备功能减退及早发性卵巢功能不全部分。

诊　断

具有以下 3 条则可以诊断：

1）40 岁前月经稀发，经量渐少或闭经。

2）两次以上血清 FSH≥40U/L。

3）E_2≤73.2pmol/L。

附 2　激素补充治疗

激素补充治疗（hormone replacement therapy，HRT）可以缓解低雌激素症状，对于心血管疾病和骨质疏松起到一级预防作用。因此对于无禁忌证的 POI 或卵巢早衰患者，结合临床症状给予 HRT 治疗，需遵循以下原则：

1）在无禁忌证的基础上，尽早开始 HRT，且鼓励持续治疗至平均自然绝经年龄，之后可以参考绝经后 HRT 方案。

2）尽量选用天然或接近天然的雌激素，国内推荐药物及剂量为口服雌二醇 2mg/d、结合雌二醇 0.625mg/d 或经皮雌二醇 50μg/d；对于有子宫的 POI 或卵巢早衰患者使用雌孕激素序贯疗法，推荐复方制剂和天然孕激素，根据中国中西医结合学会妇产科专业委员会《早发性卵巢功能不全中西医结合诊疗指南》：①连续序贯，可采用雌二醇片-雌二醇地屈孕酮（2/10）片（含 14 片 2mg 17β-雌二醇和 14 片 2mg 17β-雌二醇+10mg 地屈孕酮）-按序每日 1 片，用完 1 盒后直接开始下一盒，中间不停药。②周期序贯，可采用戊酸雌二醇-戊酸雌二醇环丙孕酮片复合包装（含 11 片 2mg 戊酸雌二醇和 10 片 2mg 戊酸雌二醇+1mg 醋酸环丙孕酮），按序每日 1 片，用完 1 盒后停药 7 天再开始服用下一盒。③连续联合，可采用替勃龙（2.5mg），每日 1 次。

七、预防与保健

（1）健康的生活方式　规律作息，管理情绪，保持开朗、乐观、积极态度；适当锻炼，避免熬夜、久坐等；避免生殖毒性物质的接触，如吸烟等；健康合理饮食、粗细搭配，适当补充钙剂及维生素 D 等。

（2）控制体质量　女性体重超重或肥胖以及体重过轻与生育力的降低有关。

（3）心理疏导　缓解患者的心理压力，告知 DOR 患者尤其是年轻患者，仍有排卵、自然妊娠的机会。对焦虑、抑郁等精神神经障碍的患者进行心理咨询指导和治疗及社会功能的康复训练。

（4）避孕及性健康指导　对暂时无生育需求的患者需进行避孕及性健康指导、避免人工流产。和谐的性生活有利于患者身心健康，增进夫妻感情，促进家庭和谐。

（韩　璐）

第七节　辅助生殖技术的中医药治疗

中医药治疗近年来已广泛应用于辅助生殖技术（assisted reproductive technology，ART）领域：在 ART 助孕前，根据患者的病症情况、心理状况及基础疾病，从整体上调整气血阴阳之平衡；在 ART 周期中，根据胞宫的藏泄规律与肾阴阳消长的协调转化规律，结合 ART 的周期进度及患者情况，对各个时期不同病症的患者采用恰当的中医药治疗方案，可以提高患者对药物的敏感性，提高获卵率，增加子宫内膜容受性，减轻不良反应，减少并发症，从而提高妊娠率。

自 1978 年世界上第一例试管婴儿诞生以来，以体外受精-胚胎移植（in vitro fertilization-embryo transfer，IVF-ET）为代表的辅助生殖技术已被广泛应用。在中国，辅助生殖技术由协和医院、北京大学第三医院、湖南医科大学最早开展。从 1988 年第一例试管婴儿诞生到现在，我国逐渐开展各项辅助生殖技术及其衍生技术，现已接近国际先进水平。与此同时，一部分学者积极将中医学理论及诊疗技术与现代辅助生殖技术结合起来，总结了一些成功的经验和基本思路，形成了初步的理论体系。

一、病 因 病 机

（一）ART 助孕前

对于接受 ART 的不孕症患者，中医学认为其主要病机为肾虚，多由先天禀赋不足和后天损伤肾中精气所致，虚则冲任失调，不能摄精成孕。此外，肝郁、血瘀、痰湿也是重要的病因病机。

（1）肾虚 卵子是生殖之精，藏于肾，其发育成熟与肾精充盛密切相关。先天肾气不足，或房事不节，久病大病，反复流产损伤肾气；或高龄，肾气渐虚，肾气虚，则冲任虚衰不能摄精成孕；或素体阳虚或寒湿伤肾，肾阳亏虚，命门火衰，阳虚气弱，则生化失期，有碍子宫发育或不能触发氤氲之气，致不能摄精成孕；或素体肾阴亏虚，或房劳多产，久病失血，耗损真阴，天癸乏源，冲任血海空虚；或阴虚生热，热扰冲任血海，均不能摄精成孕。

（2）肝郁 冲任气血和畅是排卵的主要条件。若肝血不足，肝失所养，肝气郁滞；或七情所伤，情志抑郁，暴怒伤肝；或肝郁化火，郁热内蕴；或肝郁克脾，化源不足，冲任血少，均可致冲任失于疏泄，胞宫不能摄精成孕。

（3）血瘀 经期产后余血不净，或摄生不当，邪入胞宫，或寒湿及湿热久恋下焦，气血失和，瘀滞冲任；或房事不节亦可致瘀，胞宫、胞脉阻滞不通导致不孕。

（4）痰湿 素体肥胖，或脾肾不足之体嗜食膏粱厚味，导致湿聚成痰，痰湿内阻，流注下焦，滞于冲任，壅阻胞宫，不能摄精成孕。

（二）ART 周期

在现代辅助生殖过程中控制性卵巢刺激会使卵巢对促性腺激素（gonadotropin，Gn）产生过激反应，短时间内大批卵泡同时发育并成熟，导致天癸（肾精）大量分泌，促发肾气过盛，耗损肾之阴阳，形成肾虚为主的证候。在垂体降调节期，利用垂体降调节药物，减少早发 LH 峰的发生，使卵泡发育同步化募集更多成熟卵泡，由于癸水过度损耗，从而易致肾阴虚；在控制性卵巢刺激阶段，卵泡在短期内迅速发育，卵细胞为精血所化，若精血匮乏，同时肾阳的鼓动不足，冲任气血失于调畅，卵子则难以顺势而成；围取卵期，由于频繁操作检查，又加之担心是否能够取卵成功，能否取到质量好、数量足的卵子，此期患者多处于紧张应激状态，肝气郁滞，气机不利，冲任失畅，反而不利于生卵、育卵；移植后阶段，若肾气不足，黄体不健，则难以育胎；ART 助孕者，常多年不孕，加之母体与胚胎之间的免疫排斥，以及子宫内膜容受性等问题，虽接受成孕，仍易殒堕。

二、诊断及鉴别诊断

（一）诊断

因各种原因导致原发不孕或继发不孕，需进行 IVF-ET 的患者均属于本病范畴。根据原卫生部印发的《关于修订人类辅助生殖技术与人类精子库相关技术规范、技术标准与伦理原则的通知》（卫科教发[2003]176 号），具体涉及以下内容。

（1）IVF-ET 适应证 ①女方各种因素导致的配子运输障碍；②排卵障碍；③子宫内膜异位症；④男方少、弱精子症；⑤不明原因的不育；⑥免疫性不孕。

（2）卵胞浆内单精子显微注射适应证 ①严重的少、弱、畸精子症；②不可逆的梗阻性无精子症；③生精功能障碍（排除遗传缺陷疾病所致）；④免疫性不育；⑤体外受精失败；⑥精子顶体异常；⑦需行植入前胚胎遗传学检查者。

（3）植入前胚胎遗传学诊断适应证 目前主要用于单基因相关遗传病、染色体病、性连锁遗传病及可能生育异常患儿的高风险人群等。

（二）鉴别诊断

对患者夫妇实施ART助孕的具体病因进行鉴别诊断。

（1）输卵管性不孕 常有输卵管炎、输卵管发育畸形、子宫内膜异位症、药物流产或盆腹腔手术史等，可通过腹腔镜检查、子宫输卵管造影、子宫输卵管超声造影、经阴道注水腹腔镜检查等多种技术手段进行诊断。

（2）多囊卵巢综合征 以月经紊乱、多毛、肥胖、双侧卵巢体积持续增大，以及雄激素过高、持续无排卵为临床特征。

（3）排卵障碍性异常子宫出血 月经周期、经期、经量紊乱，通过BBT、B超卵泡监测以及女性激素水平测量以协助诊断。

（4）子宫内膜异位症 盆腔包块，并伴有痛经。可通过B超、CA125等辅助检查帮助诊断。腹腔镜是诊断的金标准。

（5）子宫黏膜下肌瘤 月经紊乱，或经血量多。可通过妇科检查、B超、CT、MRI、宫腔镜等进行诊断。

（6）子宫内膜菲薄 其病因病理机制尚不完全清楚，其形成原因包含卵巢功能因素与物理因素两个方面，通常分为三种类型：①卵巢低反应型；②内膜损伤型；③不明原因型。经阴道超声检查是评价子宫内膜厚度的首选检查方式，宫腔镜检查+定向活检是评估子宫内膜病变性质的金标准。

三、辨证论治

（一）ART助孕前的整体治疗

需要进行ART助孕者，大多属不孕症，其助孕前的辨证论治可参考不孕症一节。

（二）ART周期中的分期论治

1. 垂体降调节期

［特征］ 募集更多成熟卵泡，进而损耗肝肾精血，此期患者常可见烘热汗出、失眠、心烦、性欲减退、五心烦热，或腰膝酸软、眩晕、耳鸣。舌红，少苔，脉沉细。

［治法］ 补肾养精，调和阴阳。

［方药］ 六味地黄丸（《小儿药证直诀》）。

熟地黄　干山药　山茱萸　茯苓　牡丹皮　泽泻

［加减］ 若头痛、眩晕较甚者，酌加天麻、钩藤、珍珠母平肝息风；若头晕目眩、耳鸣严重，酌加黄精、肉苁蓉滋肾填精益髓。

2. 控制性卵巢刺激阶段

［特征］ 卵泡在短期内迅速发育，肾精足，卵泡质量可期，阳气充盛，冲任气血调畅，已成之卵方可有排出之势。因而此期当注重滋肾活血。

［治法］ 滋肾活血，调节冲任。

［方药］ 经后期方（《夏桂成实用中医妇科学》）加减。

熟地黄　山药　山茱萸　茯苓　牡丹皮　泽泻　当归　黄芪　紫河车　阿胶　墨旱莲　女贞子　白芍　陈皮　甘草

［加减］ 若患者便溏，酌加补骨脂、莲子肉、山药温肾助阳、健脾止泻；若神疲乏力，酌加人参、黄精补脾益气；若腰膝酸软，酌加菟丝子、续断、杜仲、桑寄生补益肝肾；若食欲不振，酌加鸡内金健胃消食，又可软坚通络。

3. 围取卵阶段

［特征］ 此期患者易处于紧张应激状态，肝郁气滞可致胞宫气血瘀阻，使子宫微循环不良而影响胚胎植入。因而治疗当注重疏肝、益肾、活血。

［治法］ 疏肝安神，益肾活血。

［方药］ 经后期方（同上）加郁金、合欢皮、百合或莲子心。

［加减］ 若卵巢受到过度刺激，引起腹水，甚或胸腔积液，出现腹胀、胸闷、胸痛等不适，酌加白术、茯苓、陈皮、大腹皮、桑白皮、葶苈子、丹参、牡丹皮等健脾利水、理气活血，具体应辨证施治用药。

4. 移植后阶段

［特征］ 此期若黄体功能不足或将影响胚胎的着床和发育，脾肾之阳充盛，冲任方可牢固。故此期治疗当注重强健黄体，固摄胎元。

［治法］ 强健黄体，益肾安胎。

［方药］ 经前期方（《夏桂成实用中医妇科学》）加减。

菟丝子　山茱萸　续断　山药　桑寄生　甘草　阿胶　补骨脂　黄芪　白术　黄芩　女贞子　墨旱莲　当归　白芍　茯苓

［加减］ 若痰湿较甚者，酌加胆南星清热化痰；若乳胀甚者，酌加郁金、瓜蒌、青皮行气解郁；若小腹坠痛，酌加升麻升举阳气；若心烦不安，酌加莲子心清心安神。

5. 确定妊娠阶段

［特征］ 接受 ART 助孕者，由于自身因素，加之 ART 技术存在子宫内膜容受性差、与内膜发育不同步，以及存在免疫排斥等因素，治疗当注重补肾养血安胎，以助 ART 成功。

［治法］ 补肾安胎。

［方药］ 寿胎丸（见经间期出血）。

［加减］ 若小腹下坠明显，酌加黄芪、升麻益气升提安胎；若大便秘结，加肉苁蓉、熟地黄、桑椹滋肾增液润肠。临证时结合肾之阴阳的偏虚，选加温肾（如补骨脂、狗脊）或滋阴（如女贞子、旱莲草）安胎之品。

四、其他疗法

（1）中成药治疗

1）乌鳖返春口服液：每次 2 支，每日 3 次，适用于阴虚证。

2）复方阿胶浆：每次 1 支，每日 3 次，适用于阴虚证。

3）坤泰胶囊：每次 2g，每日 3 次，适用于心肾不交证。

4）麒麟丸：每次 6g，每日 3 次，适用于肾阳虚证。

5）定坤丹：每次 10g，每日 2 次，适用于气血不足证。

（2）体针　针刺促排卵：取穴：关元、子宫、归来、足三里、三阴交、印堂、中极、气海、血海。操作：从促排卵日开始至移植日止，每日 1 次，每 10 分钟捻针一次，留针 30 分钟。加减：肾阳虚证加命门，肾阴虚证加太溪、照海，肝郁加太冲、行间，失眠者加四神穴（四神聪、神门、神庭、本神）。耳针取内分泌、肝、肾、脾、内生殖器、神门。适用范围：适用于卵巢反应低下或既往控制性卵巢刺激中卵泡不多的患者。

（3）耳针　常规取穴肾、肾上腺、内分泌、卵巢、神门。每次选 4～5 个穴位，每周 2～3 次。

（4）艾灸　常规取神阙穴，将艾灸盒置于神阙穴处，点燃艾条，点燃部位朝下，放入木盒孔中，以患者感温热为宜，30～60 分钟。

（5）灌肠　输卵管炎性不孕症 IVF-ET 术前调理时，可配合中药保留灌肠（红藤 30g，败酱草

20g，白花蛇舌草 20g，当归 10g，赤芍 10g，乳香 10g，川楝子 10g）。

（6）心理疏导　行 IVF-ET 者不孕年限一般较长，承受各方面的心理压力日久，致使情绪低落，郁郁寡欢，需重视情志的调节与心理的疏导，与其细心沟通。

五、名家学术思想

（一）朱南孙

国医大师朱南孙认为治疗固有疾病，使患者生殖功能调节到相对理想的状态，对 IVF-ET 的预后至关重要。朱老按照"审因辨证、治病求本"的原则，对实证理当先祛邪，邪去则经调，气血亦安和，待阴平阳秘即调补助孕，胎孕乃成；对虚证则先调补气血，以静待动而济其源，源充冲任自通盛。故建议中药调理 3～6 个月再接受 IVF-ET。行 IVF-ET 取卵前，中医调护以"补益肝肾，调冲促孕"为基本原则。朱老十分重视掌握用药时机，注重经络的疏通。经前期治宜活血调经，佐以疏肝理气，以达胞宫排血通畅之目的。常以四物汤加泽兰、益母草，活血不伤正，养血不留瘀，以推动胞宫气血，同时加疏肝理气之川楝子、香附以求气行则血行。经后期中医认为是精血的恢复和滋长期，治拟温养冲任、益髓填精。

（二）连方

全国名中医连方教授，在师承夏桂成教授"调理月经周期法"的基础上进行创新与拓展，形成了"八期理论"，其证治思路以顺应月经周期规律、补养肾精为主。月经期：根据此时重阳转阴的特点，治疗应活血调经，祛瘀生新。经后初期（卵泡早期）：此时阴长阳消，阴长为主，治疗以滋阴养血，以阴扶阴。经后中期（卵泡中期）：此时阴渐长而阳渐消，阴长依赖阳来生化，治疗当以滋阴养血的同时佐以扶阳。经后末期（卵泡晚期）：此时阴长的高峰阶段，治疗应当注意阴阳并重，以滋阴助阳。排卵期：此时重阴转阳，阴盛阳动，治疗应重在卵泡促排，活血化瘀。经前早期（黄体早期）：此时阳长阴消，阳长为主，治疗应激发阳气，补肾助阳为主。经前中期（黄体中期）：此时阳渐长而阴渐消，治疗以补肾助阳，佐以滋阴。经前晚期（黄体晚期）：此时阳长高峰而至极，治疗应补肾助阳，调肝理气。以此八期理论为基础，治病安胎并重。

（三）尤昭玲

全国名中医尤昭玲教授诊治不孕不育患者时形成了中医辅治的"六期七步曲"，其中六期为 IVF-ET 术前期、降调期、取卵前期、取卵后期、移植后期、妊娠期，七步指除降调期有两步外，其余均为一期一步，共七步。IVF-ET 术前期，中医辅助治疗目的是疏肝解郁，理气安神，从肝、心论治。降调期先补肾养精，调和阴阳，从肾肺论治，兼顾心肝，求阳益阴，使血海充填，从而滋养胞脉。降调期后期补肾益精，健脾理气，从而减轻控制性卵巢刺激所致的腹胀、恶心等不适，此期阴长为主，兼顾护阳，从肾论治，健脾益气。取卵前期通过益肾助卵，温阳通络，把握阳稍过而阴亦足的原则，从肾论治为主。取卵后期通过滋肾养胞，助膜长养，使子宫内膜尽可能与种植胚胎发育同步，以提高胚胎种植率。移植后期通过健脾益肾，助胎长养，重点在于支持黄体，促进胚胎的发育，最大限度地减少控制性卵巢刺激本身所致的黄体功能异常，此期从脾肾论治，兼顾平泻心火。妊娠期通过健脾补肾，抑制子宫收缩，安养胎元，此期从脾论治，不忘固肾、泻心火而防止动胎。

朱南孙医案

杨某，40 岁，已婚。初诊：2010 年 7 月 7 日。患者结婚 10 年未避孕而未孕，求嗣。末次月经：2010 年 6 月 14 日。平素月经周期 30 天，经期 7 天，经量多，无痛经，生育史：0-0-1-0。2008 年子宫输卵管造影显示双侧输卵管通而不畅，2009 年 6 月于外院行腹腔镜下子宫肌瘤剥离术+宫腔镜通液术，术后通畅。于今年 4 月行 IVF-ET，后转经，经量过多，以止血针治疗 10 天血方止。刻下症：胃纳可，眠安，便调，脉细弦迟，舌暗尖红、苔薄腻少津。辨证属阴血亏损，肝肾不足。治拟养血调经。处方：当归 20g，黄芪 20g，熟地黄 15g，川芎 6g，党丹参（各）20g，枸杞子 12g，菟丝子 12g，川续断 12g，川牛膝 12g，常法煎服。

二诊（2010 年 7 月 21 日）：小腹胀痛，胃纳尚可，二便调，脉弦细，舌暗、苔薄黄腻。辨证仍属阴血不足，冲任气滞。治拟养血疏冲。处方：当归 20g，黄芪 20g，党丹参（各）20g，川芎 6g，白芍 12g，制香附 12g，川楝子 12g，白术 9g，淮小麦 30g，炙甘草 6g，茯苓神（各）12g，大枣 7 枚。常法煎服。

三诊（2010 年 11 月 24 日）：末次月经：10 月 26 日，预备下月行 IVF，周期将近，脘腹胀满，纳差，脉沉细，舌淡暗、苔薄腻。治拟健脾和胃，补肾益气养血。处方：党参 20g，白术 9g，陈皮 6g，砂仁 3g，怀山药 12g，补骨脂 12g，菟丝子 12g，山萸肉 12g，枸杞子 12g，制首乌 15g，当归 15g，黄芪 15g。常法煎服。

四诊（2011 年 1 月 5 日）：已成功妊娠，胃纳可，略有反呃，大便调，脉细数，舌淡暗，苔薄腻，脾胃素虚，孕后营血下聚养胎。故治拟健脾和胃，养血安胎。处方：陈皮 6g，白术 9g，白芍 12g，茯神 9g，怀山药 12g，山萸肉 9g，桑寄生 12g，菟丝子 12g，川续断 12g，太子参 12g，谷麦芽（各）9g。常法煎服。

按 患者年近六七，肝肾渐衰，精血衰少，冲任胞宫不能满溢，久病入络，已成肝肾阴虚、阴血亏虚、冲任不足之证，加之大出血 1 次，精血更亏，更要以养血调经、调补冲任为要。以四物汤、党参、丹参、川牛膝养血活血；枸杞子、菟丝子、川续断补肝益肾。因患者脾胃素虚，二诊时加香附、川楝子、白芍疏肝健脾；白术、茯苓、甘草健脾益气；淮小麦顾护脾胃；茯神、大枣安神。治疗总以健脾养血、补益肝肾、疏利冲任为主，孕后则继续健脾养血、疏肝和胃、固肾安胎，以求最终顺利生产。

（董莉，康美杰，陶金红，等. 2012. 朱南孙中医药干预 IVF-ET 的诊疗思路[J]. 江苏中医药，44（4）：7-9.）

连方医案

李某，女，31 岁，因“取卵术后 4 天，腹胀 3 天”于 2015 年 3 月 23 日以卵巢过度刺激综合征（OHSS）收住院。既往月经周期后延，4～6 天/40 天至半年，量少，色暗，无痛经。因多囊卵巢综合征行 IVF-ET 予长方案促排卵。3 月 19 日取卵 25 枚，近 3 天腹胀逐渐加重，畏寒肢冷，纳食差，大便溏薄，小便少，舌淡，苔薄白，脉弱。腹部略膨隆，轻压痛，无反跳痛。本周期取消移植，第 3 天已行全胚冷冻。3 月 23 日 B 超示左卵巢 11.8cm×7.5cm，右卵巢 10.5cm×8.8cm，前后穹隆探及大量液性暗区。中医诊断：腹胀（脾肾阳虚）；西医诊断：OHSS。完善检查，动态查血常规、凝血、肝功能等，监测血压、体质量、腹围，记 24 小时出入量，高蛋白低盐饮食。给予羟乙基淀粉扩容，真武汤合白术散加减健脾利水，温阳祛湿。药用：党参 15g，茯苓 12g，制附子 3g（先煎），生姜 6g，橘皮 9g，白术 12g，大腹皮 6g，山药 15g，薏苡仁 12g，白芍 9g，甘草 6g。水煎服，每天 1 剂。1 周后患者症状好转，腹胀渐轻，于 3 月 30 日痊愈出院。

按 《伤寒论》所载真武汤共两处，一是《伤寒论》第 82 条：“太阳病发汗，汗出不解，其人仍发热，心下悸，头眩，身瞤动，振振欲擗地者，真武汤主之。”二是《伤寒论》第 316 条：“少阴病，二三日不已，至四五日，腹痛，小便不利，四肢沉重疼痛，自下利者，此为有水气。其人或咳，或小便不利，或下利，或呕者，真武汤主之。”真武，北方水神，属肾，用以治水。本方为治疗脾肾阳虚、水气内停的主要方剂。遵方从法出、法随证立的遣方用药原则，连师在辅助生殖技术中将本方应用于 OHSS 的治疗。OHSS 为超促排卵所致的医源性并发症，其病理生理机制为血管通透性增加，体液渗漏至第三腔隙，形成胸腔积液、腹水，严重者全身水肿，血容量减少，血液浓缩，低血容量性休克，肝肾衰竭，形成血栓，危及生命。连师认为促排卵使多个卵泡同时发育，耗损肾阳，致水液气化失常；命火失煦，不能上温脾阳，脾阳虚衰，运化失职，津液转输散布障碍，聚为湿浊，湿聚中焦，发为腹水，可见脘腹痞闷、恶心呕吐、腹胀、便溏、苔腻等症，与 OHSS 临床所见契合。《景岳全书·肿胀》载：“盖水为至阴，故其本在肾；水化于气，故其标在肺；水惟畏土，故其制在脾。今肺虚则气不化精而化水，脾虚则土不制水而反克，肾虚则水无所主而妄行。”真武汤中制附子辛热以温肾阳，“阴得阳助则化”，使肾阳得复，则气化得行；白术甘温健脾，燥湿利水；茯苓甘淡，渗湿利水，健脾和胃，可助生姜、白术之健脾强运；白芍养血柔肝，缓中止痛，《神农本草经》载其“能利小便”，兼以阴柔制白术、附子之燥，且合生姜和营卫；生姜走而不守，辛而微温，宣肺温胃，助附子行散溢于肌表之湿。

（张建伟. 2017. 连方在辅助生殖技术中应用经方的经验总结[J]. 湖南中医杂志，33（2）：35-37.）

六、思考与启发

1. 补肾调周法应用于辅助生殖技术中的理论基础是什么？

《素问·上古天真论》云："女子七岁，肾气盛，齿更发长，二七天癸至，任脉通，太冲脉盛，月事以时下，故有子。"肾为先天之本，主生殖，主藏精，女子生殖生理的全过程主要是以"肾"为中心。只有当肾气旺盛，气血充沛，任通冲盛，月事如期，两精相搏，方能成孕。中药补肾调周法正是在中医学关于"肾藏精"、"肾主生殖"和女子血海盈亏有期、且生殖有赖于肾气-天癸-冲任-胞宫之间的平衡这一理论基础上，结合西医学的性腺轴中卵泡发育的不同阶段，以补肾为根本，给予周期性用药的一种方法。大量中西医结合研究也证明，补肾中药具有类似内分泌激素样作用，而不是代替激素的作用，补肾治疗对女性性腺轴功能具有双向调节作用，能够促使下丘脑-垂体-卵巢轴的调节功能得以改善。同时，补肾中药能够使机体阴阳平衡而改善机体的免疫功能，对细胞免疫和体液免疫均有一定的抑制作用，不仅能减少已生成的抗体，而且能抑制抗体生成，为卵巢功能的改善进一步创造条件。

"调周"是"种子"的重要手段，《妇科要旨·种子》曰："种子之法，即在于调经之中。"月经周期的循环受阴阳消长规律支配，每一次循环，不是简单地重复，而是发展和提高。助孕前中医整体治疗调整女性周期节律可以调节女性自身阴阳水平，顺利完成阴阳转化，改善心-肾-胞宫生殖轴的整体功能，对于助孕时卵子质量、子宫内膜容受性以及胚胎在母体内生长均有帮助。夏桂成教授将女性生殖周期由四期分为七期。行经期月经来潮关键在于重阳必阴的转化，通过转化纠正重阳的生理极限，基础体温从高温相迅速下降，气血活动表现为排出月经。行经期以"通调"为要，排出陈旧的经血，通过排泄经血，达到新的相对性平衡。经后初期阴血不足，血海空虚，癸水之阴处于低水平，阴长运动相对静止。治疗以滋阴养血，补虚固本，养血以养阴，养阴而养卵。经后中期处于经后初期与经后末期之间，阴长运动进展达到中等程度，最主要的目的是滋养卵子，促进卵子发育，涵养血海，促进血海充盈，即子宫内膜增长，促进水湿津液的增加，润泽生殖道，升降运动较经后中期明显快速，静中有动，动静结合，予以滋阴助阳，阴阳并重。经间期重阴必阳，通过氤氲状的气血活动排出卵子。经前前半期阳长阴消，温煦子宫，为受孕或排泄月经作准备，故应补肾助阳，包括阴中求阳，血中补阳，气中扶阳。经前后半期重阳延续，升降运动趋缓，以冲任气血偏盛，心肝气火偏旺为特点。治疗上需标本兼治，在助阳的前提下兼用理气，理气一是为行经期作准备，在于调畅血行，使月经来潮顺畅；二是缓解经前期心肝气郁的症状。而助阳可以保证重阳，以帮助顺利转化，排出经血。

2. 中医药对卵巢过度刺激综合征的调节作用为何？

中医学认为"肾主水液，总司气化"，肾的气化功能贯穿于人体水液代谢的始终。"肾主生殖"，肾藏精，为先天之本，与生殖密切相关。卵泡为肾精所主，超促排卵过程中，大量卵泡短时间内迅速发育消耗肾精，损伤肾之精气，进而形成脾肾两虚，命门不足，脾失健运，水湿停聚于中下焦，发为腹水；气机升降失常，则恶心；瘀血水饮阻滞影响脾之运化则纳差腹胀；脾络不通、气滞于腹中、不通则痛则有腹痛；水湿、痰瘀、瘀血阻滞于卵巢，则有卵巢体积增大；膀胱气化功能失常，则有小便不利等。

附 1　卵巢低反应

随着时代的发展、工作压力的加大，现代女性的生育年龄正在逐渐增大。而女性生育能力随年龄增大逐年下降，35 岁以后尤为明显。女性生育能力下降表现为卵泡的耗竭及质量的下降，卵巢对促性腺激素的反应低下，自然周期妊娠率和接受 IVF-ET 治疗妊娠率下降。

卵巢低反应是卵巢对 Gn 刺激应答程度低甚至完全无应答的病理状态，主要表现为 Gn 用量多、hCG 注射日血 E_2 水平低、发育的卵泡数少、周期取消率高及妊娠率低等。对于卵巢低反应（poor ovarian response，POR）

的诊断以往多参考博洛尼亚标准，只要满足以下 3 个特征中的 2 个即可诊断为 POR：①女性年龄≥40 岁或者有其他 POR 的风险因素（特纳综合征、卵巢手术史、癌症治疗史等）；②前次 IVF 周期卵巢反应低下，即接受常规促排卵方案后，获卵数≤ 3 枚；③卵巢储备功能检测异常，即 AFC＜5～7 枚或 AMH＜0.5～1.1ng/ml。2016 年在博洛尼亚标准基础上进一步提出了一种新的以患者治疗预后为导向、基于个体化卵母细胞数量的 POR 管理策略，即波塞冬（POSEIDON）分组，以 35 岁为分界，参照前次促排卵周期患者的卵巢反应，将 POR 分为卵巢对外源性 Gn 反应异常导致的预期外 POR（1、2 组）与卵巢储备功能下降（diminished ovarian reserve，DOR）导致的 POR（3、4 组），其中 4 组约占 55%，3 组可占 10%。

中医学认为，肾主生殖，为先天之本，得后天水谷之养，化生殖之精于肾中。肾中精气之盛衰，天癸充盛或乏源，先天后天精气充斥，均影响卵巢的藏泄，子嗣的有无。肝藏血，主疏泄，又司血海，故肝气冲任的疏泄平和也是影响卵巢反应的又一个重要原因。此外，若肾中阴阳平衡打乱，会涉及心、肝、脾三脏，如此失和又会造成临床上多种复杂的病理状态。

附 2　子宫内膜容受性低

子宫内膜容受性（endometrial receptivity，ER）是指子宫内膜对胚胎的接受能力，即子宫内膜处于一种允许囊胚定位、黏附、穿透并植入而导致胚胎顺利着床的综合状态，这段时间称为“着床期”，一般在排卵后的 6～10 天，即正常月经周期的第 20～24 天。有数据表明约 2/3 的 IVF-ET 着床失败是由于子宫内膜容受性不足所致，因此如何客观、准确地评价 ER 直接影响治疗决策和最终的治疗结局。

评价 ER 的最佳方法是子宫内膜活检。通过刮取少量的子宫内膜组织进行形态学观察，如有分泌期改变说明有排卵，若是增生期改变说明无排卵，这是评价 ER 最准确的方法。但内膜活检作为一种有创性的检查手段在 IVF-ET 周期显然是不合适的。近年来有关 ER 的标志物研究主要包括形态学标志（胞饮突）、超声学标志（子宫内膜厚度、类型、容积、子宫动脉血流、子宫内膜及内膜下血流等）、分子水平标志物（雌孕激素及其受体、白血病抑制因子、细胞黏附分子等）和基因学标志。尽管已经发现了很多有关 ER 的潜在标志物，但至今还没有一种标志物能成功地运用于临床。目前临床评价 ER 较为广泛的方法是经阴道超声观察子宫内膜厚度及类型，测量子宫动脉及内膜血流，结合血清性激素进行综合判断。还有学者建议在着床窗口期行宫腔镜检查，对子宫内膜血管和腺体进行检查和评估，可了解 ER 情况，但因其具有一定创伤性，费用相对较高，在临床还难以推广。

现代医家根据“肾藏精，主生殖”、“胞脉者，系于肾”、“精满则子宫易于摄精，血足则子宫易于容物”等理论，认为胞宫的功能直接与肾有着密切的关系，肾与胞宫相系，故肾的失常，引起胞宫内容物失常，导致 ER 受损。故现代医家多从“肾”论治，治疗时亦以补肾为主。此外，还包括活血、疏肝、健脾等法。在辅助生殖技术中，主要从中医药改善子宫内膜形态、提高子宫内膜血液循环、影响雌孕激素及其受体水平以及调控 ER 相关调控因子等方面入手，从临床和动物实验的角度，证实了中医药改善 ER 的有效性和安全性。对于 ER 降低的患者，目前并无统一的辨证分型标准。临床治疗时需运用四诊全面收集相关信息，根据患者的月经情况、全身症状、结合舌脉及实验室检查指标综合分析，采用辨病与辨证相结合的方法，制订相应的治疗方案。临床上可以采取中药辨证论治、中药调周疗法、针灸及其他疗法进行治疗。中药方剂多采用经方、经验方或自拟方加减治疗。

（孙振高）

第八节　外阴色素减退性疾病

外阴色素减退性疾病是一组以瘙痒为主要症状、外阴皮肤色素减退为主要体征的外阴皮肤疾病，最常见的症状是顽固性瘙痒，一般以夜间为著，严重者可影响日常生活和睡眠。其他伴随症状包括外阴疼痛、排尿困难、尿痛、性功能障碍、性交及排便疼痛等。

西医学根据不同临床表现，对外阴色素减退性疾病进行了不同的命名，如外阴白斑、外阴干枯症、增生性或萎缩性外阴炎、外阴营养不良等。参照2011年国际外阴阴道疾病研究协会(International Society for the Study of Vulvovaginal Disease，ISSVD)的外阴阴道皮肤疾病分类，外阴色素减退性疾病临床表现分类属于白色病变，但病理组织学分类包括棘层细胞增生型、苔藓样型、均质化或硬化型等，为外阴部位的非肿瘤性皮肤病变之一。

中医学对本病有较多相关记载，《内经》中有关于阴痒的最早记载，但并未明确提出阴痒之名。东汉《神农本草经》中首次提到“阴蚀”。晋朝葛洪《肘后备急方》中提出“阴痒”和“阴痛”，首次提出“阴痒”病名，并对其加以论治，提出治疗“阴痒汁出”、“阴痒生疮”的方药。隋代巢元方《诸病源候论》中详细论述了阴痒的病因病机是“内为脏气虚，外为风邪虫蚀所为”，《诸病源候论·妇人杂病诸候》曰：“妇人阴痒，是虫蚀所为。三虫九虫，在肠胃之间，因脏虚虫动作，食于阴，其虫作势，微则痒，重者乃痛。”又曰：“肾荣于阴器，肾气虚……为风邪所乘，邪客腠理，而正气不泄，邪正相干，在于皮肤故痒”，“虫食所为……微则痒，重者则痛”。痒与痛有其内在联系，痛的病位较深，痒的病位较浅，“邪气微，不能冲击为痛，故但瘙痒”，提示痒与痛形成的机制相似，均为邪与气血相搏，气血运行不畅所致，只是邪与气血搏结的程度及病位深浅不同而已。明朝《秘传内府经验女科》中提出了“阴门痒”的说法。《先哲医话》中又叫作“阴疫”。明代张景岳《景岳全书》曰：“内宜清肝火，以龙胆泻肝汤，及加味逍遥散主之；外宜桃仁研膏，和雄黄末，或鸡肝纳阴中，以制其虫。”明代张三锡在《医学准绳六要·治法汇》中主张“阴中痒，亦是肝家湿热，泻肝汤妙”，同时又指出“瘦人燥痒属阴虚”，为后人从阴虚血燥生风治疗阴痒提供了依据。

一、病 因 病 机

本病病变部位在外阴，以前阴为主。从经络循行来说，本病主要涉及肝、肾、脾、胃经，以及冲、任、督、带脉。《素问·至真要大论》云：“诸风掉眩，皆属于肝……诸湿肿满，皆属于脾……诸痛疮痒，皆属于心。”说明本病还与心有关。本病的病因分为内因和外因。《灵枢·刺节真邪》曰：“虚邪之中人，搏于皮肤之间，气往来行则为痒。”说明本病发生的内因为内虚。《素问·生气通天论》曰：“风者，百病之始也。”《素问·阴阳应象大论》曰：“热胜则肿，燥胜则干”。《素问玄机原病式》曰：“诸涩枯涸，干劲皴揭，皆属于燥。”《素问·至真要大论》曰：“太阴之盛……湿气内郁，寒迫下焦。”《景岳全书·妇人规》曰：“妇人阴痒，必有阴虫……或为脓水淋沥，多由湿热所化。”《素问·至真要大论》曰：“太阴之胜，火气内郁，疮疡于中。”表明风、热、燥、湿是本病发生的外因。因此，外阴色素减退性疾病主要为肝、肾、心、脾之脏及相应之经络、气血功能失调，以及冲、任、督、带损伤，与风、热、燥、湿之邪关系密切。

本病病机为本虚标实。本虚，主要虚在肝、脾、肾不足，精血两亏或阳气不足；标实，实在局部脉络瘀阻。精血虚少，则阴部失养，血虚生风化燥，燥性干涩，易伤阴津；肝郁日久，暗耗肝阴，或肝郁化火，灼伤阴血，使肝血更虚，阴部无以濡养则由实渐虚。虚则更易感邪，形成虚实夹杂之证。其结果，精血愈亏，阴部愈发失荣则色白、皲裂诸症愈重；反复邪阻，则瘙痒等症难除。如此循环往复，构成了本病本为虚，虚实夹杂，虚多实少，缠绵难愈的特点。

（1）肝肾阴虚　若素体虚弱，或久病失养，或房劳多产，或长期慢性失血，耗伤精血，均可致肝肾阴虚，肝脉过阴器，肾司二阴，精血亏少，阴部肌肤失养，阴虚化燥生风，风动则痒，发为阴痒。

（2）肝郁气滞　平素抑郁，或恚怒伤肝，导致肝气郁滞，疏泄失司，气机不畅，阴部脉络受阻而致阴痒；瘀阻日久，甚至瘀滞不通，可致外阴肥厚、疼痛。

（3）心脾两虚　思虑过度，耗伤心脾，致心脾两虚，气血生化乏源，血虚阴部肌肤失养，血虚化燥生风，导致阴痒，阴部干萎、变白。

（4）脾肾阳虚 脾胃素虚，日久及肾，或肾阳不足，脾阳失煦，致脾肾阳虚，阴部肌肤失于温煦，使阴部干萎、变白、粗糙、皲裂。

（5）湿热下注 久居湿地或感受外湿，湿蕴化热，湿热交蒸导致瘀毒内阻，或由脾虚生湿，郁久化热，或由肝郁化火，木旺乘土，脾运失职，水湿内停，湿热相合流注下焦，浸淫瘀阻于阴部，导致阴痒。

本病西医病因尚不明确，可能与自身免疫、遗传易感倾向及内源性性激素水平低等因素有关。本病青春期前和绝经后妇女中的年龄双峰分布现象，间接提示本病可能与低雌激素水平有关。

二、诊断及鉴别诊断

（一）诊断

（1）症状 顽固性瘙痒，一般以夜间为著，伴随症状可能包括外阴疼痛、排尿困难、尿痛、性功能障碍、性交及排便疼痛等。

（2）体征 主要表现为医生在妇科检查时发现外阴皮损，主要累及大小阴唇、阴蒂包皮、会阴体及肛周皮肤，多呈对称性分布，通常不累及大阴唇的毛发生长区域。外阴病损区域皮肤脆弱，多表现为紫癜、糜烂和皲裂，若病灶长久未得到及时规范治疗，可引起外阴结构内陷，小阴唇缺失和阴蒂包皮或前后联合粘连，最终导致阴道口和（或）肛门狭窄。

1）外阴硬化性苔藓：可发生于任何年龄，但以 40 岁左右妇女多见，国外报道绝经后妇女多见，其次为幼女。主要症状为外阴瘙痒、性交痛及外阴烧灼感。幼女病人瘙痒症状多不明显，可能在大、小便后感外阴或肛周不适。其典型临床特征是外阴萎缩，表现为小阴唇变小，甚至消失；大阴唇变薄，阴蒂萎缩；皮肤颜色变白、皱缩、弹性差，常伴有皲裂及脱皮。病变通常对称，并可累及会阴及肛周而呈蝴蝶状。早期病变较轻，皮肤红肿，出现粉红或象牙白色或有光泽的多角形平顶小丘疹，中心有角质栓，丘疹融合成片后呈紫癜状，但在边缘仍可见散在丘疹；若病变进一步发展可形成典型的临床表现；晚期皮肤菲薄、皱缩似卷烟纸或羊皮纸，阴道口挛缩狭窄，仅容小指，造成性交困难。由于幼女病变过度角化不似成年人明显，检查见局部皮肤呈珠黄色或与色素沉着点相间形成花斑样，若为外阴及肛周病变，可呈现锁孔状或白色病损。多数病人的病变在青春期可能自行消失。

2）外阴扁平苔藓：好发于 30～60 岁妇女，可累及外阴和阴道。分为三型：糜烂型、丘疹鳞屑型和肥厚型。主要症状为外阴局部剧烈瘙痒，其典型皮损为多角形扁平暗红色、紫红色或乳白色丘疹，针尖至 1cm 大小，扁平光滑，边缘清楚。丘疹表面可有一层光滑发亮的蜡样薄膜，并可见细的白色条纹，即威克姆（Wickham）纹。偶见水疱和大疱性损害。损害可孤立存在，亦可密集成片，并可互相融合成苔藓状，在棕色潮湿的区域内出现脐窝状区，表面粗糙、湿润，并可见抓痕，前庭及小阴唇内侧面可见淡红色网状斑。除侵犯大小阴唇、阴蒂及会阴外，也常累及阴道黏膜，常并发严重的萎缩性变化，但阴道口及阴道无萎缩狭窄。身体其他部位可有典型皮疹，口腔黏膜可有糜烂及网状威克姆纹。糜烂型外阴扁平苔藓存在进展为外阴浸润癌的潜在风险，应引起重视。

3）外阴慢性单纯性苔藓：多见于 50 岁左右的中年妇女，国外报道绝经后老年妇女多见。主要症状为外阴瘙痒，其瘙痒程度远较外阴硬化性苔藓严重，病人常由于剧痒难耐而搔抓，搔抓可加重皮损使瘙痒加剧，形成愈抓愈痒、愈痒愈抓的恶性循环。病损主要累及大阴唇、阴唇间沟、阴蒂包皮、阴唇后联合以及附近的股部内侧等处。病变可呈孤立、局灶性或多发、对称性。早期病变皮肤呈暗红或粉红色，角化过度部位呈灰白色。长期搔抓和摩擦后，皮肤增厚，色素增加，皮嵴隆起，皮肤纹理明显，呈数个小多角形扁平丘疹，并聚集成片，出现苔藓样变，并可见搔抓痕迹。由于局部潮湿、搔抓和摩擦的程度不同，病人不同部位的病变形态亦有所差别，严重者可因搔抓引起表皮破损、溃疡等，表面多为暗红或粉红，随着上皮不断增厚，外阴呈浸渍状，形成界限清晰的白色斑块。一般无萎缩或粘连。本病可与外阴浸润瘤并存。前瞻性研究显示其恶变率为 2%～5%。

（3）辅助检查 本病需对病变局部取活组织检查方能确诊。活检应在色素减退区，在皲裂、溃疡、隆起、硬结或粗糙处进行，并应多点取材。活检前先用 1%甲苯胺蓝涂抹局部皮肤，干燥后用 1%醋酸液擦洗脱色，在不脱色区活检。

1）外阴硬化性苔藓：表皮萎缩，表层过度角化，常可见到毛囊角质栓，棘层变薄，基底细胞液化、空泡变性，黑色素细胞减少，上皮脚变钝或消失；真皮浅层早期水肿，晚期胶原纤维玻璃样变，形成均质化带，均质化带下方有淋巴细胞和浆细胞浸润。由于表皮过度角化及黑素细胞减少使皮肤外观呈白色。

2）外阴扁平苔藓：外阴上皮颗粒层楔形增生，有过度角化及棘层肥厚，表皮嵴不规则延长呈锯齿状。真皮浅层可见以淋巴细胞为主的带状浸润，并侵入表皮，基底膜常有液化变性，上皮细胞退化可形成胶状体。

3）外阴慢性单纯性苔藓：表层角化过度或角化不全，棘细胞层不规则增厚，上皮脚向下延伸。上皮脚之间的真皮层乳头明显，并有轻度水肿以及淋巴细胞或少量浆细胞浸润。但上皮细胞整齐排列，细胞大小、极性和核形态、染色均正常。无异型细胞。

（二）鉴别诊断

（1）股癣 发生于股内侧及会阴部皮肤真菌感染所致的体癣，病灶呈堤灶，清晰可见，表面有癣屑，有明显的炎症改变。

（2）湿疹 皮肤病变分布呈对称性，易复发，水洗或食鱼腥虾蟹，往往使病情加重，且可以发生在全身任何部位。

（3）外阴白癜风 外阴皮肤色素完全消失，边界清楚，表面光滑润泽，质地完全正常，且无任何自觉症状。

（4）外阴白化病 为全身性遗传性疾病，仅外阴局部发展为外阴白化病，无自觉症状。

三、辨 证 论 治

本病辨证，除根据患者主证、兼证、舌脉外，尚需结合局部体征及病理活组织检查以辨虚实。一般而言，外阴奇痒不堪，灼热疼痛，局部色白或暗红、增厚、粗糙，或周围红肿、溃破流黄水或带浊者，属实；若瘙痒不甚，外阴局部色白，干枯萎缩，或弹性减退者，属虚。治疗方面，根据“虚者补之”、“实者泻之”的治则，以滋养肝肾、养血活血，佐以祛风除湿止痒为主要治法，补泄兼施、内外同治。

1. 肝肾阴虚证

［证候］ 阴部干涩，奇痒难忍，或阴部皮肤变白、增厚或萎缩，皲裂破溃；五心烦热，头晕目眩，两目干涩，耳鸣如蝉，腰膝酸软，形体瘦弱。舌质红，少苔，脉弦细而数。病理检查多为外阴硬化性苔藓或外阴扁平苔藓或外阴慢性单纯性苔藓。

［治法］ 滋养肝肾，养营润燥。

［方药］ 知柏地黄丸（见带下病）合当归饮子（《济生方》）。

生地黄　当归　白芍　川芎　制何首乌　荆芥　防风　白蒺藜　生黄芪　炙甘草

［加减］ 头晕目眩者，加钩藤、菊花滋阴潜阳；外阴皮肤黏膜弹性减退，性交困难者，加仙茅、肉苁蓉温肾助阳；大便干结者，加玄参、麦冬增液润燥；瘙痒不止加徐长卿、薄荷祛风止痒。

2. 肝郁气滞证

［证候］ 外阴瘙痒、干燥、灼热疼痛，外阴局部皮肤粗糙肥厚，或皲裂、脱屑、溃疡，或色素减退，可发生在大小阴唇间或波及阴蒂、会阴处。性情抑郁，经前乳房胀痛，胸闷嗳气，两胁胀痛。舌质暗或有瘀斑，脉细弦。病理活体组织检查多为外阴硬化性苔藓或外阴扁平苔藓或外阴慢性单纯性苔藓。

［治法］ 疏肝解郁，养血通络。

［方药］ 黑逍遥散（《医略六书·女科指要》）去生姜加川芎。

地黄 柴胡 归身 白芍 白术 茯苓 甘草 薄荷 生姜

［加减］ 肝郁化热，心烦易怒者，加牡丹皮、黑栀子等清肝泻火。

3. 心脾两虚证

［证候］ 外阴瘙痒、干燥，阴局部皮肤黏膜变薄，色素减退，萎缩、皲裂，或阴唇、阴蒂萎缩粘连，或局部增厚。面色萎黄，头晕目眩，心悸怔忡，夜寐欠安，多梦，气短乏力。舌质淡，苔薄白，脉细弱。病理检查多为外阴硬化性苔藓或外阴扁平苔藓或外阴慢性单纯性苔藓。

［治法］ 健脾益气，养血润燥。

［方药］ 归脾汤（见妊娠郁证）。

［加减］ 阴痒甚，带下量多者，加用土茯苓、薏苡仁健脾祛湿止痒。

4. 脾肾阳虚证

［证候］ 外阴瘙痒，外阴局部皮肤黏膜变薄变脆、色白、弹性减弱，阴蒂、阴唇萎缩平坦，甚或粘连。腰膝酸软，小便频数，性欲淡漠，形寒肢冷，大便溏薄。舌质淡胖，苔薄白或薄润，脉沉细无力。病理检查多为外阴硬化性苔藓或外阴扁平苔藓或外阴慢性单纯性苔藓。

［治法］ 温阳健脾，养血活血。

［方药］ 右归丸（见崩漏）。

［加减］ 外阴瘙痒甚者，加秦艽、地肤子、土茯苓等祛风止痒；萎缩明显者，加黄芪、补骨脂、淫羊藿等温阳健脾；少气无力，头晕自汗，或局部萎缩明显者，加用黄芪、陈皮健脾益气；口干舌燥，手足心热者，加用女贞子、墨旱莲、枸杞子补肾养阴；局部肥厚、角化较甚者，加用三棱、莪术破气行血。

5. 湿热下注证

［证候］ 外阴奇痒不堪，灼热疼痛，或抓破后渗流黄水，外阴局部皮肤黏膜粗糙肥厚，呈灰色或白色，周边红肿疼痛或渗流脓水等。带下量多，色黄臭秽，心烦不宁，口苦口干，溲赤便秘。苔黄腻，脉弦数。病理检查多为外阴硬化性苔藓或外阴扁平苔藓或外阴慢性单纯性苔藓，伴有炎症改变。

［治法］ 清热利湿，通络止痒。

［方药］ 龙胆泻肝汤（《医宗金鉴》）或易黄汤（《傅青主女科》）。

龙胆泻肝汤（《医宗金鉴》）

龙胆草 栀子 炒黄芩 车前子 木通 泽泻 生地黄 当归 甘草 柴胡

易黄汤（《傅青主女科》）

怀山药 芡实 白果 黄柏 车前子

［加减］ 局部红肿，渗流黄水者，加重楼、土茯苓、连翘、大黄等清热利湿；带下色黄量多者，加黄柏、椿根皮、薏苡仁等祛湿止带。

四、其他疗法

1. 外洗法

地肤子 30g，苦参、蛇床子、蒲公英、紫草、黄柏各 15g。瘙痒甚者加川椒、枯矾、鹤虱；溃疡者加五倍子、狼毒；干涩者加淫羊藿、地骨皮。

2. 针灸治疗

（1）体针　主穴：蠡沟、太冲、中极、三阴交。配穴：肝经湿热配行间、曲骨；肝肾阴虚配肝俞、太溪；湿虫滋生配曲泉、百虫窝。

（2）耳针　取外生殖器→神门→肝→肾→脾→肾上腺。每次选用 3～5 穴，采用毫针刺法，或埋针法→压丸法。

（3）穴位注射　取长强→曲骨→环跳→足三里→三阴交。每次选取 2～3 穴，用维生素 B_{12} 注射液，常规穴位注射。

3. 刺络放血法

碘伏液消毒后以三棱针缓刺病变处血络，至落空感处出针，也可在刺血点处加拔火罐。针刺后待血自止，用碘伏消毒 2 遍，针孔处贴创可贴以免伤口感染。每周 1 次，4 次为 1 个疗程，共治疗 3 个疗程。刺血后 2 天内勿洗患处，同时忌烟酒及辛辣、鱼腥之品，有过敏者避免接触过敏原。

五、名家学术思想

（一）班秀文

班老认为，外阴居下焦阴湿之地，性最娇嫩，其瘙痒不适，与风、火、湿、毒诸邪有关，以湿邪为甚。班老认为脾主运化水液，脾虚则水停，故为诸湿之根本，即《内经》所说“诸湿肿满皆属于脾”。脾虚湿蕴，蕴久则化热生虫，下焦为阴湿之地，虫毒易袭，侵于阴部，故出现阴门瘙痒之症。故班老辨治妇人阴痒常从湿论治，治疗时遵循《内经》“湿淫于内，治以苦热，佐以酸淡，以苦燥之，以淡泄之”之旨，治以土茯苓、苦参、槟榔、甘草辛甘苦温，清热利湿，解毒杀虫，以异功散加菟丝子、车前子健脾化湿治其本。使湿化、热解、虫毒去，阴痒得解。

（二）杨家林

杨家林教授认为外阴白色病变发病内因为肝肾阴虚，而风、热、燥、湿、瘀为致病之外因，内因为本，外因为标。其经验方归芍首乌左归饮，由《景岳全书》左归饮化裁而来，方由当归 10g，白芍 15g，何首乌 24g，熟地黄 10g，怀山药 15g，茯苓 10g，山茱萸 10g，枸杞子 10g，刺蒺藜 15g，白芷 10g，苦参 10g，白鲜皮 15g 组成。功用：滋补肝肾，养血润燥，祛风止痒。临床常用于治疗外阴白色病变所致阴痒，辨证属肝肾阴虚、血虚生风化燥者，证见外阴瘙痒，日久不愈，昼轻夜重，白带不多，外阴色素减退呈白色或灰白色，外阴萎缩或增厚粗糙。

（三）蔡小荪

蔡小荪教授认为外阴白色病变在治疗时要审因论治，主张治病首重脾气。因脾主肌肉，为气血生化之源，若脾虚失于健运，一则肌肤失于濡养，久之皲裂、萎缩；二则脾虚生湿，湿浊蕴积。故治疗本病要抓住根本，从健脾入手，大补脾气，脾健则肌肤得养，脾健则湿无所生，如此病源自消。同时稍佐化湿之品，此乃治疗的关键。在用药方面，以炒党参、生黄芪、炒白术、云茯苓、怀山药、生薏苡仁等药物为主。在此基础上，蔡教授认为调经与治病的关系也很重要，月经调和，冲任调和，也就阴平阳秘，如此造成外阴白色病变的病理基础也就自然消除。治标先治痒，治愈应断根，治疗此病的另一要点是迅速、有效地止痒，痒止则自觉病已去大半。外用祛湿用熏洗方，方以蛇床子、野菊花、蔷薇花、紫花地丁、鱼腥草、土茯苓、白芷、细辛等组成；或“爽阴粉”喷于患处令患者有凉爽舒适之感，组成为川芎、白芷、细辛、防风、蛇床子、川柏等。待各项症状好转后以健脾丸、二妙丸连续服用 1 个月，以断其根。

班秀文医案

何某，女，56岁，1991年11月12日初诊。绝经已数年，10余天来外阴瘙痒难堪，入夜加剧，寝食不安，经南宁市某医院妇科检查及白带检查均无异常，外用中医药止痒不效。刻下症：阴痒阵作，阴中涩痛，头晕乏力，纳差便溏，舌头稍红，苔黄薄腻，脉细略数。证属老妇阴精亏损，肝血不足。血虚则化燥生风，阴器失养。法当柔肝息风为主，佐以清泄胆火，方选《伤寒论》芍药甘草汤加味。处方：白芍20g，何首乌20g，桑枝20g，龙胆草6g，甘草10g，水煎服。服药6剂后阴痒消失，余恙遂减，继予异功散加藿香、葛根、菖蒲健脾运湿以善后。随访3个月，阴痒未发。

（班秀文，李莉.1992. 古方新用治阴痒[J].云南中医杂志，(6)：43-44.）

杨家林医案

杨某，女，51岁。2008年11月24日初诊。7年前绝经，3年来反复外阴瘙痒，外阴灼热感，阴中干涩刺痛，阴痒夜间尤甚，外用药涂抹无效。曾在四川大学华西第二医院诊断为外阴白色病变。现症见：阴痒，阴中干涩疼痛，潮热汗出，口鼻干，眼干涩，腰酸，性急，纳眠可，易便秘，小便色偏黄。舌质暗红，苔薄白，脉弦。妇科检查：外阴，呈老年式，阴蒂及小阴唇萎缩，色素减退；阴道，畅，充血；宫颈，窥视不清；内诊未作。西医诊断：外阴白色病变，中医诊断：阴痒，辨证为肝肾阴虚，血燥生风。治法：滋补肝肾，养血润燥，祛风止痒。以归芍首乌左归饮加刺蒺藜15g，黄芪20g，白芷10g，苦参15g，赤小豆10g，8剂。配合黄芪霜，局部外用。

二诊（2008年12月10日）：药后阴痒明显减轻，偶感外阴刺痛，夜间潮热，汗出，便秘等缓解，现阴中干涩，口眼干涩，性急易怒，久坐、劳累后腰酸，纳可，小便调。舌质暗红，苔白腻，脉弦缓。上方去苦参加白鲜皮15g，8剂。

三诊（2009年1月14日）：阴痒明显缓解，阴中干涩好转，眼干涩明显减轻，阴道镜提示外阴白色病变面积缩小，外阴色泽弹性好转。继用上方去赤小豆，8剂，巩固治疗。

（邓琳雯，陈彧，魏绍斌.2016. 杨家林教授运用归芍首乌左归饮治疗外阴白色病变经验举隅[J]. 四川中医，(3407)：127-128.）

蔡小荪医案

杨某，女，30岁，新闻记者。初诊日期为1995年6月24日。月经史：16岁初潮，月经周期24天，行经期4天。生育史：妊娠1次，足月顺产1胎。末次月经为5月27日。3个月前始觉阴部瘙痒，初未予重视，自用“洁尔阴”外洗，略有减轻，继而效不显，故至某妇产科医院治疗，并取大阴唇白斑区域组织作病理切片证实：混合型营养不良型。曾用1%氢化可的松软膏、2%丙酸睾酮鱼肝油软膏等治疗，但效果不佳，阴痒不分昼夜，严重影响工作及生活，遂来本院求治于蔡师。就诊时但见神疲乏力，胃纳不佳，经期先后2周不定期、量中色清，带下色白略黄稠且多，舌淡胖边有齿印、苔薄白腻，脉细滑。辨证：脾运不健、冲任不调、湿浊蕴下，治当健脾化湿、调理冲任，佐以止痒。方用：炒党参12g，炒白术10g，云茯苓12g，生薏苡仁20g，怀山药10g，白芷3g，赤白芍各10g，当归10g，淡竹叶10g。7剂，水煎服。另用：蛇床子15g，野菊花12g，紫花地丁12g，土茯苓12g，蔷薇花12g，川黄柏10g，细辛3g，鱼腥草12g，白芷3g。7剂，水煎熏洗，每日3～4次，熏洗后复以“蔡氏爽阴粉”薄施于患处。1周后瘙痒得减，能忍而工作，此法再治3周，痒止，外阴皮肤黏膜颜色基本恢复正常。后以三妙丸合健脾丸、乌鸡白凤丸连服1个月以资巩固，3个月后随访未见复发，经行正常。

（陈旦平.1997. 蔡小荪治疗外阴白色病变的经验[J]. 中医杂志，(4)：205-206.）

六、思考与启发

1. 刺络放血法治疗外阴色素减退性疾病的作用机制是什么？

中医学认为经络“内属于腑脏，外络于肢节”，沟通人体的内外表里，通过其“行气血、营阴阳”的功能维持着人体功能平衡。一旦经络运行气血的功能失常，机体就会发生疾病，而解决办法就是“通其经脉，调其血气”、“宛陈则除之”，即通过刺络放血的方法疏通经络中壅滞的气血，使机体的功能恢复。刺络放血疗法作为经典的针灸疗法之一，属中医外治法范畴，刺络放血古称“启脉”、“刺血络”，主要是指使用梅花针等工具对机体某些穴位、病灶处皮肤、体表浮络进行刺破，放出瘀血，使邪气随恶血排出体表，以调整机体阴阳平衡，进而达到治疗目的。刺络放血可祛除病灶周围瘀血，使瘀血消散，经络畅通，气血条达，营卫调和，则痒自除。由热导致者，取泻热穴位点刺放血，则可治浮风，由湿导致者，阿是穴放血也曾记载可用于治疗湿癣、瘙痒性皮肤疾病。《灵枢·官针》也存有毛刺治疗皮肤病的记载：“毛刺者，刺浮痹皮肤也。”意为多针、较大范围浅刺患处，使局部皮肤潮红充血，适用于皮肤病。众多现代研究表明刺络放血疗法具有改善血液流变学相关指标、显著降低瘀血证的血液黏稠状态、改善局部微循环的作用。

2. 外阴色素减退病的“本虚”和“标实”该如何辨别?

“本虚”与“标实”，需要将病变处的皮肤情况结合舌脉、兼证来整体判断。若病变处皮肤红肿发热有破溃，舌红苔腻，脉实滑数，伴有口干口渴、分泌物多且黏稠，则为实证，表示湿热毒蕴，需以清热解毒为主，再辅以补虚，否则湿热之邪不祛，反用补法，使邪毒更盛；若病变处皮肤萎缩变薄，舌淡苔白，伴有气短乏力畏寒、分泌物清稀或减少，则为虚证，要以补虚为主，如有湿象，再辅以祛湿。

（李云君）

附　论

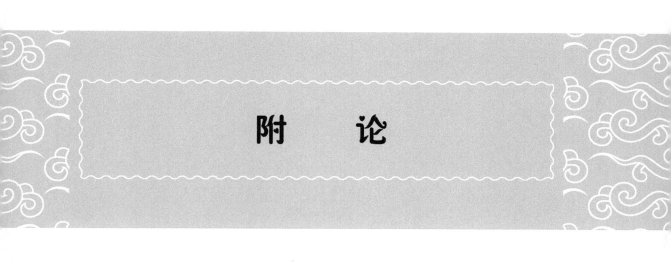

第九章　中医妇科临床研究思路与方法

第一节　科学研究选题原则

科学研究的直接目的是解决人类在认识世界中所遇到的问题。科学研究首先要敏锐地发现、准确地抓住和及时地提出问题，这是科学研究的真正起点。选题是进行科学研究活动迈出的第一步，爱因斯坦曾经说过：“提出一个问题，往往比解决一个问题更为重要。因为解决一个问题，也许仅仅是数学上或实验上的技能而已，而提出新的问题、新的可能性，从新的角度去看旧的问题，却需要有创造性的想象力，而且标志着科学的真正进步。”

一、创新性原则

创新性原则是指所选课题具有新颖性、先进性。也就是说所选课题的学术水平要有所提高，能够推动某一学科向前发展。科学研究选题的原则，体现了科学研究的“价值原则”，即能够保证预期的科研成果具有一定的学术价值。

创新性课题所取得的成果，在理论研究中表现为新的发现、新的观点、新的见解。在应用开发研究中表现为新的技术、新的工艺、新的产品。它要求研究人员通过查阅文献资料，使自己知道前人或他人从事研究课题的经验教训，以作为自己的借鉴，使自己的研究尽量少走弯路，也避免因重复性研究，造成人、财、物的浪费。科学研究的目的是有所发现、有所前进，创新就是科学研究的灵魂。因此，创新性原则是科学研究选题应当遵循的根本性原则。

二、科学性原则

所谓科学性原则，是指选题必须符合最基本的科学原理和客观实际，也就是要有理论根据和事实根据。选题只有遵循科学性原则，才能使科研方向和路线正确无误。

科学性原则是科研工作中不能忽视的一条重要原则。任何创造性很强的发明和新颖、独特的假说，一切预测未来的设想，都必须以科学性为基本依据，即选题必须建立在总结过去有关领域科学实验成果和理论的基础上，离开这个基础，任何重大发明和发现只是空想而已。

真理是相对性的，在这个时期认为是正确的理论，在以后也可能发现是错误的，这个时期认为是客观存在的事实，在观测、实验手段提高后会发现不是正确的事实，这种现象在科技发展史上屡见不鲜。因此，选题的客观真理性是相对的，只要研究人员所处的时代认为是正确的理论或事实，就可以作为选题的依据。

三、可行性原则

可行性原则是指符合“创新性、科学性”所选的课题，科研人员能否承担并予以完成的可能性。

可行性原则体现了科学研究的“实践原则”。无论课题如何有新意、如何科学，因科研人员自己的主观条件、客观条件的限制，根本没有实现的可能，那么再好的课题也没有选择的必要。

主观条件是指自己在完成所选课题上所具备的知识结构、研究能力、专业特长等。这些都影响着课题的研究成果，所以选题时应尽量做到专业对口，力所能及，扬长避短。客观条件是指自己所处的客观条件，如课题研究的经费来源、实验条件、文献资料、协作条件、能源供应、研究时间。选题时应实事求是，力所能及，做到使研究目标与自身条件相适配，充分发挥主观优势。

（周惠芳）

第二节　临床研究设计方法

确定疾病或健康事件影响因素的基本过程为：①提出线索并产生假设；②检验和验证假设；③进行因果推断。此过程需要临床流行病学方法作为支撑。描述流行病学（横断面研究等）可以提出病因线索并产生假设，是病因研究的起点；分析流行病学（包括病例对照研究和队列研究）是针对描述流行病学提出的假设进行检验；实验流行病学是对病因进行验证。在因果关系的论证强度方面，病例对照研究优于横断面研究，但较劣于队列研究和实验性研究。因此不同研究方法进行健康风险因素的评估和预测，为健康管理决策提供的证据强度也是有所不同的。

横断面研究设计

一、概　念

横断面研究又称现况研究或患病率研究，是指在特定人群中应用普查或抽样调查等方法收集特定时间内的相关变量、疾病或健康资料，以描述目前疾病或健康状况的分布以及某因素与疾病的关联研究。由于是在某一特定时间点或时间段的状况研究，因此仅反映研究时间点或时间段的情况，属于描述性研究。

二、用　途

横断面研究有以下用途：①了解现况，描述疾病或健康指标及护理事件的分布；②为病因研究提供线索，为病例对照研究、队列研究打下基础。

三、研究注意事项

要做好横断面研究，在设计时应注意以下问题。

（一）确立研究课题，明确研究目的

首先要确立研究题目，应明确为什么要做该课题研究，研究预期结果有什么实际意义？选题时必须经过查阅文献、检索查新，了解国内外有关该题目现况研究的现状与进展，确立本研究的创新点，明确研究要达到什么样的研究目标、什么研究目的。

（二）确定纳入研究对象

应根据研究的目的选择合理的研究人群。选择研究对象时首先要考虑研究人群的代表，因为任何研究的目的都不是仅为少数样本人群而研究的，而是为了将研究结果应用到总体人群。因此代表性越好，外推的可能性就越大。为使研究对象有代表性，要制定明确的纳入研究标准，例如“绝经期女性相关危险因素研究”，就要明确规定纳入符合绝经期年龄的女性。应明确纳入研究的时间、地区范围，从医院病人中或从社区选取研究对象等。

（三）选择调查方式

根据调查的目的、范围、调查对象的多少及研究者的人力、物力、时间等情况，可采用普查与抽样调查的方式进行。

1. 普查

普查是对拟要研究范围内的全部符合纳入条件的对象作调查。普查的优点是能反映调查范围的相关医学事件的全貌，可发现该范围内纳入研究对象中全部异常者。但调查对象众多，工作量大，易漏诊或误诊，尤其是需要作实验室或特殊检查的现况研究，往往因工作量大、花费多、使普查的应用受限。一般只适用于在小范围内使用。

2. 抽样调查

抽样调查是用调查具有代表性的部分人群来估计或推测总体人群的现况。抽查有省人力、物力、时间等优点，但抽样调查的设计、实施及资料分析较复杂。为了使研究对象有代表性，抽样方法必须遵循随机抽样的原则，即每个符合纳入标准的对象都有同等被抽到的机会，随机不是“随意”，更不是“随便”。常用的抽样方法有简单随机抽样、整群随机抽样与分层抽样 3 种方式。

（1）简单随机抽样　是最基本的抽样方法，也是其他抽样方法的基础，即先将符合纳入标准的研究对象编序号，再用随机数字表或计算机（计算器）产生的随机数字抽样。

（2）整群随机抽样　先将研究范围按人群编序号，如按社区、街道及学校班级或部队师、团、连等编序号，再按简单随机的方法抽样，被抽到的单位用普查的方法对全部符合纳入条件的对象进行调查。

（3）分层抽样　先按影响较大的因素分层，如按单位、性别、年龄分层，分层不宜太多，分层后再在各层内作简单随机抽样，使每层的基本特征分布具有代表性。

（四）确定调查内容与制订调查表

调查表的质量高低是横断面研究成败的关键之一。调查表的设计应考虑以下几个方面：①一般项目，如性别、年龄、民族、职业、单位、文化程度、经济状况、居住年限、通信地址等。②患病或健康状况，是现况研究要查明的关键内容，要对疾病或健康指标的现况检查结果作客观登记，使诊断有依据以便于统计分析。③暴露于危险因素的情况，它是病因或相关危险因素分析的主要内容，也是影响研究深度的关键内容。调查的危险因素可从两个方面设计，一是宿主方面的危险因素，包括个人习惯（如吸烟、饮酒等）、身体素质、精神心理因素及遗传因素等；二是环境因素，包括自然环境与社会环境。根据研究目的选择的每类暴露因素，要分解成若干小项，每项要具体明确和尽量量化。调查表中的内容必须明确要采用封闭式，每个问题只能有一种答案或填写具体数据，必要的内容一项也不能少，无关的内容一项也不能多。制订好调查表后，要选择小量样本作预调查，调查表一经确定不得随意更改。

（五）统一测量指标与方法，制订测量质控措施

每一项现况调查都必须选择统一的测量指标、测量方法进行测量，对结果进行数量化，并制订严格的测量质量控制措施，体现出测量的科学性。

1. 测量指标的选择

每种现况研究都必须落实到用什么测量指标来衡量，在选择测量指标时，一是要注意指标的关

联性，即测量指标要与研究目的紧密相关，要能反映研究目的的实质，例如骨质疏松症的现况研究，应选择骨密度与骨代谢指标作为测量指标。二是要注意指标的客观性，即用客观的方法测量，如检出率、阳性率、患病率、血压、血脂、体重、骨折等都有相应的测量方法进行客观测量。

2. 测量方法的选择

测量方法直接关系到研究的精确度与准确性，直接关系到漏诊、误诊率的高低。因此在选择测量方法时尽可能选择灵敏度高、特异性强的测量方法，要选择医生、护士、病人所能接受的测量方法，并尽可能采用国际或国内统一要求的测量方法以便研究资料互相比较。例如医院感染的测量方法要按照国家规定的测量方法进行，心理调查的量表也要按国内、国际公认的量表进行测量，以便测量结果得到认可与互相比较。

3. 统一测量判定标准

测量的数据判定正常或异常、阳性或阴性，是健康或患病，应规定统一的判定标准或诊断标准。在选择测量判定标准时也要尽可能用国内、国际统一公认的判定标准；没有公认判定标准的研究也要制定明确、客观、统一的判定标准。测量方法与判定标准一旦确定在研究过程中不得变动与修改，保证始终用统一的方法测量，用统一的标准判断结果。

4. 制订测量质量控制措施

为了控制测量误差确保测量数据真实、可靠，需对影响测量真实性的因素尽可能控制，如对测量者的测量技术要求，测量标本采样要求，测量仪器的校正，测量方法灵敏度、特异度的要求，测量试剂的质量要求，必要时重复测量等，都应做出明确的规定。

（六）偏倚的控制

影响研究结果准确性的因素主要是随机误差与偏倚。随机误差可以用增大样本量等方法避免，也可用统计学方法进行估计。偏倚属于系统误差，应设法避免。现况研究常见有选择性偏倚、应答偏倚与测量偏倚。

1. 选择性偏倚

当选择的研究对象对其代表总体的人群代表性较差时，研究结果会高于或低于总体的检出率。例如抽样不当，抽取的是高发或低发人群，或只用医院病例而忽视了未就诊的轻型病例等，所选择的是中小学生不能代表一般人群，用火车站流动人群作调查对象也不能代表一般人群。在设计时要注意保证样本的代表性，在实施过程中，要严格执行调查计划，不可因图工作方便而随意更改被抽样的研究对象。

2. 应答偏倚

应答偏倚是指应查对象由于其他原因漏查而引起不真实的结果。一般要求应答率应在 90%以上，如果应答率低于 85%则对调查结果影响较大，科学性较差。

3. 测量偏倚

测量偏倚可来自被测量者、测量者与测量过程中的各个环节。被测量者由于不配合或生物学变异可引起测量误差；测量者业务技术水平有差别，测量过程中因测量环境不良仪器、试剂不统一、测量标本采样、处理不当、判定标准不统一等均可影响患病率、检出率等研究结果。因此现患疾病的诊断、健康、生理、病理、精神心理等指标的测量要严格进行测量质量控制，统一测量人员、统一测量仪器与试剂、必要时重复测量等，尽量减少测量偏倚。

队列研究设计

一、概　　念

队列研究是将队列人群按照是否暴露于某个研究因素以及暴露等级不同分为不同的研究组，追踪随访一定时间，比较不同研究组之间疾病或结局发生率的差异，判定暴露因素与结局（与暴露因素有关的结局）之间有无关联及关联大小的一种观察性研究方法。根据其研究特点又被称为发病率研究、随访研究和纵向研究等。

二、基 本 原 理

从病因因果推断的基本原则出发，假定某种疾病（结局事件）的发生必然与某种原因有关，该原因包括两种情况，一是疾病的病因，二是疾病的影响因素（危险因素和保护因素）。

队列研究按照研究目的选定的特定人群，根据目前或过去某个时期是否暴露于某病因（或危险因素和保护因素），或暴露等级不同将研究对象分为暴露组和非暴露组，或高剂量暴露组、中剂量暴露组和低剂量暴露组，随访一段时间，收集各组人群待研究结局的发生情况，如疾病发生情况、死亡情况或其他健康状况，比较各组人群结局事件发生率的差异，进而验证和评价暴露与结局之间的关系。队列研究中，所选的研究对象，必须在随访开始前没有出现所研究的疾病或结局事件，在随访的过程中必须有可能出现该疾病（或结局事件）。暴露组和对照组，除暴露（研究因素）外，必须具备可比性，即其余各因素在两组或多组中可比。

从队列研究的基本原理可归纳几个特点：一是队列研究的研究因素（暴露因素）是在研究开始时已客观存在的，不是在研究开始后给研究对象的，且研究因素在两组间不是随机分配的，此方法仍是观察性研究方法。二是在队列研究设计阶段要先设立对照组，目的是进行比较；对照组可以与暴露组来自同一人群，也可以是不同人群，但要注意两组的可比性。三是队列研究是在研究开始前先确定了研究因素，然后分析暴露因素与疾病的关系，即先“因”后“果”的研究思路。四是可得到因果关系的结论，因为暴露在前，疾病发生在后。

三、队列研究的用途

（1）检验病因假说　是队列研究的主要用途和目的。最初用于检验一种病因与一种结局（如吸烟与肺癌）或多种结局（如吸烟与肺癌、心血管疾病），目前已经扩展到综合性研究设计中，用于多种暴露与多种结局之间的关联的检验。

（2）评价综合防治措施或方案的效果　有益的暴露因素可预防某种结局的出现，如戒烟可减少吸烟者发生肺癌。临床中，某些研究方案或方法，由于医学伦理学的问题，不宜采用随机对照试验时，应用队列研究以评价某种干预措施的好坏。

（3）监测新药上市后的不良反应　新药上市前要经过 3 期临床试验，3 期临床试验的样本量、观察时间和观察人群，不能保证发现某些药物的不良反应。因此，新药上市后，应用于临床观察的队列研究可更好地解决样本量和观察时间、观察人群的问题，一般新药应用作为暴露因素，研究的结局多为各种不良反应。在这个新药应用的研究中，暴露因素（新药应用）不是研究者随机分配和选择的，是由暴露于新药者自己进行选择。

（4）研究疾病的自然史　队列研究是从观察人群暴露于某待研究因素后，观察结局（疾病）发生、发展的全过程，包括易感期、临床前期、临床期等各阶段的变化与表现。暴露因素可以是多种环境因素和遗传因素。队列研究既可了解个体疾病的自然史，也可了解人群疾病的发生发展过程。如接触放射线的医护人员建成一个队列，可观察射线和遗传因素对医护人员健康影响的全过程。

（5）探索疾病的预后　如探讨氯喹为基础的新冠感染治疗方案对新冠感染男性患者生殖健康的远期影响，可采用前瞻性队列研究设计，选择 14～75 岁生殖健康正常的男性新冠感染患者作为研究对象，将接受氯喹治疗的患者作为暴露组，同期未接受氯喹治疗的患者作为对照组，收集基线资料，随访观察一段时间后，比较两组生殖情况的差异。

四、队列研究的类型

（1）根据研究对象进入队列的时间和终止观察时间的不同分类 分为前瞻性队列研究、回顾性队列研究和混合性队列研究3种。前瞻性队列研究是队列研究的基本形式，回顾性队列研究和混合性队列研究是在此基础上衍生出来的。

（2）根据研究对象是否来自同一群体或不同群体分类 分为同群体队列研究和不同群体队列研究。同群体队列研究是对同一研究人群，按照暴露因素有无或暴露的不同等级分组，随访观察适当时间，比较两组或多组结局的差异。不同群体队列研究是指暴露组与对照组来自两个不同的研究人群，观察随访一段时间，比较暴露组与对照组结局的差异。无论是来自同一研究人群，还是来自不同研究人群，除了暴露因素外，其他因素均要保证两组或多组的可比性。

（3）根据研究对象构成队列的特点分类 分为固定队列和动态队列。固定队列是指研究对象在研究开始进入队列后，一直到随访结束；动态队列是在确定队列后，在观察期内研究对象可随时进入队列。

五、队列研究的设计要点

（一）暴露的定义

暴露（exposure）是一个流行病学概念，是指研究对象接触过某种研究的物质（如过敏原）或具备某种待研究的特征（如年龄、性别、超重和遗传等）或行为（如吸烟），或接受了某种预防或治疗措施（如疫苗接种、激素使用等）。队列研究中暴露是分组的唯一依据，研究对象的分组是按有无暴露或暴露的等级进行划分的，因此合理的定义是保证队列研究顺利实施和结果客观推论的前提。

任何可能与所关注结局存在关联的因素都可以被概括到“暴露”因素中，暴露不仅适用于研究首要关注的解释变量，也适用于其他与结局相关的混杂因素。例如一项比较效果研究中，研究者比较质子泵抑制剂和抗生素治疗幽门螺杆菌（hP）感染对预防复发性胃肠道出血的效果，关注的主要暴露是具有治疗效应的质子泵抑制剂和抗生素。但是，测量阿司匹林和非甾体抗炎药的暴露情况也很重要，因为这两种药物会独立于治疗状态而额外增加胃肠道出血的风险，故属于队列研究中的混杂因素。

定义暴露时需要考虑的因素：①暴露应当具有可操作性；②关注暴露的作用时间，即暴露对结局事件产生效应的时间段；③暴露是一次性行为（如疫苗）还是连续性行为（如服用药物或健康教育）；④剂量和剂量反应，计算累积暴露剂量必须考虑暴露的频率、每次暴露的剂量和暴露持续的时间；⑤暴露状态的改变，暴露状态可能会随时间发生改变，产生队列迁移的现象，即从最初的暴露组迁移到非暴露组或其他暴露组。

（二）对照的选择

在临床上，疾病本身、病情的严重程度等混杂因素都会对治疗结果造成很大的影响，因此在设置对照时，应当满足以下情况来控制混杂因素的影响：①有相同的适应证；②有相似的禁忌证；③有相同的治疗方式（如片剂或者胶囊）；④有类似的不良事件。具体采用何种对照措施还需结合临床实际情况而定，在比较效果研究中通常采用临床上常用的治疗措施作为对照，而不采用安慰剂作为对照。对照组的干预措施可能包括药物、手术、医疗辅助器械及技术、行为改变以及健康服务。在某些特定情况下进行的比较效果研究，可以选择空白对照、常规治疗对照、历史对照或者其他人群对照。

（三）结局指标的选取

队列研究应用于比较效果研究在选择结局时要考虑众多利益相关者的意见，如医生、患者、医疗费用支付者、监管部门、学术界等，并能依此结局做出决策。结局的类型主要包括临床结局、人文结局和经济学结局。

临床结局包括主要结局和次要结局，与试验性研究一样，主要结局通常指临床事件的终点，包括死亡、并发症、存活率、不良事件等，次要结局主要是一些实验室指标或者影像学指标。值得注意的是，有些研究采用复合终点作为研究的结局指标，这种结局通常在评分中包含多个临床事件和（或）生物学指标，因此，较个体事件发生的频率更高，在一定程度上可以提高研究效力。

人文结局又称患者相关的结局，相比于医生、支付者、其他观察人员观察的结局，人文结局更注重患者自身的感受，常用健康相关生命质量以及患者报告结局（PRO）等。

经济学结局主要是从支付者和社会角度来看待问题，主要包括直接费用、间接费用、成本-效果、成本-效用、成本-效益分析以及质量调整生命年和伤残调整生命年等。

六、队列研究的优点与局限性

队列研究具有明显的优势，如使用前瞻性的研究设计，研究者可以提前制定纳入标准、测量指标以及测量标准，观察由暴露（治疗）引起的结果，从而推断因果联系；可以从结果中计算结局的发生率以及干预措施的效应大小；观察时间通常较长，能够获得客观结局的发生信息；数据来源较容易，成本较随机对照试验低。队列研究的结果由观察而来，对常规医疗实践没有人为干预，其结果更加符合临床实际，推广应用的价值较大。

队列研究也存在一定的局限性。在比较效果研究中，对于暴露的定义和测量有时难以界定；资料的收集过程中会不断增加患者的失访率以及出现队列迁移现象；该研究不适用于评估干预措施对主观结局的效果，由于研究人员对解释测量的方法或结果可能产生偏倚，导致研究结果有时难以被重复。

病例对照研究设计

一、概　　念

病例对照研究以当前已确诊的患有某特定疾病的一组患者作为病例组，以未患有该病但具有可比性的一组个体为对照组，通过询问、实验室检查或复查病史，搜集研究对象既往各种可能危险因素的暴露史，测量并比较病例组与对照组中各因素的暴露比例，经统计学检验，若两组差别有统计学意义，则可以认为各因素与疾病之间存在着统计学上的关联。在评估了各种偏倚对研究结果的影响之后，借助病因推断，推断出某个或某些暴露因素是疾病的危险因素或保护因素，从而达到探索和检验疾病病因假说的目的。随着流行病学研究的发展，又产生了多种改进的、非传统意义的病例对照研究衍生类型，如巢式病例对照研究、病例-队列研究、病例-病例研究、病例交叉研究等。

二、基 本 原 理

病例对照研究客观地收集研究对象的暴露情况，收集的暴露因素是自然存在而非人为施加的，这是与实验流行病学最大的不同点。研究设计按照发病与否分为病例组与对照组。

由“果”推“因”可以用于区分病例对照研究与同属于观察性研究的横断面研究和队列研究。病例对照研究是由果到因的研究，从结果入手找原因，不同指标的收集或测量的时间点不同，属于回顾性研究。横断面研究的特点是所有指标在同一时间点收集或测量，指标之间可以作相关性分析，不能作因果关系推论。因此，区分病例对照研究与横断面研究的要点就是分析所有指标的收集或测量是否在同一时间点。研究中指标的收集或测量的时间点不同还有一种研究方案，即队列研究。区分病例对照研究和队列研究的要点是看研究从因切入还是由果切入，前者是队列研究的特征，后者是病例对照研究的特征。从因切入的指标往往是危险因素或预后因素；从果切入的指标通常是临床终点，如是否发病或患病、死亡或存活、是否发生并发症等。

三、目的和用途

（一）广泛探索影响因素

病例对照研究最常用于疾病病因或危险因素的研究，尤其适合研究病因不明确、潜伏期长及发病率低的疾病病因的广泛探索，从众多的可疑因素中筛选出相关因素。在流行病学史上有大量的此类研究，如输血与乙型肝炎、吸烟与肺癌、妊娠期母亲吸烟与胎儿先天畸形、体力活动与冠心病猝死、单纯疱疹病毒与面神经麻痹、高龄初产与乳腺癌、酒精消耗量与食管癌的关系。

（二）深入检验病因假设

在描述性研究或探索性病例对照研究已初步形成病因假设的基础上，可进一步应用病例对照研究检验假设。病例对照研究可获得暴露与疾病关联强度的指标是比值比（odds ratio，OR），即病例组中暴露人数与非暴露人数之比除以对照组中暴露人数与非暴露人数之比的比值。与危险比（risk ratio，RR）相同，OR 也可反映暴露者患某种疾病的危险性较非暴露者高的程度。若所研究疾病的发病率（死亡率）很低，且所选择的研究对象代表性较好时，OR 近似 RR。因此，在进行健康风险评估时，也可以使用 OR 代替 RR。

（三）评价防治策略和措施的效果

同一健康事件会有不同的结局（如疾病预后的死亡与痊愈或并发症的有无，药物治疗后发生和未发生某种临床疗效，健康管理干预措施的有效与无效等）。将发生某种结局者作为“病例组”，未发生某结局者作为“对照组”，追溯产生结局可能的影响因素（如曾经接受的各种治疗或健康干预方法、病期、病情、年龄及社会经济水平等因素），分析产生不同结局的有关影响因素（暴露），指导临床和健康管理实践。

四、病例对照研究的设计要点

（一）明确研究目的

若研究目的是广泛地探索疾病或健康事件的危险因素，可以采用非匹配或频数匹配的病例对照研究方法；若研究目的是检验病因假设，尤其是预期可获得的病例样本量较小，或者因为病例的年龄、性别等因素构成特殊，随机抽取的对照组与病例组无法均衡可比时，可以采用个体匹配的病例对照研究。

（二）确定研究对象

1. 病例的选择

（1）使用统一且明确的疾病诊断标准 尽量使用国际通用或国内统一的诊断标准、金标准。如癌症病例，尽可能使用病理诊断。如果需要自定标准，或在体检机构中所使用的体检指标并不是金标准，而是采用筛查方法（如使用空腹血糖筛查糖尿病），此时要注意均衡诊断标准的假阳性率和假阴性率，研究对象可能会因错误诊断而存在错分偏倚，影响结果的真实性。研究者可以为了某个特殊的研究目的，对研究对象的某些特征作出规定或限制，如老年病例、女性病例、重症病例、某地区的病例等。

（2）病例的类型 通常可选择新发病例、现患病例和死亡病例作为病例组。在病例对照研究中，首选的病例类型是新发病例，如骨折后入院1周内者。该类型病例包括不同病情和预后的患者，代表性较好；患者确诊时间不久即被调查，对有关暴露的回忆信息较为准确可靠，不受各种预后因素的影响，且相关资料容易获得；但在一定范围或一定时间内较难获得预期的病例数，对于罕见病更是如此。选择现患病例可以弥补上述缺点，但是现患病例患病时间较长，对暴露史回忆的可靠性较新发病例差，难以区分暴露与疾病发生的时间顺序。因此，在应用现患病例时，要尽量选择诊断时间距离调查时间间隔较短的病例。死亡病例的暴露信息主要由其家属提供，准确性较差，但对那些主要靠亲友提供资料的疾病，如儿童白血病的研究，也不排除应用死亡病例，只是在资料整理和分析时要充分考虑到可能的偏倚。

（3）病例的来源 主要来自医院、健康管理（体检）机构和社区。医院、健康管理（体检）机构来源的病例可节省费用，合作性好，资料容易获得，而且信息较完整、准确，但不同医院、健康管理（体检）机构接收的患者或体检人群具有不同的特征，如果仅从一所机构选择病例，则代表性较差。从社区人群中选择病例是以某一地区某一时期内某种疾病的全部病例或其中一个随机样本作为研究对象。可以从疾病监测资料、居民健康档案或团体体检档案中选择合格的病例或从横断面调查资料中获得，也可以选择人群队列中发生某种疾病的患者。

2. 对照的选择

在病例对照研究中，对照的选择往往比病例的选择更复杂、更困难。

（1）选择对照的原则 首先，对照必须采用与病例相同的诊断标准确认不患所研究疾病；其次，对照应该能够代表产生病例的源人群。

（2）对照的来源 对照可来源于以下4个方面：第一，同一个或多个医院、体检机构或健康管理（体检）机构中诊断的其他疾病的患者。该来源对照的优点是易于选取，调查时比较合作，且可利用电子病历等医疗档案资料，在实际工作中经常采用这种对照。缺点是容易产生选择偏倚。第二，社区人群或团体人群中非该病病例或健康人。优点是不易出现上述医院对照可能面临的选择偏倚问题，但实施难度大、费用高，所选对照病例可能不配合。第三，病例的邻居或同一住宅区的健康人或非该病病例。该类型对照有助于控制社会经济因素的混杂作用，一般用于匹配设计。第四，病例的配偶、同胞、亲戚、同学或同事等。此类对照有助于排除某些环境因素或遗传因素对结果的影响，一般也用于匹配设计。在实际工作中，可以选择多种类型对照，以弥补各自的不足。但要注意不同来源的对照可解决的问题不同，在下结论时一定要综合考虑。

（3）选择对照的方法 主要采取匹配（matching）与非匹配两种方法。匹配或称配比，指对照在某些因素和特征上与病例一致。这些用来匹配的因素或特征则称为匹配变量或匹配条件，如性别、年龄、职业、居住地等。在设计时要求选择的对照在某些因素或特征上与病例保持一致，目的是使匹配因素在病例组与对照组之间保持均衡，从而排除这些因素对结果的干扰。该方法可增加分析时的统计学检验能力，提高研究效率，但增加了选择对照的难度，资料整理与统计分析也较为烦琐。匹配方式有频数匹配和个体匹配两种形式。前者是指对照组具有某种或某些因素或特征者所占比例与病例组一致或相近；后者是以对照与病例个体为单位进行匹配。一般情况下，总样本量一定时，若病例和对照的来源都较充足，病例与对照之比为 1∶1 时的统计学效率最高。但若所研究的为罕见病或所能获得的合格病例数很少，则可以增加匹配的对照数来增加研究效率，但也不宜太高，为了减少工作量，一般最高为 1∶4。

进行匹配时有4个注意事项：①匹配变量必须是已知的混杂因素，或有充分的理由怀疑是混杂因素。疾病因果链上的中间变量不匹配，如吸烟对血压有影响，而血压与心血管疾病有因果关系，在研究吸烟与心血管疾病关系的病例对照研究中，按血压水平对病例和对照进行匹配，则吸烟与心血管疾病的关联可能消失。此外，只与可疑病因有关而与疾病无关的因素不应匹配。②匹配因素不宜过多。因为匹配变量越多，选择合格的对照越困难，也可能造成匹配过度。匹配过度是指把不起混杂作用的因素作为匹配变量进行匹配，试图使对照组与病例组在多方面保持一致，结果导致所研究的因素也在两组间趋于一致，从而降低了研究效率。一般除性别、年龄之外，对其他因素是否进行匹配需谨慎。③不能将研究者感兴趣的研究变量作为匹配因素。因为一旦病例与对照按照这些因素匹配，病例与对照在这些变量方面就一致了，即不能分析这些因素与疾病的关系了。④根据变量的性质、必要性和可操作性进行匹配。分类变量（如性别）可以完全匹配；连续变量（如年龄）可以首先划分成若干组后，再按年龄组进行匹配。

五、病例对照研究常见的偏倚及控制

作为一种回顾性的观察性研究，病例对照研究比较容易产生各种偏倚，常见的偏倚有选择偏倚、信息偏倚和混杂偏倚。

（一）选择偏倚

如果一项病例对照研究所选择的研究对象只是源人群的一个样本，由于选入的研究对象与未选入者在某些特征上存在差异而引起的系统误差称为选择偏倚。常见的有入院率偏倚、现患病例-新发病例偏倚和检出证候偏倚等。

1. 入院率偏倚

为避免或减少入院率偏倚，应尽可能在社区人群中选择研究对象，保证较好的代表性，结果推及至该人群的可信程度较高。但调查工作比较困难，且耗费人力较多。若在医院、健康管理（体检）机构选择研究对象，最好能在多个不同级别、不同种类的医院、健康管理（体检）机构选择一定期间内连续观察的某种疾病的全部病例或其随机样本，在与病例相同的多个医院的多个科室、多个健康管理（体检）机构、多病种的患者、不同特征的体检者中选择对照。此外，因已知与所研究的暴露因素有关的病种入院的患者不能作为对照，例如，吸烟与白血病的病例对照研究，因心血管疾病、呼吸系统疾病等与吸烟有关的病种入院的患者不能作为对照；但具有心血管疾病或呼吸系统疾病病史，本次入院原因是外伤者，可作为合格的对照。

2. 现患病例-新发病例偏倚

如果研究对象选择存活病例，即现患病例，特别是病程较长的现患病例，得到的一些暴露因素可能只与存活有关，而未必与该病的发病有关，从而错误地估计这些因素的病因作用。例如，男性比女性更易患大肠癌，但由于女性大肠癌患者的生存期明显长于男性，所以现患病例中女性所占比例可能多于新发病例中女性所占比例。另一种情况是，某病的幸存者由于疾病而改变了原有的一些暴露特征（如生活习惯），当他们被调查时容易误将这些改变了的暴露特征当作疾病前的状况，从而导致这些因素与疾病的关联误差。例如，喜食高脂膳食者患冠心病后饮食习惯改为以素食为主，他们接受饮食习惯调查时往往回答改变了的饮食习惯，结果使研究者得到高脂膳食与冠心病无关的结论。因此，为了避免或减少此类偏倚，应选择新发病例作为研究对象。

（二）信息偏倚

在病例对照中常见的信息偏倚包括回忆偏倚和调查偏倚。

1. 回忆偏倚

回忆偏倚是由于研究对象对过去暴露史或既往史回忆的准确性和完整性存在系统误差而引起的偏倚。由于病例对照研究主要收集研究对象既往的暴露情况，因此回忆偏倚是病例对照研究中最常见的信息偏倚。回忆偏倚的产生与调查时间和事件发生时间的间隔长短、事件的重要性、被调查者的构成以及询问技术有关。例如调查胆结石患者的既往生活习惯，患者对发病前的饮食、运动等习惯已记忆模糊或遗忘，而是更清晰地记得患病后已经改变了的生活习惯，结果患者的生活习惯比对照组更健康。问卷调查时重视提问方式，强调回顾发病前生活习惯，可减少回忆偏倚。选择新发病例作为调查对象也可减少回忆偏倚的发生。

2. 调查偏倚

调查偏倚可能来自调查者或调查对象。病例与对照的调查环境与条件不同，或者调查者对病例与对照采取不同的询问方式，或者对暴露测量方法、采用的仪器设备或试剂不统一、不准确等均可产生此类偏倚。因此要减少调查偏倚，需要作好调查员的培训，统一对病例和对照的提问方式和调查技术，尽可能使用量化或等级化的客观指标，由同一调查员调查病例与对照，调查环境尽量一致；调查员向被调查者讲清调查目的，尽量取得他们的信任与合作；使用的仪器和试剂精良、统一，按照操作规程使用检查仪器。在健康体检过程中收集体检人群的相关信息时，也要采用上述质量控制方法，提高所收集信息的真实性。

（三）混杂偏倚

当研究某个因素与某种疾病的关联时，由于某个既与疾病有关系，又与所研究的暴露因素有联系的外来因素的影响，掩盖或夸大了所研究的暴露因素与疾病的联系，造成的偏倚叫作混杂偏倚，该外来因素叫作混杂因素。例如，在研究身体活动与心肌梗死的关系时，身体活动频繁组中年长者所占比例较多，而身体活动不频繁组中年轻者所占比例较多，同时年轻者的心肌梗死危险性低于年长者。如果身体活动对心肌梗死具有保护作用，则由于病例组和对照组之间的年龄分布不同，最终可能会低估身体活动对心肌梗死的保护作用。此时年龄因素产生混杂作用，掩盖了身体活动与心肌梗死之间的真实联系。

控制混杂因素的方法包括：①在设计阶段通过对研究对象采取限制、配比等方法。如进行吸烟与冠心病关系的病例对照研究，若认为年龄是混杂因素，可将研究对象的纳入标准限制于某个年龄段，这样，病例组和对照组的研究对象均处于该年龄段，年龄在比较组之间也就具有了均衡性。②在资料分析阶段，可采用分层分析或多因素分析的方法。其中分层分析是按混杂因素分层，然后再分析研究因素与疾病之间的效应，是一种控制混杂因素的有效方法。但在许多研究中，与疾病相关联的因素数不胜数，已知的混杂因素也不止一个，未知的混杂因素更防不胜防。此时，分层分析往往因样本量较小而无法应用，其他各种多因素分析方法更适宜。

六、病例对照研究的优点与局限性

所需样本量少、获得结果较快、相对便宜（不需跟踪随访，节省人力、物力、财力和时间），且较易于组织实施；特别适合研究发生率低的罕见疾病或健康事件、潜伏期长的疾病；在病因学研究中，适用于多种暴露因素与某一种疾病关联的研究，可以分析多种因素间的交互作用；应用范围广。

因果联系的论证强度相对较弱是该研究设计类型的主要局限性。病例对照研究不能观察到由因到果的发展轮廓，也不能证实暴露因素与疾病之间的前因后果的联系，而且存在回忆偏倚。故在因果关系的论证强度方面，病例对照研究优于横断面研究，但较劣于队列研究和实验性研究。

随机对照研究设计

一、概　　念

随机对照试验（randomized controlled trial，RCT）指按照随机化将研究对象分为试验组或对照组，然后给予试验组干预措施（intervention），对照组不给予该项措施或仅给安慰剂（placebo），在相同的实验条件下，应用客观的效应指标，经过对试验对象一段时间的随访观察后，比较两组疗效的差别。也可以将研究对象按已知对研究结果有较大影响的因素分层，形成不同的组，再用随机化方法将各不同组的对象分为试验组和对照组。随机对照试验既是一种临床研究的最佳方法，也是评判一项临床研究质量优劣的金标准。

二、基本原理

规范的RCT研究设计应体现研究的代表性、真实性、可比性和显著性，进而才能作到研究的科学性、创新性和可行性。①"代表性"是保证研究结果科学性的基础和前提，若研究的代表性不强，不能被其他研究者重复，其研究结果将失去科学性。为提高RCT研究的代表性，研究者首先应根据研究目的，制定严格的研究对象诊断、纳入标准和排除标准，在选择研究对象时尽可能采取"随机化"抽样，使样本具备良好代表性；其次，研究者应管理好入选的研究对象，与其保持紧密沟通，提高其依从性，并定期随访，降低失访率。②"真实性"是反映客观事物的正确程度，是科学性的核心要素。在RCT研究设计时，应全面考虑研究过程各环节的真实性，即如何真实无偏地采集和记录研究对象的人口学特征、身体测量指标、症状体征、临床表现、治疗效果等信息，如何平衡多中心RCT研究中不同中心的仪器测量、实验室检测一致性问题等。这些均须研究者认真思考，作到研究全过程预防和控制选择偏倚、信息偏倚和混杂偏倚。③"可比性"是科学性的表现。事物之间有比较才有鉴别，在随机对照试验临床研究中一定要设置对照组，同时在研究过程中要重视试验组和对照对象以及同一种对象之间在纳入标准和排除标准、数据采集、实验室检测、疗效评价等方面的可比性。④"显著性"是科学性的条件，经统计学检验得出显著性差异的结果才能体现研究的科学性。RCT研究设计时，研究者须在样本量计算和统计学分析部分体现"显著性"，通常以检验水准α代表"显著性"，α的常规取值为0.05或0.01，研究者可以根据具体情况灵活应用。

三、目的和用途

随机对照试验主要用于临床治疗性或预防性的研究，探讨和比较某一新药或新的治疗措施对疾病的治疗和预防效果，为正确的决策提供科学的依据。

（1）临床治疗性或预防性的研究 这是应用RCT最多的方面，探讨某一新药或新的治疗措施是否优于传统的治疗措施，是否能提高对疾病治疗和预防的效果从而为正确地选择治疗决策提供科学依据。

（2）疾病的预防和群体干预性研究 RCT是前瞻性研究的一个特例，是群体研究方法中的一种科学性很强的试验性研究。

（3）病因学因果关系研究 在特定的条件下，随机对照试验也可以用于病因学因果关系的研究。应用的前提是，拟研究的可能致病因素对人体尚无确切的危险性证据，但它又不能排除与疾病的发生有关。

四、随机对照试验设计要点

（一）研究对象选择

研究对象是临床研究的灵魂，也是决定临床研究成败的关键因素。选择研究对象时，研究者应注意研究对象的选择标准、代表性、依从性和伦理符合性等问题。首先，RCT研究应根据研究目标确定研究对象的诊断标准，一般依据教科书、临床诊疗指南和规范制定。其次，研究者须制定研究的纳入标准和排除标准，要强调的是：排除标准不是纳入标准的互斥条件，而是在研究对象符合纳入标准的基础上具有一些特殊情况时应排除的条件，如妊娠、治疗禁忌证等，故实际入组人群＝符合诊断标准和纳入标准人群–符合纳入标准与排除标准人群。最后，对于一些少见病或因纳入标准严格导致研究对象来源困难时，研究者应权衡利弊，制定合适的标准，既保证研究的科学性，又照顾研究的实际可操作性。

（二）设置对照组

临床试验研究中，研究者可以根据研究目的和设计，选择随机对照、自身对照、交叉对照、非随机对照和历史对照。随机对照是目前科学性最好、论证强度最高的一种对照方式，是指将研究对象按照不同的随机分配方案分为试验组和对照组，试验组给予待研究的干预因素，对照组给予现有的治疗措施、标准疗法或安慰剂。须注意的是，在随机对照中选择安慰剂对照或空白对照时，应注意伦理学问题。

自身对照是指以受试者本身作为对照，可以是受试者本身治疗前后对比，也可以是选择同一个受试者的不同受试部位进行同期对照（如皮肤、眼睛、口腔等）。对于肿瘤等慢性无自愈倾向的疾病，可以选择自身前后对照进行疗效评估，但对于有自愈倾向的疾病（如上呼吸道感染、轻症肺炎等），不建议用自身对照。交叉对照是指将研究对象随机分为试验组和对照组，整个研究过程包括两个阶段，第 1 阶段为试验组的受试者在第 2 阶段作为对照组，第 1 阶段为对照组的受试者在第 2 阶段作为试验组。须注意的是，交叉对照设计应在第 1 阶段结束后和第 2 阶段开始前设置间歇期（即洗脱期，一般不超过 2 周），同时在第 2 阶段开始前，试验组和对照组的基本情况应与第 1 阶段开始时完全一致（不能脱落病例），否则无法实施。

非随机对照是指研究对象未能随机分组的情况。由于未进行随机化分组，两组受试者在人口学特征、疾病严重程度等方面都可能存在差异，影响研究结果的评价，故不推荐使用。历史对照是指在临床试验中仅设置试验组，而将以往治疗的一组同类疾病患者作为对照组进行比较。历史对照因未进行随机分组，同样具有一定的局限性。

（三）随机化方案

RCT 研究中，随机化分组是保证试验组和对照组除干预因素以外，其他因素在两组之间均衡可比的重要措施，也是控制研究偏倚的重要方法。临床研究中，常用的随机化方法包括简单随机化、简单排序随机化、系统随机化、分层随机化、区组随机化、整群随机化、动态随机化和中央随机化。简单随机化分组方案适用于小规模研究的随机化分组，通常是为获得期望的统计把握度而对患者的数量（组间分配比例）无特殊要求，对随机化序列不强加任何限制的随机化过程。这种方法操作简单，但会存在分组后组间样本量不相等的局限性。区组随机化分组方案是先根据患者的某些特征（年龄/疾病严重程度等）进行排序，并划分为相同或不同间距的区组，然后在区组内应用简单排序随机化方案进行分组，保证各组例数相等，提高组间均衡性，改善检验效能。

RCT 研究中，无论采取何种随机化方法以及研究方案是否设盲，为保证随机分配方案在执行过程中不受人为因素干扰，须采取随机化分配隐藏。随机化分配隐藏是指采取某些技术措施使参与研究的所有人员，包括研究人员、医生与研究对象均不知道随机化分配的顺序，常用的方法为编号的、不透明密封信封或药品容器。有条件的情况下可以使用中央随机化系统。研究者要注意的是，分配隐藏和盲法的作用不同，前者主要控制选择偏倚，后者除控制选择偏倚外，还可以控制信息偏倚。

（四）盲法

RCT 研究中，为避免研究人员、研究对象或统计分析人员等的主观心理作用造成的不真实结果，应在临床研究过程中使用盲法。常用的盲法包括单盲、双盲和三盲。研究者应根据研究的设计、干预措施的属性等方面综合考虑，合理选择盲法设置。单盲是指受试者不清楚给予措施的性质，不知道自己被分配在试验组或对照组，而医生或研究者知道受试者分组的情况。双盲是指受试者和研究人员（医生）均不知道受试者的具体分组情况，仅研究制订的人员知道受试者分组的情况。三盲是指受试者、研究人员和统计分析人员均不知道受试者分组情况，仅研究者委托人员掌握随机分组号，直至试验结束，得到统计分析结果，统计学分析报告初稿撰写完成后才揭晓的情况。

（五）研究因素

临床试验研究中，明确细化研究因素的衡量标准是确定研究因素的基本原则。应制定细致、全面、可行的标准明确研究因素与研究对象接触、暴露的方式和剂量等，保证所有研究对象接触或暴露于同质的研究因素，相互可比，不引入偏倚。临床试验中，研究因素为药物治疗措施、非药物治疗措施或其他治疗方案等干预措施。首先，研究者要明确干预措施的具体内容，给出明确详细的定义或规定。例如，干预措施为药物时，应给出药物通用名、商品名、生产厂家、批号；若使用安慰剂，须注明制备方法、安慰剂材料和剂量、外观形状等内容。其次，要给出干预措施的具体操作方法。例如，开展针刺干预女性压力性尿失禁临床研究时，研究因素部分要明确针刺的穴位、进针方式（是否捻转）、进针深度、留针时间、每周治疗频次、整体疗程等信息。

研究者须注意，RCT 研究中 “研究因素”是核心内容，是整个临床试验的灵魂，因此一定要重视临床试验的研究因素，详细描述试验组和对照组研究对象所接受的干预措施的每一个细节内容，做到除课题组外的其他人员根据描述可以实施完全一样的干预措施，保证研究因素的可复制性。

（六）疗效评价指标

临床研究疗效指标的选择应把握其真实性和可靠性。真实性即要重视灵敏度和特异度，可靠性即要重点考虑指标的可重复性。RCT 研究在疗效评估指标选择时，首先应优先选择真实性和可靠性良好的指标，提高研究效果评估的证据等级；其次，疗效评估指标一定要区分主要与次要，主要疗效评估指标一般只设置 1 个，用于临床研究疗效或安全性评价，同时也是计算样本量的参考指标；再次，疗效指标选择时还应该重视指标的科学性，指标不宜过多，应与课题组或研究团队的人力、物力相匹配，与实验室的检测能力和课题经费匹配；最后，除疗效评估指标外，研究者还可以适当添加心理学、社会学和行为学指标，增加评价指标的丰度，但不宜过多。

五、随机对照试验的优点与局限性

1. 随机对照试验的优点

1）采用随机分组和同期对照可以消除、控制许多已知或未知的选择偏倚。特别是在某些情况下，将样本分层之后再进行随机分配，就能做到两组（或多组间）重要研究基线状况的相对一致性，使试验组与对照组均衡可比，从而保证了研究结果的真实性。

2）研究设计中应用盲法，减少了测量性偏倚，使得试验结果能够客观和真实。

3）很多统计学检验假设是以随机抽样为基础的，在进行两组结果显著性检验时，RCT 分组更适用于卡方检验和 t 检验，而不需要复杂的方法加以校正。

2. 局限性

1）病例的选择有时很难代表某些疾病的全体。因此，其代表性及外部真实性有一定的局限性。

2）存在药物临床研究的伦理问题。从 RCT 设计方案来看，有一半的患者未能接受新的疗法。当安慰剂使用不当或所研究的某种有害致病危险因素施加于人体则会违背医德伦理原则。

3）研究方案所需样本量大，耗费人力、物力较多，研究工作的周期、随访时间较长，研究对象容易失访，组织工作也较复杂。

值得注意的是，尽管 RCT 有一定的不足，但随机分组、设立对照、实施盲法、应用安慰剂等设计方法集中体现了该研究设计类型的精髓。也正是如此，才被誉为临床疗效评价的金标准方案。

（周惠芳）

第三节 科学研究伦理规范

科研伦理是指科研人员与合作者、受试者和生态环境之间的伦理规范和行为准则，是保障科研事业持续健康发展的底线。随着科学技术的不断发展，研究中的道德问题开始凸显出来，也给社会带来新的风险和不确定性，同时可能引发一些前所未有的伦理挑战，科学研究伦理规范随之而生。科研伦理是整个科学研究体系的一个重要组成部分，内生于科研系统，作用于科研活动之上，一方面以“科学与社会之间的彼此认同的价值理念”对科学研究进行规范，另一方面又在保护和促进负责任的科学研究。科研伦理规范对于保障科研伦理目标实现具有重要意义。

一、科学研究伦理规范建设

科技本身就是双刃剑，一项科技的出现既有好的方面，也有需要关注和避免的方面，要趋利避害。近年来，“基因编辑婴儿”、“黄金大米”等一系列事件严重违背了基本伦理规范和科学道德。

我国的科研伦理审查制度始于 20 世纪 90 年代，为适应生物科技的迅猛发展，国家对 863 计划、973 计划和自然科学基金等项目加大了资金投入力度，根据国际项目的伦理评估要求成立了伦理审查委员会。随后，科技与卫生管理部门开始重视伦理审查工作，持续加强科研和应用中的伦理审查与监督力度。在此过程中形成了一系列科研伦理准则、规范和评价标准，倡导符合伦理规范的科研活动，约束甚至禁止不符合伦理规范的科研活动。

我国目前科研伦理规范主要有以下 3 个文件，分别是原国家食品药品监督管理总局于 2003 年 6 月发布的《药物临床试验质量管理规范（GCP）》，2012 年中国疾病预防控制中心发布的《关于非人灵长类动物实验和国际合作项目中动物实验的实验动物福利伦理审查规定（试行）》，以及国家卫生和计划生育委员会于 2016 年 10 月发布的《涉及人的生物医学研究伦理审查办法》。这些都是我们比较关注的生物医学研究领域，在涉及人的临床试验和动物实验时应当遵循的伦理规范。

除此以外，2018 年 11 月国家自然科学基金委员会发表公开信，指出科学伦理永远是科学研究不容触碰和挑战的底线。2019 年 3 月，政府工作报告中提出，加强科研伦理和学风建设，惩戒学术不端，力戒浮躁之风。2022 年 3 月 20 日中共中央办公厅、国务院办公厅印发了《关于加强科技伦理治理的意见》加强科技伦理治理的各项部署。这充分显示了国家对科技伦理的高度重视。

二、科学研究中针对实验对象问题的规范

科学研究中针对实验对象问题制定的规范，具体包括保护受试人和试验动物的科研伦理规范。

（一）针对人样本研究伦理规范

《赫尔辛基宣言》主要包括了设计、实施和报告涉及人类受试者生物医学研究结果的主要伦理原则。人类受试者是法律意义上的独立个体，科学家必须尊重他们的人格和自由等权利，保护他们的隐私，遵循在知情同意原则引导下的一系列规范，如针对试验目的、审查程序、试验者和审查者应具备的资格、试验过程中可能出现问题的预估等方面所制定的规范。《赫尔辛基宣言》指出研究方案必须在研究开始前提交给相关的研究伦理委员会进行考虑、评论、指导和批准。该委员会的运作必须透明，必须具备适当的资格，独立于研究人员、申办方和任何其他不适当的影响，必须考虑到进行研究的国家或国家的法律和法规以及适用的国际规范和标准，不能允许减少或消除本宣言中对研究对象的任何保护。伦理委员会必须有权监督正在进行的研究。研究者须向委员会提供监测信息，特别是关于任何严重不良事件的信息。未经委员会的考虑和批准，不得对研究方案进行任何修改。研究结束后，研究人员必须向委员会提交一份包含研究发现和结论总结的最终报告。另一份国际领域的文件是国际医学组织理事会与世界卫生组织合作编写的《涉及人类健康的研究的国际伦理准则》（以下简称《准则》）。《准则》指出研究者、作者、申办方、编辑和出版商都对研究结果的出版和传播负有伦理义务；研究人员有责任公开其对人类受试者的研究结果，并对其报告的完整性和准确性负责；各方均应遵守公认的伦理报告准则；阴性结果和不确定结果以及阳性结果必须公布或以其他方式公开；资金来源、机构附属关系和利益冲突必须在出版物中声明；不符合本宣言原则的研究报告不应被接受发表。

临床研究的参与者可以直接从他们的参与中获益，也可能因他们的参与而间接使他人获益，也可能将自己暴露在风险中，其中存在已知的风险，也存在一些未知的或不可预测的风险。以符合伦理的方式对人类进行研究是社会义不容辞的责任，所有研究人员都有责任熟悉研究伦理指南，并承担起按照这些指南进行研究的责任。因此，研究人员的伦理义务贯穿于整个研究过程。

1. 临床研究伦理的核心原则

（1）尊重人 尊重人的基本原则是承认和保护每个人的自主权，以及保护那些因任何原因而丧失自主权的人。尊重自主权的一个关键组成部分是要求研究参与者为他们最初和持续参与研究提供自由和知情的同意。

（2）关注福利 关心参与研究的个人和团体的福利是极其重要的。福利指的是一个人生活的所有方面的质量，包括身体、心理和精神健康的各个方面，以及经济和社会环境。这一原则是确定任何特定研究计划损益的基本原则。保护隐私和保密是确保个人福利的关键考虑因素。

（3）公平 是指以公平、公正的方式对待每个研究参与者。这对所有研究参与者都很重要，研究中某些群体的个体往往被低估，有时被故意排除在研究之外。这些群体包括妇女、老人、儿童和无能力的成年人。研究需要特别关注弱势群体，在可能存在权力不平等的情况下，这是一个特别重要的考虑因素，在考虑适当招募研究参与者时需要特别注意。

2. 研究伦理审查

确保对伦理可接受性进行无偏倚评估需要一个管理机构，该机构可最大限度地减少研究者、机构和伦理审查委员会成员的真实和感知利益冲突。审查委员会，通常称为研究伦理委员会（Research Ethics Boards，REB），必须遵循国家或国际上公认的人体研究实施法规或指南，如 TCPS（The Tri-Council Policy Statement：Ethical Conduct for Researth Involing Humans）、GCP（Good Clinical Practice）和 Common Rule。此外，机构必须有适当的政策，以确保伦理审查过程的独立性。伦理审查机构必须有书面政策和标准操作程序，概述审查过程的详细操作。组织基础设施应到位，以支持初始审查过程，以及研究监管和持续或正在进行的伦理审查程序。

3. 隐私和保密

参与者在研究过程中许多环节都会面临隐私风险，包括信息的收集、存储、保留和传播。研究人员必须重视对参与者隐私权和保密性的保护。此外，大多数司法管辖区都有具体的立法要求，所有从事涉及人类参与者的研究活动的人都必须遵守这些要求。研究参与者有权控制他们的个人信息。充分告知研究参与者的隐私权，并具体概述采取了哪些措施来保护他们隐私的所有方面，特别是与个人信息有关的内容。

4. 知情同意

自由和知情同意是涉及人类受试者的伦理研究的基石。参与研究的知情同意必须是自愿的、知情的和正在进行的。知情同意必须不受任何形式的实际或被认为是胁迫的。在研究过程中，研究人员应以可理解的方式向参与者提供所有必要信息，以便他们就其最初和正在进行的参与做出真正知情的决定。他们必须有权在任何时候退出研究，并可以要求撤回他们的数据。研究人员向参与者提供持续的信息非常重要。

（二）针对动物样本研究伦理规范

科学家在生物医学研究方面取得的巨大进步和知识要归功于数以百万计的动物。动物实验中的伦理规范是科学研究中的一个重要问题。随着实验动物质量要求和控制级别越来越高以保证实验结果的均一性和重复性，以及受到动物福利和动物保护主义思想的影响，人们更加倾向于把握实验动物福利原则、遵循实验动物福利法规、严格履行动物实验伦理审查制度。对于试验动物，同样要给予一定的人道主义关怀，这方面最著名的规范是英国科学家罗素和伯奇 1959 年提出的 3R 原则，即替代（replacement）、减少（reduction）、优化（refinement），Replacement 是指试图用无知觉的材料来替代动物；Reduction 是指在科学研究中，试图用最少的活体动物来回答研究中的问题；Refinement 是指试图减少实验动物所承受的疼痛和痛苦的频率及严重程度。

1. 研究的论证

研究人员在使用动物之前，必须明确其科学目的。研究是否会增加不同领域的科学知识，是否增加对研究物种的了解，或提供可能改善人类或其他动物的健康质量或福利的结果等，这些都应该有一个合理的预期。研究的科学目的应具有足够的科学意义，以证明使用动物是合理的。此外，良好的实验设计有助于减少用于研究的动物的数量，因此需要研究人员使用所需的最小数量的动物来收集数据。同时，也要保证足够数量的动物，以实现精确的统计分析和结果，防止重复实验所需更多数量的动物。

2. 研究人员

研究负责人应该确保所有在他们的监督下使用动物的研究人员在实验方法以及对被研究物种的照顾、维护和处理方面得到明确的指导。优化实验程序本身和优化疼痛管理是研究者应该意识到的最重要的问题。研究人员应该仔细评估给药的方法，药物对动物的影响以及所需的剂量。在实验过程中，研究人员应给予适当的麻醉剂和镇痛药以减轻动物的痛苦。因此，对研究人员的指导和充分的训练是完善动物研究的一个重要方面，应该不断地实施和改进。

3. 照顾和安置动物

所有对动物进行的操作都要经过动物伦理委员会的审查，以确保操作是适当的和人道的。动物的饲养方面，应该由动物伦理委员会监督下的研究人员负责，并由机构指定的个人负责监督动物的饲养。研究人员人道对待实验动物的主要目的包括以下几个方面：减少用于实验的动物数量；减少不必要的重复实验；尽量减轻动物的痛苦。

4. 实验程序

在设计和实施涉及动物的所有实验程序时，都应该考虑到动物的福祉。外科手术需要研究人员对实验动物的密切监督和人文关怀。尽可能对实验动物使用无菌技术。所有的外科手术和麻醉都应在有能力的人的直接监督下进行。如果手术过程可能引起比麻醉更大的不适，除非特殊情况，动物应在麻醉状态下维持直到手术结束。除非研究性质、手术性质或为了动物的健康需要，否则动物不能接受连续的外科手术。对同一只动物进行多次手术必须得到动物伦理委员会的特别批准。

（三）研究人员在科学研究中需注意的伦理问题

首先，熟悉在本研究领域中使用的研究伦理准则。其次，确保自己的研究问题是重要的，研究设计是合理的。在伦理审查的过程中，确保研究的试验方案简洁明了，预先确定认为可能存在的伦理问题，并在申请伦理批准时提出这些问题，也可以在提交之前向伦理委员会成员寻求一些建议。最后一定要将保护隐私和保密作为优先考虑的事项。

三、科研诚信伦理规范

科研不端行为是研究、制定科研伦理规范的起点。生物医学领域是科研不端行为的高发区，某些科研不端行为严重违背了科学研究的核心原则。我国教育部于 2009 年颁布的《关于严肃处理高等学校学术不端行为的通知》中，列举了六种学术不端行为，包括伪造注释；篡改他人学术成就；伪造或者篡改数据、文献，捏造事实；抄袭、剽窃、侵吞他人学术成果；未参加创作，在他人学术成果上署名；未经他人许可，不当使用他人署名。

实验数据是整个生物医学实验理论的重要支撑，是细节和事实的重要来源，是得出科学结论的重要依据，必须保证实验数据的真实性、完整性和可靠性。研究人员在实验过程中应注重对原始记录的保存，以实现实验数据的实用性和永久性。这样可以明确在科学研究过程中数据收集、管理、使用、保存、共享的任务与责任，从而不断完善研究团队实验数据的完整性。实验过程中，随意篡改实验数据，捏造一些根本没有经过实验验证的数据；部分科研人员，在没有实验研究的情况下，窃取他人的研究成果，这些都严重违背求真务实的科学原则。另外，面对科研压力，在论文投稿时某些研究人员广泛撒网，一稿多投。在署名及荣誉分配时，部分研究人员没有实事求是地根据对实验贡献的大小来安排作者顺序，导致分配不当或者未经合作研究者的同意，私自把自己列为第一作者等。这些学术不端行为有悖实事求是的科学精神。

研究人员应不断加强科研伦理道德学习、提升科研伦理道德素养，端正学术价值观、强化科研伦理道德意识，并以 3R 原则为实验导向，优化实验方案，切实为临床医学技术的发展创新提供真实可靠的实验数据。

（孙振高）

第四节　医学论文撰写要点

医学科研论文（medical research paper）是以医学科学及与之有关的现代科学知识为理论指导，按照科研设计进行实验或观察研究，将研究中所得到的第一手资料经过归纳整理和统计分析，并从分析结果中得到相应的研究结论，最后撰写而成的文章，也是对科研成果产生和论证过程的高度概括和总结。撰写论文是科研程序中的重要一环，也是最后一道工序。通过科研论文的公开发表和进行学术交流，将有价值的研究成果推广和应用于防病治病的实践，并且可以在实践中去验证与发展，从而有助于科研成果的转化和利用，产生相应的社会效益和经济效益。在撰写科研论文时应选题恰当、目的明确、研究背景清楚、研究方法科学、获取资料客观准确、分析推论方法正确、结论可靠、论点鲜明、文字简明、图表规范，充分体现出科研论文应具有的先进性、科学性、逻辑性和简洁性。

因此，学习、掌握与应用撰写医学科研论文的原则与方法，对于写出高质量和高水平的研究论文，具有十分重要的意义。

一、医学科研论文撰写的基本原则

医学科研论文是科技论文的重要组成部分，其基本要求一致，即客观、真实地反映事物的本质和内部规律性。作者在撰写时必须坚持严肃的态度、严谨的学风、严密的方法，遵循科学性、创新性、实用性和可读性等基本原则。

1. 科学性

科学性是医学论文的首要条件和立足点。没有科学性，医学论文就失去其一切价值。科学性主要体现在以下几个方面：

（1）真实性　是科学性的最主要体现，贯穿于整个科研过程和论文撰写中。取材要确凿可靠，客观真实；科研设计严谨、周密、合理，要尽可能排除影响结果的各种干扰因素；实验方法先进和正确，设立恰当的对照组，必要时采用随机双盲对照法；实验的结果或临床观察结果要忠于事实和原始资料；实验数据客观可靠，所得数据必须进行统计学检验；论点、论据、论证有客观性和充分的说服力。

（2）准确性　指选题准确，内容准确，数据准确，引文准确，用词准确，论点客观准确。对实验观察、资料统计要认真仔细，不能主观臆测，不能以“大概”、“可能”来代替科学结论。

（3）重复性　只有充分保证了研究的科学真实和准确性，才能使研究结论具有可重复性，即他人在相同条件下能使实验或观察结果重现。尤其是实验研究，如果他人采用同样实验方法均不能重复得出该项研究结果，则该论文没有任何价值。

（4）逻辑性　论文是科学思维的产物，靠严格的科学论据和逻辑推理来阐述问题，是在充分获取各种第一手材料的基础上，对材料去粗取精、去伪存真，并进行统计分析、归纳综合、抽象概括，再经过由表及里、由此及彼的思维推理得出某些结论而写成的科学性很强的文章。因此，分析、推理、判断不仅要有事实根据，而且要符合辩证逻辑原理和生物规律。

2. 创新性

创新性是科研论文的灵魂，是决定论文质量高低的主要标准之一。所谓创，即指创造、创见，指前人没有发表过或做过的，如新发现、新研究成果，学说定理的新推导、新解释，新经验的总结，方法技术的改造等。所谓新，即新颖、新意，指非众人所知。但是，绝不能为追求论文的创新性而违背科学，尤其应指出的是，不能为了“创新性”而把前人已有的成果置之度外，或者贬低他人，或者把自己现有成果与别人多少年前的同类结果进行比较。

3. 实用性

医学论文的实用性是指其实用价值，同样是论文的重要基础，也是其研究意义的体现。衡量一篇医学论文的实用价值主要是看其社会效益和经济效益如何，包括其理论可否用于指导临床实践，能否推广应用；其方法技术是否为现实所需，能否有助于解决疾病诊断防治中某个技术问题；其结果和结论是否有助于阐明某个疾病的发病机制等。凡是能推动医学发展或能提高疾病诊治技术水平的医学论文都具有社会价值和科学价值，具有较高的实用性。

4. 可读性

撰写和发表论文是为了传播、交流或储存新的医学科技信息，以便为读者或后人所利用，因此要求医学论文具有良好的可读性。撰写时要文字简洁流畅易懂、语法正确、修辞准确、词语搭配得当、表达清晰、标点符号使用正确，层次分明、段落衔接合理，不用口语或俗语，不使用华丽辞藻和夸张性形容词。整篇论文应结构严密、论点鲜明、论据充分、论证有力、结论明确、重点突出，便于读者正确理解全文。

5. 其他

医学论文除以上要求外，还应符合撰写医学论文的一般规范，如准确使用法定计量单位，正确使用医学专业名词术语、符号、缩略语等，以适应现代学术、信息、情报交流与储存的需要。

综上所述，对医学论文的要求主要是：数据可靠，论点明确，实事求是，文字简练，做到准确地、鲜明地、生动地表达具有创造性的医学科研成果。

二、医学科研论文撰写的基本格式和内容

由于医学研究项目、内容、要求和文章载体的不同，其论文的格式与写作方法也不完全一样。但常见的医学科研论文，一般都有比较固定的撰写格式，应包括以下内容：论文题目，作者及其单位，论文摘要、关键词，前言或研究背景，对象（材料）与方法，结果，讨论，致谢，参考文献。现分述如下。

（一）论文题目（title）

论文题目是整个论文的“窗口”和“标签”，要能准确反映研究的主题和核心内容，既能为文献检索提供必要的信息，又能对读者产生足够的吸引力。因此，要求论文题目具体、简洁、鲜明、确切，并有特异性和可检索性。文字应该精练、科学和醒目，题与文要高度相关，既不能夸大，也不能平淡。一般中文文题字数以 20 个汉字以内为宜，最多亦不超过 30 个字，英文以 10 个实词以内为宜，文题中间不用标点，题末不用句号，尽可能不设副标题。

撰写论文题目应注意以下几点：

1）文题应避免使用非公用的缩略词语、符号、代号、公式等。外国人名、常见缩略语和符号（如 DNA、HBsAg 等）可以使用，但不宜将其原形词同时列出，亦不必再写出中文全名。以外国人命名的综合征或体征，不必译成中文。

2）文题中的数字均用阿拉伯数字。但不包括作为名词或形容词的数字，如“十二指肠”不能写成“12 指肠”，“三叉神经”不能写成“3 叉神经”。

3）下列情况，应在文题的右上角加脚注，并在首页下列出脚注号及加注内容：论文系某科研基金会资助的课题内容，加注“基金项目及项目编号”：论文曾在国际学术会议上作过报告，加注“本文曾在某年某国际学术会议上报告”；论文系为进修或学习时的工作总结，加注“本文系在某院进修期完成”。

4）英文题目意思应与中文一致，确切反映文章主题，简短明了。题首不用定冠词“the”。

（二）作者及其单位（authors and their institutions）

按照国际医学杂志编辑委员会对论文署名作者的基本要求，并经中华医学杂志确认，有三条规定：①参与研究课题的选题和设计或资料的分析和解释者；②起草或修改论文中关键性的重要理论内容者；③能对编辑部的修改意见进行核修，在学术界进行答辩，并最终同意发表论文者。凡署名的作者均需符合这三条规定，都应对论文的内容负责，需要时能对读者的疑问做出恰当的解释和说明；对论文中涉及的任何部分的主要结论，至少有一位作者负责。

近年来国内也开始关注论文署名作者中标明通讯作者。所谓通讯作者往往指课题负责人，他（她）提供课题研究经费和研究主要思路与设计，并承负着论文科学性和可靠性的重要责任，要负责与编辑部的一切通信联系和接受读者的咨询等。实际上通讯作者应该是研究成果知识产权的主要拥有者。

作者署名的顺序，依其在研究中的作用及贡献大小和所能承担的责任而定，无需论资排名。一般情况下，如仅参加筹措科研经费或资料收集、一般的科研管理者，或对论文进行评价以及仅提供

有关资料数据者均不能作为论文署名的作者。对于这些人员的贡献，应列入致谢部分。

对多中心协作研究课题的论文，可以署负责课题的法人单位或直接署课题组织的名称，全部作者可附录于文末，但必须符合上述条件。同时还必须注明负责对该论文的联系与解释者。

作者的工作单位、地址、邮政编码以及电子邮件等信息应详细列出，以便于读者及编辑部联系。值得注意的是，作者离校就业或工作单位变动时，作为论文作者的工作单位应与开展论文研究时的所在单位一致，如果需要同时出现目前工作单位，应排在原单位之后。这是对知识产权的尊重。

关于署名的格式要求，除了应署真名、全名外，规定其外文署名一律用汉语拼音，且姓在前名在后。姓氏和名字的第一个字母应大写，双字名两字的拼音之间不用连字符号。如果双字名的第二个字是以“a”、“o”、“e”开头的音节，其与第一字的最后一个音节拼读有可能混拼时，则用隔音号“’”将两个音节分开，如“张西翱”应拼写成“ZHANG Xi’ao”。

（三）论文摘要（abstract）

摘要是论文中主要内容的高度浓缩并能提供文中的关键信息。论文摘要应简明扼要地描述课题研究目的与意义、材料与方法、结果、讨论和结论中的重要内容，着重说明研究工作的主要发现和创新内容，使读者在短时间内了解论文的概况。摘要部分不列图表，无需引文，不分段落，一般不单独使用缩略语。医学论文通常要求同时提供中文摘要和英文摘要。

（1）中文摘要　采用按国际医学期刊要求的结构式摘要，其内容包括目的、方法、结果和结论四部分。摘要的文字必须精练，无需主语。

1）目的（objective）：简要说明研究的目的、意义及其重要性。

2）方法（methods）：简介课题设计方法、研究现场与对象（材料）、研究的主要指标及测量方法、资料收集处理以及统计分析方法等。

3）结果（results）：简要列出主要的、有意义的或新发现的研究结果（具体数据），并指出其临床与统计学的意义和价值。

4）结论（conclusion）：给出经过科学分析、逻辑推理并得以论证的主要研究结论或论点，并指出其理论或实用价值，同时也可以给出某些尚待进一步探讨的问题，以供读者参考。

（2）英文摘要　通常置于中文摘要之后，其内容应与中文摘要相符，一般也为结构式摘要，包括目的、方法、结果和结论四部分，但不需要逐字逐句进行翻译。英文摘要多采用被动语态或第三人称撰写。要求简短、完整、准确、精练。“简短”是以精练的词句集中表达出文章的精髓。“完整”是指英文摘要必须“有头有尾”，自成篇章，不遗漏重要信息。“准确”是指语法符合规则，用词选词适当，医学专业术语应采用人民卫生出版社的《英汉医学词汇》和《英汉医学词典》最新版本中的专业术语。“精练”是指用词力求简化，尽量简明扼要。英文摘要中一般不用缩写、简称和特殊符号，必须使用时，要采用国际国内公认的、通用的，并以标准的书写方法书写。

（四）关键词（key words）

在论文中英文摘要的后面，应分别列出3～5个中英文“关键词”。它们应反映论文中的关键性专业术语信息，以便于作主题索引和计算机检索使用。因此，要求关键词简洁、明确，并将论文中可供检索的关键点列出。关键词是专业术语，应尽量使用美国国立医学图书馆编辑的最新版 Index Medicus 中医学主题词表（MeSH）内所列的词，如没有合适的主题词可选，必要时可少量使用恰当的习用自由词。

（五）前言或研究背景（introduction or background）

前言为论文的起始部分，字数不宜过多，应简述研究背景、目的和意义。前言的内容主要是讲清楚所研究问题、问题来源及论文的目的性。通过阅读前言，一般能够回答：①该论文所要研究的是什么问题？②这些问题是来源于文献（即他人的研究）中，还是来源于作者的实际工作中？③该论文准备解决哪些具体问题？④解决之后将在理论与实践中产生什么影响或具有什么意义？

前言要切题，将论文的目的写清楚，使读者一目了然，同时起到给读者一些预备知识的作用，然后开始引出研究正文部分。

（六）对象（材料）与方法（materials and methods）

这是论文的重要组成部分，是对论文研究设计及实施方法的介绍，着重体现论文的科学性和可靠性，需要详细撰写，以便他人必要时重复和审核。

1. 研究对象（材料）

1）研究对象的来源：医学研究的对象包括病人与非病人，既可来源于医院，也可来源于社区。科研多是针对样本人群开展的研究，因此必须明确交代是否是随机样本、抽样方法及样本量大小等问题。

2）研究对象的定义：以病人为研究对象时，必须有明确的诊断标准、纳入标准及排除标准；以非病人或一般人群为研究对象时，应有明确的定义，如具有一定的人口学特征、来自一定的时间地区范围等。以利于读者了解被研究对象的具体状况，便于研究成果的推广应用或重复验证。诊断标准应尽量使用“金标准”，并标明出处，切不可笼统地冠以“全部研究对象符合全国统一诊断标准”，更不可应用非公认的临床诊断标准。此外，需要注意排除标准不是纳入标准的对立面，而是对符合纳入标准者的进一步限定。

3）分组方法：论文中如涉及两组或多组的对照比较，应该交代研究对象的分组方法，是随机分组还是非随机分组。若是随机分组则应交代具体的随机分组方法，如简单随机、区组随机或分层随机，切不可简单地写“随机分组”一句话。

4）研究材料：有些医学研究不是直接针对人群而开展的，因此其研究对象可能是文献资料、各地各级的疾病监测数据资料或其他与健康相关的材料，也可能是实验动物、某细胞株或细菌、病毒等生物菌株，这些研究材料的具体要求及来源同样需要交代清楚。

2. 研究方法

1）设计方案：在论文中应将基本设计方案作具体扼要描述，必要时可采用适当的图表表示。如疗效研究多使用“随机对照试验”、“非随机对照试验”、“交叉对照试验”、“前后对照试验”等设计方案。诊断研究应使用“金标准对照”和“同期、盲法”设计。预后研究可为“前瞻性队列研究”、“回顾性队列研究”等。病因研究可使用“随机对照试验”、“队列研究”、“病例对照研究”、“横断面研究”等。描述性研究应写明“病例分析”、“普查”、“抽样调查”等。卫生经济学分析应写明“成本-效果分析”、“成本-效用分析”、“成本-效益分析”等。

2）研究现场：研究现场要交代清楚，如“人群或社区”、“医学中心”、“基层医院”、“门诊”、“住院部”等。

3）试验（干预）措施及执行方法：医学研究涉及的治疗或预防性试验措施，包括试验组或对照组的，在论文中应予以详细交代。例如，用于患者治疗试验的药物应写明化学名、商品名、生产厂名及批号，中药还应注明产地，并详细说明每日应用的剂量、次数、用药途径、疗程、根据治疗反应所作的剂量调节或停药的指标等。所采用的手术方式、治疗仪器或其他干预方式也要写明具体内容。

4）研究指标、测量方法及判断标准：医学研究中需要收集研究对象的各种信息作为研究指标，不同的信息或指标具有不同的测量方法和判断标准，撰写论文时必须清楚说明。如在病因学及危险因素研究中，要收集研究对象的一般情况及暴露因素等信息，多采用流行病学调查表的方式，要明确被研究的暴露因素有哪些且应具有判断标准和量化指标，如调查吸烟行为，要定义何谓吸烟，且应有吸烟的质和量的指标。在临床施以干预措施后，会发生不同的效应，如有效、无效、药物不良反应、恶化等，在论文中要交代有关测试的指标及其结果的判断标准。

凡涉及有关实验室和特殊检查的测量指标与方法，要注明所用试剂、生产厂家及批号，实验仪器的名称、型号、产地，以及实验的操作方法、精确度等，特殊检查的影像学资料，应注明设备的名称、来源、型号、检查方法和结果判断标准，以确定资料的可靠程度。

5）质量控制：凡涉及有关偏倚及防止对策，应在论文中反映出来。例如应用随机方法防止选择偏倚；应用盲法防止信息偏倚；改善患者依从性的措施等。这些内容的描述，能增强论文的可信度。

6）统计分析方法：对论文中涉及的计数资料和计量资料的数据处理、统计分析方法应交代清楚，但只需提供论文中使用到的具体方法。此外，凡应用统计学软件分析的资料，应交代软件名称及版本号，并注意统计软件的使用版权，尤其是撰写投国外杂志的论文时。

（七）结果（results）

结果是论文的核心部分，是研究成果的总体归纳，是获得重要结论的基础，也是评价及判断推理的科学依据。所有研究结果，均要围绕研究主题有逻辑、有层次地展开，与主题无关的内容不必列出，以防干扰对主要结果的表达。凡是在对象与方法部分列出的病例与试验检测指标和项目，以及相关的数据，在各项结果中均应反映出来，必要时要作组间或纵向效应的比较，各组的病例数在结果中应与入组时的例数一致，凡失访的病例，要交代失访原因。

论文结果的内容包括真实可靠的观察和测定数据，对各种数据的统计分析和比较、取得的图像等。一般在结果中首先描述研究对象的基本情况，若要进行两组或多组研究对象间比较试验后某些研究指标的差异，以判断各组不同干预措施的效果，需先对两组或多组对象主要临床状况及试验前相关研究指标基线情况进行统计学均衡性检验，以确定各组间是否可比。

对于与研究假设有矛盾的结果或不符合主观设想的数据，均应客观如实报告，不能违背实事求是的科学原则而任意舍取。某些矛盾现象或结果也许是由于研究方法或资料分析不当所致，或许一种矛盾现象恰恰可能孕育着某种新的发现，导致人们的重新认识，促进研究的深入。因此，一定要重视矛盾现象或结果，并进行实事求是的分析。

结果部分应根据研究内容分段叙述，可设 1～2 级标题，使层次清楚。论文结果中一般都需要对数据进行统计学描述和处理，要注意正确使用绝对数与相对数，正确选择统计分析方法，正确报告统计结果，如计算均数时要同时提供标准差，计算率时要提供 95%可信区间，显著性检验应提供统计量和相应的 P 值等。结果的表达形式主要是文字叙述和统计图表呈现，文字与图表应有机地结合，注重二者间的内在逻辑联系和互补性，使研究结果重点突出，并避免重复表达。需要强调的是，统计图表的使用和制作要正确规范，具体方法和要求可参见有关的医学统计学书籍。在临床研究中，有些研究结果常常可用组织形态学或影像学图像表达，一般要求图像主题要明确，重点要突出清晰，对比度要好，对重点要观察的阳性/阴性特征要有明确的外加标志（如箭头等）。凡应用人像或人体某一部位的照片，一定要征得本人同意，注意伦理学要求，尊重他人隐私权。

总之，结果是论文中的主体，是作者的主要劳动成果，结果必须完整、清晰、准确无误，不允许有丝毫的含混和差错。

（八）讨论（discussion）

讨论是整篇论文的精华所在，主要是对实验结果或调查结果作出理论性分析，并由此得出相应的研究结论。讨论是为了寻找事物之间的内在联系，可把本次研究取得的结果与过去的工作或文献进行对比，寻找其间的关系。讨论所需引用的文献材料应尽量抽象概括，是对他人研究文献的总结，而不是直接抄袭别人的文献资料或简单罗列。讨论部分的内容应当从实验和观察结果出发，实事求是，切不可主观推测，是从理论上对实验和观察结果进行分析和综合，以结果为基础和线索进行推理，为文章的结论提供理论依据。切忌在讨论中过多重复结果内容或将讨论部分写成文献综述。写好这部分内容在很大程度上取决于作者对文献的掌握与分析能力。归纳起来，讨论部分应表达下列内容：

1）应紧密结合该研究所获得的重要结果和发现，以及从中引出的结论进行讨论，而不是重复结果部分的内容。特别要对新的发现、文献尚未报道的内容进行深入讨论，包括可能的机制、临床应用范围以及从研究结果对总体的推论等。必须强调所作的推论应恰当，符合客观生物规律。不要盲目夸大实验或调查的理论意义、应用范围和应用价值。

2）应讨论该研究发现与文献报道的同类研究有何不同，哪些文献支持该研究，哪些文献报道与该研究结论不同。但切忌文献综述式的冗长阐述，不要引用与课题研究不太相关或完全无关的文献。

3）应对该研究不足之处进行讨论。指出可能存在的偏倚以及偏倚的来源，并对研究的内部真实性和外部真实性进行讨论。

4）指出该研究结论还需进行哪些研究，提出进一步的研究方向、展望、建议和设想。

以上内容并非每篇论文的讨论都必须涉及，面面俱到。应从论文的研究内容和目的出发，突出重点，紧扣主题，围绕一个至几个“观点”进行，讲深述透。对于新的临床病例报告，还应讲清楚诊断和鉴别诊断的标准。如果是有关新药疗效，还要说明如何肯定疗效，疗效的指标是否合理，今后治疗方法上还需如何改进等。

每个讨论最好有一个小标题，提示讨论的中心内容，按结果栏目中的顺序并结合文献分段撰写，或标出序号。其次序应从时间、因果、重要性、复杂性、相似与相反的对比等方面来考虑，使内容有条理，有联系，重点突出。讨论部分不使用图和表，篇幅亦不宜过长，不整段引用文献，而是摘其观点或结论，并用角码标出参考文献。

总之，讨论中要紧密地围绕研究的主题，要解决的主要问题，不宜离题发挥或重复他人之见，切忌大量旁征博引，而对自己研究所得的第一手资料轻描淡写。因此，研究者应将已获得的材料系统化、理论化，形成自己的见解，以便进一步阐述研究的结论。

结束讨论后，在论文的最后一段需要撰写总体结语，以反映论文的目的、解决的问题和最后得出的结论。任何研究论文都要尽可能地提出明确的结论，回答科研构思或科学假说所提出的问题，因此结论也是科研构思或科学假说的答案。结论应写得简明扼要，精练完整，逻辑严谨，表达准确，有条理性。它可为读者在阅读时提供方便，使之再次回忆和领会文中的主要方法、结果、观点和论据。撰写结论时，对不能明确的或无确切把握的结论，可用“印象”二字表示，并适当选用“提示”等留有余地的词，以代替“证明”、“证实”等肯定的词。

（九）致谢（acknowledgements）

对本研究作出了贡献，但又不符合署名作者条件的人员或单位，均应在文末以致谢的形式将有关人员的名字或单位名称一一列出并致谢。

致谢的要求：①致谢必须实事求是，并应征得被致谢者的同意；②一般在正文后面提出其姓名和工作内容或说明具体贡献，如“技术指导”、“参加实验”、“收集数据”、“参与现场调查”、“审阅指导论文”等；③致谢置于文末，参考文献著录之前。

（十）参考文献（references）

该部分要求列出在研究过程和论文撰写时所参考过的有关文献目录及相关信息。列出文献目录不仅是对科学负责和对他人研究成果的尊重，也是向读者提供更多的相关研究线索。

按 GB7714—87《文后参考文献著录规则》采用顺序编码制著录，依照其在文中出现的先后顺序用阿拉伯数字连续编号，加方括号标出，附于正文引文句末右上角方括号内。书写时，两篇相连序号以逗号分开，如[1，2]；3 篇或 3 篇以上连续的序号，仅写始末序号，中间用范围号“-”连起，如[1，2，3]应写为[1-3]。文末的参考文献编号应与文中参考文献序号一致。

（1）参考文献书写的格式 各期刊均有明确规定，可参照相应期刊的投稿要求撰写。

（2）引用参考文献的要求

1）参考文献应尽可能引用最新和最主要的，以最近 3 年内的为好（但个别重要的经典历史文献除外），不用教科书中众所周知的结论，忌用无关的文献。

2）必须是作者亲自阅读过或对本文的科研工作有启示和较大帮助；与论文中的方法、结果和讨论关系密切、必不可少的。

3）引用参考文献以原著为主，未发表的论文及资料、译文、文摘、转载以及内部资料、非公开发行书刊的文章以及个人通信等，一般不作为参考文献被引用。未经查阅或未找到原文者，应在该资料来源之前加“引自”二字，不能直接写原文献。

4）已被某刊通知采用，将在近期公开发表的论文，可引用，但在刊名后用括号注明“待发表”。

5）引用中医经典著作，可在正文所引段落末加圆括号注明出处，不列入参考文献著录。

6）论著中引用参考文献条数不宜过多。

三、医学科研论文撰写时的注意事项

医学论文必须反映客观事物的本质和规律，要求内容实事求是，文字表达简练、语法修辞准确、图表规范恰当。

1. 内容应具有科学价值

医学论文学术价值的高低，与研究课题本身的价值有密切的关系。一篇学术论文，要充分体现科研选题的目的、设计的思想、实验的过程、统计处理的方法和结果的可靠性，并具有一定的新颖性，不应是对他人研究的简单模仿和重复。

2. 文题简洁鲜明

文题具有画龙点睛和启迪读者兴趣的作用。文题既不宜过大和冗长，也不宜过小和笼统，要求用最简洁、最恰当的词语，把研究论文的主题清晰地告诉读者，并具有可供检索的主要信息。

3. 结构繁简得当、层次分明

围绕文章的中心议题，采用合适的结构顺序和层次，安排材料和组织段落。科技写作强调实用性和时效性，描述、表达事物应简洁明了、开门见山，紧扣主题，步步深入，合乎逻辑；要尽量用事实和数据说话；不能像文学作品那样采用曲折往复或带感情色彩的描绘，也不能像教科书那样对众所周知的知识重新描述论证。

4. 文字表达应准确、简练、生动

文字表达准确、简练、生动是论文征服读者必不可少的前提。医学论文因其专业的特定的要求，文字准确应放在第一位。只有用词准确无误，才能客观如实地反映事物的本来面目。简练，就是用较少的文字，表达尽量多的内容，做到通俗易懂、言简意赅，便于读者理解且能留下深刻印象。医学论文的生动，是指内容具体、清晰，富有文采，绝不是华丽辞藻的堆砌。生动的语言可避免科技论文常有的枯燥和单调，更能引起人们的阅读兴趣，从而达到交流的目的。

5. 图、表、文字三者使用恰当

在呈现研究结果时合理使用图、表和文字。可以用图或表说明的部分，不要用累赘的文字描述。恰当地使用图形和表格，既可以简洁、形象直观地表达文章的内容，又可以调节、活跃和美化版面，与正文一起构成和谐、统一的整体。图、表在文中应由文字引出，它们本身应具有“可读性”，即读者看到图和图注，表和表题、表注，就能理解图、表的含义。需要特别强调的一点是，要避免同一组结果数据既用图，又用表，甚至再用文字重复说明。

（孙振高）